"十三五"国家重点图书出版规划项目

上海高校服务国家重大战略出版工程

毕业后医学教育出版工程

Laboratory Medicine

CASE STUDY

名誉总主编　王振义 汤钊猷
总　主　编　黄　红 李宏为
执行总主编　张　勘

住院医师规范化培训示范案例丛书

住院医师规范化培训
医学检验科 示范案例

本册主编：沈立松

　副主编：王学锋　李　莉　范列英　潘柏申

组织编写：上海市卫生与计划生育委员会
　　　　　上海市医药卫生发展基金会
　　　　　上海市住院医师规范化培训事务中心

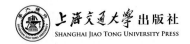

上海交通大学出版社
SHANGHAI JIAO TONG UNIVERSITY PRESS

内容提要

本书以检验医学专业住院医师规范化培训要求为纲,以检验医学临床实践过程中遇到的实际病例为切入点,详细介绍了检验医学在常见病和多发病中的诊断价值,以及在疾病诊疗过程发挥的规范指导作用。本书旨在通过 100 例典型病例讨论,培养读者"密切联系临床,举一反三"的临床思维能力,以及提高读者如何根据患者的临床表现开具检验项目、解释检验结果的能力,为临床医生提供疾病诊疗相关的咨询和建议等服务。

本书的读者对象主要为检验医学专业住院医师规范化培训学员,也可供检验医学专业本科生、研究生以及从事临床工作的其他专业医师使用。

图书在版编目(CIP)数据

住院医师规范化培训医学检验科示范案例/沈立松主编.—上海:上海交通大学出版社,2016

(住院医师规范化培训示范案例丛书)

ISBN 978 - 7 - 313 - 15049 - 3

Ⅰ.①住…　Ⅱ.①沈…　Ⅲ.①医学检验—岗位培训—自学参考资料

Ⅳ.①R446

中国版本图书馆 CIP 数据核字(2016)第 110557 号

住院医师规范化培训医学检验科示范案例

主　　编:沈立松

出版发行:上海交通大学出版社　　　　　　地　　址:上海市番禺路 951 号

邮政编码:200030　　　　　　　　　　　　电　　话:021 - 64071208

出 版 人:韩建民

印　　制:苏州市越洋印刷有限公司　　　　经　　销:全国新华书店

开　　本:889mm×1194mm　1/16　　　　印　　张:28.5

字　　数:830 千字

版　　次:2016 年 5 月第 1 版　　　　　　印　　次:2016 年 5 月第 1 次印刷

书　　号:ISBN 978 - 7 - 313 - 15049 - 3/R

定　　价:128.00 元

本书编委会名单

（以姓氏笔划为序）

万海英（同济大学附属同济医院）

王华梁（上海市临床检验中心）

王学锋（上海交通大学医学院附属瑞金医院）

王　蕾（上海中医药大学附属龙华医院）

吕　元（复旦大学附属华山医院）

仲人前（第二军医大学附属长征医院）

关　明（复旦大学附属华山医院）

李　莉（上海交通大学附属第一人民医院）

李　敏（上海交通大学医学院附属仁济医院）

李　智（同济大学附属杨浦医院）

应春妹（复旦大学附属妇产科医院）

沈立松（上海交通大学医学院附属新华医院）

沈　茜（第二军医大学附属长海医院）

郑江花（上海市公共卫生临床中心）

范列英（同济大学附属东方医院）

赵　虎（复旦大学附属华东医院）

高春芳（第二军医大学附属东方肝胆外科医院）

高　锋（上海交通大学附属第六人民医院）

傅启华（上海交通大学医学院附属上海儿童医学中心）

潘柏申（复旦大学附属中山医院）

樊绮诗（上海交通大学医学院附属瑞金医院）

学术秘书：邓　琳（上海交通大学医学院附属新华医院）

序

Forword

住院医师规范化培训是毕业后医学教育的第一阶段,是医生成长的必由之路,是提高医疗技术和服务水平的需要,也是提升基层医疗机构服务能力,为基层培养好医生,有效缓解"看病难"的重要措施之一,是深化医药卫生体制改革的重要基础性工作。

自2010年以来,在市政府和国家卫计委的大力支持和指导下,上海根据国家新一轮医改精神,坚持顶层设计,探索创新,率先实施与国际接轨的住院医师规范化培训制度,并把住院医师规范化培训合格证书作为全市各级公立医院临床岗位聘任和晋升临床专业技术职称的必备条件之一。经过6年多的探索实践,已构建了比较完善的组织管理、政策法规、质控考核、支撑保障等四大体系,在培养同质化、高水平医师队伍方面积累了一定的经验,也取得了初步成效。

因一直立足于临床一线,对医生的培养特别是住院医师规范化培训工作有切身体验,我曾希望编写一套关于"住院医师规范化培训"的教材。如今,由上海市卫生计生委牵头组织编写的这套"住院医师规范化培训示范案例"丛书书稿已出炉,不觉欣然。丛书以住培期间临床真实案例为载体,按照诊疗流程展开,强调临床思维能力的培养,病种全、诊疗方案科学严谨、图文并茂,是不可多得的临床诊疗参考读物,相信会对住院医师临床思维能力和技能培训有很大帮助。这套图书是上海医疗界相关专家带教经验的传承,也是上海6年来住院医师培养成果的集中展示。我想这是上海住院医师规范化培训工作向国家交出的一份阶段性答卷,也是我们与其他兄弟省市交流的载体;它是对我们过去医学教育工作的一种记录和总结,更是对未来工作的启迪和激励。

借此机会,谨向所有为住院医师规范化培训工作做出卓越贡献的工作人员和单位,表示衷心的感谢,同时也真诚希望这套丛书能够得到学界的认可和读者的喜爱。我期待并相信,随着时间的流逝,住院医师规范化培训的成果将以更加丰富多彩的形式呈现给社会各界,也将愈发彰显出医学教育功在当代、利在千秋的重大意义。

是为序。

王振义

2016年3月

前言
Preface

2013年7月5日，国务院7部委发布《关于建立住院医师规范化培训制度的指导意见》，要求全国各省市规范培训实施与管理工作，加快培养合格临床医师。到2020年，在全国范围内基本建立住院医师规范化培训制度，形成较为完善的政策体系和培训体系，所有新进医疗岗位的本科及以上学历临床医师均接受住院医师规范化培训，使全国各地新一代医师的临床诊疗水平和综合能力得到切实提高与保障，造福亿万人民群众。

上海自2010年起在全市统一层面开展住院医师规范化培训工作，在全国先试先行，政府牵头、行业主导、高校联动，进行了积极的探索，积累了大量的经验，夯实了上海市医药卫生体制改革的基础，并积极探索上海住院医师规范化培训为全国服务的途径，推动了全国住院医师规范化培训工作的开展。同时，上海还探索住院医师规范化培训与临床医学硕士专业学位研究生教育相衔接，推动了国家医药卫生体制和医学教育体制的联动改革。上海的住院医师规范化培训制度在2010年高票入选年度中国十大最具影响力医改新举措，引起社会广泛关注。

医疗水平是关系国人身家性命的大事，而住院医师规范化培训是医学生成长为合格医生的必由阶段，这一阶段培训水平的高低直接决定了医生今后行医执业的水平，因此其重要性不言而喻，它肩负着为我国卫生医疗事业培养大批临床一线、具有良好职业素养的医务人员的历史重任。要完成这一历史重任，除了构建合理的培养体系外，还需要与之相配套的文本载体——教材，才能保证目标的实现。目前国内关于住院医师规范化培训方面的图书尚不多见，成系统的、以临床能力培养为导向的图书基本没有。为此，我们在充分调研的基础上，及时总结上海住院医师规范化培训的经验，编写一套有别于传统理论为主的教材，以适应住院医师规范化培训工作的需要。

本套图书主要围绕国家和上海市出台的《住院医师规范化培训细则》规定的培训目标和核心能力要求，结合培训考核标准，以《细则》规定的相关病种为载体，强调住院医师临床思维能力的构建。

本套图书具有以下特点：

（1）体系科学完整。本套图书合计23册，不仅包括内、外、妇、儿等19个学科（影像分为超声、放射、核医学3本），还包括《住院医师法律职业道德》和《住院医师科研能力培养》这两本素质教育读本，体现了临床、科研与医德培养紧密结合的顶层设计思路。

（2）编写阵容强大。本套图书的编者队伍集聚了全上海的优势临床医学资源和医学教育资源，包括瑞金医院、中山医院等国家卫生计生委认定的"住院医师规范化培训示范基地"，复旦大学"内科学"等15个国家临床重点学科，以及以一批从医30年以上的医学专家为首的、包含1000多名临床医学专家的编写队伍，可以说是上海各大医院临床教学科研成果的集中体现。

（3）质量保障严密。本套图书编写由上海市医师协会提供专家支持，上海市住院医师规范化培训专家委员会负责审核把关，构成了严密的质量保障体系。

（4）内容严谨生动，可读性强。每本图书都以病例讨论形式呈现，涵盖病例资料、诊治经过、病例分析、处理方案和基本原则、要点与讨论、思考题以及推荐阅读文献，采取发散性、启发式的思维方式，以《住院医师规范化培训细则》规定的典型临床病例为切入点，详细介绍了临床实践中常见病和多发病的标准诊疗过程和处理规范，致力于培养住院医师"密切联系临床，举一反三"的临床思维推理和演练能力；图书彩色印刷，图文并茂，颇具阅读性。

本套图书的所有案例都来自参编各单位日常所积累的真实病例，相关诊疗方案都经过专家的反复推敲，丛书的出版将为广大住院医师提供实践学习的范本，以临床实例为核心，临床诊疗规范为基础，临床思维训练为导向，培养年轻医生分析问题、解决问题的能力，培养良好的临床思维方法，养成人文关怀情操，必将促进上海乃至国内住院医师临床综合能力的提升，从而为我国医疗水平的整体提升打下坚实的基础。

本套图书的编写得到了国家卫生与计划生育委员会刘谦副主任、上海市浦东新区党委书记沈晓明教授的大力支持，也得到了原上海第二医科大学校长王一飞教授，王振义院士，汤钊猷院士，戴尅戎院士的悉心指导，上海市医药卫生发展基金会彭靖理事长和李宣海书记为丛书的出版给予了大力支持，此外，上海市卫生与计划生育委员会科教处、上海市住院医师规范化培训事务中心以及各住院医师规范化培训基地的同事都为本套图书的出版做出了卓越贡献，在此一并表示感谢！

本套图书是上海医疗卫生界全体同仁共同努力的成果，是集体智慧的结晶，也是上海多年住院医师规范化培训成效的体现。在住院医师规范化培训已全国开展并日渐广为接受的今天，相信这套图书的出版会在培养优秀的临床应用型人才中发挥应有的作用，为我国卫生事业发展做出积极的贡献。

"住院医师规范化培训示范案例"编委会

检验医学(laboratory medicine)即实验诊断学,主要应用物理、化学、数学、计算机和生物医学等多学科原理,采用各学科新兴技术对来自患者的各类临床样本进行检测与分析,为临床诊断、疗效观察以及病程监测提供可靠的实验诊断依据和技术支持,协助预防医学对人体健康状态及生理功能进行评估的一门新兴的综合性学科。检验医学具有独特理论体系与人才培养体系,为人类疾病的预防、诊断、治疗监测和预后判断等提供重要信息。

自1660年意大利人 Malpighi 应用最原始的显微镜观察到红细胞,开辟了医学检验领域中细胞形态学检查的先河至今,检验医学已有300多年的历史。新中国检验医学事业也经历了近60年来的发展,取得了令人瞩目的成绩,为促进广大人民群众的健康做出了应有的贡献。1979年9月,中华医学会检验学会成立,1982年卫生部临床检验中心成立。20世纪80年代开始至今的30余年间,检验设备及检验技术不断更新,检验医学专业飞速发展,学科建设空前活跃,逐渐从临床诊断的辅助手段,发展为一门独立的学科,检验医学进入了蓬勃发展的重要时期。

临床医学在疾病诊断、治疗、预防和检测中越来越依赖检验医学。随着临床诊断和医技沟通的不断需求,以临床咨询及沟通为目标的检验医师岗位应运而生。检验医师为促进检验与临床的沟通,改善检验质量,架起检验与临床的桥梁发挥着重要作用。检验医师是具有临床医学背景的检验专业人员,既要具有广泛的临床医学知识,同时也要具备扎实的检验专业知识。检验医师的职责包括控制检验质量、保证检验结果的准确;评价检验方法、评估检验能力、应用检验新技术和培养检验人员;负责检验与临床的沟通,担负起解释临床疑难检验结果和临床调研及咨询工作、病案分析、参与疾病的诊断、治疗和预防工作的责任;协助制定疾病诊断指标的优化组合和新项目的推广评估。将临床诊断与检验结果有机结合,从而帮助临床医生做出更加科学、准确的诊断,进行有针对性的个性化治疗。鉴于检验医师岗位在检验医学学科发展和临床诊疗活动中的重要地位,大力开展检验医师的教育培养非常重要。

随着我国医师规范化培训制度的建立,以培训基地的模式实施住院医师规范化培训,正式将检验医师培养纳入到住院医师规范化培训的整体规划中来,检验医师培训得到了规范化开展。为了培养出具临床诊治经验且熟悉检验专业技术的检验医师队伍,卫计委不断加强检验医师规范化培训基地标准化建设和准入管理,满足培训需求,保证培训质量。通过对检验医学住院医师培训制度进行改革,制定规范化培训大纲,实施临床技能考核,从而提高检验医学住院医师的实际操作能力和解决临床实际问题的能力。规范化培训采取在检验专业及相关临床科室轮转的形式进行。学员进入到检验医学培训基地统一接受培训,通过管理患者,参加门、急诊工作和各种教学活动,完成规定的病种和基本技能操作数量,同时参与见习/实习医生和住院医师的医学检验科临床教学工作,加强检验医学基础知识和临床技能的学习和考核。检验医师培训的目的是熟悉正确的临床思维和临床诊疗技能,夯实检验医学临床工作的基础;掌握临床检验医学的常规检验技术,包括各类检验仪器的使用;检验结果的审核与分析;检验项目的临床意义;实验室信息与质量管理;了解检验医学相关临床技能和疑难病症的诊疗原则,在具备临床知识和实验室检验技术操作能力的基础上,能够将实验室检验与临床诊疗相结合,为临床疾病的诊断、预防、治疗及检验工作等提供建议和咨询。规范化培训结束时,检验医师具有良好的职业道德和独立从事检验医学科日常工作的能力。

本书作为检验医学住院医师规范化培训配套教材,具有以下特点:一是参编作者以上海地区各检验医学住院医师培训基地主任为主,均具有丰富的临床工作经验和教学经验。二是全书以病例讨论形式呈现,选取临床上常见病和多发病的典型病例,临床思维成熟,实验室诊疗思路清晰,处理规范,可供读者规范学习;三是本书编写方式上与现有的教学工具书不同。本书病例以典型临床病例为切入点,详细介绍了实验室检验指标在常见病和多发病的诊疗过程和处理规范中的重要作用。本书所列病例涉及各个系统和各种类型疾病,包括常见内科疾病中的神经系统疾病、内分泌系统疾病、疾病、遗传及代谢性疾病、自身免疫性疾病、妇产科及儿科疾病和其他疑难疾病等。病例讨论包括病例资料、诊疗经过、病例分析、处理方案和依据、要点和讨论、思考题和推荐阅读文献等七个部分,为读者全面详细地了解每种疾病的规范化诊断和治疗提供了最详实的资料;四是本书采用单一病例讨论独立成章节的编写方法,相关同类疾病又相对集中,致力于培养读者"密切联系临床,举一反三"的临床思维推理和演练能力。

上海市检验医学专业住院医师规范化培训的大纲要求培训学员能掌握检验医学常见病和多发病的临床诊疗思维和技能操作。采用客观结构式临床考核的方式,分为临床思维考核和临床操作技能考核两部分,包括综合知识、基本辅助检查、病史采集、体格检查、病例分析、临床操作六个考站。对临床基础知识和临床思维的考核贯穿各站考试中。本书的编写初衷是希望培养读者掌握正确的检验医学临床诊疗和思维方法,培养读者对疾病诊断治疗的逻辑思维能力,以顺利完成住院医师规范化培训。读者阅读时应从临床推演的视角去思考,而不能用习惯性的定式思维方式来阅读。

本书的读者对象比较广。虽然本书的编写主要是为了配合上海市住院医师规范化培训工作,供检验医学专业住院医师规范化培训学员使用,但是本书也可供准备报考本专业住院医师培训的本科生、研究生,以及本专业相关临床医务人员使用,或是从事临床工作的其他相关临床专业的住院医师使用。

希望本书的出版能够给广大热爱检验医学事业的医务人员带来一定的帮助,为上海地区乃至全国其他地区检验医学专业住院医师规范化培训工程提供规范化培训教材,为我国蓬勃发展的检验事业的人才培养尽一份力。

由于时间仓促,错漏和不当之处难免,如能由此引起学术争鸣,让更多的热心人士来参与本专业的临床教学工作,此乃本书出版之幸事!敬请读者不吝指教!

本书的出版得到了上海市住院医师规范化培训工作联席会议办公室和上海交通大学出版社的资助,特此致谢!

沈立松

医学博士　主任医师　博士生导师
上海交通大学医学院附属新华医院

目录

Contents

一、病历资料

1. 现病史

患者,女性,68岁,因"血压异常升高10年,控制不佳1周"就诊。患者于10年前发现血压升高,血压最高达200 mmHg/120 mmHg,当时无自觉不适症状,自行服用"珍菊降压片"治疗后血压降至150 mmHg/90 mmHg水平,停用降压药物后,血压再次上升至170 mmHg/100 mmHg,仍无自觉不适症状。近1周患者自觉头晕伴头颈部不适,来院就诊,BP 190 mmHg/110 mmHg,门诊给予"硝苯地平(拜心同片)、厄贝沙坦片及氢氯噻嗪片"治疗,血压仍控制不佳。今再次来院就诊,为进一步治疗收治入院。

此次发病以来患者无意识障碍、无视物旋转、无肢体感觉运动障碍及肢体抽搐。睡眠欠佳,精神正常,两便正常,体重无明显下降。

2. 既往史

否认肝炎、结核、伤寒等传染病史;否认药物、食物过敏史;无外伤手术史,无输血史,预防接种史不详;否认心悸、胸痛、心前区痛、咳粉红色泡沫痰;否认长期腹痛、腹泻、腹胀、呕血、黑便、反酸、嗳气史;有高血压史10年;否认糖尿病史;其父有高血压病史。

3. 体格检查

T 37℃,P 80次/min,R 19次/min,BP 190 mmHg/110 mmHg。患者神志清晰,呼吸稍急促。体形肥胖,全身皮肤未及黄染,无瘀点、瘀斑。浅表淋巴结未及肿大。颈软,气管居中,未见颈静脉怒张,肝颈静脉反流征阴性。双侧甲状腺无明显肿大。心律齐,未闻及病理性杂音。腹平软,无压痛、反跳痛,肝脾肋下未触及。双下肢无水肿。神经系统检查未见明显异常。

4. 实验室及影像学检查

(1) 血常规检查:WBC $5.30×10^9$/L, RBC $5.59×10^{12}$/L, Hb 126 g/L, PLT $219.00×10^9$/L。

(2) 血脂检查:TC 6.50 mmol/L;TG 3.25 mmol/L。

(3) 心电图检查:窦性心律,正常心电图。

(4) 头颅CT扫描:未见异常。

二、诊治经过

1. 初步诊断

高血压病3级,极高危组。

2. 诊治经过

患者入院后立即给予异山梨酯（10 mg 溶于 500 ml 5％葡萄糖注射液静脉滴注）降压和降脂、改善循环（奥美沙坦酯片、硝苯地平控释片、阿司匹林肠溶片、瑞舒伐他汀钙片等）的治疗。每 6 小时监测血压。并完善各项检查。根据病情及时对症治疗。

3. 最终诊断

高血压病 3 级，极高危组。

三、病例分析

1. 病史特点

（1）女性，68 岁，血压异常升高 10 年，血压最高达 200 mmHg/120 mmHg。

（2）患者入院前 1 周自觉头晕伴头颈部不适，门诊血压 190 mmHg/110 mmHg。

（3）患者父亲有高血压病史。

（4）体格检查：体形肥胖，其他无异常。

（5）实验室及影像学检查：血脂：TC 6.5 mmol/L；TG 3.25 mmol/L。

2. 诊断与诊断依据

（1）诊断：高血压病 3 级，极高危组。

（2）诊断依据：①症状和体征：患者有头晕症状，门诊血压为 190 mmHg/110 mmHg；查体：体形肥胖；②实验室检查：血脂见轻度升高，总胆固醇 6.5 mmol/L，甘油三酯 3.25 mmol/L；③患者父亲有高血压病史。

3. 鉴别诊断

（1）短暂性脑缺血发作（TIA）：本症患者由脑血管病变引起的短暂性、局限性脑功能缺失或视网膜功能障碍，临床症状一般持续 10～20 min，多在 1 h 内缓解，最长不超过 24 h，不遗留神经功能缺损症状，头部 CT 扫描常见因反复出血形成的钙化，MRI 检查常见流空效应，行头部数字减影血管造影（DSA）可明确诊断；入院后可行头部 MRI 检查以明确之。

（2）颈椎病：本症患者常有头痛或偏头痛，转头性头晕，恶心、呕吐，视物不清，视力下降等症状。入院后可行颈椎 CT 扫描以明确之。

（3）嗜铬细胞瘤：本症患者发作时除血压骤然增高外，还有头痛、心悸、恶心、多汗、四肢冰冷和麻木感、视力减退、上腹或胸骨后疼痛等，典型发作可由情绪改变如兴奋、恐惧、发怒而诱发。入院可行肾上腺 CT 或 MRI 相关检查以排除之。

（4）慢性肾脏疾病引起的高血压：慢性肾小球肾炎、慢性肾盂、肾炎、多囊肾和糖尿病肾病等均可引起高血压。这些疾病早期均有明显的肾脏病变的临床表现，在病程的中后期出现高血压，入院后可通过询问病史明确。

（5）原发性醛固酮增多症：本症患者病因为肾上腺皮质醛固酮瘤或增生所致的醛固酮分泌过多，典型的症状和体征有：轻至中度高血压，多尿尤其夜尿增多、口渴、尿比重下降、碱性尿和蛋白尿，发作性肌无力或瘫痪、肌痛、搐搦或手足麻木感等。凡高血压者合并上述临床表现，并有低钾血症、高血钠性碱中毒而无其他原因可解释的，应考虑本病可能。可通过实验室检查明确。

四、处理方案及基本原则

（1）改善生活行为方式（减轻体重、减少钠盐摄入、多食蔬菜水果、减少脂肪摄入、戒烟限酒及增加运动）。

（2）评估血压水平和危险分层，选择合适的降压药物（包括钙通道阻滞剂、β-受体阻滞剂、硝普钠、硝酸甘油、α-受体阻滞剂和利尿剂等）。

（3）制订个体化的血压控制目标值。

（4）针对并发症，处理并发症。

五、要点及讨论

原发性高血压（primary hypertension）是指以血压升高为主要临床表现伴或不伴有多种心血管危险因素的综合征，通常简称为高血压。原发性的高血压的病因为多因素，可分为遗传和环境因素两个方面，高血压是遗传易感性和环境因素相互作用的结果，一般认为在比例上，遗传因素约占40%，环境因素约占60%。高血压的标准是根据临床及流行病学资料界定的，根据高血压水平可分为1～3级（见表1-1）：

表1-1　血压的定义和分类

类别	收缩压（mmHg）	舒张压（mmHg）
正常血压	<120	<80
正常高值	120～139	80～89
高血压		
1级（轻度）	140～159	90～99
2级（中度）	160～179	100～109
3级（重度）	≥180	≥110
单纯收缩期高血压	≥140	<90

继发性高血压是指由某些确定的疾病或病因引起的血压升高，约占所有高血压的5%。高血压诊断中，不少继发性高血压如原发性醛固酮增多症、嗜铬细胞瘤、肾血管性高血压、肾素分泌瘤等，可通过手术得到根治和改善，故及早明确诊断能明显提高治愈率或阻止病情进展。

高血压病是冠心病和脑血管意外的主要危险因素。它是一种多基因遗传性疾病，无论原发还是继发高血压都有机体生化异常的表现，实验室检查在高血压的机制研究、分类、指导方面都有较大价值。高血压的标志物主要有血管活性物质标志物、肾素-血管紧张素-醛固酮系统标志物、肾上腺髓质激素类标志物、肾上腺皮质激素类标志物及其他标志物。其中①血管活性物质标志物包括血管内皮素-1和一氧化氮；②肾素-血管紧张素-醛固酮系统标志物包括肾素、血管紧张素和醛固酮。目前人体血浆中肾素难以直接检测，通常以肾素活性表示肾素的水平；③肾上腺髓质激素类标志物包括儿茶酚胺及其代谢产物；④肾上腺皮质激素类标志物包括血、尿中糖皮质激素及其代谢物；⑤其他标志物包括心钠素、肾上腺髓质素等。

高血压患者发生心、脑血管并发症往往与血压高度有密切关系，因此降压治疗应该确立血压控制目标值。另外一方面，高血压常与其他心、脑血管病的危险因素合并存在，例如肥胖、高胆固醇血症、糖尿病等，协同加重心血管危险，决定了治疗措施应该是综合性的。

六、思考题

（1）如何通过相关检查鉴别原发性高血压和继发性高血压？

（2）高血压的定义和分类是什么？

（3）在高血压的诊断和鉴别诊断中有哪些实验室检查？

七、推荐阅读文献

［1］陆再英,钟南山.内科学[M].7版.北京:人民卫生出版社,2008:266－281.

［2］潘世扬.临床分子诊断学[M].北京:人民卫生出版社,2013:466－475.

（王华梁）

急性心肌梗死

一、病历资料

1. 现病史

患者,男性,70 岁,因"胸闷 3 h"入院。患者入院 3 h 前出现持续性胸闷、黑矇、出冷汗,无气促、心悸,无夜间阵发性呼吸困难、肢体水肿、少尿,无头晕、头痛、晕厥、意识丧失、四肢抽搐、耳鸣及视物旋转。入院急诊心电图检查示:窦性心动过缓,窦性心律不齐;短阵性非阵发性房性心动过速;不完全性右束支传导阻滞型;ST:Ⅲ、aVF、V1、V3R—V5R 抬高 0.5～1.5 mm;ST:Ⅰ、aVL、V2～V9 下斜型压低 1.5～2 mm;T:Ⅱ、Ⅲ、aVF、V1、V3R～V5R 高大,Ⅰ、aVL 倒置;肌钙蛋白 17.74 ng/ml。心内科会诊:有急诊 PCI(径皮冠状动脉介入治疗)指征。遂行急诊 PCI:LM:(一);LAD:近中段长病变 80% 狭窄;LCX:中远段 60% 狭窄;RCA:近段 100% 闭塞;对 RCA 病变血管行 PCI。抽栓,送入 3.0 mm×33 mm excel 支架至狭窄病变处,再造影未见残余狭窄。现为进一步诊治,拟"冠心病,急性下壁右室心肌梗死,Killip Ⅰ级,急症 PCI 术后"收治入院。

2. 既往史

否认结核、伤寒、肝炎等传染病史。否认药物、食物过敏史。否认气喘、慢性咳嗽、咯痰、咳血、呼吸困难、盗汗。发现血压升高 4 年,最高血压 150 mmHg/90 mmHg,血压控制可。吸烟 50 年,平均 30 支/天。否认长期腹痛、腹泻、腹胀、呕血、黑便、反酸、嗳气史;否认家族性疾病、遗传性疾病、家族精神性疾病史。

3. 体格检查

T 37℃,P 85 次/min,R 16 次/min,BP 129 mmHg/68 mmHg。患者神清,呼吸平稳,应答切题。全身皮肤巩膜无黄染、皮疹、出血点。浅表淋巴结未及肿大。颈软,气管居中,甲状腺无肿大。两肺呼吸音清,未及干湿啰音。心前区无异常隆起,律齐,心音可,各瓣膜区未及病理性杂音,未及心包摩擦音。腹平软,无压痛、反跳痛及肌卫,肝脾肋下未及,移动性浊音(一),肠鸣音正常。双下肢无水肿。神经系统检查未见异常。

4. 实验室及影像学检查

(1) 血常规检查:WBC 12.10×10⁹/L, N 75.3%, RBC 4.72×10¹²/L, Hb 126 g/L, PLT 214.00×10⁹/L, CRP 15 mg/L。

(2) 肝肾功能检查:ALT 19IU/L, AST 28 IU/L, Cr 68 μmol/L, Glu 4.9 mmol/L。

(3) cTnI 17.74 ng/ml, proBNP 409.80 pg/ml。

(4) 心电图检查:窦性心动过缓,窦性心律不齐;短阵性非阵发性房性心动过速;不完全性右束支传导阻滞型;ST:Ⅲ、aVF、V1、V3R～V5R抬高0.5～1.5 mm;ST:Ⅰ、aVL、V2～V9下斜型压低1.5～2 mm;T:Ⅱ、Ⅲ、aVF、V1、V3R～V5R高大,Ⅰ、aVL倒置。

二、诊治经过

1. 初步诊断

(1) 冠心病,急性下壁右室心肌梗死,Killip Ⅰ级,急症PCI术后。

(2) 高血压1级(极高危)。

2. 诊治经过

患者急诊PCI治疗后,给予抗血小板(拜阿司匹林、氯吡格雷、替罗非班),抗凝(低分子肝素),调脂、稳定斑块(他汀类药物)治疗;改善心肌重构(ACEI),降低心肌耗氧量(美托洛尔缓释片);营养心肌(磷酸肌酸、曲美他嗪),补钾、通便等对症支持治疗。

3. 最终诊断

(1) 冠心病,急性下壁右室心肌梗死,Killip Ⅰ级,急症PCI术后。

(2) 高血压1级(极高危)。

三、病例分析

1. 病史特点

(1) 男性,70岁,胸闷3 h。

(2) 患者入院3 h前出现持续性胸闷、黑矇、出冷汗。

(3) 患者发现血压升高4年,最高血压150 mmHg/90 mmHg,血压控制可;吸烟50年,平均30支/天。

(4) 体格检查:未见明显异常

(5) 实验室及影像学检查:cTnI 17.74 ng/ml;心电图检查示:窦性心动过缓,窦性心律不齐;短阵性非阵发性房性心动过速;不完全性右束支传导阻滞型;ST:Ⅲ、aVF、V1、V3R～V5R抬高0.5～1.5 mm;ST:Ⅰ、aVL、V2～V9下斜型压低1.5～2 mm;T:Ⅱ、Ⅲ、aVF、V1、V3R～V5R高大,Ⅰ、aVL倒置。急诊PCI:LM(一);LAD近中段长病变80%狭窄;LCX中远段60%狭窄;RCA近段100%闭塞。

2. 诊断与诊断依据

(1) 诊断:冠心病,急性下壁右室心肌梗死,Killip Ⅰ级,急诊PCI术后,高血压1级(极高危)。

(2) 诊断依据:

①症状和体征:患者为老年男性,入院3 h前出现持续性胸闷、黑矇、出冷汗;②肌钙蛋白Ⅰ 17.74 ng/ml;③心电图检查示提示存在心律失常,ST段抬高;④急诊PCI手术中发现3支血管病变,其中RCA近段100%闭塞;⑤患者既往有高血压病史4年,最高血压为150 mmHg/90 mmHg。

3. 鉴别诊断

(1) 急性心包炎:本症患者可有较剧烈而持久的胸痛,多位于心前区,疼痛一般与发热同时出现,呼吸和咳嗽时加重,早期即有心包摩擦音,心包腔出现渗液后疼痛和心包摩擦音均消失。心电图除aVR外,其余导联均有ST段弓背向下的抬高,T波倒置,无异常Q波出现。患者出现持续性胸闷,但体检无心包摩擦音,入院后可行心彩超检查以明确之。

(2) 主动脉夹层:本症患者可有剧烈胸痛,一开始即达高峰,呈突发、急起、剧烈、持续而不能耐受,常放射到背部、肋部、腹部、腰部和下肢,有时可有肩胛、颈部、下颌疼痛,可伴有面色苍白、大汗、气促,血压可明显升高,有时出现血压下降或休克,两上肢的血压和脉搏可有明显差别。心电图检查无特异性改变,心肌酶谱多无升高。该患者有胸闷,入院后可行 CTA 和 MRA 明确诊断。

(3) 肺栓塞:本症患者可有胸痛、呼吸困难、咯血,查体可有血压变化,颈静脉充盈或异常搏动,P2 亢进或分裂,三尖瓣区收缩性杂音。心电图可呈 S I Q Ⅲ T Ⅲ 征、CRBBB、肺型 P 波等;可观察其动态改变,心肌酶谱和肌钙蛋白无升高。该患者有胸闷症状,可行 D-二聚体、肺动脉 CTA、MRA、肺血管造影等明确诊断。

(4) 肋间神经痛:本症患者胸痛多累及 1～2 个肋间,不一定局限于胸前区,为刺痛或灼痛,多为持续性而非阵发性;咳嗽、深呼吸和身体转动可使胸痛加剧,沿神经行径处有压痛,手臂上举活动时局部有牵拉痛;肋软骨炎患者在肋软骨处有压痛。心电图检查多无异常,心肌酶谱和肌钙蛋白无升高。该患者心电图异常,可排除诊断。

四、处理方案及基本原则

(1) 发病 12 h 内急诊进行 PCI 手术。

(2) 无 PCI 术的根据适应征进行溶栓治疗。

(3) 监护和一般治疗,包括休息、吸氧、心电图和血氧饱和度监测。

(4) 对症治疗(治疗休克和消除心律失常等)。

(5) 二级预防和康复治疗:非药物干预(戒烟、运动和控制体重)和药物干预(抗栓治疗包括抗凝降脂等)。

五、要点及讨论

心肌梗死(myocardial infarction)是心肌缺血性坏死。为在冠状动脉病变的基础上,发生冠状动脉血供急剧减少或中断,使相应的心肌严重而持久地急性缺血导致心肌坏死。急性心肌梗死(AMI)临床表现为持久的胸骨后剧烈疼痛、发热、白细胞计数和血清心肌坏死标志物增高及心电图进行性改变;可发生心律失常、休克或心力衰竭,属急性冠脉综合征(ACS)的严重类型。基本病因是冠状动脉粥样硬化(偶为冠状动脉栓塞、炎症、先天性畸形、痉挛和冠状动脉口阻塞所致),造成一支或多支血管管腔狭窄和心肌供血不足,而侧支循环未充分建立。在此基础上,一旦血供急剧减少或中断,使心肌严重而持久性缺血达 20～30 min 以上,即可发生 AMI。2001 年 12 月份中华医学会心血管病学分会等制定的 AMI 诊断标准:①具有缺血性胸痛的临床病史;②心电图动态改变;③心肌坏死血清心肌标记物浓度动态改变。上述诊断标准,至少有 2 条即可诊断为 AMI。

敏感的生化标志物可发现无心电图改变的小灶性梗死,建议入院即刻、2～4 h、6～9 h、12～24 h 测定血清心脏标志物。其中心肌损伤标志物简称心梗 3 项在早期 AMI 的诊断中发挥了重要的作用,包括肌钙蛋白(cTn)、肌酸激酶同工酶(CK-MB)和肌红蛋白(MYO)。肌钙蛋白是诊断心肌坏死最特异和敏感的心肌标志物,AMI 发生的 2～4 h 开始升高,10～24 h 达到峰值;肌酸激酶同工酶(CK-MB)对判断心肌坏死的特异性高,在 AMI 时超过正常值并有动态变化;肌红蛋白(MYO)也是 AMI 患者最早升高的标注物之一,2～4 h 血中浓度就可以升高,发病 24 h 可以恢复正常,所以 MYO 阴性特别有助于排除 AMI 治疗过程中有无梗死扩展。

近年来,新的高敏感方法检测 cTn 的技术在临床实践中的应用日渐增多,根据《高敏感方法检测心肌肌钙蛋白临床应用中国专家共识(2014)》中,高敏肌钙蛋白(hs-cTn)早期诊断或排除 AMI 流程如图 2-1 所示。

另外,随着检验技术的发展,以检测 microRNA(miR)心肌损伤标志物也正进入检验研究范围,包

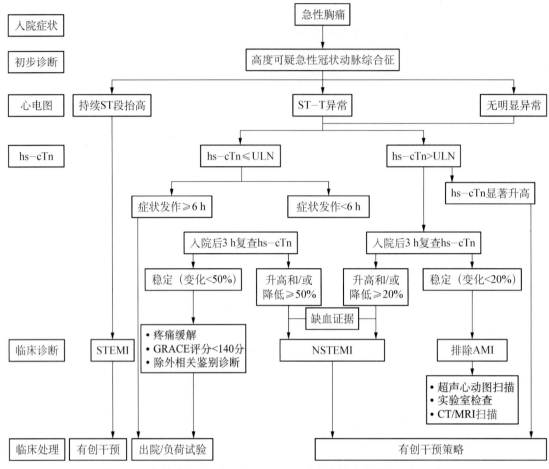

图 2-1 高敏感心肌肌钙蛋白(hs-cTn)诊断或排除急性心肌梗死流程

括 miR-208、miR-1、miR-126 等。但值得一提的是虽然心肌标志物在临床中的应用非常广泛,但是由于各项标志物各有局限性,几种心肌标志物合理的联合应用将有助于弥补各自应用的缺陷。

AMI 治疗原则是尽快恢复心肌的血液灌注(到达医院后 30 min 内开始溶栓或 90 min 内开始介入治疗)以挽救濒死的心肌、防止梗死扩大或缩小心肌缺血范围,保护和维持心脏功能,及时处理严重心律失常、泵衰竭和各种并发症,防止猝死。在溶栓治疗后需进行抗凝治疗,其中华法林和氯吡格雷作为典型代表药物,药物的基因多态性导致了不同的患者服用药物剂量的差异性。其中华法林集中在药代动力学环节-细胞色素 P450 同工酶 2C9(P4502C9)和药效动力学受体环节-维生素 K 环氧化物还原酶复合体亚单位 1(VKORC1),这两个基因的多态性与华法林个体化治疗密切相关,通过对需要服用华法林药物的患者进行基因检测,明确患者基因类型,通过固定公式计算,即可得知患者需要服用的华法林剂量。氯吡格雷是一种具有不可逆抑制血小板聚集的噻吩吡啶类化合物,是一种前体药物,其转化依赖于肝脏 CYP450 酶作用,其中最主要的亚族为 CYP2C19,通过基因检测来判断患者是 CYP2C19 多态性从而给出最佳用药剂量。

故实验室检查在急性心肌梗死的诊断和治疗中均是必不可少,而且随着分子诊断技术的不断发展,其在用药指导方面的应用也将日益广泛。

六、思考题

(1) 实验室检查中各项心肌坏死标记物的临床意义是什么?

（2）如何采用分子诊断技术指导临床华法林和氯吡格雷的用药？

（3）急性心肌梗死患者如何与急性心包炎相鉴别？

七、推荐阅读文献

［1］陆再英,钟南山.内科学[M].7 版.北京:人民卫生出版社,2008:284-300.

［2］临床指南公布对急性心肌梗死患者早期住院治疗及预后影响[J].中国心血管杂志,2007,12(2):108-110.

［3］李艳,李金明.个体化医疗中的临床分子诊断[M].北京:人民卫生出版社,2013:323-330.

［4］高敏感方法检测心肌肌钙蛋白临床应用中国专家共识(2014)[J].中华内科杂志,2015,54(10):899-904.

（王华梁）

案例 3

急性心功能衰竭

一、病历资料

1. 现病史

患者,男性,76岁,因"胸闷、咳嗽5天,突发呼吸困难加重1天"入院。患者于入院前5天开始胸闷、咳嗽,咳白痰,无发热、头晕、头痛,无咯血,至社区卫生服务中心就诊,给予美洛西林舒巴坦和左氧氟沙星静脉注射,症状改善不明显。近1天患者突然出现憋闷、呼吸困难,咳粉红色泡沫状痰,夜间无法平卧,强迫坐位,且大汗淋漓、烦躁不安,当时患者无头晕、头痛、黑矇、胸痛、咯血,无腹痛、腹泻等症状。来我院就诊,拟诊为"急性心功能衰竭"收治入院。

自发病以来,患者精神状态一般,食欲食量尚可,睡眠较差,体重无明显变化。

2. 既往史

否认肝炎、结核、伤寒等传染病史;否认药物、食物过敏史;有高血压史10年,控制不佳,冠心病史2年;否认心悸、胸痛、心前区痛;患者于2008年行阑尾切除术,否认其余手术史;有吸烟史30年,20支/年;否认长期腹痛、腹泻、腹胀、呕血、黑便、反酸、嗳气史;否认糖尿病病史;其父有冠心病史。

3. 体格检查

T 37.3℃,P 130次/min,BP 100 mmHg/60 mmHg,R 35次/min。患者神志清晰,推入病房,坐位,面色灰白,发绀,大汗,呼吸稍急促。全身皮肤未及黄染,无瘀点、瘀斑。浅表淋巴结未及肿大。两肺呼吸音粗,两肺可闻及广泛湿啰音和哮鸣音。颈软,气管居中,颈静脉怒张,肝颈静脉反流征阳性。双侧甲状腺未触及明显肿大、未触及明显结节。腹软,无压痛,肝肾区无叩痛。HR 130次/min,心尖部第一心音减弱,闻及奔马律,肺动脉瓣第二心音亢进。神经系统(-)。

4. 实验室及影像学检查

(1) 血常规+CRP检查:WBC $11.8×10^9$/L, $N_\#$ $8.25×10^9$/L, N 83.6%, Hb 115 g/L, PLT 226 $×10^9$/L, CRP 58 mg/L。

(2) 尿常规检查:未见明显异常。

(3) 肝肾功能及血电解质检查:未见明显异常。

(4) 动脉血气分析:pH 7.34, PaO_2 83 mmHg, $PaCO_2$ 45 mmHg, HCO_3^- 22.1 mmol/L, BE -4.2 mmol/L。

(5) NT-proBNP 5 350 ng/L。

(6) 心肌标志物:cTnI 0.22 ng/ml, MB 150 μg/L, CK-MB 98 IU/L。

(7) 心电图检查:窦性心律,Ⅰ、aVL、V2~V6导联ST段抬高,异常Q波,ST-T段改变。

（8）胸片：上肺静脉充盈、肺门血管影模糊、小叶间隔增厚，两肺弥漫性阴影；提示"肺水肿"。

二、诊治经过

1. 初步诊断

急性心功能衰竭，急性心肌梗死（广泛前壁、高侧壁）。

2. 诊治经过

患者入院后立即给予毛花苷 C、呋塞米静脉推注，症状好转。积极完善相关辅助检查，并给予托拉塞米 2 支、左卡尼汀 1 支静脉推注，螺内酯、苯磺酸左旋氨氯地平、奥美沙坦酯片、富马酸比索洛尔片、硝酸甘油等治疗；给予补钾、吸氧等对症支持治疗。嘱患者卧床休息，进行心电监护，记录 24 h 尿量。

3. 最终诊断

急性心功能衰竭，急性心肌梗死（广泛前壁、高侧壁）。

三、病例分析

1. 病史特点

（1）男性，76 岁，胸闷、咳嗽 5 天，突发呼吸困难加重 1 天。

（2）于入院前 5 天开始胸闷、咳嗽，咳白痰，近 1 天出现憋闷、呼吸困难，咳粉红色泡沫状痰，无法平卧，强迫坐位，并大汗淋漓、烦躁不安。

（3）患者有高血压史 10 年，冠心病史 2 年；抽烟史 30 年，20 支/天。

（4）体格检查：患者被推入病房，坐位，面色灰白，发绀，大汗，呼吸稍急促。两肺呼吸音粗，两肺可闻及广泛湿啰音和哮鸣音。HR 130 次/min，心尖部第一心音减弱，闻及奔马律，肺动脉瓣第二心音亢进。

（5）实验室及影像学检查：NT - proBNP 5 350 ng/L；cTnI 0.22 ng/ml，MYO 150 μg/L，CK-MB 98 IU/L。心电图检查：窦性心律，Ⅰ、aVL、V2～V6 导联 ST 段抬高，异常 Q 波，ST-T 段改变。胸片：上肺静脉充盈、肺门血管影模糊、小叶间隔增厚，两肺弥漫性阴影；提示"肺水肿"。

2. 诊断与诊断依据

（1）诊断：急性心功能衰竭，急性心肌梗死（广泛前壁、高侧壁）。

（2）诊断依据：①症状和体征：患者，男，76 岁，有胸闷、咳嗽、呼吸困难症状；查体：强迫坐位，面色灰白，发绀，大汗，呼吸稍急促；两肺呼吸音粗，两肺可闻及广泛湿啰音和哮鸣音；HR 130 次/min，心尖部第一心音减弱，闻及奔马律，肺动脉瓣第二心音亢进；②实验室和其他辅助检查：患者入院后查 NT - proBNP 和心肌标志物（cTnI、MYO、CK - MB）均明显升高；且心电图显示"窦性心律，Ⅰ、aVL、V2～V6 导联 ST 段抬高，异常 Q 波，ST-T 段改变"；胸片检查示"上肺静脉充盈、肺门血管影模糊、小叶间隔增厚，两肺呈弥漫性阴影；提示肺水肿"；③患者有高血压史 10 年，吸烟史 30 年。结合患者此次入院体征及症状，故诊断。

3. 鉴别诊断

（1）支气管哮喘引起的喘息样呼吸困难：本症患者多见于青少年有过敏史，发作时双肺可闻及典型哮鸣音，咳出白色黏痰后呼吸困难常可缓解。该患者否认相关病史，入院后可测定 BNP 以明确之。

（2）心包积液、缩窄性心包炎：本病患者由于腔静脉回流受阻可引起颈静脉怒张、肝大、下肢水肿等表现，入院后可行超声心动图检查以明确之。

四、处理方案及基本原则

1. 临床评估

首先进行临床评估：对患者应根据实验室检查及病情变化做出临床评估，包括基础心血管疾病；急性心衰发生的诱因；病情的严重程度和分级，并估计预后；治疗的效果。评估应多次和动态进行，以便调整治疗方案，且应强调个体化治疗。

2. 治疗目标

改善急性心衰症状，稳定血液动力学状态，维护重要脏器功能，避免急性心衰复发，改善远期预后。

3. 一般处理

取半卧位或端坐位；吸氧以及出入量管理。

4. 药物治疗

（1）基础治疗：阿片类药物，如吗啡以减轻痛苦。

（2）利尿剂：适用于急性心衰伴肺循环和（或）体循环明显淤血及血容量负荷过重的患者。

（3）血管扩张药：用于急性心衰早期阶段。

（4）正性肌力药物：适用于低心排血量综合征。

（5）血管收缩药物、抗凝治疗以及改善预后的相应治疗。

五、要点及讨论

1. 心力衰竭概述

心力衰竭（heart failure，HF）是各种心脏结构或功能性疾病导致心室充盈及（或）射血能力受损而引起的一组综合征。由于心室收缩功能下降射血功能受损，心输血量不能满足机体代谢的需要，器官、组织血液灌注不足，同时出现肺循环和（或）体循环瘀血，临床表现主要为：呼吸困难和无力而致体力活动受限和水肿。某些情况下心肌收缩力尚可，使心脏射血功能维持正常，但由于心肌舒张功能障碍左心室充盈压异常增高，使肺静脉回流受阻，而导致肺循环淤血。急性心力衰竭（acute heart fialure，AHF）是指由于急性心脏病变引起心输血量显著、急骤降低导致的组织器官灌注不足和急性淤血综合征。急性右心衰竭即急性肺源性心脏病，主要为大块肺梗死引起；临床上急性左心衰较为常见，以肺水肿或心源性休克为主要临床表现，是严重的急危重症，抢救是否及时合理与预后密切相关。

2. 心力衰竭的实验室诊断

心力衰竭的实验室检查可发现引起或加重心力衰竭的疾病，心力衰竭患者的初次评估包括全血细胞计数、尿常规分析、血清电解质（包括钙和镁）、糖化血红蛋白、血脂、肝肾功能、胸片与12导联心电图。由于甲状腺功能亢进与甲状腺功能低下均是心力衰竭首要或参与原因，因此应做甲状腺功能检查（尤其是促甲状腺素）。转铁蛋白饱和度有助于筛查血色素沉着症，在北欧的后代中该疾病的等位基因是常见的，受累患者在应用静脉放血治疗与螯合剂治疗后左室收缩功能可改善。有些医师主张筛查人类免疫缺陷病毒（HIV），而且在所有高危患者中应考虑应用，因为多数 HIV 所致的心肌病患者，直到 HIV 感染的其他症状明显后，才表现出心力衰竭的症状。在新近发生的心力衰竭患者（尤其是那些近期有病毒感染的患者），可检测其微生物抗体的滴度，但是这种检验方法的阳性率低，并且其阳性结果对治疗的意义尚不清楚。

脑钠肽（BNP）与氨基末端脑钠肽前体（NT－proBNP）的检测近来有了很大进展（详见下文），经研究及临床实践证实，BNP/NT－proBNP 是心力衰竭急诊常规检测项目。目前检测的方法有床旁检测类（POCT）和免疫化学发光类。高通量的免疫发光或免疫荧光法，彼此之间可比性好，因此，推荐有条件的医院,应开展免疫发光或免疫荧光法检测 BNP/NT - proBNP;在不具备条件的医院,可以采用 POCT 作为急诊、重症监护病房的初步筛查,但是要建立 POCT 方法的参考值、诊断值,做好质量控制。BNP 的临床意义包括:①用于心衰的诊断、分级和预后判断;②用于心源性呼吸困难与肺源性呼吸困难的鉴别;③作为心衰治疗监测、病情观察的指标;④可用于对心脏手术患者的术前、术后心功能评估。

3. 心力衰竭患者治疗及随访的实验室评估

心力衰竭患者应当常规监测血清电解质和肾功能,尤为重要的是连续测量血清钾的浓度,因低钾血症是应用利尿剂治疗的最常见的不良反应,并且可以导致致命性心律失常和增大洋地黄中毒的危险性,而高钾血症可使 ACEI、ARBs 和螺内酯的治疗复杂化。肾功能恶化可能需要调整利尿剂、RAAS 拮抗剂、地高辛或非心脏药物的剂量。发生低钠血症或贫血是疾病进展的征象,与预后不良相关。

血 BNP 水平与用纽约心脑协会(NYHA)评价的心力衰竭的临床程度平行,住院患者的 BNP 水平高,并且随着强化的治疗会降低。但对于患者的个体治疗,不能根据 BNP 的水平作为调整药物治疗的靶点,许多已应用最佳药物治疗剂量的患者 BNP 水平仍很高,还有一些患者尽管心力衰竭进展,但 BNP 水平在正常范围。应用 BNP 水平来指导药物的选择并不能比达到临床研究证实的延长生命的药物靶剂量更能改善患者的预后。正在进行的研究将有助于确定 BNP 的系列测定对于心力衰竭诊断与治疗的作用。

4. BNP 与 NT - proBNP 的主要区别

(1) 分子结构不同:BNP 的分子结构中有一个非常重要的二硫键连接构成的环状结构,可与脑尿肽受体结合发挥生物学活性作用;NT - proBNP 为一直链结构,是失去生物活性的氨基酸片段。

(2) 在体内的清除途径不同:BNP 的清除主要通过与脑尿肽清除受体(NPR - C)结合继而被胞吞和溶酶体降解,只有少量的 BNP 通过肾脏清除,当肾功能缺失时,中性肽链内切酶(NEP)也可打开 BNP 的环状结构而对它进行清除;NT -proBNP 清除的唯一途径是肾小球滤过,肾功能出现缺失对 NT -proBNP 的代谢影响极大。

(3) 半衰期不同:BNP 的半衰期是 22 min,而 NT - proBNP 的半衰期为 120 min。从临床检验的角度考虑,NT - proBNP 在体外相对较为稳定,给检测带来方便,但从临床应用的角度考虑,BNP 更短的半衰期更能及时反应患者病情变化,利于临床监测治疗效果,从而给临床带来更好的应用价值。

两种多肽都释放进入血循环。两者来源相同并且等摩尔分泌。因此,从理论上讲,检测 BNP 和 NT - proBNP 的临床应用结果是相同的。而且从多年的临床结果来讲,也并不存在太大的区别。在临床中,从心衰诊断这个角度来讲两者是没有区别的。但不存在差异是不可能的,以统计学来分析两者的差异很小。美国《临床化学》杂志在 2007 年发表了一篇论文,题目是《BNP 和 NT - proBNP 在急慢性 HF 中的诊断精确性比较》,经过大量的文献统计得出如下结论:BNP 和 NT - proBNP 化验在急性和慢性心力衰竭的诊断上具有较高的诊断精确性并具有较高的相关性。

研究发现,BNP 对心衰的早期诊断、早期干预以及预后有很大帮助。在 2001 年修订的《欧洲心脏病学会心衰诊疗指南》中,已经把脑钠肽作为心衰诊断的工具。2005 年《欧洲和美国的指南》,均进一步肯定了脑钠肽在心衰诊断中的作用。

NT - proBNP 是 BNP 激素原分裂后没有活性的 N-末端片段,与 BNP 相比,半衰期更长,更稳定,其浓度可反映短暂时间内新合成的而不是储存的 BNP 释放,因此更能反映 BNP 通路的激活。血浆 NT -proBNP 水平随心衰程度加重而升高。50 岁以下的成人血浆 NT - proBNP 浓度 450 pg/ml 诊断急性心衰的敏感性和特异性分别为 93% 和 95%;50 岁以上的人血浆浓度 900 pg/ml 诊断心衰的敏感性和特异性分别为 91% 和 80%。

NT - proBNP<300 pg/ml 为正常,可排除心衰,其阴性预测值为 99%。心衰治疗后 NT - proBNP <200 pg/ml 提示预后良好。肾功能不全,肾小球滤过率<60 ml/min 时 NT - proBNP 1 200 pg/ml 诊断心衰的敏感性和特异性分别为 85% 和 88%。NT - proBNP 值正常可以排除心衰(阴性预测值接近

100%），NT-proBNP 有助于区分心源性和非心源性呼吸困难，NT-proBNP 值的高低与伴有呼吸困难心衰的症状严重程度相关在急性心衰的诊断中，NT-proBNP 明显优于临床判断，而两者联合检测做出诊断的方法又优于单一诊断方法。

六、思考题

（1）BNP 在急性心力衰竭检查中的临床意义是什么？
（2）心源性呼吸困难与肺源性呼吸困难如何进行鉴别？
（3）急性心力衰竭的临床治疗有哪些？

七、推荐阅读文献

［1］陆再英，钟南山. 内科学［M］. 7 版. 北京：人民卫生出版社，2008：165-181.
［2］潘世扬. 临床分子诊断学［M］. 北京：人民卫生出版社，2013：506-509.
［3］中华医学会，中华心血管病杂志编辑委员会，中国心力衰竭诊断和治疗指南（2014）［J］. 中华心血管病杂志，2014，42（2）：98-122.

（王华梁）

案例 4

细菌性心内膜炎

一、病例资料

1. 现病史

患者,男性,32岁,因"胸闷、气促1周,发热、发冷2天"就诊。患者2岁时开始出现运动时气促、呼吸困难、多汗、乏力等缺氧的症状,超声心动图检查发现心脏室间隔室间隔膜部缺损(室上嵴下缺损),诊断为"先天性室间隔缺损"。近1周缺氧症状明显加重,非运动状态下也有胸闷、气急等表现。2天前出现发热发冷的症状,但无咳嗽咳痰和鼻塞流涕等呼吸道感染表现。就诊当日体温增高。

2. 既往史

有先天性室间隔缺损病史30年,2岁左右开始出现运动时的缺氧症状,运动时有气促、呼吸困难、多汗、乏力等症状,影响发育,矮小瘦弱;抵抗力低下,多次发生反复肺部感染。

无吸烟饮酒史。否认有过敏史。

父亲有高血压病史10年。母亲健康。

3. 体格检查

T 39.1℃,P 80次/min,R 26次/min,BP 138 mmHg/94 mmHg。患者神清,精神欠佳,面色苍白,呼吸稍急促。体型矮小消瘦,发育不佳。皮肤巩膜无明显黄染,球结膜无水肿,口唇轻度发绀,浅表淋巴结未触及肿大。颈软,气管居中,甲状腺无肿大。两肺呼吸音粗,未及干湿啰音。心尖搏动增强并向左下移位,心界向左下扩大,胸骨左缘Ⅲ~Ⅳ肋间有4~5级粗糙收缩期杂音,向心前区传导,伴收缩期细震颤。腹平软,无压痛、反跳痛,肝脾肋下未及,移动性浊音(一),肾区叩痛阴性。双下肢无水肿。神经系统检查未见异常。

4. 实验室及影像学检查

(1) 血常规检查:WBC 8.61×10^9/L,N 83.7%,RBC 2.08×10^{12}/L,Hb 62.5 g/L,PLT 110×10^9/L。

(2) 生化常规检查:ALT 33.7 IU/L,AST 25.4 IU/L,Cr 43 μmol/L,FBG 5.2 mmol/L。

(3) 粪尿常规未见异常。

(4) 细菌学检查:无菌操作采集静脉血分别注入树脂需氧血培养瓶和树脂厌氧血培养瓶中,在全自动血培养仪内进行需氧和厌氧培养。取阳性血培养瓶样品少许接种于血琼脂平板和厌氧血琼脂平板,分别在5%CO_2和厌氧环境中进行培养,培养温度为(35±1)℃。在厌氧环境下培养24 h后,血琼脂平

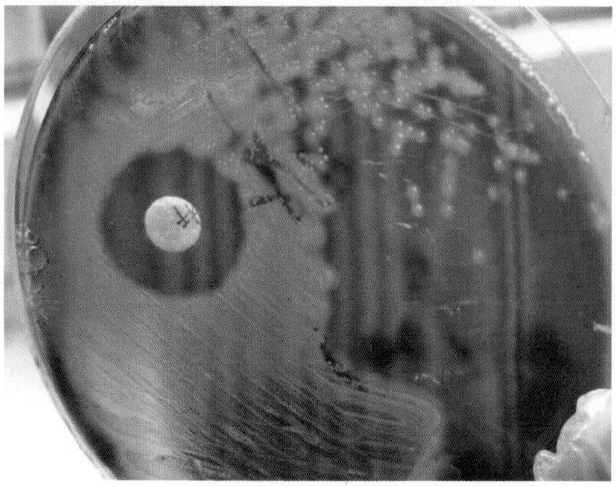

图4-1 血平板24h化脓性链球菌

板上可见湿润、灰白色、微凸的小菌落(见图4-1),涂片为革兰阳性球菌,呈链状排列,触酶阴性。经VITEK-compact Ⅱ全自动微生物型分析系统鉴定,结果为溶血性链球菌。此菌在25、35、45、50℃血琼脂平板上均能生长,无动力。不分解胆汁七叶苷,6.5%NaCl不生长。

(5)心电图检查:左心室高电压、肥大。

(6)心脏彩超检查:显示室间隙膜缺损,主动脉瓣赘生物;多普勒超声检查:由缺损右心室面向缺孔和左心室面追踪可深测到湍流频谱。

(7)X线检查:心影中度扩大,左心缘向左向下延长,肺动脉圆锥隆出,主动脉结变小,肺门充血。

二、诊疗经过

1. 初步诊断

感染性心内膜炎,先天性室间隔缺损。

2. 诊疗经过

依据药敏结果临床给予头孢唑肟2.0g,3次/d,左氧氟沙星2.0g,1次/d静脉滴注治疗1周,患者体温趋于正常。复检血培养阴性。抗菌、输血治疗、病情稳定后,胸外科予以赘生物清理、室缺修补、主动脉瓣置换术。送检赘生物培养,未见微生物生长。

3. 最终诊断

急性细菌性心内膜炎,先天性室间隔缺损。

三、病例分析

1. 病史特点

(1)男性,32岁,先天性室间隔缺损病史30年。

(2)发热发冷3天,伴胸闷、气促。

(3)体格检查:T 39.1℃,患者面色苍白,呼吸稍急促。体型矮小消瘦,发育不佳。心尖搏动增强并向左下移位,心界向左下扩大,胸骨左缘Ⅲ~Ⅳ肋间有4~5级粗糙收缩期杂音,向心前区传导,伴收缩期细震颤。

(4)实验室和影像学检查:血常规:WBC $8.61×10^9$/L, N 83.7%。培养阳性,分离出溶血性链球菌;心脏彩超检查:显示室间隙膜缺损,主动脉瓣赘生物;多普勒超声检查:由缺损右心室面向缺孔和左心室面追踪可深测到湍流频谱。

2. 诊断与诊断依据

(1)诊断:急性细菌性心内膜炎,先天性室间隔缺损。

(2)诊断依据:①患者,青年男性,有先天性室间隔缺损病史;②体格检查符合全身感染表现:体温高(39.1℃),心率快(80次/min),呼吸急促(26次/min);③血培养分离出溶血性链球菌;WBC $8.61×10^9$/L, N 83.7%提示存在感染可能;④心脏彩超检查:室间隙膜缺损,主动脉瓣赘生物。

3. 鉴别诊断

(1)血流感染:①以全身感染症状为主,发病急,病情重,主要表现为寒战、高热(体温往往40℃以上），甚至出现感染性休克；②无先天性或后天性心脏病病史，无心前区的杂音；③无心前区疼痛、胸闷、气急等心脏病症状；④病原菌以革兰阴性杆菌或葡萄球菌等临床常见菌为主，一般48～72 h内血培养阳性。

（2）大叶性肺炎：①以肺部感染为主，表现为肺部感染的症状（咳嗽咳痰，尤其以铁锈色痰为特征；胸痛等）；②呼吸音增粗，局部有湿啰音；③无先天性或后天性心脏病病史，无心前区的杂音；④痰样本中可分离出病原菌。

四、处理方案及基本原则

1. 抗感染治疗

根据体外药敏试验结果选用敏感的抗菌药物治疗

2. 增强体质

患者患有先天性心脏病，发育不良，红细胞和血红蛋白偏低，身体抵抗力差。为增强其抗病能力，故少量多次输注全血，提升全血细胞，改善携氧能力，加快康复。

3. 心脏修复

感染控制后，行赘生物清理、室缺修补、主动脉瓣置换术，彻底治愈室间隔缺损。

五、要点与讨论

心内膜是心脏内层浆膜层，包括心脏的瓣膜和心房和心室壁。当细菌进入血液后，可随血液流经心脏。因心房及心室壁光滑，且一直处于收缩运动状态，细菌一般无法附着而引起心内膜炎症与感染。但当瓣膜有炎症或损伤时，细菌可以附着在有损伤或炎症的瓣膜上，并在此生长繁殖，并引起瓣膜发炎；或者，当有房间隔缺损或室间隔缺损时，血流经过缺损时形成旋涡，细菌也可在缺损处停留而引起炎症。所以，细菌性心内膜炎多见于有先天性或后天性心脏病的患者。

患细菌性心内膜炎时均有发热，而且是长期发热，多为不规则热型，中等度或高热。当有心脏病的患者，尤其是患儿，如发热超过半个月，没有更多的其他系统症状时，应考虑细菌性心内膜炎的可能。全身症状尚有精神不振、头痛、胸闷、气短、食欲缺乏等。心脏方面的表现是在原有的基础上加重，出现心功能不全症状。在瓣膜上和缺损处的炎变，可形成赘生物。赘生物可成为栓子，脱落时随血液流动而栓塞在某些器官。右侧心脏的栓子一般造成肺栓塞，左侧心脏的栓子可在脑部、脾脏、肾脏发生栓塞，出现相应的症状，其中脑栓塞最严重，有生命危险；脾栓塞时脾脏增大，肾栓塞可出现血尿。故应引起临床的高度重视。

总而言之，先天性或后天性心脏病患者，出现不明原因的发热，应考虑细菌性心内膜炎的可能，应立即采血进行细菌培养，尤其要考虑到草绿色链球菌，包括血液链球菌引起的亚急性细菌性心内膜炎，适当延长培养的时间（常规血培养5～7天，草绿色链球菌培养时间延长至10～14天），转种后注意观察生长缓慢、α-溶血或不溶血的细小菌落；同时检验血象（白细胞总数、中性粒细胞比例、核左移等）、CRP、PCT等细菌感染的指标，明确全身性细菌感染。心脏彩超检查显示室间或房间隙膜缺损或瓣膜缺损，发现赘生物更有诊断价值。

治疗以抗菌为主，根据体外药敏试验结果选择敏感的抗菌药物规范治疗。感染控制后，建议手术清除赘生物，并修复缺损的心内膜和瓣膜，以防止再度发生细菌性心内膜炎。

六、思考题

(1) 细菌性心内膜炎诊断的主要依据是什么?

(2) 如何鉴别细菌性心内膜炎与血流感染?

(3) 细菌性心内膜炎的实验室检查的注意事项是什么?

七、推荐阅读文献

[1] 辜依海,崔生辉,雷金娥,等. 由血液链球菌引起的先天性室间隔缺损心脏病合并感染性心内膜炎一例[J]. 中华检验医学杂志,2010,33(5):463-464.

[2] Chandnani H K, Jain R, Patamasucon P. Group C Streptococcus Causing Rheumatic Heart Disease in a Child [J]. J Emerg Med,2015,49(1):12-14.

[3] Hoen B, Duval X. Clinical practice. Infective endocarditis [J]. N Engl J Med,2013,368(15):1425-1433.

(赵 虎)

病毒性心肌炎

一、病历资料

1. 现病史

患者,女性,24 岁,因"咳嗽、咽痛 10 天,心悸 2 天"就诊。患者 10 天前患者劳累后出现咳嗽、咽痛,2 天前出现心悸,夜间尤甚。无发热、咳痰、咯血,无胸闷、胸痛,无恶心、呕吐、腹泻,无乏力、盗汗、食欲缺乏,无关节肿痛、皮疹,无头晕、头痛等情况。至外院就诊,查肌酸激酶、肌红蛋白、CK - MB 升高,心电图检查示窦性心动过速(112 次/min),ST - T 变化(轻度),建议上级医院进一步治疗。患者遂至我院就诊查 CK 964 IU/L,CK - MB 8.7 IU/L,MYO 99.3 ng/ml,TnI 0 ng/ml。

2. 既往史

否认高血压、糖尿病病史。否认肝炎、结核、伤寒等传染病史。否认食物药物过敏史。否认长期大量吸烟饮酒史。否认药物滥用史。否认手术外伤史。否认家族性遗传病史。

3. 体格检查

T 37℃,P 105 次/min,BP 125 mmHg/80 mmHg,R 18 次/min。患者神志清,呼吸平稳,查体合作,应答切题。全身皮肤黏膜无黄染、皮疹、出血点。浅表淋巴结未及肿大。双瞳孔等大等圆,对光反射(＋)。唇无绀。颈软,气管居中,颈静脉无怒张,甲状腺无肿大。两肺呼吸音清,未及干湿啰音。心前区无异常隆起,HR 105 次/min,律齐,心音可,未及额外心音,各瓣膜区未及病理性杂音,未及心包摩擦音。腹平软,无压痛、反跳痛及肌卫,肝脾肋下未及,移动性浊音(一),肠鸣音正常。双下肢无水肿。神经系统(一)。

4. 实验室和影像学检查

(1) 血常规检查:WBC 12×10^9/L,N 52.0%,LY 44.0%,RBC 4.24×10^{12}/L,Hb 120 g/L,PLT 200×10^9/L。

(2) 生化常规检查:ALT 36 IU/L,AST 30 IU/L,Cr 52 μmol/L,FBG 5.3 mmol/L。

(3) 粪尿常规检查未见异常。

(4) CK 964 IU/L,CK - MB 8.7 IU/L,MYO 99.3 ng/ml,TnI 0 ng/ml。

(5) 心电图检查示窦性心动过速(112 次/min),ST - T 变化(轻度)。

二、诊治经过

1. 初步诊断

病毒性心肌炎。

2. 诊治经过

患者入院后完善相关检查,心彩超检查未见明显异常,考虑患者出现心悸前有上呼吸道感染史,心电图检查有心肌损害表现,肌酸激酶、肌红蛋白升高,故考虑为病毒性心肌炎。嘱患者卧床休息,予营养心肌(曲美他嗪 20 mg 口服 tid;辅酶 Q10 10 mg 口服 tid),控制心率(比索洛尔 2.5 mg 口服,gd)等对症支持治疗。

3. 最终诊断

病毒性心肌炎。

三、病例分析

1. 病史特点

(1) 女性,24 岁,咳嗽、咽痛 10 天,心悸 2 天。

(2) 10 天前患者劳累后出现咳嗽、咽痛,2 天前出现心悸。

(3) 既往无高血压、糖尿病、手术外伤、饮酒、毒物接触史。

(4) T 37℃,P 105 次/min,BP 125 mmHg/80 mmHg,R 18 次/min。心前区无异常隆起,HR 105 次/min,律齐,心音可,未及额外心音,各瓣膜区未及病理性杂音,未及心包摩擦音。

(5) 实验室和影像学检查:CK 964 IU/L, CK－MB 8.7 IU/L, MYO 99.3 ng/ml, TnI 0 ng/ml。心电图检查示窦性心动过速(112 次/min),ST－T 变化(轻度)。

2. 诊断与诊断依据

(1) 诊断:病毒性心肌炎。

(2) 诊断依据:①患者,青年女性,发病前有上呼吸道感染病史;②症状和体征:咳嗽、咽痛、心悸,心动过速。③肌酸激酶、CK－MB、肌红蛋白等心肌损伤标志物升高。④心电图检查示窦性心动过速,ST－T 变化(轻度)。

3. 鉴别诊断

(1) 原发性心肌病:表现为胸闷及各型心律失常,发病年龄往往较早,心脏听诊可及病理性杂音,心脏彩超检查示心肌病变。该患者心脏各瓣膜区未及杂音,心脏彩超检查未见明显心肌病样改变,故可排除。

(2) 风湿性心脏病:表现为患者有风湿热病史,可有胸闷、心悸、气促、乏力等症状,二尖瓣狭窄患者可有两颧骨紫红,体检可有心界扩大,存在房颤等心律失常,心脏可及杂音,心脏彩超检查可见瓣膜回声增强,活动僵硬,该患者无此表现,故可排除。

(3) 克山病:患者来自低硒地区,有季节发病特点,临床表现有急慢性心力衰竭、心脏扩大、心律失常,该患者无此表现,可排除。

(4) 急性心包炎:此类患者常有特征性的心前区胸痛,心前区听诊可及心包摩擦音,心电图除 aVR 外,其余导联均有 ST 段弓背向下的抬高,T 波倒置,无异常 Q 波出现,心彩超检查可见心包积液。该患者无此类表现,故可排除。

四、处理方案及基本原则

(1) 注意休息,避免劳累和情绪剧烈波动,加强护理,控制各种危险因素,动态监测各项指标,根据病情变化及时对症处理。

(2) 营养心肌:曲美他嗪、辅酶 Q10 等。

（3）控制心率：β-受体阻滞剂。

五、要点及讨论

病毒性心肌炎是指病毒感染引起的心肌局限性或弥漫性的急性或慢性炎症病变，属于感染性心肌疾病。发病机制包括急性病毒感染及持续病毒感染对心肌的损害；病毒介导的免疫损伤作用，主要是 T 细胞免疫；以及多种细胞因子和一氧化氮等介导的心肌损害和微血管损伤。

多种病毒可引起心肌炎，其中以引起肠道和上呼吸道感染的病毒感染最多见。柯萨奇病毒 A 组、柯萨奇病毒 B 组、艾可（ECHO）病毒、脊髓灰质炎病毒为常见致心肌炎病毒，其中柯萨奇病毒 B 组病毒是最主要的病毒。其他如人类腺病毒、流感、风疹、单纯疱疹、脑炎、肝炎（A、B、C 型）病毒及 HIV 等也可引起病毒性心肌炎。

病毒性心肌炎的临床特征是在上呼吸道感染、腹泻等病毒感染后 3 周内出现心脏表现，如出现不能用一般原因解释的感染后重度乏力、胸闷、头昏（心输血量降低所致）、心尖第一心音明显减弱、舒张期奔马律、心包摩擦音、心脏扩大、充血性心力衰竭或阿-斯综合征等。并且在上述感染后 3 周内新出现心律失常或心电图改变。

病毒性心肌炎心肌损伤的参考指标包括：病程中血清心肌肌钙蛋白 I 或肌钙蛋白 T、CK - MB 明显增高。超声心动图检查示心腔扩大或室壁活动异常和（或）放射性核素心功能检查证实左室收缩或舒张功能减弱。

临床上主要的病原学血清学诊断包括柯萨奇病毒 B 组抗体、艾可（ECHO）病毒抗体、A 和 B 型流感病毒 IgG/M、肺炎衣原体 IgG/M/A 检测。柯萨奇病毒 B 组抗体滴度检测的阴性参考范围为<1：8，≥1：32 提示有新近感染，1：8 和 1：16 提示曾经感染过或有新近感染。艾可（ECHO）病毒抗体滴度检测的阴性参考范为<1：8，≥1：32 提示有新近感染，1：8 和 1：16 提示曾经感染过或有新近感染。A 和 B 型流感病毒抗体滴度检测的阴性参考范围为 IgG<1：8，IgM<1：8，IgG 抗体阳性提示曾经感染过，IgM 抗体阳性或其抗体滴度变化在急性期和恢复期有 4 倍的变化提示有新近感染。肺炎衣原体抗体滴度检测的阴性参考范围为 IgG<1：64，IgM<1：10，IgM<1：16。

临床疑诊心肌炎时，确诊试验通常从血清学开始，主要包括心肌酶谱检测、肌钙蛋白 I 或 T、BNP 及 NT - pro - BNP、C 反应蛋白、血沉、病毒血清学等。近年，抗心肌抗体、细胞因子及血清心脏型脂肪酸结合蛋白定量测定也逐渐受到重视。心肌组织中分离出病毒，或 PCR 技术检测到病毒核酸是直接诊断依据，但心肌活检属于有创检测，且病毒性心肌炎病变多呈局灶性，受取材部位的影响可出现假阴性结果，因此应用并不广泛。特异性病毒抗体的血清学检测是一种辅助诊断方法。急性期白细胞增高，淋巴细胞比例增高，ESR 增快以及心肌损伤标志物升高、心电图改变、影像学改变等可作为间接诊断依据。这些血清学检测是目前诊断心肌炎最为重要的临床客观诊断依据，但却有较大局限性。

治疗要点主要有以下几点：

（1）一般治疗：充分休息，防止过度劳累。

（2）保护心肌：可应用自由基清除剂，包括维生素 C、辅酶 Q10、曲美他嗪。

（3）抗病毒药物：可在疾病早期时使用，但目前各种抗病毒药物的疗效均不够满意，该类药物能否进入心肌细胞杀灭病毒尚有疑问。

（4）糖皮质激素：不推荐常规使用，但对有房室传导阻滞、难治性心力衰竭、重症患者或考虑有自身免疫的情况下可慎用。

（5）并发症治疗：若患者发生心律失常、急性心力衰竭、心源性休克等并发症时采取相应对症治疗。

六、思考题

(1) 心肌炎的分类有哪些？

(2) 引起病毒性心肌炎的病毒主要有哪些？

(3) 病毒性心肌炎的治疗原则是什么？

七、推荐阅读文献

[1] 陆再英,钟南山,谢毅等.内科学[M].7版.北京:人民卫生出版社,2007:344-346.

[2] 中华心血管病杂志编辑委员会心肌炎心肌病对策专题组.关于成人急性病毒性心肌炎诊断参考标准和采纳世界卫生组织及国际心脏病学会[J].中华心血管病杂志,1999,27(6):405-407.

[3] 戴娜,卜丽梅,付军.病毒性心肌炎的研究进展[J].中国老年医学杂志,2014,34(18):5318-5319.

（沈立松　卞炳贤）

案例 6
慢性阻塞性肺疾病

一、病历资料

1. 现病史

患者，男性，77岁，因"咳嗽、咳痰伴气喘20年加重4天"就诊。患者20年前出现咳嗽、咳痰、气喘发作，呈阵发性非刺激性咳嗽，痰为少量白色黏液样痰，稍事活动即感气喘、胸闷，每年症状持续达3个月以上，在门诊抗感染、平喘等治疗后可好转，曾诊断为"慢性支气管炎、阻塞性肺气肿"。缓解期亦存在活动后胸闷、气短，登3楼或平地行走1 000米时感气短，生活能自理。4天前无明显诱因下症状再次发作，静息状态下无明显诱因出现胸闷、气喘及阵发性呼吸困难，伴咳嗽、咳黄绿色痰。有发热，最高达37.7℃，无畏寒寒战，伴乏力、食欲缺乏，无痰中带血、无咯血、无咯粉红色泡沫痰；无恶心、无呕吐；无腹痛、无腹泻；无神志改变，无肢体活动障碍，门诊拟"慢性阻塞性肺疾病急性加重"收治入院。

2. 既往史

否认肝炎、结核、伤寒等传染病史；否认药物、食物过敏史；患者诉20年前出现间断性咳嗽、咳痰、气喘；否认心悸、胸痛、心前区痛、咳粉红色泡沫痰，小肠疝气手术史4年，否认有其他手术外伤史，无输血史。否认长期腹痛、腹泻、腹胀、呕血、黑便、反酸、嗳气史；否认高血压、糖尿病病史。

3. 体格检查

T 37.3℃，P 80次/min，BP 120 mmHg/70 mmHg，R 20次/min。患者神志清晰，呼吸稍急促。全身皮肤未及黄染，无瘀点、瘀斑。全身浅表淋巴结未见肿大。桶状胸，两侧肋间隙增宽，呼吸运动正常；无辅助呼吸肌活动，无三凹征，未见胸腹矛盾呼吸，有杵状指；两肺叩诊呈清音，肺下界位于锁骨中线第6肋间隙上，腋中线第8肋间隙上，肩胛线第10肋间隙上，肺下界移动度6 cm；两肺呼吸音清晰，可闻及少许湿啰音。颈软，气管居，未闻及心包摩擦音。腹平软，无压痛、反跳痛及肌卫，肝脾肋下未触及。双下肢无水肿。神经系统（一）。

4. 实验室及影像学检查

（1）血常规＋CRP检查：WBC 12.0×10^9/L，RBC 5.0×10^{12}/L，Hb 140 g/L，PLT 221.00×10^9/L，CRP 42 mg/L。

（2）ESR 94 mm/h。

（3）尿常规检查：未见明显异常。

（4）肝肾功能及血电解质检查：未见明显异常。

（5）动脉血气分析：pH 7.46，PaO_2 88 mmHg，$PaCO_2$ 40 mmHg，HCO_3^- 33.4 mmol/L，BE -3.9 mmol/L。

(6) 痰培养：呼吸道正常菌群生长。

(7) 胸片：两肺纹理增粗、紊乱，呈肺气肿病变。

二、诊治经过

1. 初步诊断

慢性阻塞性肺病伴急性加重（AECOPD）。

2. 诊治经过

患者入院后立即给予他唑巴坦钠（4.5 g 溶于 100 ml 0.9%氯化钠注射液静脉滴注）和莫西沙星（0.4 g静脉滴注）联合抗感染；氨溴索（45 ml 用 20 ml 用无菌注射用水溶解静脉推注）止咳化痰；多索茶碱（300 mg 加入 100 ml 0.9%氯化钠注射液缓慢静脉滴注）、硫酸特布他林注射液（0.25 mg 加入 100 ml 0.9%氯化钠注射液中，以 0.002 5 mg/min 的速度缓慢静脉滴注）、喘可治雾化解痉平喘；并给予吸氧对症支持治疗。监测血氧饱和度。继续进行抗感染和止咳平喘等对症治疗。

3. 最终诊断

慢性阻塞性肺病伴急性加重（AECOPD）。

三、病例分析

1. 病史特点

(1) 男性，77 岁，咳嗽、咳痰伴气喘 20 年加重 4 天。

(2) 患者 20 年前出现咳嗽、咳痰、气喘发作，呈阵发性非刺激性咳嗽，痰为少量白色黏液样痰，稍事活动即感气喘、胸闷，每年症状持续达 3 个月以上。

(3) 患者 4 天前无明显诱因下症状再次发作，静息状态下无明显诱因出现胸闷、气喘及阵发性呼吸困难，伴咳嗽、咳黄绿色痰。有发热，最高达 37.7℃。

(4) 体格检查：桶状胸，两侧肋间隙增宽，呼吸运动正常；无辅助呼吸肌活动，无三凹征，未见胸腹矛盾呼吸，有杵状指；两肺叩诊呈清音，肺下界位于锁骨中线第 6 肋间隙上，腋中线第 8 肋间隙上，肩胛线第 10 肋间隙上，肺下界移动度 6 cm；两肺呼吸音清晰，可闻及少许湿啰音。

(5) 实验室及影像学检查：WBC 12.0×10^9/L，RBC 5.0×10^{12}/L，Hb 140 g/L，PLT 221.00$\times$ 10^9/L，CRP 42 mg/L。ESR 94 mm/h；动脉血气分析：pH 7.46，PaO_2 88 mmHg，$PaCO_2$ 40 mmHg，HCO_3^- 33.4 mmol/L，BE $-$3.9 mmol/L。胸片：两肺纹理增粗、紊乱，呈肺气肿病变。

2. 诊断与诊断依据

(1) 诊断：慢性阻塞性肺疾病伴急性加重（AECOPD）。

(2) 诊断依据：①症状和体征：患者 20 年前出现咳嗽、咳痰、气喘发作，呈阵发性非刺激性咳嗽，痰为少量白色黏液样痰，稍事活动即感气喘、胸闷，每年症状持续达 3 个月以上，在门诊抗感染、平喘等治疗后可好转，4 天前无明显诱因下症状再次发作；查体：桶状胸，两侧肋间隙增宽，呼吸运动正常；无辅助呼吸肌活动，无三凹征，未见胸腹矛盾呼吸，有杵状指；两肺叩诊呈清音，肺下界位于锁骨中线第 6 肋间隙上，腋中线第 8 肋间隙上，肩胛线第 10 肋间隙上，肺下界移动度 6 cm；两肺呼吸音清晰，可闻及少许湿啰音；②实验室及其他辅助检查检查：WBC、CRP 和 ESR 明显升高，动脉血气分析显示 pH 7.46，PaO_2 88 mmHg，$PaCO_2$ 40 mmHg，HCO_3^- 33.4 mmol/L，BE $-$3.9 mmol/L。胸片显示"两肺纹理增粗、紊乱，呈肺气肿病变"。结合患者此次入院体征及症状，故诊断。

3. 鉴别诊断

(1) 支气管哮喘：本症患者多在儿童或青少年期起病，以发作性喘息为特征，发作时两肺布满哮鸣音,常有家庭或个人过敏史,症状经治疗后可缓解或自行缓解。该患者否认相关病史,入院后可行支气管扩张实验检查以明确之。

（2）支气管扩张:本症患者有反复发作性咳嗽、咳痰特点,常反复咯血;合并感染时咯大量脓性痰,胸部 X 片检查显示肺纹理粗乱或呈卷发状,该患者有反复咳嗽,入院后可行高分辨 CT 扫描以明确之。

（3）肺结核:本症患者可有午后低热、乏力、盗汗等结核中毒症状,痰检可发现抗酸杆菌,入院后可行相关检查以明确之。

（4）支气管肺癌:本症患者有刺激性咳嗽、咳痰,可痰中带血,或原有慢性咳嗽,咳嗽性质发生改变,胸片及 CT 检查可发现占位病变、阻塞性肺不张或阻塞性肺炎;痰细胞学检查、纤维支气管镜检查或肺活检可明确诊断。患者入院后可查肿瘤标记物、胸部 CT 增强扫描、纤支镜等以明确之。

四、处理方案及基本原则

1. 稳定期治疗管理目标

减轻当前症状以及降低未来风险。

（1）教育与管理:劝导患者戒烟,加强预防措施,减少反复加重,维持病情稳定,提高生命质量。

（2）控制职业性或环境污染,避免或防止吸入粉尘、烟雾及有害气体。

（3）药物治疗用于预防和控制症状:包括支气管扩张剂、激素、磷酸二酯酶-4 抑制剂及其他祛痰、抗氧化剂和免疫调节剂等药物。

（4）氧疗。

（5）通气支持。

（6）康复治疗。

（7）外科治疗。

2. 急性加重期治疗

目标为最小化本次急性加重的影响,预防再次急性加重的发生。

（1）确定急性加重期的原因及病情严重程度。

（2）支气管扩张药物。

（3）低流量吸氧。

（4）抗生素治疗。

（5）激素。

（6）祛痰。

（7）机械通气等辅助治疗。

五、要点及讨论

慢性阻塞性肺疾病(chronic obstructive pulmonary disease,COPD)是一组以气流受限为特征的肺部疾病,气流受限不完全可逆,呈进行性发展,但是是可以预防和治疗的疾病。COPD 主要累及肺部,但也可以引起肺外各器官的损害。

慢性阻塞性肺疾病起病缓慢、病程较长,主要症状包括:①慢性咳嗽,随病程发展可终身不愈,常晨间咳嗽明显,夜间有阵咳或排痰;②咳痰,一般为白色黏痰或浆液性泡沫性痰,偶可带血丝,清晨排痰较多;③气短或呼吸困难,早期在劳动时出现,后逐渐加重,以致在日常活动或休息时也感到气短,是 COPD 的标志性症状;④喘息和胸闷,部分患者特别是重度患者或急性加重时可出现喘息;⑤其他,晚期患者可有体重下降,食欲减退等。

COPD 的病理改变主要表现为慢性支气管炎及肺气肿的病理变化。肺功能检查是判断气流受限的主要客观指标,对 COPD 诊断、严重程度评价、疾病进展、预后及治疗反应等有重要意义。根据 FEV_1/FVC、$FEV_1\%$ 预计值和症状可对 COPD 的严重程度做出分级(见表 6-1)。

表 6-1 慢性阻塞性肺疾病的严重程度分级

分级	分级标准	分级	分级标准
Ⅰ级:轻度	$FEV_1/FVC<70\%$ $FEV_1\%\geqslant80\%$预计值 有或无慢性咳嗽、咳痰症状	Ⅲ级:重度	$FEV_1/FVC<70\%$ $30\%\leqslant FEV_1\%<50\%$预计值 有或无慢性咳嗽、咳痰症状
Ⅱ级:中度	$FEV_1/FVC<70\%$ $50\%\leqslant FEV_1\%<80\%$预计值 有或无慢性咳嗽、咳痰症状	Ⅳ级:极重度	$FEV_1/FVC<70\%$ $FEV_1\%<30\%$预计值 或 $FEV_1\%<50\%$预计值,伴慢性呼吸衰竭

COPD 患者实验室血气分析检查对确定发生低氧血症、高碳酸血症、酸碱平衡失调以及判断呼吸衰竭的类型有重要价值。当合并感染时应进行痰培养和病原体鉴定。痰液标本采集应在医护人员指导下采集,告诉患者先用冷开水漱口清洗咽喉,咳出痰液,置于无菌广口容器中,常规培养≤2 h 送到实验室立即接种,符合要求的痰标本应在低倍镜视野中≤10 个鳞状上皮细胞,以及≥25 个白细胞。传统上,细菌的检测方法先将标本进行培养、分纯,配制成一定浊度的细菌浓度,再进行各种不同生化反应,最后综合所获得的生化结果实现对细菌的鉴定;但该方法影响因素多、操作繁杂、仪器设备要求高、检测周期长、对技术人员专业技能要求高。随着技术的发展,许多新的方法用于细菌的鉴定。其中基质辅助激光解吸飞行时间质谱(MALDI-TOF MS)是通过微生物蛋白质表达谱中的特征谱峰鉴定,然后与数据库所存在的质谱图进行比较,进而对细菌的属、种、株,甚至是不同亚型进行分类;MALDI-TOF MS 技术最大特点是不需要纯菌落,只需单个菌落就可以直接点样。另外,分子生物学技术可以通过对病原体特异性基因的检测对分离培养的病原体或直接对临床样本进行病原体的快速鉴定;技术包括核酸杂交技术、PCR 技术、基因芯片技术等。这些检测方法实现了无须分纯即可鉴定细菌和高通量检测细菌。

目前已有明确证据表明上呼吸道病毒感染会诱发 AECOPD,几乎 50% AECOPD 患者合并上呼吸道病毒感染,常见病毒为鼻病毒属、呼吸道合胞病毒和流感病毒。64% 的患者在 AECOPD 之前有感冒病程,鼻病毒属是普通感冒最为常见的诱因,也是 AECOPD 的重要触发因素。40%~60% 的 AECOPD 患者从痰液中可以分离出细菌,通常认为最常见的 3 种病原体是:流感嗜血杆菌、卡他莫拉菌和肺炎链球菌,其次为铜绿假单胞菌、肠道阴性菌、金黄色葡萄球菌和副流感嗜血杆菌等。若患者在稳定期肺泡灌洗液或痰液中性粒细胞计数、白细胞介素 8、肿瘤坏死因子-α 水平增高,则提示患者存在下呼吸道定植菌,在急性加重期上述炎症指标会进一步加重,抗感染治疗后炎症指标会下降。《慢性阻塞性肺疾病急性加重诊治中国专家共识》(2014)指出,AECOPD 的常规实验室检查应包括:血红细胞计数及血细胞比客有助于了解红细胞增多症或有无出血;血白细胞计数通常对了解肺部感染情况有一定帮助。部分患者肺部感染加重时白细胞计数可增高或出现中性粒细胞核左移。动脉血气分析:对于需要住院治疗的患者来说,动脉血气是评价加重期疾病严重度的重要指标。在海平面呼吸室内空气条件下,$PaO_2<60$ mmHg 和 $PaCO_2\geqslant50$ mmHg,提示呼吸衰竭。如 $PaO_2<50$ mmHg,$PaCO_2>70$ mmHg,pH<7.30,提示病情危重,需严密监控病情发展或入住重症监护病房(ICU)治疗。血液生化检查:有助于确定引起 AECOPD 的其他因素,如电解质紊乱(低钠、低钾和低氯血症等)、糖尿病危象或营养不良(低白蛋白)等,也可发现合并存在的代谢性酸碱失衡。痰培养及药物敏感试验:痰液物理性状为脓性或黏液

脓性时,则应在开始抗菌药物治疗前留取合格痰液行涂片及细菌培养。因感染而加重的病例若对最初选择的抗菌药物反应欠佳,应及时根据痰培养及抗菌药物敏感试验指导临床治疗。但咽部共生的菌群可能干扰微生物学检测结果。对于重度 AECOPD 患者,推测可能为难治性病原菌感染(铜绿假单胞菌)或对抗菌药物耐药(曾使用抗菌药物或口服糖皮质激素治疗,病程迁延,每年急性加重超过 4 次,FEV 1% pred<30%),推荐采用气管内吸取分泌物(机械通气患者)进行细菌检测,或应用经支气管镜保护性毛刷从末端气道获得的标本进行实验室检查。

慢性阻塞性肺疾病可导致慢性呼吸衰竭、自发性气胸和慢性肺源性心脏病等并发症;后期因肺功能进行性减退,严重影响患者的劳动力和生活质量。故做好 COPD 的预防非常重要,主要是避免发病的高危因素、急性加重的诱发因素以及增强机体免疫力。至今还没有一项单一的生物标志物可应用于 AECOPD 的临床诊断和评估。以后期待有一种或一组生物标记物可以用来进行更精确的病因学诊断。

六、思考题

(1) 慢性阻塞性肺疾病的临床表现有哪些?

(2) 患者急性发作期的症状应排除其他什么疾病? 严重程度如何分级?

(3) 实验室检查时怎样获取痰标本? 什么样的痰标本为合格痰标本?

七、推荐阅读文献

[1] 陆再英,钟南山. 内科学[M]. 7 版. 北京:人民卫生出版社,2008:62-68.

[2] 中华医学会慢性阻塞性肺疾病学组. 慢性阻塞性肺疾病诊治指南(2007 年修订版)[J]. 中华结核和呼吸杂志,2007,30(1):12-16.

(王华梁)

案例 7

支气管哮喘

一、病历资料

1. 现病史

患者，女性，57 岁，因"气促伴咳嗽、咳痰 5 天"就诊。患者于入院前 5 天开始出现咳嗽、咳痰症状，痰多为白色黏痰，痰黏稠不易咳出，后转为黄脓痰，咳嗽尤以夜间为多，并伴有胸闷、气促症状，以活动后为明显。无发热、头晕、头痛、黑矇，无痰中带血、咯血、胸痛、咽痛、盗汗、心悸、心前区痛等。于入院前 5 天至我院门诊就诊，拟诊为"哮喘，支气管扩张伴感染"，予以头孢美唑、二羟丙苯碱(喘定)＋地塞米松静脉滴注 4 天及吉法酯片、奥美拉唑、沙丁胺醇(万托林)、强力枇杷露等药物对症治疗。经治疗后患者咳嗽、咳痰症状较前好转，但仍有明显胸闷、气促，故再次来院就诊，门诊拟"哮喘，支扩伴感染"收治入院。

2. 既往史

否认肝炎、结核、伤寒等传染病史；否认药物、食物过敏史；患者诉幼时起即有"哮喘"病史，间断发作，2013 年后开始加重并出现活动后气促；否认心悸、胸痛、心前区痛、咳粉红色泡沫痰；患者于 2007 年发现胃溃疡及胃窦炎病史，并间断服用奥美拉唑等药物治疗；否认长期腹痛、腹泻、腹胀、呕血、黑便、反酸、嗳气史；否认高血压、糖尿病病史；其父有哮喘病史。

3. 体格检查

T 37.3℃，P 118 次/min，BP 120 mmHg/90 mmHg，R 23 次/min。患者神志清晰，呼吸稍急促。全身皮肤未见黄染，无瘀点、瘀斑。浅表淋巴结未及肿大。两肺呼吸音粗，两肺可闻及广泛哮鸣音，语音传导对称，未闻及胸膜摩擦音。颈软，气管居中，未见颈静脉怒张，肝颈静脉反流征阴性。双侧甲状腺未触及明显肿大、未触及明显结节。HR 118 次/min，律齐，心音有力，未闻及额外心音，心脏各瓣膜区未闻及病理性杂音，未闻及心包摩擦音。腹平软，无压痛、反跳痛及肌卫，肝脾肋下未触及。双下肢无水肿。神经系统(一)。

4. 实验室及影像学检查

(1) 血常规＋CRP 检查：WBC 10.30×10^9/L，RBC 4.59×10^{12}/L，Hb 122 g/L，PLT 221.00×10^9/L，CRP 65 mg/L。

(2) 指脉测 SpO_2 89%(未吸氧)。

(3) 尿常规检查：未见明显异常。

(4) 肝肾功能及血电解质分析：未见明显异常。

(5) 痰培养：肺炎克雷白杆菌优势生长。

(6) 食入性-吸入性过敏原检测(血清特异性 IgE)：猫毛皮屑阳性(＋)，余阴性。

（7）心电图检查：窦性心律，肢导联低电压趋势。

（8）胸部 CT（平扫）：两肺多发斑片样渗出影及纤维条索影，部分病灶可见支气管壁增厚、扩张。纵隔可见淋巴结显露、扩张，气道未见明显狭窄、阻塞。提示"支扩伴感染，两肺炎症，肺气肿"。

二、诊治经过

1. 初步诊断

（1）哮喘急性发作（重度，未控制）。

（2）支气管扩张伴感染。

2. 诊治经过

患者入院后立即给予头孢吡肟（1.5 g 溶于 100 ml 0.9%氯化钠注射液静脉滴注）和莫西沙星（0.4 g 静脉滴注）联合抗感染；盐酸氨溴索（30 mg 用 20 ml 用无菌注射用水溶解静脉推注）以止咳化痰；多索茶碱（300 mg 加入 100 ml 0.9%氯化钠注射液缓慢静脉滴注）、硫酸特布他林注射液（0.25 mg 加入 100 ml 0.9%氯化钠注射液中，以 0.002 5 mg/min 的速度缓慢静脉滴注）、喘可治雾化解痉平喘；并给予吸氧对症支持治疗。患者症状缓解。指脉氧检测 98%（未吸氧）。继续进行抗感染和止咳平喘等对症治疗。

3. 最终诊断

（1）哮喘急性发作（重度，未控制）。

（2）支气管扩张伴感染。

三、病例分析

1. 病史特点

（1）女性，57 岁，气促伴咳嗽、咳痰 5 天。

（2）患者于入院前 5 天开始出现咳嗽、咳痰症状，痰多为白色黏痰，痰黏稠不易咳出，后转为黄脓痰，咳嗽尤以夜间为多，并伴有胸闷、气促症状，以活动后为明显。

（3）患者父亲有哮喘病史；患者诉幼时起即有"哮喘"病史，间断发作，2013 年后开始加重并出现活动后气促。

（4）体格检查：两肺呼吸音粗，两肺可闻及广泛哮鸣音，语音传导对称，未闻及胸膜摩擦音。

（5）实验室及影像学检查：血常规：WBC 10.30×10^9/L，RBC 4.59×10^{12}/L，Hb 122 g/L，PLT 221.00×10^9/L，CRP 65 mg/L。痰培养：肺炎克雷白杆菌优势生长。食入性-吸入性过敏原检测：猫毛皮屑阳性（＋）。指脉测 SpO_2 89%（未吸氧）。心电图检查：窦性心律，肢导联低电压趋势。胸部 CT（平扫）：两肺多发斑片样渗出影及纤维条索影，部分病灶可见支气管壁增厚、扩张。纵隔可见淋巴结显露、扩张，气道未见明显狭窄、阻塞。提示"支扩伴感染，两肺炎症，肺气肿"。

2. 诊断与诊断依据

（1）诊断：哮喘急性发作（重度，未控制），支气管扩张伴感染。

（2）诊断依据：①症状和体征：患者有咳嗽、咳痰症状，伴有胸闷、气促症状，以活动后为明显，查体：呼吸稍急促。两肺呼吸音粗，两肺可闻及广泛哮鸣音，语音传导对称，未闻及胸膜摩擦音；②实验室和其他辅助检查：WBC 10.30×10^9/L，RBC 4.59×10^{12}/L，Hb 122 g/L，PLT 221.00×10^9/L，CRP 65 mg/L；痰培养显示肺炎克雷伯杆菌优势生长；食入性-吸入性过敏原检测显示猫毛皮屑阳性（＋）。胸部 CT（平扫）可见两肺多发斑片样渗出影及纤维条索影，部分病灶可见支气管壁增厚、扩张，纵隔可见淋巴结显露、扩张，气道未见明显狭窄、阻塞，提示"支扩伴感染，两肺炎症，肺气肿"；③患者父亲有哮喘病史,患者诉幼时起即有"哮喘"病史,间断发作,2013 年后开始加重并出现活动后气促。结合患者此次入院体征及症状,故诊断。

3. 鉴别诊断

(1) 左心衰竭引起的喘息样呼吸困难:本症患者既往多伴有高血压、冠心病等心脏病史。表现为端坐呼吸,夜间阵发性呼吸困难,咳粉红色泡沫痰等左心功能衰竭体征。查体可闻及满肺湿啰音、哮鸣音。该患者否认相关病史,入院后可行心彩超检查以明确之。

(2) 慢性阻塞性肺病:该病好发于老年男性,多伴有吸烟史,表现为长期反复咳嗽、咳痰,可伴气急,每次病程约持续 3 个月,连续发病两年以上。查体可及肺部湿啰音。查肺功能提示:明显的阻塞性通气障碍。该患者有气促,入院后可行肺功能测定以明确之。

(3) 咳嗽变异性哮喘:本症患者表现为反复干咳,尤其在春秋季及接触过敏原后明显。可不如典型的哮喘患者表现为呼气性呼吸困难、喘息及两肺的哮鸣音。但行气道激发试验或气道舒张试验可为阳性。该患者症状与之有相似之处,可行相关检查以明确之。

(4) 肺癌:本症多见于老年人,多伴有吸烟史。可有咳嗽、咯血、胸痛,病变广泛或气道受压时可有呼吸困难、喘息。可有消瘦、乏力、低热,及肺癌的肺外表现。胸片或胸部 CT 扫描可见团块状阴影,呈分叶状,可伴有胸腔积液。也可因支气管肺泡癌或肿瘤早期近浸润支气管黏膜而无明显的占位影、仅仅表现为肺纹理增粗等不典型炎性改变。该患者无长期吸烟史,也无明显咯血、声音嘶哑,胸部 CT 扫描未见明显占位性病变。故目前依据不足,入院后可查肿瘤标记物、胸部 CT 增强扫描、纤支镜等以明确之。

四、处理方案及基本原则

(1) 脱离变应原:使患者脱离变应原的接触。

(2) 药物治疗。①支气管舒张药以缓解哮喘发作包括 β_2-肾上腺素受体激动剂、抗胆碱药和茶碱类药;②抗炎药以控制或预防哮喘发作包括糖皮质激素和白三烯(LT)调节剂等。

(3) 急性发作期的治疗。尽快缓解气道阻塞,纠正低氧血症,恢复肺功能,预防进一步恶化或再次发作,防止并发症。合并感染者积极抗感染治疗,根据痰培养及药敏结果合理应用抗生素。

(4) 进行哮喘的教育和管理。

五、要点及讨论

支气管哮喘(bronchial asthma)是由多种细胞(嗜酸性粒细胞、肥大细胞、T 细胞、中性粒细胞、气道上皮细胞等)和细胞组分参与的气道慢性炎症性疾病。这种慢性炎症与气道高反应性有关,通常出现广泛多变的可逆性气流受限,并引起反复发作性的喘息、气急、胸闷或咳嗽等症状,常在夜间和(或)清晨发作、加剧,多数患者可自行缓解或经治疗缓解。支气管哮喘如诊治不及时,随病程的延长可产生气道不可逆性缩窄和气道重塑。

1. 支气管哮喘的临床诊断标准

(1) 反复发作喘息、气急、胸闷或咳嗽,多与接触变应原、冷空气、物理、化学性刺激、病毒性上呼吸道感染、运动等有关。

(2) 发作时在双肺可闻及散在或弥漫性、以呼气样为主的哮鸣音,呼气相延长。

(3) 上述症状可经治疗缓解或自行缓解。

(4) 除外其他疾病引起的喘息、气急、胸闷和咳嗽。

(5) 临床表现不典型者(如无明显喘息或体征),应有下列 3 项中至少 1 项阳性:支气管激发试验或运动试验阳性、支气管舒张试验阳性、昼夜 PEF 变异率≥20%。

符合 1~4 条或 4、5 条者,可以诊断为支气管哮喘。

2. 支气管哮喘的实验室检查

肺功能测定有助于确诊哮喘,也是评估哮喘控制程度的重要依据之一。对于有哮喘症状但肺功能正常的患者,测定气道反应性和最高呼气流量(PEF)日内变异率有助于确诊哮喘。痰液中嗜酸性粒细胞或中性粒细胞计数可评估与哮喘相关的气道炎症。呼出气成分如 NO 分压(FeNO)也可作为哮喘时气道炎症的无创性标志物。痰液嗜酸粒细胞和 FeNO 检查有助于选择最佳哮喘治疗方案。可通过变应原皮试或血清特异性 IgE 测定证实哮喘患者的变态反应状态,以帮助了解导致个体哮喘发生和加重的危险因素,也可帮助确定特异性免疫治疗方案。

哮喘发作时由于气道阻塞且通气分布不均,通气/血流比值失衡,应进行动脉血气分析。检测多用血气酸碱分析仪同时测出氧分压(PaO_2)、二氧化碳分压($PaCO_2$)和 pH 3 项指标,由此计算出气体及酸碱平衡诊断指标。PaO_2 是指血浆中物理溶解 O_2 的张力,PaO_2 低于 55 mmHg 提示有呼吸衰竭,低于 30 mmHg 即有生命危险;$PaCO_2$ 是指血浆中物理溶解 CO_2 的张力,是衡量肺泡通气量适当与否的一个最好的指标,$PaCO_2$ 低于 35 mmHg 时为低碳酸血症,提示肺通气过度,存在呼吸性碱中毒或代谢性酸中毒,$PaCO_2$ 高于 45 mmHg 时为高碳酸血症,提示存在肺通气不足,结局是 CO_2 潴留,发生呼吸性酸中毒或代偿后的代谢性碱中毒。pH 是用对 H^+ 敏感的玻璃电极测定,小于 7.35 为酸血症,大于 7.45 为碱血症。血气分析标本的采集有动脉血取血法和毛细血管血采取法,该项目检测不同于其他实验室检查,在分析前的影响因素可直接显著地影响分析结果。其影响因素包括不正确的样本采集、接触空气、肝素的酸化与稀释、样本送检的时间、不充分混匀、样本凝结以及患者体温等。

支气管哮喘患者合并感染时,应进行痰培养和病原体鉴定。痰液标本采集应在医护人员指导下采集,告诉患者先用冷开水漱口清洗咽喉,咳出痰液,置于无菌广口容器中,常规培养≤2 h 送到实验室立即接种,符合要求的痰标本应在低倍镜视野中≤10 个鳞状上皮细胞,以及≥25 个白细胞。传统上,细菌的检测方法先将标本进行培养,分纯,配制成一定浊度的细菌浓度,再进行各种不同生化反应,最后综合所获得的生化结果实现对细菌的鉴定;但该方法影响因素多、操作繁杂、仪器设备要求高、检测周期长、对技术人员专业技能要求高。

随着技术的发展,许多新的方法用于细菌的鉴定。其中基质辅助激光解吸飞行时间质谱(MALDI - TOF MS)是通过微生物蛋白质表达谱中的特征谱峰鉴定,然后与数据库所存在的质谱图进行比较,进而对细菌的属、种、株,甚至是不同亚型进行分类;MALDI - TOF MS 技术最大特点是不需要纯菌落,只需单个菌落就可以直接点样。另外,分子生物学技术可以通过对病原体特异性基因的检测对分离培养的病原体或直接对临床样本进行病原体的快速鉴定;技术包括核酸杂交技术、PCR 技术、基因芯片技术等。这些检测方法实现了无须分纯即可鉴定细菌和高通量检测细菌。

此外,实验室的许多血清学反应包括冷凝集实验、肺炎支原体实验、结核抗体实验、肺炎支原体 IgM 抗体、呼吸道合胞病毒 IgM 抗体、甲型流感病毒 IgM 抗体、乙型流感病毒 IgM 抗体、副流感病毒 IgM 抗体等检测有助于排除性诊断。当然在患者治疗过程中,还要做好血常规、肝肾功能、电解质、血气分析等监测,有助于了解疾病病情变化。

六、思考题

(1) 支气管哮喘的临床诊断标准是什么?

(2) 支气管哮喘与左心衰竭引起的喘息样呼吸困难如何进行鉴别?

(3) 实验室检查时怎样获取痰标本?什么样的痰标本为合格痰标本?

七、推荐阅读文献

[1] 陆再英,钟南山.内科学[M].7版.北京:人民卫生出版社,2008:69-78.

[2] 中华医学会呼吸病学分会哮喘学组.支气管哮喘防治指南(支气管哮喘的定义、诊断、治疗和管理方案)[J].中华结核和呼吸杂志,2008,31(3):177-184.

[3] 王瑞莲.细菌检测方法研究进展[J].国际检验医学杂志,2014,35(16):2200-2201.

[4] 潘世扬.临床分子诊断学[M].北京:人民卫生出版社,2013:744-745.

(王华梁)

肺栓塞

一、病历资料

1. 现病史

患者,男性,63岁,因"胆囊切除术后呼吸困难,加重1天"就诊。患者术后呼吸困难,出现顽固性低氧血症,PaO_2 42 mmHg,SaO_2 77%,有血痰。CT肺动脉造影,显示右下肺动脉内充盈缺损,拟诊为术后肺栓塞。

2. 既往史

否认有冠心病、糖尿病,高血压史,有长期吸烟饮酒史,否认家族遗传疾病史,父母兄弟子女均体健。

3. 入院体格检查

T 37.8℃, R 32次/min, P 100次/min, BP 100 mmHg/70 mmHg,患者神志清,精神欠佳,皮肤巩膜无黄染,球结膜无水肿,睑结膜无苍白,甲状腺不肿大,双侧颈动脉搏动对称,颈静脉无怒张,胸廓无畸形,心界不大,心尖搏动位置正常,未触及异常搏动,各瓣膜区未闻及病理性杂音。双肺呼吸音清,未闻及干湿啰音。腹平软,无压痛,反跳痛及肌紧张,双下肢不肿,足背动脉搏动良好。生理反射存在,病理反射未引出。

4. 实验室和影像学检查

(1) 血常规检查:WBC 11.12×10^9/L, RBC 4.60×10^{12}/L, Hb 130 g/L, PLT 289×10^9/L, CRP 13.4 mg/L。

(2) 肝肾功能检查:ALT 65 IU/L, AST 35 IU/L, Cr 58 μmol/L, Glu 5.81 mmol/L, TB 28.5 μmol/L, DB 10.3 μmol/L。

(3) B超检查发现胆囊内有强回声团,随体位改变而移动,其后有声影。

(4) 胸片检查:无明显异常。

二、诊治经过

1. 入院诊断

胆囊结石。

2. 诊治经过

入院后在全麻下行腹腔镜辅助小切口胆囊切除术,拔除气管导管后18 h,患者出现心律失常、血压下降,行血气、血凝、血黏度、FDP和D-二聚体等相关实验室检查,检验报告显示pH 7.45,氧分压

(PaO_2)46 mmHg,二氧化碳分压($PaCO_2$)45.3 mmHg,血氧饱和度(SaO_2)66%,肺泡动脉氧分压差($AaDO_2$)616 mmHg,凝血酶原时间(PT)15.8 s,活化部分凝血活酶时间(APTT)36.7 s,凝血酶时间(TT)16.8 s,血浆纤维蛋白原(Fg)3.8 g/L,血浆纤维蛋白降解产物(FDP)33.2 mg/l,D-二聚体(D-Dimer)1.8 mg/l。全血高切黏度6.35 mPa.s,全血低切黏度33.5 mPa.s,血红细胞比容58%,血浆黏度1.90 mPa.s。心电监护发现室上性心动过速,HR 160次/min,BP 80 mmHg/50 mmHg,听诊双肺呼吸音清,未闻及干湿啰音。予以呼吸机辅助通气,给予普罗帕酮、胺碘酮及多巴胺治疗、血压勉强维持在90 mmHg/60 mmHg。患者出现顽固性低氧血症,给予吸纯氧(100%),呼气末正压通气(PEEP)15 cm H_2O,辅助压力通气(PSV)25 cmH_2O,PaO_2维持在42 mmHg,SaO_2 77%,有血痰,行CT肺动脉造影,显示右下肺动脉内充盈缺损,高度怀疑为术后肺动脉栓塞。当日将140万cl尿激酶溶于500 ml生理盐水,2 h泵入进行溶栓治疗(当晚测D-二聚体2.2 mg/L,FDP 156 mg/L)。此后予以低分子肝素5 000 IU皮下注射,每天2次,抗凝治疗。心率下降后,逐渐将吸氧浓度由100%降至45%,PEEP 10 cmH_2O,PSV 25 cmH_2O。患者SaO_2上升到90%~96%,生命体征逐渐趋于稳定。1周后,改用口服华法林5 mg/d抗凝,维持PT INR在2.5~3.0之间。

3. 最终诊断

肺栓塞,胆囊结石。

三、病例分析

1. 病史特点

(1)男性,63岁。腹腔镜胆囊切除术后呼吸困难,加重1天。

(2)体格检查:体温稍高,心率较快。

(3)术前实验室和影像学检查:TB、DB、ALT增高,WBC和CRP增高;B超检查发现胆囊内有强回声团,随体位改变而移动,其后有声影。

(4)术后实验室和影像学检查:血气分析pH 7.45,低$PaCO_2$,低PaO_2,低SaO_2,高$AaDO_2$。全血黏度(高切、低切)明显高于正常值,血细胞比容、血浆黏度均高于正常值,FDP和D-二聚体均升高。CT肺动脉造影,显示右下肺动脉内充盈缺损。

2. 诊断与诊断依据

(1)诊断:肺栓塞,胆囊结石。

(2)诊断依据:①术后出现呼吸困难、心律失常、血压下降,D-二聚体增高,低$PaCO_2$,低PaO_2,低SaO_2,高$AaDO_2$,全血黏度(高切、低切)明显高于正常值,血细胞比容、血浆黏度均高于正常值。最重要的是影像学检查CTA显示右下肺动脉内充盈缺损支持肺栓塞诊断;②胆囊结石诊断依据:患者有右上腹疼痛,B超检查发现胆囊内有强回声团,随体位改变而移动,其后有声影。

3. 鉴别诊断

(1)冠心病心力衰竭:有心肌缺血的客观证据,或明确诊断的陈旧心肌梗死,或冠状动脉造影示冠状动脉狭窄>50%。D-二聚体正常或偏高,肺泡气-动脉血氧分压差(A-aDO_2)正常。

(2)高血压心力衰竭:明确诊断高血压,超声心动图心肌肥厚或左心室扩大等提示高血压性心肌改变。D-二聚体一般正常,A-aDO_2正常。

(3)呼吸衰竭:主要靠动脉血气分析的结果,在静息状态、呼吸空气的条件下,PaO_2<60 mmHg,$PaCO_2$>50 mmHg或正常。主要疾病为严重肺部感染、间质性肺疾病、急性肺损伤(ALI)和急性呼吸窘迫综合征(ARDS)。

四、处理方案及基本原则

肺栓塞 CPE 的治疗以达到以下目的为前提：①防止致死性 PE 发生；②防止静脉血栓或 PE 复发；③防止或减少栓塞后综合征的发生。本例患者在严密监护，监测呼吸，心率，血压，心电图及动脉血气的变化的基础上，实施了尿激酶溶栓治疗，低分子肝素及后续的口服华法林抗凝治疗。

五、要点与讨论

近年来，国内临床医师对肺栓塞的认识越来越普及，但疾病一直缺乏具有足够敏感性和特异性的单一临床表现或诊断性试验。国外报道，一半以上死亡病例在患者死前甚至根本没有考虑到肺栓塞的诊断。相反，在考虑肺栓塞诊断的患者中，仅 20%～35% 最终确诊。临床一般可以根据患者的症状、体征结合病史对 PE 的可能性做出判断。有关的评分系统将有助于对患者 PE 的风险进行判断（见表 8-1）。

表 8-1 肺栓塞可能性预测：Geneva 和 Wells 评分比较表

改良 Geneva 评分		Wells 评分规则**	
项目	分值	项目	分值
下肢深静脉触痛及单侧水肿	4	深部静脉血栓形成（DVT）临床症状及指征（至少有腿部肿胀及深静脉触痛）	3
DVT 或 PE 病史	3	DVT 或 PE 病史	1.5
全身麻醉下的外科手术或 1 个月内的下肢骨折	2	4 周内的肢体固定或外科手术	1.5
活动性恶性肿瘤（组织性或血液性，处于活动期或治愈不到 1 年）	2	恶性肿瘤（处于治疗期或过去 6 个月内接受治疗或处于缓解期）	1
咯血	2	咯血	1
心率 75～94/min	3	心率＞100/min	1.5
心率＞94/min	5	初步诊断为 PE	3
单侧下肢疼痛	3		
年龄＞65 岁	1		
临床可能性		临床可能性	
低	0～3	低	＜2
中	4～10	中	2～6
高	＞10	高	＞6

注：* 只有 Genevap 评分＜10 的患者才可用 D-二聚体检测结果作为 PE 排除性诊断的指标。* * 只有 Wells 评分＜6 的患者才可用 D-二聚体检测结果作为 PE 排除性诊断的指标。

（1）临床表现。急性 PE 的临床表现多种多样，无特异性，症状轻重不仅与栓子机械性阻塞肺动脉的程度、发病速度有关，还与发病前患者的心肺功能状态有关。临床表现可以从 1～2 个段肺动脉栓塞引起的呼吸频速与憋气至十几个段肺动脉引起的急性肺源性心脏病、右心功能不全和休克，甚至猝死。

（2）肺栓塞对血气的影响取决于栓塞的严重程度，本例患者 PaO_2 46 mmHg，$PaCO_2$ 45.3 mmHg，SaO_2 66%，尤其是 $AaDO_2$ 高达 616 mmHg，应该被临床医生所重视。它反映由于肺动脉血栓栓塞，栓塞区域有通气而无血流，造成严重的弥散障碍。$AaDO_2$ 是换气功能指标，理论上接近 0 mmHg，实际上因气血屏障而小于 15 mmHg（2 kPa）。吸纯氧后如 $AaDO_2>300$ mmHg，提示分流>20%，存在呼吸衰竭。该病例提示，$AaDO_2$ 是诊断肺栓塞的一项重要诊断指标，若无其他原因，在一个高危患者应高度怀疑肺栓塞。

（3）影像学检查，是 PE 诊断的"金标准"，有着不可替代的地位。单排螺旋 CT 对于较大的阻塞（段或更大的动脉）非常敏感，但对于较小的肺动脉阻塞欠敏感。多排螺旋 CT 对 PE 的诊断价值则有较大改善。MRI 在 PE 诊断中显示出较高的敏感性，是一种有着广泛前景的诊断手段。肺部的通气/灌注扫描可以是 PE 疑似患者的影像学优先选择方法。

（4）实验室指标。PE 的实验室检查，往往缺乏特异性。例如，凝血因子 Ⅷ 和纤维蛋白原的水平升高，外周血白细胞和血小板数量的增加，全身凝血系统的活化所导致的系列分子标志物的增高（如凝血酶原片段 1+2、凝血酶-抗凝血酶复合物、纤维蛋白肽 A 及纤维蛋白降解产物）在外科手术、损伤、感染和炎症或梗死后均可发生，故没有一个指标可以用于预测 PE 的发生。必须明确的是 D-二聚体是纤溶酶特异性降解交联纤维蛋白的产物之一，对肺栓塞的诊断没有特异性。而其特有的高敏感性和低特异性，在某些情况下可以作为排除肺栓塞诊断的指标。

D-二聚体是交联纤维蛋白降解产物中最小的交联片段。与 D-二聚体反应的单克隆抗体也能与交联纤维蛋白及 FDPs 反应。因此，D-二聚体并不是单一的分析物。D-二聚体检测存在的主要问题是缺乏标准化，原因是缺乏 D-二聚体国际标准品（IRP）。若 D-二聚体是用来对 PE 进行排除性诊断的，则实验室必须先确定排除性诊断的 D-二聚体阈值。后者由试剂生产厂商确定，但需通过监管机构验证。当报告 D-二聚体值以排除 PE 时，在阈值及参考范围（RI）上限值不同时，应该是同时报告 RI 及阈值。

（5）治疗

① 溶栓治疗：因其能快速溶解阻塞肺动脉的血栓、缓解血流动力学不稳定，成为急性高危 PE 的主要治疗方法。溶栓治疗是近年来的研究热点。溶栓治疗的指证把握和方案选择也一直是学术界争论的焦点问题。涉及有效性和安全性（主要是大出血风险）问题，在两者之间寻找合适的平衡点至关重要。研究显示高危 PE 溶栓的有效率达到 91%，肝素的有效率只有 65%～81%。然而针对中危 PE 的溶栓治疗仍充满争议。目前溶栓的适应证主要是血流动力学不稳定的 PE，且具有可接受的出血风险。为防止严重出血的发生，常用实验室监测指标是 Fg、TT、FDP、D-二聚体。一般认为，治疗后 Fg 明显下降，但含量在 1.0 g/L 以上，TT 为正常的 1.5～2.5 倍，FDP 在 300～400 mg/L 较为适宜。

② 抗凝治疗：可以防止血栓的进展及复发，也有助于体内栓子的溶解。是目前 PE 的主要治疗手段。可以选择肝素或低分子量肝素，华法林及新型口服抗凝剂（因子 Xa 和因子 Ⅱa 拮抗剂）。对于肝素可以选择抗凝血酶（AT）活性、APTT 及肝素含量测定，保证 AT 在正常水平，APTT 在正常对照的 1.5～2.5 倍、肝素浓度在 0.3～0.7 IU/ml；低分子量肝素和新型口服抗凝剂一般情况下不需要监测，但在特殊情况如孕妇、老人、小儿及肾功能损伤等情况，需要实验室监测。华法林是最常用的口服抗凝剂，但其吸收个体差异大，与食物及药物有广泛的作用。因此，临床上药效的个体差异极大。需要监测国际标准化比率（INR 值），使之在 2.0～3.0 较为适宜。

（6）肺栓塞诊疗的综合策略

肺栓塞的正确诊断与治疗，可以及时拯救患者的生命。适宜的综合策略的实施，可以为其提供良好的保障（见图 8-1）。

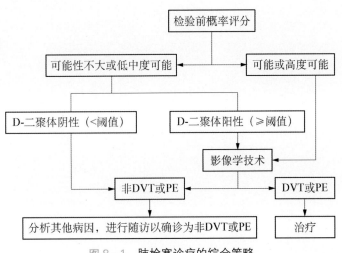

图8-1 肺栓塞诊疗的综合策略

六、思考题

(1) 肺栓塞患者的实验室诊断依据有哪些?

(2) 监测肺栓塞患者溶栓治疗的主要实验室指标是什么?

(3) 肺栓塞与冠心病心力衰竭、高血压心力衰竭、呼吸衰竭的鉴别要点是什么?

七、推荐阅读文献

[1] 王辰,伍燕兵.肺血栓栓塞症的病理与病理生理[J].中华结核和呼吸杂志,2001,24(12):
707-708.

[2] Perrier A, Howarth N, Didier D, et al. Performance of helical computed tomography in unseleeted outpatients with suspected pulmonary embolism [J]. Ann Intern Med, 2001, 135 (2):88-97.

[3] 何建国,程显声.肺栓塞诊断与治疗的进展[J].中华结核和呼吸杂志,2000,23(9):563-565.

(王 蕾)

案例 9

肺癌

一、病历资料

1. 现病史

患者,男性,47 岁,因"间断恶心,呕吐半月余伴乏力"就诊。患者于半月前出现恶心,呕吐,伴乏力,无反酸,腹痛,无头痛,无咳嗽,咯血,胸痛。曾做胃镜检查示浅表性胃炎,给予对症治疗后无好转,后按神经性呕吐给予相应治疗无效。近来患者食欲不振,精神状态较差,二便尚可。

2. 既往史

患者平素体健,否认有冠心病、糖尿病、高血压病史,吸烟 20 余年,20 支/天,否认家族遗传疾病史,父母兄弟子女均体健。

3. 体格检查

T 38.1℃,P 80 次/min,R 15 次/min,BP 110 mmHg/70 mmHg。患者神清,呼吸平稳,皮肤巩膜无黄染,浅表淋巴结未触及肿大,颈软,气管居中,甲状腺无肿大。双肺呼吸音清,未及干湿啰音。心律齐,各瓣膜区未闻及病理性杂音。腹平软,无压痛、反跳痛,肝脾肋下未及,移动性浊音(一),肾区叩痛阴性。双下肢无水肿。神经系统检查未见异常。

4. 实验室和影像学检查

(1) 血常规检查:WBC 13.12×10^9/L, RBC 4.80×10^{12}/L, Hb 138 g/L, PLT 210×10^9/L;CRP 13.4 mg/L。

(2) 尿粪常规检查:未见明显异常。

(3) 生化指标分析:ALT 35 IU/L, AST 23 IU/L, Cr 53 μmol/L, Na^+ 118 mmol/L,血浆渗透压 236 mmol/L。

(4) 肿瘤标志物检测:CEA 6.3 ng/ml,细胞角蛋白-19 片段(CYFRA21-1)4.0 ng/ml, NSE 23.5 ng/ml,CA19-9 53 U/ml。

(5) 胸部 CT 扫描:左肺下叶后基底段开口见一类圆形肿块,颅脑未见异常,纤维支气管镜检查示左肺下叶基底段开口处黏膜肥厚,见数个结节状新生物,质脆易出血,病理学活检诊断为小细胞未分化肺癌。

二、诊治经过

1. 初步诊断

原发性支气管肺癌。

2. 诊治经过

患者入院后查胸部 CT 扫描示：左肺下叶后基底段开口见一类圆形肿块，颅脑未见异常，纤维支气管镜检查示左肺下叶基底段开口处黏膜肥厚，见数个结节状新生物。给予环磷酰胺、依托泊苷（鬼臼乙叉苷）联合化疗，行顺铂 4 000～4 500 cGy 的胸部放疗，症状好转。病理活检诊断为小细胞未分化肺癌。

3. 最终诊断

原发性支气管肺癌。

三、病例分析

1. 病史特点

（1）男，47 岁，吸烟 20 余年，半个月前间断出现恶心、呕吐，并且浑身乏力。

（2）体温 38.1℃，有发热，WBC 13.12×10^9/L，CRP 13.4 mg/L，血常规检查显示有感染。

（3）Na$^+$ 118 mmol/L，血浆渗透压 236 mmol/L。

（4）实验室检查 CEA 6.3 ng/ml，胸部 CT 扫描示：左肺下叶后基底段开口见一类圆形肿块，颅脑未见异常，纤维支气管镜检查示左肺下叶基底段开口处黏膜肥厚，见数个结节状新生物。

2. 诊断与诊断依据

（1）诊断：原发性支气管肺癌。

（2）诊断依据：① 患者有乏力症状；②癌胚抗原（CEA）6.3 ng/ml，胸部 CT 扫描显示左下叶后基底段有一类圆形肿块，纤维支气管镜检查显示肺下叶基底段开口处黏膜肥厚，并见数个结节状新生物，病理活检诊断为小细胞未分化癌；③患者有长期吸烟史。

3. 鉴别诊断

（1）肺结核：胸部 X 线检查显示肺上叶尖后段和下叶的背段，密度不均匀，易形成空洞和播散病灶。痰结核分枝杆菌检查阳性。

（2）纵隔淋巴瘤：临床表现与中央型肺癌极为相似，可有发热等全身症状，但支气管刺激症状不明显，痰脱落细胞学检查为阴性。

（3）肺脓肿：起病急，中毒症状严重，多有寒战、高热、咳嗽、咳大量脓臭痰，肺部 X 线表现为均匀的大片状炎性阴影，空洞内常见较深液平面。血常规检查示：白细胞和中性粒细胞增高非常明显。

四、处理方案及基本原则

肺癌的治疗有外科治疗、放射治疗、化学疗法和免疫疗法。外科治疗已被公认为治疗肺癌的首选方法。本例患者采用给予环磷酰胺、依托泊苷（鬼臼乙叉苷）联合化疗，行顺铂 4 000～4 500 cGy 的胸部放疗。

五、要点与讨论

肺癌是最常见的恶性肿瘤之一，典型症状有咳嗽、胸闷、胸痛、痰中带血等。CT 扫描是诊断肺癌最有价值的无创检查手段，CT 扫描可发现肿瘤所在的部位和累及范围。纤维支气管镜检查的阳性率可以达到 60%～80%，实验室检查肺癌的方法主要有以下 3 种：

1. 痰脱落细胞学检查

简便易行，但阳性检出率不超过 50%～80%，且存在 1%～2% 的假阳性。此方法适合在高危人群中进行普查,以及肺内孤立影或原因不明咯血的确诊。

2. 胸腔穿刺细胞学检查

怀疑或确诊为肺癌的患者,可能会有胸腔积液或胸膜播散转移,胸腔穿刺抽取胸腔积液的细胞分析可明确分期。

3. 血清肿瘤标志物检测

(1) CYFRA21-1:是相对较新的肿瘤标志物,是非小细胞肺癌(NSCLC)比较灵敏的肿瘤标志物,目前在临床广泛应用。CEA 可以作为上皮性肿瘤的标记物,是肺腺癌较好的肿瘤标志物;SCC-Ag 存在于肺等多部位肿瘤中,特别是鳞状细胞癌,是一种特异性很好的肺鳞癌肿瘤标志物。

(2) Pro-GRP 和 NSE:作为一种新的小细胞肺癌(SCLC)标志物,许多 SCLC 的癌细胞株和肿瘤组织中分泌 GRP,Pro-GRP 是 GRP 的前体结构,它在血浆中稳定表达。神经元特异性烯醇化酶(NSE)是肺癌患者中最有价值的肿瘤标志物之一,SCLC 是最常表现有神经分泌性质的肿瘤。Pro-GRP 和 NSE 诊断 SCLC 的敏感性分别为 80.4% 与 78.0%,特异性分别为 92% 与 87%,说明 Pro-GRP 和 NSE 均可作为诊断 SCLC 的指标之一。两者联合检测对 SCLC 的诊断敏感性可达 95%,特异性达 85%,Pro-GRP 的指标不能在疗效监测和生存期预测方面提供有力证据;NSE 则可以作为疗效监测的有效工具。在 SCLC 临床治疗中,将 Pro-GRP 和 NSE 联合进行动态检测,有助于提高 SCLC 的临床诊疗水平。

(3) 表皮生长因子受体(EGFR):是目前国内外研究者公认的一个肿瘤靶向治疗分子,几乎所有肺癌患者的肿瘤细胞上均表达 EGFR,EGFR 过度表达的肿瘤细胞接受细胞生长信号,激活细胞内某些基因表达,加速细胞分化,释放更多的血管生长因子和促转移因子。目前应用酪氨酸酶抑制剂(TKI)可以阻断酪氨酸酶活化,抑制 EGFR 的激活,从而抑制肿瘤细胞生长。因此检测 EGFR 突变又是患者是否对 TKI 敏感的预测因子。因此,临床实验室应首先检测 EGFR,再依据 EGFR 基因检测结果选择 TKI 治疗对象,筛选最合适的患者进行有针对性的靶向治疗,以提高药物疗效,有效抵制癌症的进展。

实验室 EGFR 突变检测方法有 DNA 测序法、聚合酶链式反应—单链构象多态性分析、突变体富集 PCR 和高效液相色谱法等。目前,DNA 测序法仍是进行基因突变检测的最直观和最准确的方法之一,不仅能检测突变,而且能确定突变位置,是突变检测的金标准。

总之,将 CEA、SCC、CYFRA21-1、Pro-GRP 和 NSE 等肿瘤标志物以及 EGFR 基因突变检测进行合理的联合检测,可用于 SCLC 的辅助诊断以及肿瘤分期,用于疗效监测,更好地评价治疗效果。肿瘤标志物检测结果必须综合其他检查结果,不能单独用于诊断癌症。

附:《原发性肺癌诊疗规范(2011 年版)》(医学检验部分)

1. 实验室一般检测

患者在治疗前(包括手术前、化疗前、放疗前和激素治疗或生物治疗前),需要做临床常规检测,用以了解患者的一般状况以及是否适于采取相应的治疗措施。

(1) 血常规检测,一般要求 $Hb > 80 \text{ g/L}$;$WBC > 3.5 \times 10^9/L$,其中 $N_\# > 1.6 \times 10^9/L$。

(2) 肝功能检测。

(3) 肾功能检测(最好能同时提供 eGFR)。

(4) 若为需要手术治疗的患者,还须进行必要的凝血功能检测。

2. 血清学肿瘤标志物检测

肿瘤标志物(tumor markers,TMs)是一类在血液、体液、组织中检测到的反映肿瘤存在和生长的物质。理想的肿瘤标志物应具有较高的临床敏感性和特异性,不但有助于癌症的早期诊断、病理类型的判断和临床分期,更重要的是能够评估治疗效果和预后并指导个体化治疗。目前美国临床生化委员会

(National Academy of Clinical Biochemistry，NACB)和欧洲肿瘤标志物专家组(European Group on Tumor Marker，EGTM)推荐常用的原发性肺癌标志物有癌胚抗原(carcinoembryonic antigen，CEA)，神经特异性烯醇化酶(neurone specific enolase，NSE)，细胞角蛋白片段19(cytokeratin fragment，CYFRA21-1)和胃泌素释放肽前体(Pro-gastrin-releasing peptide，Pro-GRP)，以及鳞状上皮细胞癌抗原(squarmous cell carcinoma antigen，SCCA)等。

以上肿瘤标志物的联合使用，可提高其在临床应用中的敏感性和特异性。

近年来，肿瘤分子标志物的临床应用正在引起关注。

1) 辅助诊断

临床诊断时可根据需要检测肺癌相关的肿瘤标志物，辅助诊断及鉴别诊断，并了解肺癌的可能类型。

(1) 小细胞肺癌(small cell lung cancer，SCLC)：NSE在SCLC明显增高，对广泛期患者有较好的诊断作用，而Pro-GRP对SCLC的诊断敏感性高于NSE，尤其是对于局限期的SCLC患者，是诊断SCLC的理想指标。

(2) 非小细胞肺癌(non-small cell lung cancer，NSCLC)：在NSLCL患者的血清中CYFRA21-1明显升高，一般认为其对肺鳞癌有较高的敏感性。SCC、CEA浓度升高也有助于肺癌的诊断，但单独升高对NSCLC诊断的意义不大。

若将NSE、CYFRA21-1、Pro-GRP、CEA、SCCA等指标联合检测，可提高鉴别SCLC和NSCLC的准确率，并降低漏检率。

治疗前(包括手术前、化疗前、放疗前和激素治疗或生物治疗前)需要进行首次检测，选择对患者敏感的2~3种肿瘤标志物作为以后观察指标。

2) 疗效监测

患者在接受首次治疗后，根据肿瘤标志物半衰期的不同可再次检测。

增高的肿瘤标志物在肿瘤完全切除后应可回复到参考区间内(或下降90％以上)，这种状况提示治疗有效；否则可能提示切除不完全或已发生转移。

SCLC患者在接受化疗后NSE较之前升高提示预后不良，或生存期较短；而术后Pro-GRP明显下降，提示预后可能较好。

NSCLC患者在接受治疗后，血清CYFRA21-1和CEA下降应与影像学结果一致。如下降＞20％则可认为化疗有效；CYFRA21-1浓度高的患者生存期低于正常浓度的患者，这可作为一项独立预后因素；CEA是对手术完全切除的Ⅰ期NSCLC患者进行预后评估最好的预测指标之一。

3) 随访观察

建议患者在治疗开始后3年内应每3个月检测1次肿瘤标志物；3~5年内每半年1次；5~7年内每年1次。

随访中若发现肿瘤标志物明显升高(超过25％)，应在1个月内复测1次，如果仍然升高，则提示很可能复发或存在转移。此提示常早于临床症状和体征的出现。

NSE对SCLC的复发有较好的预测价值，超过50％的患者复发时NSE水平升高(定义：连续2次NSE升高水平较前次测定增加＞10％，或一次测定较之前增加＞50％)；ProGRP同样对SCLC患者复发有较好的预测作用，ProGRP的升高平均较临床复发早35天。对于NSCLC患者，术后CEA水平仍升高则强烈提示预后不良，应密切随访。

注意事项：

(1) 患者肿瘤标志物检测结果与所使用的检测方法密切相关，不同检测方法得到的结果不一定能直接比较，可能会产生错误的医疗解释。在治疗观察过程中，如果检测方法变动，必须使用原检测方法同时平行测定。

（2）各实验室应研究所使用的检测方法的参考区间对于各自患者人群的适用性，必要时建立适当的参考区间。

六、思考题

（1）原发性支气管癌的实验室诊断指标有哪些？

（2）原发性支气管癌的鉴别诊断有哪些？

（3）原发性支气管癌的疗效监测指标有哪些？

七、推荐阅读文献

［1］郑远达，杜向慧，孙晓江，等. 原发性支气管肺类癌 21 例临床分析［J］. 中国医师进修杂志，2009，5：71－72.

［2］罗洪英，王海成，曾庆富. 30 岁以下肺癌的临床病理特征［J］. 中国肺癌杂志，2002，5（6）：469－470.

［3］田伟. 原发性支气管癌并副癌综合征 2 例［J］. 临床误诊误治，2004，17（9）：642.

（王　蕾）

案例 10

呼吸衰竭

一、病例资料

1. 现病史

患者,男性,79 岁,因"活动后气促伴发热 20 天"就诊。患者 20 天前无明显诱因出现活动后气短,喘息加重,痰量增多,呈脓性,伴发热,最高 38.2℃,无寒战,无头晕、晕厥,无盗汗。至外院就诊,考虑为呼吸道感染,予以抗感染治疗后体温有所下降,仍有活动后气短和喘息。追问病史,患者 20 年前出现咳嗽、咳痰、气喘发作,呈阵发性非刺激性咳嗽,痰为少量白色黏液样痰,稍事活动即感气喘、胸闷,每年症状持续达 3 个月以上。现为进一步诊治,门诊拟"COPD 急性加重"收治入院。患者发病以来无胸痛、胸闷,无反酸、嗳气,但食欲不振,精神状态较差,大便便秘,小便正常,体重无明显改变。

2. 既往史

既往高血压病 5 年,口服硝苯地平缓释片控制血压良好;吸烟 40 余年,20 支/天,已戒 15 年。否认有冠心病、糖尿病,否认家族遗传疾病史,父母兄弟子女均体健。

3. 体格检查

T 37.2℃,R 28 次/min,P 96 次/min,BP 110 mmHg/90 mmHg。患者神志清,精神欠佳,喘息貌,皮肤巩膜无黄染,球结膜轻度水肿,睑结膜无苍白,口唇发绀。双肺可闻及散在哮鸣音,肺底有少许湿啰音。胸廓无畸形,心界不大,心尖搏动位置正常,未触及异常搏动,各瓣膜区未闻及病理性杂音。腹平软,无压痛、反跳痛,肝脾肋下未及,移动性浊音(一),肾区叩痛阴性。双下肢无水肿。神经系统检查未见异常。

4. 实验室和影像学检查

(1) 血常规检查:WBC 13.12×10^9/L, RBC 3.61×10^{12}/L, Hb 112 g/L, PLT 150×10^9/L, CRP 15.4 mg/L。

(2) 血气分析:pH 7.21, PaO_2 43 mmHg, $PaCO_2$ 58 mmHg。

(3) 肝肾功能:ALT 45 IU/L, AST 23 IU/L, Cr 58 μmol/L, TB 15.5 μmol/L, DB 3.6 μmol/L。

(4) 吸入支气管舒张药后,FEV_1/FVC<0.7。

(5) 胸部 X 线检查:双肺纹理增粗紊乱。

二、诊治经过

1. 初步诊断

（1）COPD急性加重（AECOPD）。

（2）Ⅱ型呼吸衰竭。

2. 诊治经过

患者行气管插管机械通气后，血气分析结果示呼吸衰竭较前改善，3天后患者体温、心率、血压较前无明显变化，血气检查各项指标较前明显好转，pH 7.21，PaO_2 66 mmHg，$PaCO_2$ 48 mmHg，血生化检查示ALT 80 IU/L，TB 38 μmol/L，DB 7.8 μmol/L。五日后患者改用鼻导管吸氧2 L/min，生命体征平稳，无明显不适，大便无明显异常，血生化示ALT 42 IU/L，TB 17 μmol/L，DB 3.8 μmol/L，均恢复正常，建议可以视患者耐受情况，由肠内营养液逐渐过渡到正常经口饮食。

3. 最终诊断

（1）COPD急性加重（AECOPD）。

（2）Ⅱ型呼吸衰竭。

三、病例分析

1. 病史特点

（1）男，79岁，20天前无明显诱因出现活动后气短，喘息加重，痰量增多，呈脓性，伴发热。血常规检查WBC 13.12×10^9/L，CRP 15.4 mg/L，均有所升高。20年前出现咳嗽、咳痰、气喘发作，呈阵发性非刺激性咳嗽，痰为少量白色黏液样痰，稍事活动即感气喘、胸闷，每年症状持续达3个月以上。

（2）既往高血压病5年，吸烟40余年，20支/天，已戒15年。

（3）血气分析：pH 7.21，PaO_2 43 mmHg，$PaCO_2$ 58 mmHg。

（4）吸入支气管舒张药后，$FEV_1/FVC<0.7$。

2. 诊断和诊断依据

（1）诊断：COPD急性加重，Ⅱ型呼吸衰竭。

（2）诊断依据：

① COPD：20年前出现咳嗽、咳痰、气喘发作，呈阵发性非刺激性咳嗽，痰为少量白色黏液样痰，稍事活动即感气喘、胸闷，每年症状持续达3个月以上。吸入支气管舒张药后$FEV_1/FVC<0.7$，可以确定为"持续性气流受阻"，诊断为阻塞性肺病。

② Ⅱ型呼吸衰竭：20天前无明显诱因出现活动后气短，喘息加重，痰量增多，呈脓性，伴发热。动脉血气分析结果显示，低PaO_2，且有CO_2潴留。

3. 鉴别诊断

（1）重症自发性气胸：如张力性气胸出现呼吸困难症状时，常突然发作，伴一侧胸痛，患者紧张，胸闷，甚至心率快，心律失常，强迫坐位，发绀，大汗，意识不清等，患侧有局部隆起，呼吸运动和语颤减弱，叩诊呈鼓音，听诊呼吸音减弱或消失。胸部X线检查显示胸腔严重积气，肺完全萎陷，纵隔移位。

（2）心源性肺水肿：患者发病时呼吸困难，并与体位有关，咯泡沫样血痰，肺水肿的啰音多在肺底部。而呼吸衰竭引起的呼吸困难与体位的关系不大。

四、处理方案及基本原则

(1) 保持呼吸道通畅：是最重要的治疗措施，若患者有支气管痉挛，需积极使用支气管扩张药物，如 β_2 肾上腺素受体激动剂等。

(2) 氧疗：保证 PaO_2 迅速提高到 60 mmHg，尽量减低吸氧浓度。

(3) 增加通气量、改善 CO_2 潴留：当机体出现严重的通气和换气功能障碍时，要进行机械通气，维持必要的肺泡通气量，降低 $PaCO_2$。

(4) 病因及一般支持疗法：针对不同的病因采取合适的治疗措施很重要，另外要加强液体的管理，防止血容量不足和液体负荷过大，保证血细胞比容在一定水平，对于维持氧输送能力和防止肺水过多具有重要意义。

五、要点与讨论

(1) Ⅱ型呼吸衰竭常常是由于慢性阻塞性肺病（COPD）急性发作时肺部感染引起的并发症。Ⅱ型呼吸衰竭的临床表现主要是呼吸困难，伴呼气延长。实验室指标主要体现在 PaO_2 降低，$PaCO_2$ 增高。本例为 COPD 急性加重期合并呼吸衰竭的患者，除抗感染、祛痰、平喘等常规治疗措施之外，还进行鼻导管吸氧，这是由于呼吸机增加肺泡通气量，改善气体在肺内的不均匀分布，使肺泡中的氧向血液弥散，同时又能给患者一个较低的呼气末气道正压（EPAP），用以对抗内源性呼气末正压（PEEPi），增加功能残气量，防止肺泡萎陷，改善弥散功能，从而达到提高 PaO_2，降低 $PaCO_2$ 的目的。

(2) 呼吸衰竭按照动脉血气分析的结果可以分为以下两种类型（见表 10-1）：

表 10-1　Ⅰ型呼吸衰竭与Ⅱ型呼吸衰竭间的比较

	Ⅰ型呼吸衰竭	Ⅱ型呼吸衰竭
别称	低氧性呼吸衰竭	高碳酸性呼吸衰竭
定义	缺氧而无 CO_2 潴留	缺氧而伴有 CO_2 潴留
血气结果	$PaO_2 < 60$ mmHg，$PaCO_2$ 正常或下降	$PaO_2 < 60$ mmHg，$PaCO_2 > 50$ mmHg
原因	肺换气功能障碍（通气/血流比例失调、弥散障碍、肺动-静脉分流）	肺通气功能障碍（肺泡通气不足）
常见疾病	间质性肺疾病、急性肺栓塞、严重肺部感染（ARDS 等）	慢性阻塞性肺病（COPD）

① 确诊呼吸衰竭的依据是血气分析的 PaO_2 值，只要 $PaO_2 < 60$ mmHg，就可以确诊呼吸衰竭。

② 根据 $PaCO_2$ 值区分Ⅰ型呼衰和Ⅱ型呼衰，若 $PaCO_2 > 50$ mmHg，就可以诊断为Ⅱ型呼衰。

(3) 上述实验室指标的检测对标本采集应注意以下几点：

① 采集动脉血之前，要询问患者是否在家已经吸过氧，因为吸氧量是影响血气检测结果的重要因素之一。做动脉血气分析时，还要同时记录患者的体温（T）和血红蛋白浓度（Hb）。

② 血气检测采集动脉血要防止空气混入，空气气泡会影响血气的 pH、$PaCO_2$、PaO_2 检测结果，理想的血气标本其空气气泡应低于 5%；同时记录患者当时的体温、吸氧量、血红蛋白，连同标本一并送至检验科，TAT 时间应小于 1 h。

③ 静脉血量应严格按要求采集，量少易造成血液的稀释，量多易造成血液与抗凝剂比例不合，致抗凝效果不良。轻轻颠倒混匀不少于 5 次，使抗凝剂与血液充分混合，切忌用力振荡，以免造成溶血。

TAT 时间应小于 2 h。

六、思考题

（1）呼吸衰竭的实验室诊断依据是什么？

（2）呼吸衰竭的治疗措施是什么？

七、推荐阅读文献

［1］中华医学会呼吸病学分会.慢性阻塞性肺疾病学组.慢性阻塞性肺疾病诊治指南［J］.中华结核和呼吸杂志,2002,25(8):453-460.

［2］谢立新,刘又宁.呼吸衰竭的机械通气策略［J］.中国医刊,2006,41:16-17.

［3］徐淑风,尹春茹,李志民,等.慢性阻塞性肺疾病前驱性呼吸衰竭患者呼吸驱动的改变［J］.中国现代医学杂志,2004,14(18):83-86.

（王　蕾）

细菌性肺炎

一、病例资料

1. 现病史

患者,女性,50岁,因"反复发热伴咳嗽、咳痰20天"就诊。患者20天前受凉后出现发热,最高体温达38.5℃,伴乏力、全身酸痛、咳嗽、咳痰,痰为黄色脓性,量少,不易咳出,不伴畏寒、寒战、胸痛气促、恶心呕吐等不适,于当地医院就诊(具体检查不详),给予抗生素(具体不详)、百服宁等对症治疗,效果不明显,现仍有发热,体温波动在37.3℃～37.8℃,咳嗽、咳痰如前。遂拟诊"肺炎"收住我科。患者自起病以来,神志清,精神可,大小便正常,睡眠尚可,饮食未见异常,体重未见明显下降。

2. 既往史

患者平素体健,否认高血压、糖尿病病史,否认肝炎、结核等传染病病史,否认过敏史,否认手术外伤史,否认吸烟、饮酒史,否认输血、献血史。母亲患有高脂血症,父亲有高血压,2个兄妹均体健。

3. 体格检查

T 37.8℃,P 97次/min,BP 124 mmHg/85 mmHg,R 16次/min。患者神志清,急性面容,皮肤巩膜无黄染,浅表淋巴结未触及肿大,颈软,气管居中,甲状腺无肿大。呼吸运动对称,肋间隙正常,双肺呼吸音粗,右背部肩胛下角以下及腋下触觉语颤增强,可闻及支气管呼吸音和少许吸气相细湿啰音。心律齐,各瓣膜区未闻及病理性杂音。腹平软,无压痛、反跳痛,肝脾肋下未及,移动性浊音(一),肾区叩痛阴性。双下肢无水肿。神经系统检查未见异常。

4. 实验室和影像学检查

(1)血常规检查:WBC 14.22×10^9/L, N 79.1%, RBC 4.24×10^{12}/L, Hb 120 g/L, PLT 200×10^9/L。

(2)生化常规检查:ALT 45 IU/L, AST 30 IU/L, Cr 72 μmol/L, FBG 5.8 mmol/L。

(3)粪尿常规检查未见异常。

(4)CRP 110 mg/L。

(5)痰涂片见鳞状上皮细胞<10个,>25个/低倍视野;找到革兰阳性、带荚膜成对或短链状排列球菌(见图11-1)。痰找抗酸杆菌阴性(一)。支原体、军团菌、衣原体抗体阴性(一)。

(6)心电图检查:正常心电图。

(7)胸片检查:右肺中下野见片状密度增高影,边缘模糊。

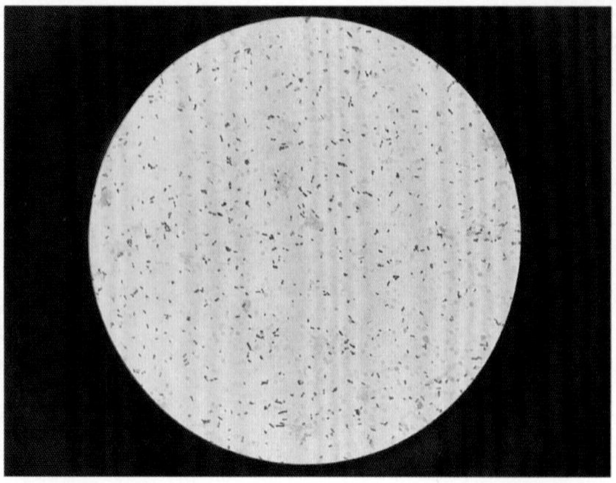

图 11-1 痰涂片革兰染色×1000(链球菌)

二、诊治经过

1. 初步诊断

右肺肺炎(细菌性?)。

2. 诊治经过

患者因"反复发热伴咳嗽、咳痰 20 天"入院,入院后给予头孢替安 1.0 bid ivgtt 抗感染、溴氨索(兰苏)30 mg bid ivgtt 化痰等对症治疗,患者体温未见明显下降,咳嗽及咳痰无明显好转。后根据痰培养及药敏试验,调整抗生素为莫西沙星(拜复乐)0.4 qd ivgtt,继续兰苏雾化吸入化痰、兰索拉唑护胃等对症治疗,患者体温逐渐恢复正常,咳嗽、咳痰明显好转。

3. 最终诊断

细菌性肺炎。

三、病例分析

1. 病史特点

(1) 女性,50 岁,反复发热伴咳嗽、咳痰 20 天。

(2) 患者起病急,受凉后出现发热,最高体温达 38.5℃,伴乏力、全身酸痛、咳嗽、咳痰,痰为黄色脓性,量少,不易咳出。

(3) 既往体健,无高血压、糖尿病、结核、肝炎病史,否认过敏史,否认手术外伤史,否认吸烟、饮酒史,否认输血、献血史。

(4) 体格检查:T 37.8℃,R 16 次/min。呼吸运动对称,肋间隙正常,双肺呼吸音粗,右背部肩胛下角以下及腋下触觉语颤增强,可闻及支气管呼吸音和少许吸气相细湿啰音。

(5) 实验室和影像学检查:血常规检查:WBC $14.22×10^9$/L,N 79.1%,RBC $4.24×10^{12}$/L,Hb 120 g/L,PLT $200×10^9$/L。CRP 110 mg/L。胸片检查:右肺中下野见片状密度增高影、边缘模糊。痰涂片见鳞状上皮细胞<10 个,WBC>25 个/低倍视野;找到革兰阳性、带荚膜成对或短链状排列球菌。痰找抗酸杆菌阴性。支原体、军团菌、衣原体抗体阴性(一)。

2. 诊断及诊断依据

(1) 诊断:细菌性肺炎(肺炎链球菌?)。

(2) 诊断依据:①症状和体征:患者发热,伴咳嗽、咳痰,双肺呼吸音粗,右背部肩胛下角以下及腋下触觉语颤增强,可闻及支气管呼吸音和少许吸气相细湿啰音;②白细胞计数、中性粒细胞比例及 CRP 均明显升高;③痰涂片找到革兰阳性、带荚膜成对或短链状排列球菌;④胸片检查:右肺中下野见片状密度增高影、边缘模糊。

3. 鉴别诊断

(1) 慢性支气管炎:以咳嗽、咳痰为主要症状,可因呼吸道感染而出现急性症状加重。但该病通常起病缓慢,病程长,通常患者每年发病持续 3 个月,连续 2 年或 2 年以上,痰多为白色或浆液性泡沫痰,常伴有喘息或气急,病程早期胸片检查通常无明显异常,反复发作后胸片检查多表现为肺纹理增粗、紊乱,呈网状或条索状、斑点状阴影,以双下肺野明显。该患者起病急,既往无慢性呼吸系统疾病病史,影像学表现与之不符,故不考虑此诊断。

(2) 肺结核:可有咳嗽、咳痰、咯血、胸痛、呼吸困难等症状,常有午后低热、乏力、盗汗等结核中毒症状,痰检可发现抗酸杆菌,胸部 X 线片检查可发现病灶。患者虽有发热,但并非午后低热,胸部 X 线片检查无结核的相关表现,因此不考虑该疾病。

(3) 支气管扩张:有反复发作的咳嗽、咳痰,常反复咯血。查体肺部有固定性湿啰音。部分患者胸部 X 片检查显示肺纹理粗乱或呈卷发状,高分辨率 CT 扫描可见支气管扩张改变。患者虽有咳嗽、咳痰,但肺部无固定湿啰音,也无相关影像学表现,故不考虑该疾病。

(4) 肺恶性肿瘤:常有吸烟史。有咳嗽、咳痰、痰中带血症状。血白细胞计数不高,痰中若发现癌细胞可以确诊。可伴发阻塞性肺炎,经抗生素治疗后炎症不易消散,或可见肺门淋巴结肿大,有时出现肺不张。该患者为急性起病,影像学检查等证据暂不考虑该疾病。

四、处理方案及基本原则

(1) 早期经验性予以抗生素治疗;予止咳、化痰等对症支持治疗。

(2) 积极完善相关检查,明确致病菌,后期根据药敏结果指导抗生素治疗。

五、要点及讨论

社区获得性肺炎(CAP)是指在医院外环境中因微生物,如细菌、病毒及非典型病原体等所致肺部炎症,包括具有明确潜伏期的病原体感染而在入院后潜伏期内发病的肺炎。主要是由革兰阳性菌所致,其中以肺炎链球菌最为常见。

根据《2013 年社区获得性肺炎诊断与治疗指南》,CAP 的临床诊断依据为:①新近出现的咳嗽、咳痰,或原有呼吸道疾病症状加重,并出现脓性痰,伴或不伴胸痛;②发热;③肺实变体征和(或)听诊可及湿啰音;④外周血白细胞计数$>10\times10^9$/L 或$<4\times10^9$/L,伴或不伴核左移;⑤胸部 X 线检查显示片状、斑片状浸润性阴影或间质性改变,伴或不伴胸腔积液。以上 1~4 项中任何一项加第 5 项,并除外肺结核、肺部肿瘤、非感染性肺间质性疾病、肺水肿、肺不张、肺栓塞、肺嗜酸性粒细胞浸润症、肺血管炎等,可建立临床诊断。

病原学诊断主要检测方法及要点:

(1) 痰细菌学检查:①尽量在抗生素治疗前采集标本,留取深部浓痰送检;真菌和分枝杆菌检查需收集 3 次清晨痰标本,厌氧菌、肺孢子菌等采用支气管肺泡灌洗液(BALF)标本的阳性率可能更高;标本留取后 2 h 内送检,延迟送检或待处理样本应 4℃保存并在 24 h 内处理。②经纤维支气管镜或人工气道吸引的标本培养病原菌$\geqslant10^5$ CFU/ml,BALF 标本$\geqslant10^4$ CFU/ml,防污染毛刷或防污染 BALF 标本$\geqslant10^3$ CFU/ml,或呼吸道标本培养到肺炎支原体、肺炎衣原体、嗜肺军团菌等则提示有临床意义。

（2）血清学检查：主要用于非典型病原体或呼吸道病毒特异性抗体滴度的测定。采集间隔 2～4 周急性期及恢复期的双份血清标本，血清流感病毒、呼吸道合胞病毒等抗体滴度呈≥4 倍变化；肺炎支原体、肺炎衣原体、嗜肺军团菌抗体滴度呈≥4 倍变化，培养到肺炎支原体、肺炎衣原体、嗜肺军团菌体滴度≥1：64，肺炎衣原体≥1：32，嗜肺军团菌≥1：128 则提示有临床意义。

（3）其他：血培养、胸腔积液等无菌体液的细菌检测，肺炎链球菌尿抗原检测，嗜肺军团菌Ⅰ型尿抗原检测，以及 PCR 方法检测病原体核酸等。

随着技术的发展，许多新的方法用于细菌的鉴定。其中基质辅助激光解析分析时间质谱（MALDI - TOF MS）是通过微生物蛋白质表达谱中的特征谱峰鉴定，然后与数据库所存在的质谱图进行比较，进而对细菌的属、种、株，甚至是不同亚型进行分类；MALDI - TOF MS 技术最大特点是不需要纯菌落，只需单个菌落就可以直接点样。另外，分子生物学技术可以通过对病原体特异性基因的检测对分离培养的病原体或直接对临床样本进行病原体的快速鉴定；技术包括核酸杂交技术、PCR 技术、基因芯片技术等。这些检测方法实现了无须分纯即可鉴定细菌和高通量检测细菌。

治疗：本例患者无基础疾病，胸片检查提示肺炎呈大叶性实变，院内合格痰标本涂片见革兰阳性、带荚膜成对或短链状排列球菌，提示肺炎球菌导致肺炎可能性较大。对青壮年和无基础疾病的社区获得性肺炎选用青霉素类、第 1 代头孢菌素类等抗生素，因我国肺炎链球菌对大环内酯类抗菌药物耐药率高，故对该菌所致的肺炎不单独使用大环内酯类抗菌药物治疗，对耐药肺炎链球菌可使用对呼吸道感染有特效的氟喹诺酮类（莫西沙星、吉米沙星和左氧氟沙星）。3 代以上喹诺酮类又称呼吸喹诺酮，对耐药肺炎链球菌呼吸道感染有特效。

六、思考题

（1）细菌性肺炎常见的临床及影像学表现有哪些？
（2）如何鉴别痰标本的结果是否有意义？
（3）对于肺炎患者，在病原体不能明确的情况下如何合理地选择抗感染药物？

七、推荐阅读文献

［1］ 陈灏珠，钟南山，陆再英.内科学［M］8 版.北京：人民卫生出版社，2013：13 - 90.

［2］ Mandell L A，Wunderink R G，Anzueto A，et al. Infectious Diseases Society of America/ American Thoracic Society consensus guidelines on the management of community-acquired pneumonia in adults ［J］. Clin Infect Dis，2007，44（Suppl 2）：S27 - 72.

（李　敏）

案例 12

肺炎支原体肺炎

一、病历资料

1. 现病史

患者,女性,20岁,因"发热1周,咳嗽、咳痰4天"就诊。患者3月2日出现咽部不适,诉有异物感。3月4日出现发热,体温最高至39℃,来我院门诊就诊,查体示左侧扁桃体可见一脓苔,门诊予头孢噻吩4.5 g qd,甲硝唑200 mg qd治疗,患者自觉症状无明显改善,3月5日至急诊就诊,查体:咽红,双侧扁桃体Ⅰ度肿大,左侧扁桃体见一白苔,诊断为化脓性扁桃体炎,血常规检查提示 WBC 8.06×10⁹/L,N 72.9%,Hb 139 g/L,PLT 168×10⁹/L;CRP 34.0 mg/L。急诊予头孢替安2.0 g qd+甲硝唑100 mg bid抗感染治疗2天。患者自诉3月6日出现咳嗽、咳痰,痰色黄,质黏,不易咳出。3月7日患者再次急诊就诊,胸片检查示左上肺炎症可能大,予头孢吡肟2.0 g bid,阿奇霉素0.5 g qd。患者3月8日急诊就诊,自诉近几日体温最高至40℃,咽部不适好转,双侧扁桃体未见明显异常,仍有咳嗽、咳痰,急诊予头孢吡肟2.0 g bid+左氧氟沙星0.5 g qd抗感染治疗2天。患者自起病来,神志清,精神可,大小便正常,睡眠尚可,饮食未见异常,体重未见明显下降,现为进一步诊断收治入院。

2. 既往史

平素健康状况良好。否认高血压、糖尿病病史。否认过敏史,否认长期大量吸烟饮酒史、否认药物滥用史。否认家族遗传病史。

3. 体格检查

T 38.8℃,P 100次/min,R 18次/min,BP 122 mmHg/87 mmHg。患者神志清,精神欠佳,呼吸平稳,皮肤巩膜无黄染,浅表淋巴结未触及肿大,颈软,气管居中,甲状腺无肿大。右肺呼吸音清,左上肺呼吸音粗,可及湿啰音。心律齐,各瓣膜区未闻及病理性杂音。腹平软,无压痛、反跳痛,肝脾肋下未及,移动性浊音(一),肾区叩击痛阴性。双下肢无水肿。神经系统检查未见异常。

4. 实验室和影像学检查

(1)血常规检查:WBC 8.06×10⁹/L,N 72.9%,RBC 4.26×10¹²/L,Hb 139 g/L,PLT 168×10⁹/L。

(2)生化常规检查:ALT 42 IU/L,AST 36 IU/L,Cr 70 μmol/L,Glu 6.1 mmol/L。

(3)粪尿常规检查未见异常。

(4)CRP 34.0 mg/L。

(5)肺炎支原体 IgM>1:160。T-SPOT阴性。

(6)胸片检查:肺纹理增粗,左上肺炎症可能,建议抗感染治疗后复查。

二、诊治经过

1. 初步诊断
左肺肺炎。

2. 诊治经过
入院后完善相关各项检查,肺炎支原体 IgM>1∶160,T-SPOT 阴性。予头孢吡肟、莫西沙星抗感染,溴氨索(兰苏)、标准桃金娘油(吉诺通)化痰,胸腺素(迈普新)增强免疫力,宣肺止咳等对症支持治疗。患者咳嗽、咳痰症状减轻,胸片检查示肺内渗出物较前吸收,炎症指标下降至正常水平。

3. 最终诊断
肺炎支原体肺炎。

三、病例分析

1. 病史特点
(1) 女性,20 岁,发热 1 周,咳嗽、咳痰 4 天。

(2) 患者出现发热、乏力、咳嗽、鼻咽部病变、脓痰等症状,体温高达 39℃,白细胞和中性粒细胞计数无明显增高。

(3) 既往无糖尿病、饮酒、毒物接触史、体重下降,否认结核等传染病病史、否认家族性疾病史。

(4) 体格检查:P 100 次/min,BP 122 mmHg/87 mmHg,右肺呼吸音清,左上肺呼吸音粗,可及湿啰音。腹软,无压痛、反跳痛,肝、脾肋下未及。双下肢无明显水肿,病理征(−)。

(5) 实验室和影像学检查:血常规检查:WBC 8.06×10⁹/L, N 72.9%, RBC 4.26×10¹²/L, Hb 139 g/L, PLT 168×10⁹/L。CRP 34.0 mg/L。胸片检查示:肺纹理增粗,左上肺炎症可能。肺炎支原体 IgM>1∶160。T-SPOT 阴性。

2. 诊断与诊断依据
(1) 诊断:肺炎支原体肺炎。

(2) 诊断依据:①患者,女,20 岁,发热 1 周,咳嗽、咳痰 4 天;②症状和体征:高热、乏力、鼻咽部病变、咳脓痰;③血常规检查:白细胞计数不高,中性粒细胞比例及 CRP 稍高,肺炎支原体 IgM>1∶160;④胸片检查提示肺纹理增粗,左上肺炎症可能;⑤阿奇霉素治疗有效。

3. 鉴别诊断
(1) 病毒性肺炎:病毒性肺炎临床表现一般较轻,与支原体肺炎的症状相似。起病缓慢,有头痛、乏力、发热、咳嗽、并咳少量黏痰。体征往往缺如。X 线检查肺部炎症呈斑点状、片状或均匀的阴影。白细胞计数总数可正常、减少或略增加。病毒性肺炎的诊断依据为临床症状及 X 线改变,并排除由其他病原体引起的肺炎。本病例无以上 X 线改变,故暂不考虑。

(2) 军团菌肺炎:军团菌存在于水和土壤中,常经供水系统、空调和雾化吸入而被吸入,引起呼吸道感染,可呈小规模爆发流行。典型患者常为亚急性起病,疲乏、无力、肌痛、畏寒、发热等;也可经 2~10 天潜伏期后急骤起病,高热、寒战、头痛、胸痛,进而咳嗽加剧,咳黏痰带少量血丝或血痰。痰量少,但一般不呈脓性。本病早期消化道症状明显,约半数有腹痛,多为水样便,有 20% 患者可有相对缓脉。本例症状不符,暂不考虑。

(3) 干酪性肺炎:肺结核常有较长一段时间的低热、盗汗,痰中可找到抗酸杆菌,痰培养可有结核菌生长。结核菌素试验可阳性。X 线或胸部 CT 检查显示肺结核病灶多在两肺上叶的尖下叶的后段和下叶的背段,可形成空洞和周围卫星灶,病灶久不消散。本病例无低热、盗汗,无上述影像学特征,且 T-SPOT 结果为阴性,故暂不考虑。

四、处理方案及基本原则

（1）完善相关辅助检查以明确病原菌诊断。

（2）根据本地区肺炎支原体耐药情况经验性选用抗生素抗感染治疗,有条件的实验室可进行肺炎支原体培养及药物敏感性试验,根据药敏结果调整抗生素治疗方案。

五、要点及讨论

肺炎支原体肺炎是由肺炎支原体引起的肺炎,曾称原发性非典型性肺炎。起病缓慢,有发热、阵发性刺激性咳嗽,少量黏液性或黏液脓性痰(偶有血痰)。肺部体征多不明显,但易引起肺外多系统受累,也可威胁生命或死亡。好发于儿童或青少年,占肺炎总数的15%～30%,流行年可高达40%～60%;一般预后良好,为自限性疾病。而与大多数国外地区相比,我国肺炎支原体肺炎的发病率可能更高,且近年来发现我国肺炎支原体在体外对大环内酯类抗生素的耐药率明显高于其他国家。

支原体肺炎的临床症状:潜伏期为1～3周。发病形式多样,多数患者仅以低热、疲乏为主,部分患者可出现突发高热并伴有明显的头痛、肌痛及恶心等全身中毒症状。呼吸道症状以干咳最为突出,常持续4周以上,多伴有明显的咽痛,偶有胸痛、痰中带血。阳性体征以显著的咽部充血和耳鼓膜充血较多见,少数患者可有颈部淋巴结肿大。肺部常无阳性体征,少数患者可闻及干湿啰音。外周血白细胞计数总数和中性粒细胞比例一般正常,少数患者可升高。

由于肺炎支原体培养营养要求较高,且生长缓慢,在含血清或酵母浸膏的琼脂培养机上需5～10天才能观察到菌落生长,对于早期诊断意义有限。因此,肺炎支原体培养并未广泛应用。目前,血清特异性抗体检测仍然是诊断肺炎支原体肺炎的主要手段。大环内酯类抗生素、氟喹诺酮类药物、多西环素及米诺环素等四环素类抗生素是治疗肺炎支原体的常用药物。抗感染治疗的疗程通常需要10～14天,部分难治性病例的疗程可延长至3周左右,但不宜将肺部阴影完全吸收作为停用抗菌药物的指征。

六、思考题

（1）典型的肺炎支原体肺炎临床症状有哪些?

（2）患者早期出现的体征如何与普通细菌性肺炎相鉴别?

（3）如何通过实验室的检测来鉴别不同原因引起的肺部炎症反应?

七、推荐阅读文献

[1] 施弦,郁峰,黄秋玲.支原体肺炎患儿的临床特点分析[J]中华医院感染学杂志,2014,(1):206－207.

[2] 蒋俊晔,曹兰芳.儿童肺炎支原体肺炎治疗的研究进展[J]临床儿科杂志,2009,(7):692－694.

（李　敏）

案例 13

隐球菌肺炎

一、病历资料

1. 现病史

患者,男性,56 岁,因"发作性眩晕 1 个月,发热、咳嗽 2 天"就诊。患者于入院前 1 月晨起时突发眩晕,伴有恶心、呕吐、无头痛、无肢体活动障碍,于当地医院治疗。头颅 CT 扫描未见异常,胸部 X 片检查及胸部 CT 扫描示右肺阴影。拟"美梅尼埃综合征""肺炎"予以抗感染治疗(具体不详)20 天后,眩晕症状缓解,复查 CT 肺部阴影较前无明显吸收。患者于入院 2 天前出现发热,体温最高至 38.5℃,伴咳嗽,无咳痰、胸痛、咯血,无恶心、呕吐等症状。患者自起病以来,神志清,精神可,大小便正常,睡眠尚可,饮食未见异常,体重未见明显下降,现为进一步诊断收治入院。

2. 既往史

平素健康状况良好。否认高血压、糖尿病病史。否认过敏史、否认长期大量吸烟饮酒史、否认药物滥用史。否认家族遗传病史。无禽鸟及其粪便接触史。

3. 体格检查

T 38.6℃,P 98 次/min,R 18 次/min,BP 120 mmHg/85 mmHg。患者神清,精神可,言语清楚,步入病区。呼吸平稳,皮肤巩膜无黄染,浅表淋巴结未触及肿大,双侧鼻唇沟对称,伸舌居中。颈软,气管居中,甲状腺无肿大。右上肺呼吸音粗,可及细湿啰音。心律齐,各瓣膜区未闻及病理性杂音。腹平软,无压痛、反跳痛,肝脾肋下未及,移动性浊音(一),肾区叩痛阴性。双下肢无水肿。神经系统检查未见异常。

4. 实验室和影像学检查

(1)血常规检查:WBC 7.03×10^9/L, N 59.4%, RBC 4.28×10^{12}/L, Hb 139 g/L, PLT 168×10^9/L。

(2)生化常规检查:ALT 32 IU/L, AST 25 IU/L, Cr 41 μmol/L, Glu 5.2 mmol/L。

(3)粪尿常规检查:未见明显异常。

(4)CRP、PCT 均正常。

(5)ANA、ENA、ACL、ds - DNA,肿瘤标志物均正常。

(6)HIV 抗体,梅毒抗体,乙肝两对半,丙肝抗体阴性,T - SPOT 阴性。

(7)血清隐球菌乳胶凝集试验:(+)。

(8)经皮肺穿刺活检病理:肉芽肿性肺炎,符合隐球菌病,PAS 染色(+),六胺银染色(+);

(9)肺部 CT 扫描:右肺上叶和中叶胸膜下多发性片状或团块状阴影。

二、诊治经过

1. 初步诊断

右肺肺炎。

2. 诊治经过

患者因"发作性眩晕 1 个月,发热咳嗽 2 天",曾于外院抗感染治疗 20 天无效。入院后完善相关各项检查,其中血清隐球菌乳胶凝集试验呈阳性。后行经皮肺穿刺术活检病理学检查提示肉芽肿性肺炎,符合隐球菌病;予氟康唑 400 mg qd 抗感染,胸腺素(迈普新)增强免疫力,宣肺止咳等对症支持治疗 2周后。患者无发热,咳嗽减轻,胸片检查示阴影较前吸收。

3. 最终诊断

右肺隐球菌肺炎。

三、病例分析

1. 病史特点

(1) 患者,男,56 岁,发作性眩晕 1 个月,发热咳嗽 2 天。

(2) 患者出现头晕低热咳嗽等症状。

(3) 既往无糖尿病、饮酒、毒物接触史、高热量饮食伴体重下降,无相关家族病史。

(4) 体格检查:T 38.6℃, P 98 次/min,BP 120 mmHg/85 mmHg, R 18 次/min,右上肺呼吸音粗,可及细湿啰音。

(5) 实验室和影像学检查:血常规检查示:WBC 7.03×10^9/L, N 59.4%;肺部 CT 扫描示:右肺上叶和中叶胸膜下多发性片状或团块状阴影;血清隐球菌乳胶凝集试验:(+);经皮肺穿刺活检病理:肉芽肿性肺炎,符合隐球菌病,PAS 染色(+),六胺银染色(+)。

2. 诊断与诊断依据

(1) 诊断:隐球菌肺炎。

(2) 诊断依据:①患者,男性,56 岁,发作性眩晕 1 个月,发热、咳嗽 2 天。②症状和体征:患者出现低热、咳嗽等症状,查体右上肺呼吸音粗,可及细湿啰音,常规抗感染治疗无效;③白细胞计数不高,中性粒细胞比例轻度升高,血清隐球菌乳胶凝集试验:阳性;④胸部 CT 扫描示:右肺上叶和中叶胸膜下多发性片状或团块状阴影;⑤经皮肺穿刺活检病理学检查:肉芽肿性肺炎,符合隐球菌病,PAS 染色(+),六胺银染色(+)。

3. 鉴别诊断

(1) 肺恶性肿瘤:常有吸烟史。有咳嗽、咳痰、痰中带血症状。血白细胞计数不高,痰中若发现癌细胞可以确诊。可伴发阻塞性肺炎,经抗生素治疗后炎症不易消散,或可见肺门淋巴结肿大,有时出现肺不张。该患者为急性起病,抗感染治疗有效,影像学表现与之不符,故暂不考虑该疾病。

(2) 卡氏肺囊虫肺炎:典型患者常为亚急性起病,有厌食、腹泻、低热,以后逐渐出现咳嗽、呼吸困难,症状呈进行性加重,多发于 AIDS 患者。典型的 X 线表现为弥漫性肺间质浸润,以网状结节影为主,由肺门向外扩展。病情进展较快,可迅速发展为肺泡实变,病变广泛而呈向心性分布,与肺水肿相似。与本病例的症状及影像学检查结果均不符,暂不考虑。

(3) 干酪性肺炎:肺结核通常病程较长,可表现为长期午后低热、盗汗,痰中可找到抗酸杆菌,痰培养可有结核菌生长。结核菌素试验可阳性。X 线或胸部 CT 检查显示肺结核病灶多在两肺上叶的尖下叶的后段和下叶的背段,可形成空洞结节和周围卫星灶,病灶久不消散。本病例无上述影像学特征且T-SPOT检查阴性,故暂不考虑。

四、处理方案及基本原则

原则:明确病原菌诊断,合理使用抗生素治愈感染,预防感染播散。

(1)肺部感染及肺外隐球菌病患者均须进行腰穿检查以排除伴发中枢神经系统(CNS)感染的可能;

(2)免疫抑制患者及有症状患者需抗真菌治疗,可选用用氟康唑、伊曲康唑,上述药物治疗无效或重症感染者可选用两性霉素 B;无症状而肺部标本培养新生隐球菌阳性的免疫正常患者必须严密观察或采用氟康唑治疗。

五、要点及讨论

隐球菌肺炎(cryptococcal pneumonia)是由隐球菌属中的新生隐球菌引起的一种亚急性或慢性深部真菌病。预后差,病死率高。该病例临床表现轻微,早期头晕意外发现肺部阴影,后期有轻微发热咳嗽等症状,符合隐球菌性病临床表现差异大及缺乏特异性等特点。

肺部隐球菌感染初期,多数患者可无症状。少数患者出现低热、轻咳,咳黏液痰,偶有胸膜炎症状。在艾滋患者中隐球菌感染经常是广泛播散的。在免疫功能重度受损的患者中可以发生急性呼吸窘迫综合征(ARDS)。X 线检查表现为多形性,轻者仅表现为双肺下部纹理增加或孤立的结节状阴影,偶有空洞形成。急性间质性炎症可表现为弥漫性浸润或粟粒样病灶。需与肺结核、原发或转移性肺癌鉴别。近年来在同时患有艾滋病毒(HIV)感染的患者中更常见的表现有酷似卡氏肺囊虫感染的间质浸润。由于肺部隐球菌感染可以与肺部其他疾病过程重复出现,所以 X 线检查更无典型特征。本例患者免疫功能相对正常,因而影像学上表现为右上肺胸膜下多发片状或团块状阴影,较容易误诊为肺部肿瘤,也提示了肺隐球菌病影像学不具有特征性表现,值得临床医生注意。

病原学检查是诊断肺隐球菌病的重要依据,对拟诊病例尽可能多次、多途径采集标本进行涂片及培养。但痰涂片及培养阳性率较低,且培养周期较长。当隐球菌感染出现播散时,采用乳胶凝集抗原试验可检测到血循环或脑脊液中新型隐球菌的荚膜多糖抗原。外周血清学抗体检查具有较高敏感性,有条件者可行经皮肺穿刺对病理组织进行培养及病理检查(六甲烯四胺银、Schiff 过碘酸染色)。本病例为免疫功能健全者,故病理表现为非干酪样肉芽肿,高碘酸-希夫染色(PAS)及六胺银染色证实为隐球菌感染。

根据《2010 美国感染协会(IDSA)隐球菌病临床实践指南》和《中国隐球菌感染诊治专家共识》,药物治疗推荐:无症状且免疫功能健全患者,可以密切观察或氟康唑 200～400 mg/d,疗程 3～6 个月。有轻到中度症状,无其他系统受累,无论患者免疫状况,氟康唑 400 mg/d,疗程 6～12 个月;该病例因至少持续氟康唑治疗半年以上。

综上所述,肺隐球菌病临床常无特异性,易与其他肿瘤、感染性疾病相混淆。免疫功能正常及低下者均可患病。临床医师在面对常规抗细菌感染无效者,应考虑到隐球菌感染的可能性。了解本病的特殊表现,有助于临床认识和警觉,防止漏诊和误诊。

六、思考题

(1)隐球菌肺炎的主要治疗方法有哪些? 持续时间需多久?

(2)哪些实验室检查是隐球菌肺炎诊断的重要依据?

(3)在免疫低下的患者中隐球菌肺炎常有哪些临床表现?

七、推荐阅读文献

[1] 施毅. 肺隐球菌病的诊治[J]. 中华结核和呼吸杂志,2009,32:551-554.

[2] Dewar G J, Kelly J K. Cryptococcus gattii: an emerging cause pulmonary nodules [J]. Can Respir J,2008,15:153-157.

（杨思敏　马硝惟　陈丹丹　李　敏）

案例 14

肺结核

一、病历资料

1. 现病史

患者,女性,44岁,因"发热、盗汗10天,胸痛4天"就诊。患者10天前无明显诱因出现发热(当时未测体温)、畏寒,发热以夜间明显,晨间渐趋正常,盗汗,伴乏力及四肢肌肉酸胀,无咳嗽、咳痰及咯血,无流涕、鼻塞及喷嚏,自行口服感冒药(具体药名不详)后上述症状未见好转。4天前,患者出现右侧胸背部固定性疼痛,无放射性,深吸气后明显,无胸闷、心慌、心悸及呼吸困难,随就诊于当地医院行胸部CT扫描示:①右肺上叶病变,结核不除外;②右侧胸腔中等量积液,右侧叶间胸膜增厚,心包少量积液。遂就诊于我科门诊,行胸腹部B超检查示:肝胆胰脾肾未见明显占位病变,腹腔未见积液,右侧胸腔积液。门诊以"肺结核可能、多浆膜腔积液待查"收住院。患者发病来,神志清,精神可,大小便如常,胃纳夜眠可,体重未见明显变化。

2. 既往史

患有"慢性乙型病毒性肝炎"21年,定期检测肝功能正常,未抗病毒治疗;否认高血压、糖尿病病史;否认冠心病史,否认哮喘病史;否认伤寒史及血吸虫病史;否认过敏史、否认长期大量吸烟饮酒史、否认药物滥用史。

3. 体格检查

T 37.2℃, P 80次/min, R 20次/min, BP 120 mmHg/72 mmHg。患者神志清,呼吸平稳,皮肤巩膜无黄染,浅表淋巴结未触及肿大,颈软,气管居中,甲状腺无肿大。双侧呼吸运动对称,有胸膜摩擦感,以右侧肩胛下区为主,无皮下捻发感。右肺呼吸音粗,右胸部肩胛下区呼吸音减弱,双肺未闻及干湿啰音,无胸膜摩擦音。心律齐,各瓣膜区未闻及病理性杂音。腹平软,无压痛、无反跳痛,肝脾肋下未及,移动性浊音(一),肾区叩痛阴性。双下肢无水肿。神经系统检查未见异常。

4. 实验室和影像学检查

(1) 血常规检查:WBC $6.92×10^9$/L, N 74.80%, RBC $4.57×10^{12}$/L, Hb 140.0 g/L, PLT $245×10^9$/L。

(2) 生化常规检查:ALT 19.0 IU/L, AST 19.0 IU/L, Cr 52 μmol/L, Glu 5.8 mmol/L。

(3) 粪尿常规未见异常。

(4) 结核抗体阳性(+);T-SPOT A抗原25,B抗原100。

(5) CRP 96.70 mg/L, ESR 80.0 mm/h, PCT 0.05 ng/ml。

(6) 细胞免疫CD4百分比22%,CD4绝对值463 cell/μl。

（7）胸腔积液常规检查：WBC $2\,950\times10^6/L$，RBC $1\,550\times10^6/L$，多核细胞百分比 18%，LY 82%，李凡他阳性（＋）。

（8）胸腔积液生化检查：LDH 707.0 IU/L，ADA 78.0 IU/L。

（9）胸腔积液抗酸涂片阳性（＋）；痰抗酸涂片×3 次阳性（＋）。

（10）心电检查：正常心电图。

（11）浅表淋巴结 B 超检查：双侧颈部、颌下、锁骨上、耳前、腹股沟及腋下未见肿大淋巴结。

（12）心脏彩超检查未见异常。

（13）胸部 CT 扫描示：①右肺上叶病变，结核不除外；②右侧胸腔中等量积液，右侧叶间胸膜增厚，心包少量积液。胸腹部 B 超检查示：肝胆胰脾肾未见明显占位病变，腹腔未见积液，右侧胸腔积液。

二、诊治经过

1. 初步诊断

（1）肺部病变待查：结核可能。

（2）结核性胸膜炎？

2. 诊治经过

患者入院后积极完善相关检查，予以替卡西林克拉维酸钾抗感染治疗（发热），同时行胸腔穿刺＋抽液术。结合患者相关检查结果予以 3 HRZE/9 HR 方案抗结核治疗（H：异烟肼 0.3 po qd；R：利福平 0.45 ivgtt qd；E：乙胺丁醇 0.75 po qd；Z：吡嗪酰胺 1.25 po qd）；同时予以异甘草酸镁 150 mg ivgtt qd 保肝、泼尼松 30 mg po qd 治疗。

3. 最终诊断

（1）继发性肺结核（涂片阳性，初治）。

（2）右侧结核性胸膜炎。

三、病例分析

1. 病史特点

（1）女，44 岁，以"发热、盗汗 10 天，胸痛 4 天"为主诉入院。

（2）患者以夜间发热起病，伴盗汗，抗感染治疗效果不明显，随后出现右侧固定性胸痛，深吸气后明显。

（3）既往无结核病史及密切接触史，无糖尿病、心脏病、伤寒等病史。

（4）体格检查：T 37.2℃，P 80 次/min，R 20 次/min，BP 120 mmHg/72 mmHg。双侧呼吸运动对称，有胸膜摩擦感，以右侧肩胛下区为主，无皮下捻发感。右肺呼吸音粗，右胸部肩胛下区呼吸音减弱，双肺未闻及干湿啰音，无胸膜摩擦音。

（5）结核抗体阳性（＋）。T-SPOT A 抗原 25，B 抗原 100。胸腔积液抗酸涂片阳性（＋）。痰抗酸涂片×3 次阳性（＋）。胸部 CT 扫描示：①右肺上叶病变，结核不除外；②右侧胸腔中等量积液，右侧叶间胸膜增厚，心包少量积液。胸腹部 B 超检查示：肝胆胰脾肾未见明显占位病变，腹腔未见积液，右侧胸腔积液。

2. 诊断与诊断依据

（1）诊断：①继发性肺结核（涂片阳性，初治）；②右侧结核性胸膜炎。

（2）诊断依据：①症状和体征：患者出现发热，夜间为主，伴盗汗，常规抗感染治疗无效，随后出现右侧胸痛，与呼吸相关，深吸气后明显，无放射性；双侧呼吸运动对称，有胸膜摩擦感，以右侧肩胛下区为主,无皮下捻发感。右肺呼吸音粗,右胸部肩胛下区呼吸音减弱;②结核抗体阳性(+),胸腔积液抗酸涂片阳性,痰抗酸涂片(+++),T-SPOT A抗原25,B抗原100;胸腔积液为渗出液,白细胞计数升高,以淋巴细胞为主,李凡他阳性,LDH 707.0 IU/L,ADA 78.0 IU/L;③胸部CT扫描示:a右肺上叶病变,结核不除外;b右侧胸腔中等量积液,右侧叶间胸膜增厚,心包少量积液。

3. 鉴别诊断

1) 与继发性肺结核鉴别

(1) 肺癌:中央型肺癌常有痰中带血,肺门附近有阴影,与肺门淋巴结结核相似。周围型肺癌可呈球状、分叶状块影,需与结核球鉴别。肺癌多见于40岁以上嗜烟男性,常无明显毒血症状,多有刺激性咳嗽、胸痛及进行性消瘦。在X线胸片上结核球周围可有卫星灶、钙化,而肺癌病灶边缘常有切迹、毛刺。胸部CT扫描对鉴别诊断常有帮助。结合痰结核菌、脱落细胞学检查及通过纤支镜检查与活检,常能及时鉴别。肺癌与肺结核可以并存,须注意发现。

(2) 肺炎:原发综合征的肺门淋巴结结核不明显或原发病灶存在大片渗出物,病变波及整个肺叶并将肺门掩盖时,以及继发性肺结核主要表现为渗出性病变或干酪性肺炎时,需与肺炎特别是肺炎链球菌肺炎鉴别。细菌性肺炎起病急骤、高热、寒战、胸痛伴气急,X线上病变常局限于一个肺叶或肺段,血白细胞计数总数及中性粒细胞增多,抗生素治疗有效,可资鉴别;肺结核尚需注意与其他病原体肺炎进行鉴别,关键是病原学检测有阳性证据。

(3) 非结核分枝杆菌病:NTM指结核分枝杆菌以外的所有分枝杆菌,可引起各组织器官病变,其中非结核分枝杆菌(NTM)肺病临床和X线类似肺结核,鉴别诊断依据菌种鉴定。

2) 与结核性胸膜炎鉴别

(1) 化脓性胸膜炎:继发于肺炎、肺脓肿、外伤、邻近器官的化脓性炎症,败血症也可引起。化脓性胸膜炎起病急、寒战、高热、胸痛等感染中毒表现。胸腔积液白细胞计数总数升高,核左移,有中毒颗粒,胸腔积液为脓性,细胞数$>10 \times 10^9$/L,可见脓细胞,可培养出致病菌。

(2) 结缔组织病及血管炎并发膜炎:如5%的类风湿关节炎可发生胸膜炎,多见于45岁以上的男性,少数发生在关节炎以前,胸腔镜检查可见胸膜改变,活检为非特异性炎症性肉芽肿;50%系统性红斑狼疮(SLE)发生胸腔积液,单核细胞为主,白细胞计数减少,pH>7.35,LDH<500 IU/L,抗核抗体滴度$>1:160$,C3、C4补体甚低,胸腔积液中可检出狼疮细胞。

四、处理方案及基本原则

(1) 一般治疗:发热、咳嗽或咯血时予以对症处理,卧床休息,注意加强营养,避免劳累,剧烈胸痛可适当予以止痛药。

(2) 抗结核药物治疗:遵从"早期、规律、全程、适量、联合"的基本原则。初治涂(菌)阳肺结核化疗方案:2HRZE/4HR,及1个月的强化期+4个月的巩固期;合并结核性胸膜炎时强化期延长为3个月,巩固期为9个月,具体方案依据病情情况调整。

(3) 合并结核性胸膜炎胸腔积液较多时,予以抽液治疗。

(4) 肾上腺皮质激素的应用:结核性胸膜炎应用肾上腺皮质激素历来存在不同的观点,由于肾上腺皮质激素可促进胸腔积液的吸收、减轻症状、缩短疗程,在抗结核治疗的基础上可加用,但存在一定的并发症和不良反应,不能作为常规用药。

五、要点及讨论

原发性肺结核是指初次感染即发病的肺结核,又称初染结核。典型病变包括肺部原发灶、引流淋巴管和肺门或纵隔淋巴结的结核性炎症,三者联合称为原发综合征。多数原发性肺结核临床症状轻微。而继发性肺结核是由于初染后体内潜伏病灶中的结核菌重新活动而释放而发病,极少数可以为外源性再感染。本型是成人肺结核的最常见类型。继发性肺结核可发生于原发感染后的任何年龄,其诱因除全身性免疫力降低外,肺局部因素使静止的纤维包裹性病灶或钙化灶破溃也可诱发。继发性肺结核好发于两肺上叶尖后段或下叶尖段,肺门淋巴结很少肿大,病灶趋于局限,但已有干酪坏死和空洞形成,排菌较多,不同于大多数原发性肺结核不治而愈,很少排菌的特点,在流行病上更具重要性。两类疾病的比较如表 14-1 所示。

表 14-1　原发性和继发性肺结核病(TB)的比较

	原发性 TB	继发性 TB
结核杆菌感染	初次	再次
发病人群	儿童	成人
对 TB 免疫力	无	有
病理特征	原发综合征	病变多样,新旧病灶复杂,较局限
起始病灶	上叶下部,下叶上部近胸膜处	肺尖部
主要播散途径	淋巴道或血道	支气管
病程	短,大多自愈	长,需治疗

继发性肺结核发病初期一般无明显体征,病变逐渐进展时,可出现疲乏、倦怠、工作精力减退、食欲缺乏、消瘦、失眠、微热、盗汗、心悸等结核中毒症状。但大多数患者因这些症状不明显往往察觉不到,如病变不断恶化,活动性增加,才会出现常见的全身和局部症状,如发热、胸痛、咳嗽、吐痰及咯血等。

结核菌分离培养是诊断的"金标准",多次送检痰标本或取纤支镜下刷检及支气管肺泡灌洗液标本进行结核菌培养可提高阳性率。痰抗酸染色或荧光涂片虽然敏感性较差,但简便、快速,应作为常规检测方法。血清抗结核抗体检测的敏感度、特异度不高,但能较快速获得结果,可作为辅助诊断方法,T-SPOT 技术利用结核特异性抗原,通过酶联免疫斑点技术(ELISPOT)检测受试者体内是否存在结核效应 T 细胞,从而判断该受试者是否存在结核杆菌现症感染,具有较高的灵敏度和特异度,有助于结核病的快速诊断。有条件者还可行痰全自动实时定量 PCR 检查;对结核菌培养阴性患者可行支气管镜检查或肺活检。胸部影像学表现为病灶多位于肺上叶尖后段、下叶背段,病变可呈局限性或多肺段侵犯,X线影像学可呈多形态表现(即同时呈现渗出、增殖、纤维和干酪样病变),也可伴有钙化。可伴有支气管播散灶和胸腔积液、胸膜增厚与粘连。易合并空洞,典型的结核空洞表现为薄壁空腔影,内壁光整,有时有液平面,可见引流支气管。

痰标本的采集时间一般以清晨较好,且第一口痰的价值较大。注意留痰前应先漱口,以减少口腔常存菌或杂物污染的机会(尤其是痰培养标本)。然后用力咳出气管深部痰液,护士可协助患者拍击其背部,使附在气管、支气管、肺泡壁的痰液松动、脱落,易于排出。

六、思考题

(1) 原发性肺结核与继发性肺结核的发病机制和诊疗有什么区别？

(2) 当涂片和培养阴性时，如何综合判断诊断结核感染？

七、推荐阅读文献

[1] 王吉耀,廖二元,黄从新,等.八年制内科学[M].2版.北京:人民卫生出版社,2010:106-116.

[2] 张永信,卢洪洲,盛吉芳,等.感染病学[M].北京:人民卫生出版社,2009:296-326.

[3] Blumberg H M, Burman W J, Chaisson R E, et al. American Thoracic Society/Centers for Disease Control and Prevention/Infectious Diseases Society of America: treatment of tuberculosis [J]. Am J Respir Crit Care Med, 2003,167(4):603-662.

(李　锋　金　鑫　郑江花)

肺出血-肾炎综合征

一、病历资料

1. 现病史

患者,男性,32岁,因"反复咳嗽、咳痰5个月伴咯血4个月,加重2天"就诊。入院前5月因受凉后出现咳嗽,咳少量黄痰,未予以重视,伴胸痛以及活动后喘憋,当时无发热、寒战,无头晕头痛,无腹痛腹胀。自服"消炎药"后症状未见明显缓解。4个月前出现咯血,呈鲜红色,量少,2天前症状加重,量较前稍多,发病时无胸痛、胸闷,无反酸、嗳气,遂来院就诊,查血常规:WBC 11.3×10^9/L, RBC 3.65×10^{12}/L, Hb 85 g/L。尿常规:潜血(+++),蛋白定性(++)。肾功能检查:血 BUN 18.2 mmol/L,血 Cr 207.1 μmol/L, ALB 19.38 g/L;GBM(+)。现为进一步诊治,门诊拟"咯血原因待查,肺出血-肾炎综合征可能"收治入院。

患者自发病以来食欲不振,精神状态较差,便秘,小便正常,体重无明显改变。

2. 既往史

既往吸烟8年,约30支/日,间断接触油漆、电焊约5年。否认有冠心病、糖尿病,否认家族遗传疾病史,父母兄弟子女均体健。

3. 体格检查

T 37.3℃,P 90次/min,R 20次/min,BP 150 mmHg/90 mmHg。患者神清,呼吸平稳,重度贫血貌,皮肤巩膜无黄染,浅表淋巴结未触及肿大,颈软,气管居中,甲状腺无肿大。双肺呼吸音清,未及干湿啰音。心律齐,各瓣膜区未闻及病理性杂音。腹平软,无压痛,无反跳痛,肝脾肋下未及,移动性浊音(一),肾区叩痛阴性。双下肢轻度可及凹陷性水肿。神经系统检查未见异常。

4. 实验室和影像学检查

(1) 血常规检查:WBC 11.3×10^9/L, RBC 3.65×10^{12}/L, Hb 85 g/L。

(2) 尿常规检查:潜血(+++)、蛋白定性(++)。

(3) 肾功能检查:血 BUN 18.2 mmol/L,血 Cr 207.1 μmol/L, ALB 19.38 g/L。

(4) GBM(+)。

(5) 胸片检查示:两肺渗出性病变,CT扫描示:弥漫片絮状阴影。

(6) 双肾B超检查示:双肾增大。

(7) 肾活检示:光镜下肾小球纤维素样坏死,多数肾小球可见纤维素样新月体形成,间质炎性细胞浸润,间质纤维化。免疫荧光:IgG沿毛细血管壁呈线型沉积。

二、诊治经过

1. 初步诊断

（1）肺出血-肾炎综合征。

（2）中度小细胞低色素性贫血。

2. 诊治经过

首先给予糖皮质激素和环磷酰胺联合用药 2 天，症状未缓解，开始给予治疗性血浆置换（TPE）治疗，TPE-2000 进行膜滤过式血浆置换，置换频度隔日 1 次，共行 5 次。置换液为新鲜冰冻血浆、4% 白蛋白。治疗后患者自觉症状（如精神状态、食欲、乏力等）明显好转，咯血停止。尿常规：潜血（－）、蛋白（＋）；肾功能检查：BUN 6.2 mmol/L，Cr 132.1 μmol/L，ALB 25.47 g/L，GBM 转为阴性，继续糖皮质激素和环磷酰胺联合用药治疗。

3. 最终诊断

（1）肺出血-肾炎综合征。

（2）中度贫血。

三、病例分析

1. 病史特点

（1）男，32 岁，反复咳嗽、咳痰 5 个月，间断咯血 4 个月，加重 2 天。吸烟 8 年，约 30 支/日，间断接触油漆、电焊约 5 年。

（2）重度贫血貌，双肺呼吸音粗，双下肢轻度可及凹陷性水肿。

（3）尿常规：潜血（＋＋＋），蛋白（＋＋）；肾功能：血 BUN 18.2 mmol/L，血 Cr 207.1 μmol/L，ALB 19.38 g/L，GBM（＋）。

（4）胸片检查示两肺渗出性病变，CT 扫描示弥漫片絮状阴影。

2. 诊断与诊断依据

（1）诊断：肺出血-肾炎综合征；中度小细胞低色素性贫血。

（2）诊断依据：①肺出血-肾炎综合征：患者有咳嗽、咳痰、咯血症状，查 X 线示两肺渗出性病变，CT 扫描示弥漫片絮状阴影。尿常规：潜血（＋＋＋），蛋白（＋＋）。肾功能：BUN 18.2 mmol/L，Cr 207.1 μmol/L，ALB 19.38 g/L，GBM 阳性。双肾 B 超检查显示双肾增大。肾活检：光镜下肾小球纤维素样坏死，多数肾小球可见纤维素样新月体形成。间质炎性细胞浸润，间质纤维化。免疫荧光：IgG 沿毛细血管壁呈线型沉积。②中度贫血：RBC 3.65×10^{12}/L，Hb 85 g/L。

3. 鉴别诊断

（1）特发性肺含铁血黄素沉着症：由于血红蛋白在肺泡内破坏，故血清胆红素可以增高，血清 IgA 增高，直接抗人球蛋白（Coomb）试验，冷凝集试验可呈阳性，血清 LDH 可增高。痰、胃液、支气管肺泡灌洗液或肺活检组织中找到典型的含铁血黄素巨噬细胞对诊断有重要意义。

（2）弥散性血管内凝血：凝血酶原时间（PT）及活化部分凝血活酶时间延长，在 DIC 的早期即可出现延长，阳性率高。但如结果正常，则不能除外 DIC 的诊断。如 PT 及 APTT 的检查结果均延长，对 DIC 诊断更有意义。

四、处理方案及基本原则

(1) 及时使用肾上腺皮质激素和免疫抑制剂。

(2) 血浆置换与免疫吸附疗法。

(3) 肾脏替代治疗。

(4) 加强护理,注意保暖,防治感冒,戒除吸烟,减少和避免各种可能的致病诱因。

五、要点与讨论

1. 肺出血-肾炎综合征概述

肺出血-肾炎综合征(Goodpasture 综合征)是原因未明的少见疾病。1919 年首由美国 Goodpasture 报道。多认为是自身免疫性疾病,肺和肾脏都受累,患者血清中可检出抗肾基底膜(抗 GBM)抗体。说明本病与抗 GBM 抗体有关,由于肾小球基底膜和肺泡毛细血管基底膜具有交叉反应抗原,抗 GBM 抗体能与肾小球基底膜和肺泡毛细血管基底膜起共同反应,引起肺出血肾炎病变。临床发病率低,可发生于任何年龄,但以青年男性较为多见。抗肾小球基底膜抗体一方面作用于肺泡,引起弥漫性肺泡出血;另一方面与肾小球基底膜发生交叉免疫而作用于肾小球,引起继发性肾损伤,该病预后凶险,多数患者遗有永久性肾损害,常因肾衰竭、呼吸功能衰竭和咯血窒息而死亡。

2. 实验室重点检查指标

(1) 尿液检查:镜下可见血尿,红细胞管型,颗粒管型,白细胞增多,多数为中等量尿蛋白,少数可见大量蛋白尿。

(2) 痰液检查:痰液显微镜检查可见具有含铁血黄素的巨噬细胞和血性痰。

(3) 血液检查:若肺内出血严重或持续时间长,可能有较严重的小细胞、低色素性贫血,Coomb 试验阴性,半数患者白细胞超过 10×10^9/L。

(4) 血液生化检查:早期 BUN、Scr、Ccr 正常,但随病情进展而 BUN 和 Scr 进行性增高,Ccr 进行性减少。肾功能严重减退者 GFR<5 ml/min。

(5) 特异性检查:在病程早期,用间接免疫荧光法和放射免疫法测定血中循环抗基膜抗体,血清抗 GBM 抗体多呈阳性。间接免疫荧光法的敏感性为 80%,放射免疫法测定的敏感性大于 95%,两者特异性可达 90%。有条件可通过免疫印迹和酶联免疫吸附测定(ELISA)方法测定抗 NC1 抗体,依据免疫印迹和抗 NC1 抗体的特异性,以诊断肺出血-肾炎综合征。

六、思考题

(1) 肺出血-肾炎综合征的重要实验室诊断有哪些?

(2) 肺出血-肾炎综合征的鉴别诊断有哪些?

七、推荐阅读文献

[1] 陈燕文.肺出血-肾炎综合征 1 例报告并文献复习[J].临床荟萃,2001,t6(8):373,375.

[2] 王海燕.肾脏病学[M].2 版.北京:人民卫生出版社,1998:912-922.

[3] Gui Z, Zhao M H, Xin G, et al. Characteristics and prognosis of Chinese patients with antiglomerular basement membrane diease [J]. Nephron Clin Pract, 2005,99(2):C49-C55.

(王 蕾)

案例 16

慢性萎缩性胃炎

一、病历资料

1. 现病史

患者,男性,55岁,因"食欲不振、胃部饱胀感1年,加重1周"就诊。患者近1年来出现食欲不振,饭量下降,有胃部饱胀感,伴嗳气、反酸、恶心等消化不良症状,无胸闷、胸痛,无头晕、头痛,无发热、寒战,无尿频、尿急。曾至外院就诊,予以健胃消食治疗后患者症状改善不明显。入院前1周患者上述症状加重,伴呕吐1次胃内容物,无呕血、黑便,至我院就诊,查 WBC 7.5×10^9/L, RBC 4.1×10^{12}/L, Hb 132 g/L, PLT 135×10^9/L。胃镜:黏膜红白相间,血管显露,色泽灰暗,皱襞变平。考虑"慢性萎缩性胃炎"。现为进一步治疗,门诊拟"慢性萎缩性胃炎"收治入院。

2. 既往史

否认有冠心病、糖尿病史,既往高血压病5年,有长期吸烟饮酒史,否认家族遗传疾病史,父母兄弟子女均体健。

3. 体格检查

T 37.8℃,R 28次/min,P 93次/min,BP 138 mmHg/90 mmHg,患者神志清,精神欠佳,皮肤巩膜无黄染,球结膜无水肿,睑结膜无苍白,甲状腺不肿大,双侧颈动脉搏动对称,颈静脉无怒张,胸廓无畸形,心界不大,心尖搏动位置正常,未触及异常搏动,各瓣膜区未闻及病理性杂音。双肺呼吸音清,未闻及干湿啰音。腹平软,无压痛,无反跳痛及肌紧张,双下肢无水肿,足背动脉搏动良好。生理反射存在,病理反射未引出。

4. 实验室和影像学检查

(1) 血常规检查:WBC 7.5×10^9/L, RBC 4.1×10^{12}/L, Hb 132 g/L, PLT 135×10^9/L。

(2) 尿常规检查:未见明显异常。

(3) 肝肾功能检查:ALT 65 IU/L, AST 35 IU/L, Cr 58 μmol/L, Glu 5.81 mmol/L。

(4) 胃镜检查:黏膜红白相间,血管显露,色泽灰暗,皱襞变平。考虑"慢性萎缩性胃炎"。

(5) ^{13}C 呼气试验:幽门螺杆菌(Hp)阳性。

二、诊治经过

1. 初步诊断

慢性萎缩性胃炎。

2. 诊治经过

患者入院后针对病因,使用四联疗法(枸橼酸铋钾＋奥美拉唑＋克拉霉素＋甲硝唑)根除幽门螺杆菌,疗程 7～14 天。枸橼酸铋钾有保护患者胃黏膜的作用。嘱患者适当休息,减轻精神压力,停服不必要的非类固醇消炎药(NSAIDs),戒烟戒酒,少饮浓的咖啡。

3. 最终诊断

慢性萎缩性胃炎。

三、病例分析

1. 病史特点

(1) 男性,55 岁,食欲不振、胃部饱胀感 1 年,加重 1 周。

(2) 既往高血压病 5 年,有长期吸烟饮酒史。

(3) 体格检查:患者神志清,精神欠佳,皮肤巩膜无黄染,球结膜无水肿,睑结膜无苍白,甲状腺不肿大,双侧颈动脉搏动对称,颈静脉无怒张,胸廓无畸形,心界不大,心尖搏动位置正常,未触及异常搏动,各瓣膜区未闻及病理性杂音。双肺呼吸音清,未闻及干湿啰音。腹平软,无压痛,无反跳痛及肌紧张,双下肢无水肿,足背动脉搏动良好。

(4) 胃镜检查显示黏膜红白相间,血管显露,色泽灰暗,皱襞变平。考虑"慢性萎缩性胃炎"。^{13}C 呼气试验结果显示幽门螺杆菌阳性。

2. 诊断与诊断依据

(1) 诊断:慢性萎缩性胃炎。

(2) 诊断依据:①患者有食欲不振、胃部饱胀感;②胃镜检查显示黏膜红白相间,血管显露,色泽灰暗,皱襞变平;^{13}C 呼气试验结果显示幽门螺杆菌阳性;③患者有长期吸烟饮酒史。

3. 鉴别诊断

(1) 消化性溃疡:慢性病程,病史可达数年或十余年;周期性发作,发作期可为数轴或数月,缓解期长短不一,发作有季节性,首选胃镜检查可确诊,X 线钡餐检查发现龛影也有确诊价值。实验室检查中 Hp 检测常阳性。

(2) 胃食管反流病:如果患者有典型的胃灼热和反酸症状,可初步诊断胃食管反流病。如内镜检查发现食管黏膜有不同程度的破损,严重的破损甚至有融合,并能排除其他原因引起的食管病变,可确立诊断。

(3) 急性胃炎:多有服用非类固醇消炎药或危重患者进行机械通气的病史,患者常有上腹痛,恶心,呕吐,食欲不振等,胃镜检查可见弥漫分布的多发性糜烂、出血灶和浅表溃疡为特征的急性胃黏膜病损。

四、处理方案及基本原则

(1) 一般治疗,积极戒烟忌酒,避免使用损害胃黏膜的药物,饮食宜规律,避免过热、过咸及刺激性食物。

(2) 抗 Hp 治疗,2012 年《第四次全国幽门螺杆菌感染处理共识意见》推荐铋剂＋质子泵抑制剂(PPI)＋2 种抗菌药物组成的四联疗法根除 Hp。

五、要点与讨论

慢性萎缩性胃炎(chronic atrophic gastritis,CAG)是以胃黏膜上皮和腺体萎缩、数目减少,胃黏膜变薄,黏膜基层增厚,或伴幽门腺化生和肠腺化生,或有不典型增生为特征的慢性消化系统疾病。常表现为上腹部隐痛、胀满、嗳气,食欲不振,或消瘦、贫血等,无特异性。是一种多致病因素性疾病及癌前病变。根据血清免疫学检查与胃内病变的分布,可将 CAG 分为 A 型和 B 型。临床上也可见同时累及胃窦、胃体的 AB 型萎缩性胃炎。A 型萎缩性胃炎又称为自身免疫性胃炎,其免疫学特点为患者体内产生针对胃组织不同组分的自身抗体,包括抗胃壁细胞抗体(APCA),抗内因子抗体(AIFA)等,分别造成维生素 B_{12} 吸收障碍和胃酸分泌减少等,病变以胃体为主。此病发展成胃癌的风险很高,又可随着病程的发展,导致恶性贫血。

1. 慢性萎缩性胃炎的首选实验室检查

(1) 胃蛋白酶原(PG)。PG 分为 PGⅠ和 PGⅡ两型,PGⅠ由胃底腺的主细胞和颈黏液细胞分泌,PGⅡ主要由主细胞、颈黏液细胞、胃窦细胞及十二指肠远端的 Brunner 腺分泌,CAG 时,胃底腺萎缩,主细胞数量减少,PGⅠ减少,胃黏膜萎缩伴肠化及胃窦腺体向胃体延伸,PGⅡ增高,PGR(PGⅠ/PGⅡ)下降与萎缩程度相关。目前检测 PG 的方法主要是酶免疫测定法(EIA)和乳胶免疫测定法(LIA),两者需样少,有较高特异性和灵敏度,后者以血清或血浆为样本,利用全自动生化分析仪对样本的乳胶凝集反映所致的吸光度变化进行检测,更适合大规模筛查。胃镜检查是金标准,但患者痛苦,费用高;PG 检测无创伤,简便可靠,费用低廉,并可作为 Hp 治疗效果的评价。虽然 PG 检查敏感度很好,但特异性不够,临床在选择上可以配合胃镜做辅助检查。影响血清 PG 检测结果的因素:

① 前一周刺激性食物或酗酒会使 PG 偏高;

② 对胃黏膜有刺激性或损伤药物会偏高或偏低;

③ 重度溶血、脂血的样本需要重新抽血;

④ 样本中的类风湿因子(RF)和嗜异性抗体等可能会使 PG 偏高。

(2) 胃泌素(GAS)。GAS 由胃窦 G 细胞产生,G‐17 占 80%～90%。其生理作用主要为促进胃酸分泌,营养胃黏膜,参与炎症反应。CAG 时腺体丧失,G 细胞减少,G‐17 数值降低,G‐17 是 CAG 血清学标志物之一,但缺乏一定的特异性。

(3) 幽门螺杆菌(Hp)检查。绝大多数慢性胃炎患者胃黏膜中均可检出幽门螺杆菌,而根除幽门螺杆菌后可使胃黏膜炎症消退。因此,^{13}C 呼气试验已被公认为检测幽门螺杆菌的最佳方法,强烈建议临床医生考虑使用。Hp 的检查方法主要包括侵入性和非侵入性两类(见表 16‐1)。

表 16‐1　侵入性和非侵入性幽门螺杆菌检测方法的比较

		优点	缺点
侵入性	快速尿素酶试验(常用)	简便、费用低、快速,特异性 100%,敏感度 90%	患者依从性差,若 Hp 呈灶性分布易导致漏诊(漏诊率达 10%左右)
	组织学检查	特异性 100%,敏感度 90%	(同上)
非侵入性	抗 Hp 抗体	特异性 90%,灵敏度 80%	感染初期常呈现假阴性,且根治后抗体转阴较慢
	^{13}C 呼气试验(最常用)	简单,方便,快速,特异性和敏感度均为 100%,患者依从性好,并可用于患者治疗效果的监测	费用较高

2. 抗胃壁细胞抗体与抗内因子抗体和慢性萎缩性胃炎的关系

如图 16‐1 所示,内因子与维生素 B_{12} 结合形成复合物,由回肠黏膜的受体吸收,它是维生素 B_{12} 下肠道吸收的必需因子。恶性贫血是因胃黏膜萎缩、胃液中缺乏内因子,使维生素 B_{12} 吸收出现障碍而发生的巨幼细胞贫血,临床上常伴有神经系统失调症状。内因子由胃壁细胞产生,分泌入胃腔。抗胃壁细胞抗体引起的自身免疫性胃炎会使内因子分泌减少;抗内因子抗体可阻断内因子与维生素 B_{12} 的结合,两者均使维生素 B_{12} 吸收减少,最终导致恶性贫血。所以,抗内因子抗体和抗胃壁细胞抗体的血清学检测是确诊恶性贫血的重要依据。恶性贫血患者中抗胃壁细胞抗体阳性率可达 $80\%\sim90\%$,但抗体检出率会随着病情的发展而降低,且该抗体与多种疾病相关,特异性不高。抗内因子抗体是恶性贫血的特异性抗体,许多患者在疾病晚期仅有抗内因子抗体产生。

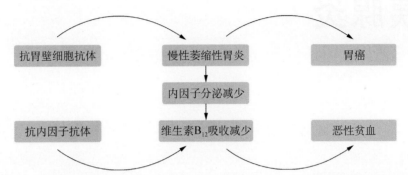

图 16-1　抗胃壁细胞抗体(APCA)与抗内因子抗体(AIFA)和慢性萎缩性胃炎的关系

3. 慢性萎缩性胃炎其他重要的实验室检查

(1) 血常规:有上消化道出血者血红蛋白和红细胞可降低。

(2) 大便隐血试验(OB):有上消化道出血者为阳性。

(3) 胃液分泌功能测定(GAF):慢性浅表性胃炎,胃酸分泌大致正常或轻度降低,但若壁细胞几近消失时,可无胃酸分泌,胃液量也减少。

(4) 凝乳酶(La):慢性萎缩性胃炎减少。常与胃蛋白酶原同时测定。

(5) 基础胃酸排泌量(BAO):慢性萎缩性胃炎减低,若同时有恶性贫血则更低。

(6) 最大胃酸排泌量(MAO):慢性萎缩性胃炎减低,若同时有恶性贫血或缺铁性贫血则更低。

(7) 免疫球蛋白 A(IgA):慢性浅表性胃炎、慢性萎缩性胃炎可增高。

(8) 人表皮生长因子(HEGF):慢性萎缩性胃炎往往增高。

六、思考题

(1) 慢性萎缩性胃炎的重要实验室检查指标有哪些?

(2) 慢性萎缩性胃炎、急性胃炎、胃食管反流病和消化性溃疡的鉴别诊断要点有哪些?

(3) 简述慢性萎缩性胃炎的治疗方法有哪些?

七、推荐阅读文献

[1] 颖杰.老年患者胃黏膜病变与血清胃蛋白酶原变化[J].实用老年医学,2008,22(4):265-267.

[2] 孟云霞,杨华.慢性萎缩性胃炎的实验室诊断价值[J].中国老年保健医学,2007,5(6):40-43.

[3] 段东来,张斌.应用放大内镜诊断萎缩性胃炎的研究进展[J].医学综述,2009,15(13):2034-2037.

(王　蕾)

案例 17

急性胰腺炎

一、病历资料

1. 现病史

患者,女性,56岁,因"上腹部胀痛1天"入院。患者入院前1天进食油腻早餐后出现中上腹部疼痛,呈持续性胀痛,阵发性加剧,后逐渐扩散至脐以上,疼痛较剧烈,向腰背部呈带状放射,弯腰抱膝体位略减轻,直立位加重,无发热、寒战,无头晕、头痛,无恶心、呕吐。入院前1天夜间患者疼痛无法耐受,于我院急诊就诊。查上腹部CT提示"胰腺形态欠规则伴周围渗出性改变",考虑"胰腺炎可能;脂肪肝;右肺中叶纤维灶,两肺下叶渗出性改变指征"。血常规结果 WBC $22.6×10^9$/L,血 AMY 1 301 IU/L,脂肪酶 122 IU/L,尿 AMY 1 092 IU/L。予以补液对症支持治疗,为进一步诊治,急诊拟"急性胰腺炎"收治入院。

2. 既往史

高血压病5年,最高血压可至180 mmHg/120 mmHg,服用"氨氯地平"。糖尿病5年,未服药。高脂血症5年,未服药。对青霉素过敏。否认肝炎、结核、疟疾、血吸虫病史,否认脑血管疾病、精神疾病病史,否认手术、外伤输血史。否认家族性遗传性及传染病史。

3. 体格检查

T 37.0℃,P 80次/min,R 18次/min,BP 180 mmHg/120 mmHg,患者神志清楚,精神尚可。皮肤黏膜无黄染,浅表淋巴结未触及肿大。颈软,气管居中,甲状腺无肿大。双肺呼吸音稍粗,未闻及干、湿啰音。心律齐,各瓣膜区未闻及病理性杂音。腹平坦,无腹壁静脉曲张,腹肌较紧张,上腹广泛压痛,反跳痛,腹部无包块。肝脏肋下未触及,脾脏肋下未触及,Murphy氏征阴性,肝肾区无叩击痛,叩诊呈鼓音,无移动性浊音。肠鸣音未见异常,4次/min。双下肢无水肿。神经系统检查未见异常。

4. 实验室和影像学检查

(1) 血常规:WBC $22.6×10^9$/L, N 84.1%, RBC $4.8×10^{12}$/L, Hb 148 g/L, PLT $312×10^9$/L, CRP 119 mg/L。

(2) ESR 64 mm/h。

(3) 尿常规:未见明显异常。

(4) 生化指标:血 AMY 1 301 IU/L 脂肪酶 122 IU/L,尿 AMY 1 092 IU/L,血糖 12.6 mmol/L。

(5) 上腹部CT:胰腺形态欠规则伴周围渗出性病变,考虑胰腺炎可能;脂肪肝;右肺中叶纤维灶,两肺下叶渗出性改变。

二、诊治经过

1. 初步诊断

（1）急性胰腺炎。

（2）2 型糖尿病。

（3）高血压病 3 级，极高危组。

（4）高脂血症。

2. 诊治经过

入院后嘱卧床休息、禁食、监测血糖、胃肠减压，计 24 小时尿量，以抑酸、抑酶、抑制胰液分泌、抗感染等对症支持治疗为主。监测体温最高为 38℃，腹痛反复，予以哌替啶止痛，同时考虑患者有感染、重症倾向，在血培养及药敏鉴定结果回报前，予广谱杀菌剂（头孢吡肟），因感染菌多来自结肠内细菌移位，以抗厌氧菌（奥硝唑）联合预防和治疗感染。针对急性胰腺炎的发病机制与特点，应用质子泵抑制剂（兰索拉唑），抑制胃酸分泌；为迅速缓解症状，有效抑制胰液分泌，应用生长抑素，同时应用非肽类蛋白分解酶抑制剂（加贝酯）、蛋白酶抑制剂（乌司他丁），抑制胰酶活性。另外积极控制原发疾病（高血压病、糖尿病），予床边心电图排除心脏疾患。

经以上处理，复查血、尿淀粉酶、血脂肪酶降至正常范围，但患者腹痛无显著缓解，为此继续完善血、尿常规，血生化及血气分析，结果示血象持续升高，WBC 由 $24.5×10^9$/L 升至 $27.5×10^9$/L，$N_{\#}$ 由21.6$×10^9$/L 升至 $24.2×10^9$/L；降钙素原（PCT）维持在 0.10 ng/ml，未有下降；CRP＞160 mg/L；血沉（ESR）70 mm/h；白蛋白 38.3 g/L；总胆固醇 5.9 mmol/L，甘油三酯 5.54 mmol/L；血气分析示 PaO_2 69.0 mmHg，SB 25.3 mmol/L；同时尿糖（＋＋＋＋），尿酮（＋＋＋），空腹血糖 14.25 mmol/L，糖化血红蛋白（HbA1c）18.9%，据出入量调整补液及营养补充，予低分子右旋糖酐、复方维生素注射液治疗，其余同前。及时复查尿常规及血气分析，评估血糖、电解质及肺功能等指标改善情况。

经上述处理，患者自觉症状较前明显好转，腹痛稍缓解，体温降至 37.5℃，PaO_2 上升至 83 mmHg，SB 25.1 mmol/L，但尿糖（＋＋＋＋）。给予哌替啶镇痛，并放置空肠管，予以肠内营养，夜间有消化液引流出，腹痛显著缓解，生命体征平稳，予开放流质饮食，同时补液量，并注意患者有无再发腹痛不适，完善上腹部增强 CT，评估胰腺及周围脏器病变程度，结果示急性胰腺炎伴周围渗出性改变；脂肪肝，肝右叶血管瘤；胆囊炎，明确诊断。因血糖控制不佳，考虑胰岛 β 细胞功能受损可能，予血 C 肽和胰岛素水平检查，结果无异常，嘱患者加强自我饮食管理。患者经治疗，复查尿淀粉酶转阴，降钙素原下降，白细胞明显下降，逐渐开放饮食后无再发腹痛，症状好转，病情稳定，生命体征平稳。

3. 最终诊断

（1）急性胰腺炎（重症）。

（2）2 型糖尿病。

（3）高血压病 3 级，极高危组。

（4）高脂血症。

三、病例分析

1. 病史特点

（1）女性，56 岁，上腹部胀痛 1 天。

（2）患者油腻餐后出现中上腹部疼痛，呈持续性胀痛，阵发性加剧，后逐渐扩散至脐以上，疼痛较剧烈，弯腰抱膝体位略减轻，直立位加重。

（3）既往无肝炎病史，无手术外伤史。对青霉素过敏。有急性胰腺炎病史，有高血压，高脂血症及糖尿病病史。

（4）**体格检查**：T 36℃，P 80 次/min，R 18 次/min，BP 180 mmHg/120 mmHg，患者神志清楚，精神尚可，食欲差，双肺呼吸音粗，腹部肌肉较紧张，上腹广泛压痛，反跳痛。

（5）**实验室和影像学检查**：WBC 22.6×10^9/L，N 84.1%，RBC 4.8×10^{12}/L，Hb 148 g/L，PLT 312×10^9/L。生化：血 AMY 1 301 IU/L，血 LPS 122 IU/L，尿 AMY 1 092 IU/L，血糖 12.6 mmol/L。上腹部 CT：胰腺形态欠规则伴周围渗出性病变，脂肪肝，右肺中叶纤维灶，两肺下叶渗出性改变。

2. 诊断及诊断依据

（1）**急性胰腺炎（重症）**：①症状体征：患者为 56 岁女性，上腹部胀痛 1 天。患者于本次入院前 1 天早餐后出现中上腹部疼痛，呈持续性胀痛，阵发性加剧，后逐渐扩散至脐以上，疼痛较剧烈。查体腹部肌肉较紧张，上腹部广泛压痛，反跳痛，腹部无包块；②血白细胞升高，中性粒细胞比例上升，血淀粉酶、脂肪酶及尿淀粉酶升高，血糖升高；③上腹部 CT 显示胰腺形态欠规则伴周围渗出性病变。结合患者整体治疗过程，考虑重症胰腺炎。

（2）**2 型糖尿病**：既往糖尿病史，入院后检查血糖高于正常参考范围。

（3）**高血压病 3 级，极高危组**：既往高血压病史，入院后检查血压高于正常参考范围，按高血压分级，属极高危组。

（4）**高脂血症**：既往高脂血症病史，入院后总胆固醇、甘油三酯皆高于正常参考范围。

3. 鉴别诊断

（1）**急性肠梗阻**：患者一般呈典型腹痛、呕吐、腹胀、停止排气排便，肠鸣音亢进，有气过水声，腹部平片可见气液平面。

（2）**急性胆囊炎和胆石症**：患者常有胆结石病史多位于右上腹，可放射至右肩及背部，Murphy 征阳性，血淀粉酶可升高，但不超过正常上限 3 倍，可结合腹部 B 超及 CT 明确诊断。

（3）**急性胃肠炎**：患者常有暴饮暴食或食用不洁食物史，起病急，频繁恶心、呕吐，频繁腹泻，多为水样便，常伴有发热等全身中毒症状，腹部压痛多位于上腹部及脐周，部位不典型，无肌紧张、反跳痛，肠鸣音亢进。

（4）**消化性溃疡穿孔**：典型的溃疡病史，突发剧烈腹痛，迅速扩展至全腹，表现为明显的腹膜刺激征，肝浊音界缩小或消失，立位腹平片可见膈下游离气体。

四、处理方案及基本原则

1. 处理方案

（1）嘱禁食、卧床休息。

（2）行胃肠减压。

（3）应用抗生素，抗感染治疗。

（4）抑制胃酸及胰液分泌、抑制胰酶活性等。

（5）补液对症支持治疗。

（6）据病情完善相关检查，密切监测病情。

2. 基本原则

（1）针对病因的治疗。凡有胆道结石梗阻的胆源性急性胰腺炎患者，需要及时解除梗阻，可经内镜或手术治疗。对于高脂血症性急性胰腺炎，需要短时间降低甘油三酯水平，尽量降至 5.65 mmol/L 以下。治疗上可以采用小剂量低分子肝素和胰岛素，或血脂吸附和血浆置换快速降脂。

（2）非手术治疗。包括一般治疗；液体复苏及重症监护治疗；器官功能的维护治疗；营养支持；抗生素应用；中药治疗。

（3）ACS 的治疗。腹腔间隔室综合征（abdominal compartment syndrome，ACS）是指腹腔内高压伴发器官功能障碍。其治疗原则是及时采用有效的措施缓解腹内压。不建议在急性胰腺炎早期将 ACS 作为开腹手术的指征。

（4）手术治疗。外科治疗主要针对胰腺局部并发症继发感染或产生压迫症状，以及胰瘘、消化道瘘、假性动脉瘤破裂出血等其他并发症，而胰腺及胰周无菌性坏死积液无症状者无须手术治疗。

五、要点与讨论

近年来急性胰腺炎（acute pancreatitis，AP）发病率呈逐年增长的趋势，病因众多，其中胆石症、酒精和高脂血症，约占病例数 70% 以上。与此同时，随着疾病风险评估的及时合理运用，急性胰腺炎患者的平均病死率有所下降，平均病程缩短，诊疗措施的有效性明显增加。

急性胰腺按病情严重程度分级，可分为轻症急性胰腺炎（mild acute pancreatitis，MAP），中重症急性胰腺炎（moderately severe acute pancreatitis，MSAP）和重症急性胰腺炎（severe acute pancreatitis，SAP）。急性胰腺炎的主要症状多为急性发作的持续性上腹部剧烈疼痛，常向背部放射，常伴有腹胀及恶心呕吐。临床体征轻者仅表现为轻压痛，重者可出现腹膜刺激征、腹水，偶见腰肋部皮下瘀斑征（Grey-Turner 征）和脐周皮下瘀斑征（Cullen 征）。腹部因液体积聚或假性囊肿形成可触及肿块。可以并发一个或多个脏器功能障碍，也可伴有严重的代谢功能紊乱。

对于任何患者有上腹疼痛、难以解释的休克或者血尿淀粉酶升高的患者，均应考虑急性胰腺炎的可能。急性胰腺炎的诊断标准为：①急性发作的上腹疼痛伴有上腹部压痛或腹膜刺激征；②血、尿和（或）腹水、胸水中淀粉酶升高；③影像学（B 超、CT 等）或手术发现胰腺炎症、坏死等间接或直接的改变。具有上述第 1 项在内的 2 项以上标准，并排除其他急腹症后（如消化性溃疡合并穿孔、肠系膜动脉栓塞以及异位妊娠破裂等）诊断即可成立（动态 CT 扫描具有重要的诊断价值）。另外还应注意胆源性胰腺炎及轻症急性胰腺炎有重症倾向者，应予以及时诊断并处理。

实验室指标对于急性胰腺炎的诊断意义重大。

（1）血清淀粉酶（AMY）：检测包括血清淀粉酶及尿淀粉酶，特别是血清淀粉酶诊断意义重大。急性胰腺炎时，血、尿淀粉酶都会明显升高，血淀粉酶升高早于后者，起病后 6 小时，血淀粉酶 > 500 IU/L（Somogyi 单位）或 12 小时后尿淀粉酶 > 1 000 IU/L（Somogyi 单位）可作为参考，其准确性更高，影响因素更少。另外淀粉酶同工酶也有利于急性胰腺炎的诊断。结合临床分析时，应注意：①淀粉酶的升高具有时相性，应注意动态监测。②淀粉酶升高提示有胰腺炎可能，但无法凭此确诊，还需完善影像学等检查。③非胰性急腹症也可出现淀粉酶升高，但程度有别。④若出现血淀粉酶升高而尿淀粉酶正常的情况，应考虑巨淀粉酶血症、腮腺炎可能。⑤应注意血清酶的升高与病情程度不呈相关性，需结合临床综合分析。

（2）血清脂肪酶（LPS）：主要用于急性胰腺炎的诊断及与其他原因的急腹症的鉴别诊断，急性胰腺炎时，血清脂肪酶与血清淀粉酶的升高是平行的，且脂肪酶的升高持续时间更长，有助于发作过后胰腺炎的诊断，淀粉酶阴性或是急性胰腺淀粉酶已正常时，脂肪酶与脂肪酶检查有互补作用。

（3）血常规：急性胰腺炎发作时呈急性感染血象，白细胞总数和分类均增高，重者有血细胞比容降低。

（4）血清标志物：C-反应蛋白（CRP）在发病 72 小时后 > 150 mg/L 提示胰腺组织坏死。IL-6 动态监测水平升提示预后不良。

（5）血钙明显下降，提示胰腺的广泛坏死。血钙 < 1.75 mmol/L（7 mg/dl），提示患者预后不良。

（6）其他血液指标：①约半数病例会出现胆红素、转氨酶和碱性磷酸酶升高，是由于胰腺炎性肿胀后压迫胆总管，或病变严重时伴随的非梗阻性胆汁淤积；②会引起白蛋白自腹膜后炎症区和腹膜表面外渗，致使血中白蛋白降低；③还应注意甘油三酯水平的检测，以排除病原学因素，另外酗酒者甘油三酯大多中度升高，此种情况应透过现象寻求真正病因。

辅助检查可进一步明确诊断，胸、腹部平片可用于发现有无胸水、肠梗阻；B超可用于有无胆道结石和胰腺水肿、坏死的判断；CT扫描，特别是增强CT被认为诊断急性胰腺炎的标准方法可确定急性胰腺炎的是否存在、严重程度及有无局部并发症、鉴别病变性质等；MRI：可通过胆胰管造影（MRCP）判断有无梗阻；EUS（超声内镜）对于恶性肿瘤和癌前病变的鉴别诊断有重要意义；ERCP主要用于治疗。

急性胰腺炎，特别是轻症胰腺炎的治疗以内科治疗为主。①抑制胰腺分泌；②抑制胰酶活性，减少胰酶合成；③对于疼痛明显者，特别是急性重症胰腺炎，镇痛也很重要。④对于胆源性急性胰腺炎及有感染危险者可选用氨基糖苷类、喹诺酮类、头孢菌素类及抗厌氧菌药物。

对于重症急性胰腺炎，禁食和胃肠减压应采取个体化原则，加强营养支持。另外，为达到促进蛋白合成、调节免疫和可能的抗感染的效果，可采用生长抑素和生长激素联合疗法，其他以实际病情为准，及时采取抗休克、纠正水、电解质及酸碱平衡紊乱等措施。

六、思考题

（1）急性胰腺炎如何与其他急腹症的临床表现相鉴别，其中有鉴别诊断价值的实验室辅助检查指标有哪些？

（2）如何通过实验室辅助检查项目的指标改变和相应的影像学资料数据，早期预知急性胰腺炎并发症的发生？

（3）在确定诊疗计划时，轻症急性胰腺炎与重症急性胰腺炎患者有哪些侧重点的不同？

七、推荐阅读文献

[1] 陈灏珠，林果为，王吉耀. 实用内科学[M]. 14版. 北京：人民卫生出版社，2014：2051-2057.

[2] Johnson C D, Besselink M G, Carter R. Acute pancreatitis [J]. BMJ，2014，349：g4859.

[3] Upchurch E. Local complications of acute pancreatitis [J]. Br J Hosp Med (Lond)，2014，75 (12)：698-702.

（万海英）

消化性溃疡

一、病历资料

1. 现病史

患者,男性,62 岁,因"间断性中上腹部隐痛 1 年余,加重伴黑便 1 周"就诊。患者于 1 年前无明显诱因出现中上腹部疼痛,呈间断性隐痛,无夜间痛,无向其他部位放射痛。近 1 年来反复发作,多在秋冬或冬春之交发病,每次持续时间不详,大便 2 次/天,色黄,成形,未予重视。入院前 1 周患者于夜间饮酒、劳累后再次出现中上腹部疼痛,呈间断性隐痛,较之前加重,进食后可缓解,2 小时后再次出现疼痛,有黑便,2 次/天,50 ml/次,病程期间患者无反酸、胃灼热、腹胀、腹泻、恶心、呕吐,无食欲减退、体重减轻、消瘦、乏力,无心悸、出汗、胸闷、气短,无巩膜黄染,无发热,为进一步诊治,遂来我院急诊就诊,立即测血压 98 mmHg/58 mmHg,急诊查 Hb 84 g/L,大便隐血(血红蛋白法)(+),肝肾功能及心电图未见异常,予进食及补液治疗,次日复查 Hb 84 g/L,未再出现活动性出血,目前大便未解。现为进一步治疗收住入院。患者自发病来,精神可,食欲食量一般,体力情况可,体重无明显变化,大便未解,小便正常。

2. 既往史

26 年前有上消化道出血病史 7 次(具体不详),之后未再出现出血表现;否认肝炎、结核、疟疾、血吸虫病史,否认高血压、心脏病史,否认糖尿病、脑血管疾病、精神疾病史,否认外伤、输血史,有安乃近过敏史,预防接种史随当地。吸烟 40 年,平均 3 包/月,未戒烟。饮酒 25 年,平均 2 两白酒+1 瓶啤酒/月,未戒酒。否认家族性遗传性及传染病史。

3. 体格检查

T 36.3℃,P 80 次/min,R 18 次/min,BP 92 mmHg/50 mmHg。患者神志清楚,精神尚可,皮肤巩膜无黄染,浅表淋巴结未触及肿大,颈软,气管居中,甲状腺无肿大。双肺呼吸音稍粗,未及干湿啰音。心律齐,各瓣膜区未闻及病理性杂音。腹平坦,无腹壁静脉曲张,上腹部有压痛,无反跳痛,腹部无包块。肝脏肋下未触及,脾脏肋下未触及,Murphy 氏征阴性,肝肾区无叩击痛,叩诊呈鼓音,无移动性浊音。肠鸣音未见异常,4 次/min。双下肢无水肿。神经系统检查未见异常。

4. 实验室和影像学检查

(1) 血常规:WBC 4.2×10^9/L, N 60.1%, RBC 2.7×10^{12}/L, Hb 83 g/L, PLT 180×10^9/L。

(2) 尿常规、凝血功能、肌钙蛋白、肝肾功能:未见明显异常。

(3) 粪常规:隐血(血红蛋白法)(+),隐血(化学法)阳性(++),隐血(转铁蛋白法)阳性(+)。

(4) 心电图:窦性心律,正常心电图。

二、诊治经过

1. 初步诊断

上消化道出血(十二指肠溃疡可能)。

2. 诊治经过

入院后嘱卧床休息,禁食,进行健康教育,避免存在活动期溃疡出血加重。并予立即开放静脉通道,应用质子泵抑制剂(泮托拉唑),抑制胃酸分泌;胃黏膜保护剂(丙氨酰谷氨酰胺注射液);因患者存在活动性出血可能,应用止血剂(卡络磺钠),另须营养、补液,预防电解质紊乱等处理,并注意患者生命体征变化。

为尽快明确出血原因,评估病情进展,予完善血常规(HCT 25.2%, Hb 85 g/L, N 60.2%, WBC 7×10^9/L,提示血色素较低,中度贫血,如有继续出血,需继续复查后评估有无输血必要),尿常规、粪便常规隐血(+)[血红蛋白法(+),化学法(+++),两种隐血试验结合检测,明确存在继续出血未控制,需加强抑酸、止血治疗并多次复查,评估治疗效果],肝肾功能及电解质(ALB 31.6 g/L,总钙2.02 mmol/L,GLB 17.6 g/L, LDH 113 IU/L, SOD 116.7 IU/ml,提示需进一步营养支持,预防电解质紊乱)、肝炎指标(明确有无肝纤维化、肝硬化可能)等检查;病程中尽快完善胃镜检查(提示十二指肠球部溃疡 A1 期,慢性浅表-萎缩性胃窦炎,并行内镜下止血,针对镜下结果继续予止血、抑酸、营养、补液等对症处理),出血控制后及时予 C14 呼气试验(显示为 765,提示存在幽门螺杆菌感染,虽检测于抑酸治疗后,但仍有一定参考意义,需出院后继续抗 Hp 治疗),患者无肾功能异常,及时完善上腹部增强 CT(明确有无促进消化性溃疡形成的原发消化系统脏器异常,结果提示贲门胃底壁增厚,胃镜下取活检,病理诊断明确),完善胸片、心电图检查(均未见异常,以排除有无严重心肺器质性病变);另须完善自身抗体及消化道肿瘤筛查(仅 CEA 5.3 ng/ml,提示癌变可能性尚小,需定期随访),明确有无自身免疫性疾病或消化道肿瘤可能,及时向患者家属告知病情及治疗方案。

综上,经过治疗,患者精神可,食欲可,无腹痛、腹胀,无黑便,病情平稳。

3. 最终诊断

(1) 十二指肠球部溃疡(A1 期)。

(2) 慢性浅表性-萎缩性胃窦炎。

三、病例分析

1. 病史特点

(1) 老年男性患者,间断性中上腹部隐痛 1 年余,疼痛加重伴黑便 1 周。

(2) 患者反复发作中上腹部疼痛,呈间断性隐痛 1 年余。1 周前于夜间饮酒、劳累后再次出现中上腹部疼痛,呈间断性隐痛,较之前加重,进食后可缓解,2 h 后再次出现疼痛,有黑便,于急诊就诊,重要辅助检查提示有上消化道出血可能。

(3) 既往史:患者于 26 年前有上消化道出血病史 7 次(具体不详),之后未再出现出血;吸烟史 40 年,饮酒史 25 年,至今未戒。否认肝炎等其他疾病史,有安乃近过敏史。否认家族性遗传性及传染病史。

(4) 体格检查:T 36.3℃,P 80 次/min,R 18 次/min,BP 92 mmHg/50 mmHg。患者神志清楚,精神一般,食欲差,双肺呼吸音稍粗。心界无扩大,HR 80 次/min,率齐,各瓣膜听诊区未闻及病理性杂音。腹平坦,上腹部有压痛,无反跳痛,腹部无包块。肝、脾脏肋下未触及,Murphy 氏征阴性,肾区无叩击痛。肠鸣音未见异常,4 次/min。

（5）实验室和影像学检查：血常规：WBC $4.2×10^9$/L，N 60.1％，RBC $2.7×10^{12}$/L，Hb 83 g/L，PLT $180×10^9$/L；凝血功能、肌钙蛋白、肝肾功能：无异常；粪常规：隐血（血红蛋白法）（＋），隐血（化学法）（＋＋），隐血（转铁蛋白法）（＋）。

2. 诊断及诊断依据

（1）诊断：①十二指肠球部溃疡（A1 期）；②慢性浅表性-萎缩性胃窦炎。

（2）诊断依据：①十二指肠球部溃疡（A1 期）：患者腹痛进食后可缓解，2 h 后再次出现疼痛，进食后再次缓解，抑酸治疗有效。住院期间胃镜提示十二指肠球部溃疡（A1）期，慢性浅表-萎缩性胃窦炎。诊断较明确；②慢性浅表性-萎缩性胃窦炎：住院期间胃镜提示十二指肠球部溃疡（A1）期，慢性浅表-萎缩性胃窦炎。诊断较明确。

3. 鉴别诊断

（1）胃癌：老年患者，应告知警惕此病。主要手段为内镜活组织病理检查。对于恶性溃疡患者，应行多处内镜活检，阴性者必须短期内复查内镜再次活检。

（2）功能性消化不良：患者常表现上腹部疼痛，伴反酸、嗳气，上腹部有饱胀感，食欲缺乏等，内镜检查则示完全正常或轻度胃炎。

（3）食管胃底静脉曲张破裂出血：患者有肝硬化病史，伴脾大，有门脉高压征象，胃镜提示食管胃底静脉曲张破裂出血。

四、处理方案及基本原则

本病以综合性治疗为原则，治疗目的在于缓解临床症状，促进溃疡愈合，防止溃疡复发，减少并发症。95％以上的消化性溃疡都可以治愈。

1. 一般治疗

避免过度紧张与劳累，对诱发溃疡病的药物使用时应慎重。

2. 常见治疗药物

（1）降低胃酸药物：①碱性制酸药；②H2 受体阻断药（H2RA）；③质子泵抑制药（PPI）：明显减少任何通路引起的酸分泌。

（2）胃黏膜保护药：①铋剂可用于根除 Hp 的联合治疗；②硫糖铝；③米索前列醇（Misoprostol）可加速黏膜修复，主要用于 NSAIDS 溃疡的预防。

（3）胃肠动力药物。

3. 应注意并发症的治疗

应注意并发症的治疗，如大量出血、急性穿孔、输出道梗阻等。

4. 外科治疗

适用于急性溃疡穿孔、穿透性溃疡、大量或反复出血，内科治疗无效者、器质性幽门梗阻、胃溃疡癌变或癌变不能除外者、顽固性或难治性溃疡，如幽门管溃疡、球后溃疡多属此类。

五、要点与讨论

胃溃疡（gastric ulcer，GU）和十二指肠溃疡（duodenal ulcer，DU）是最常见的消化性溃疡。两者相比，男性多发于女性。DU 多见于青壮年，GU 多见于中老年。消化性溃疡的发生是一种或多种侵袭损害因素对黏膜破坏超过黏膜抵御损伤和自身修复能力所引起的综合结果。此外胃肠黏膜防御作用的削弱以及药物、神经精神等因素与消化性溃疡发病也有密切关系。

消化性溃疡的诊断,病史是初步依据,根据本病具有慢性病程、周期性发作和节律性中上腹疼痛等特点,可作出初步诊断。当然,内镜检查是确诊的最主要手段。此外,X线钡餐检查,钡剂填充溃疡的凹陷部分所造成的龛影是诊断溃疡的直接征象,而局部组织痉挛、激惹和变形等征象为溃疡间接表现。

本病患者临床表现不一,多数表现为中上腹部反复发作性节律性疼痛,少数患者可无症状,或以出血、穿孔等并发症发作作为首次症状。诊断要注意:

1. 疼痛

(1) 疼痛部位:大多数患者以中上腹部疼痛为主要症状,特别是老年人溃疡、维持治疗中复发型溃疡和 NSAIDs 相关性溃疡。

(2) 程度和性质:持续性剧痛提示溃疡穿透或穿孔。

(3) 节律性:溃疡疼痛与饮食之间可有明显的相关性和节律性。DU 疼痛好发于两餐之间,疼痛持续不减直至下餐进食或服制酸药物后缓解。GU 疼痛的发生较不规则,常在餐后 1 小时内发生,经 1~2 小时后逐渐缓解,直至下餐进食后再复出现。

(4) 周期性:反复周期性发作是消化性溃疡特征之一,尤以 DU 更为突出。有些患者经过反复发作进入慢性病程后,疼痛可呈现节律性和周期性的特征。

(5) 影响因素:疼痛常因精神刺激、过度疲劳、饮食不慎、药物影响和气候变化等因素诱发或加重。可因休息、进食、服制酸药、以手按压疼痛部位、呕吐等使症状减轻或缓解。

2. 其他症状

本病缺乏特异性。

3. 体征

溃疡发作期,中上腹部有局限性压痛,程度不同,压痛部位多与溃疡的位置基本相符。还要注意特殊类型的消化性溃疡,症状的隐匿性及特殊性。

针对消化性溃疡的检测,反复的血液、粪便隐血、Hp 检查是不可或缺的。常需要做以下一些检查:

(1) 胃蛋白酶原:胃酸和胃蛋白酶的自身消化是其形成的主要原因,同时胃蛋白酶原Ⅰ、Ⅱ及其比值的变化,也可一定程度上提示消化性溃疡的程度、治疗效果及有无肿瘤可能。

(2) 胃泌素:胃泌素检测可提示有无胃泌素瘤可能,有助于肿瘤的早期筛查。

(3) 消化性溃疡也可继发于某些全身性疾病,如继发于甲亢、原发性红细胞增多症、克罗恩病、慢性胰腺炎等,此时若能及时发现并完善特异性血液检查,消化性溃疡的诊疗效果必将事半功倍。

(4) 消化性溃疡发生时多有血常规炎性指标、血红蛋白异常,此时应全面结合其他感染指标、患者临床表现及体格检查结果,综合判断有无感染可能,避免抗生素滥用,输血指征不足的情况。

(5) 患者发生消化性溃疡时,由于胃肠道不适,多存在精神差、胃纳差、营养不足;若合并肝肾功能异常或溶血等情况,应注意有无电解质紊乱情况,需及时调整补液。

(6) 肿瘤指标筛查必不可少,但应注意结合患者年龄、病史、临床表现及其异常程度判断,使其充分发挥早期预警价值。

(7) 因溃疡面积、深度、发病时间的不同,会存在合并出血的可能,此时粪便常规及隐血检查显得尤为重要,并能在治疗后评估治疗效果,合理调整治疗计划。同时如果出血量较大,血液被消化、分解吸收后,会存在血氨升高,指标明确同时,需结合患者生命体征变化进行综合判断。

(8) 大多数研究已证实 Hp 与消化性溃疡有密切关系,且有研究提出抑酸治疗后会一定程度影响 Hp 的检出,而根除 Hp 可有效促进溃疡愈合、缩短溃疡愈合时间和减少溃疡复发,所以应尽可能在使用抑酸药物之前行 C14 呼吸试验,治疗后复查评估。

除了以上一些检查,还有不少检查也是推荐进行的:

(1) 血常规:常有贫血改变,血红蛋白和红细胞减低。

(2) 基础胃酸排泌量(BAO):十二指肠溃疡往往增高。

（3）最大胃酸排泌量（MAO）：十二指肠溃疡往往增高。

（4）胃液分析：胃溃疡患者胃酸分泌正常或略低。而十二指肠溃疡、复合性溃疡 BAO 和刺激后胃酸明显增多。

（5）十二指肠引流：可出现血性胆汁。

（6）人表皮生长因子（HGEF）：常增高。

六、思考题

（1）消化性溃疡的主要临床表现有哪些以及有哪些并发症？

（2）通过哪些实验室辅助指标和影像学的改变来确诊消化性溃疡？

（3）针对消化性溃疡以及并发症主要有哪些治疗措施？

七、推荐阅读文献

[1] 陈灏珠,林果为,王吉耀.实用内科学[M].14 版.北京:人民卫生出版社,2014:1915-1920.

[2] Malfertheiner P, Chan F K, McColl K E. Peptic ulcer disease [J]. Lancet, 2009, 374: 1449-1461.

[3] Sumbul S, Ahmad M A, Mohd A, et al. Role of phenolic compounds in peptic ulcer: An overview [J]. J Pharm Bioallied Sci, 2011, 3: 361-367.

（万海英）

案例 19

溃疡性结肠炎

一、病历资料

1. 现病史

患者，女性，33 岁，因"间断排黏液脓血便 4 年，加重 2 个月"就诊。患者 4 年前曾因"反复腹泻，排黏液脓血便 1 年余，加重 1 个月"入住我院，当时诊断"溃疡性结肠炎(慢性复发型，轻型，直肠型，活动期)"，予以抗炎、灌肠等治疗后，好转出院。4 年间患者排黏液脓血便反复发作，发作与缓解期交替，此次入院前 2 个月患者无明显诱因出现自觉症状加重，黏液脓血便 2～3 次/天，量少，白色黏液较多，伴便后出现肛门疼痛，曾至本院外科检查见痔疮，未见肛裂。1 月前患者至我院行结肠镜检查示"溃疡性结肠炎(直肠型，活动期)"，予美沙拉嗪(1.0 g tid)、柳氮磺胺吡啶栓(SASP)(0.5 g qn)治疗后，患者上述症状稍有缓解，大便 2～3 次/天，仍有黏液脓血便，伴下腹部绞痛，便后稍缓解，无里急后重，无腹胀、无腹泻，无发热，现为进一步诊治拟"溃疡性结肠炎"收入院。

自发病以来，患者精神可、睡眠可，食欲可，小便正常，大便如上，体重无明显减轻。

2. 既往史

否认肝炎、结核、疟疾、血吸虫病史，否认高血压、心脏病史，否认糖尿病、脑血管疾病、精神疾病病史，否认手术、外伤输血史，否认食物、药物过敏史，预防接种史随当地。否认家族性遗传性疾病及传染病史。

3. 体格检查

T 36.2℃，P 80 次/min，R 18 次/min，BP 117 mmHg/76 mmHg。患者神清，呼吸平稳，皮肤巩膜无黄染，浅表淋巴结未触及肿大，颈软，气管居中，甲状腺无肿大。双肺呼吸音清，未及干湿啰音。心律齐，各瓣膜区未闻及病理性杂音。腹平坦，下腹部压痛，无反跳痛，腹部无包块。肝脏肋下未触及，脾脏肋下未触及，Murphy 氏征阴性，肝肾区无叩击痛，叩诊呈鼓音，无移动性浊音。肠鸣音未见异常，4 次/min。双下肢无水肿。神经系统检查未见异常。

4. 实验室和影像学检查

(1) 血常规＋CRP：WBC 10.8×10^9/L，N 78.2%，Hb 122 g/L，PLT 361×10^9/L，CRP 6 mg/L。

(2) 尿常规：未见明显异常。

(3) 肝肾功能、电解质及无机离子：血清铁 10.8 μmol/L，余项未见异常。

(4) 凝血常规：PT 及 APTT 未见明显延长。

(5) D-二聚体：3.17 mg/L。

(6) ESR 41 mm/h。

（7）自身免疫指标抗中性粒细胞胞浆抗体核周型（pANCA）及胞浆型（cANCA）和抗酿酒酵母菌抗体（ASCA）检测：阴性。

（8）肿瘤标志物：AFP、CEA、CA199、CA125、CA50 等未见明显异常。

（9）心电图：窦性心律，正常心电图。

二、诊治经过

1. 初步诊断

溃疡性结肠炎（慢性复发型，轻型，直肠型，活动期）。

2. 诊治经过

入院后嘱患者休息、加强营养，少渣饮食，避免油腻、辛辣、粗硬食物，以减少排便次数。本患者为青年女性，结合患者现有病情，急性爆发或并发症可能较小，预后较好。立即予抗炎、抑制免疫（美沙拉嗪缓释颗粒及美沙拉嗪栓剂），强抗炎（地塞米松）、促进溃疡修复（康复新液）及维持血容量（低分子右旋糖酐氨基酸注射液）、加强营养（丙氨酰谷氨酰胺注射液），调节肠道菌群（酪酸梭菌活菌片）。因患者有痔疮病史，有反复发作可能，予抗生素（庆大霉素注射液）治疗，缓解炎症刺激症状。患者脓血便得到控制后，及时行结肠镜检查（明确为直肠型溃疡性结肠炎，发病位置较低，予停服美沙拉嗪，改用美沙拉嗪灌肠，局部针对性抗感染治疗）。患者经治疗症状好转，病情平稳。

3. 最终诊断

溃疡性结肠炎（慢性复发型，轻型，直肠型，活动期）。

三、病例分析

1. 病史特点

（1）女性，33 岁，间断排黏液脓血便 4 年，加重 2 月。

（2）患者 4 年间排黏液脓血便反复发作，发作与缓解期交替，于 1 月前至我院行结肠镜检查示"溃疡性结肠炎（直肠型，活动期）"，予美沙拉嗪、SASP 栓治疗后，患者上述症状稍有缓解，大便 2～3 次/天，仍有黏液脓血便。

（3）既往否认肝炎、结核、疟疾、血吸虫病史，否认高血压、心脏病史，否认糖尿病、脑血管疾病、精神疾病病史，否认手术、外伤输血史，否认食物、药物过敏史。

（4）体格检查：T 36.2℃，P 80 次/min，R 18 次/min，BP 117 mmHg/76 mmHg；患者神志清楚，精神状态一般，食欲可，双肺呼吸音清，腹平软，无压痛、反跳痛，肝脾肋下未触及，双下肢无水肿，足背动脉搏动对称。

（5）实验室和影像学检查：血常规＋CRP：WBC $10.8×10^9$/L，N 78.2%，Hb 122 g/L，PLT $361×10^9$/L，CRP 6 mg/L；尿常规未见明显异常；血清铁 10.8 μmol/L；PT 及 APTT 未见明显延长；D-二聚体：3.17 mg/L；ESR 41 mm/h；ANCA 及 ASCA 检测均阴性；AFP、CEA、CA199、CA125、CA50 未见异常。心电图正常。

2. 诊断及诊断依据

（1）诊断：溃疡性结肠炎（慢性复发型，轻型，直肠型，活动期）。

（2）诊断依据：患者 4 年间排黏液脓血便反复发作，发作与缓解期交替，此次入院前 2 月患者无明显诱因出现自觉症状加重，黏液脓血便 2～3 次/天，量少，白色黏液较多，伴便后出现肛门疼痛。1 月前至我院行结肠镜检查示"溃疡性结肠炎（直肠型，活动期）"，予美沙拉嗪、SASP 栓治疗后，患者上述症状稍有缓解,大便 2～3 次/天,仍有黏液脓血便。诊断较明确。

3. 鉴别诊断

(1) 急性自限性结肠炎:该疾病由各种致病菌感染引起,通常在 4 周后均能恢复正常,急性发作时可有发热、腹痛、腹泻、黏液血便,粪便分离致病菌检查有助于诊断,本患者经肠镜检查及病理检查均已排除此诊断。

(2) 直肠癌:该疾病多见于中年以后,可有血便。大便变形等表现,经直肠指诊,可触及肿块,本患者为青年女性,肠镜检查及病理均已排除,故不考虑。

(3) 克罗恩病:该疾病起病缓慢、隐匿,脓血便少见,病变呈节段性,可有瘘管形成,肠镜及病理检查可明确,经长期随访可做最终诊断。

四、处理方案及基本原则

(1) 嘱患者休息、加强营养,少渣饮食,避免油腻、辛辣、粗硬食物。

(2) 完善相关检查,评估患者病情。

(3) 及时开放静脉通道,补液对症支持治疗。

(4) 予美沙拉嗪,针对性抗炎;糖皮质激素,抑制免疫;抗感染;调节菌群失调;加强肠内外营养。

(5) 针对患者疾病性质,及时调整诊疗方案,合理应用灌肠剂。

(6) 监测病情进展,预防并发症。

五、要点与讨论

炎症性肠病(inflammatory bowel disease,IBD)属于非特异性肠道炎症性疾病,是累及回肠、直肠、结肠的一种特发性肠道炎症性疾病。临床表现有腹泻、腹痛,甚至可有血便。它包括溃疡性结肠炎(ulcerative colitis,UC)和克罗恩病(Crohn's disease,CD),溃疡性结肠炎是结肠黏膜层和黏膜下层连续性炎症,青春后期或成年初期是 IBD 主要的发病年龄段。

1. 溃疡性结肠炎的实验室检查

实验室检查是诊断 UC 重要且必不可少的检查手段,下面将结合本病的典型临床表现做详细分析。

(1) 腹泻:血性腹泻是 UC 最主要症状,通常便量较大(与 CD 相比),鲜红色少。肉眼即常见血、脓和黏液。粪便常规涂片镜检可见红、白细胞。若对粪便中蛋白作进一步检测,可见钙卫蛋白与粪乳铁蛋白含量异常。粪便中钙卫蛋白主要存在于中性粒细胞内,与疾病程度有较好相关性,能客观反映肠道局部炎症。粪乳铁蛋白对诊断 IBD 也有较高的敏感性和特异性。

(2) 腹痛:UC 常局限于左下腹或下腹部,呈阵发性痉挛性绞痛,性质多为隐痛,以右下腹多见。

(3) 里急后重。

(4) 全身症状:怀疑 UC,血液检查必不可少。常有血色素减低,贫血常见,多由失血及营养吸收障碍引起;急性期会有中性粒细胞增多,发热多见;血小板数常明显升高,缘于血浆 Ⅴ、Ⅶ、Ⅷ因子的活性增加和纤维蛋白原增加,若未及时得到控制,会引发血栓性栓塞,其中肺栓塞和内脏血栓形成较为多见;严重者白蛋白降低,与肠道吸收障碍及消耗过多有关;疾病活动期,常有血沉增快,CRP 升高,但随治疗疾病稳定后,复查会显著下降。

(5) 除了血液指标异常,也应注意有口腔、眼、皮肤、肝胆、骨关节、泌尿、血液系统等肠外异常表现。

(6) 结合患者发病时间及体格检查情况,注意患者并发症的发生,如中毒性巨结肠。

2. 自身抗体检测在炎症性肠病诊断中的作用

近年来关于血清特异性抗体标记物逐渐被人们发现和认识,为临床提供 IBD 无创性诊断方法。目前,在 IBD 血清学标记物中,研究较多的为抗酿酒酵母菌抗体(ASCA)、抗胰腺外分泌腺抗体(PAB)、抗杯状细胞抗体(GAB)和抗中性粒细胞胞浆抗体核周型(pANCA)4 种。

ASCA 抗原为从酵母菌中获得的磷肽甘露聚糖,其抗体可分为 2 个免疫球蛋白亚型即 IgA、IgG。研究发现 CD 患者中 ASCA 阳性率为 50%～70%,UC 为 5%～15%,正常人为 0～11%。

ANCA 是一组以中性粒细胞和单核细胞胞质成分为抗原的自身抗体。现已发现的 IBD 相关 ANCA 的靶抗原多数为宿主反应中的中性粒细胞杀伤微生物的活性蛋白。国外研究表明,UC 患者 ANCA 阳性率为 50%～70%,且 ANCA 免疫荧光条带多位于核周,即 pANCA,CD 患者 ANCA 阳性率为 2%～28%,而正常人仅为 0～2.5%。国内研究表明血清 pANCA 在 UC 的诊断中起到一定的指导作用,但由于其较低的阳性率不适于将其作为 UC 的筛查指标。不过联合检测 pANCA 和 ASCA 对 UC 和 CD 的鉴别诊断有重要价值。

GAB 也是一种与 IBD 相关的自身抗体,大约 39% 的 UC 患者和 30% 的 CD 患者 GAB 检测阳性。目前来说,在 IBD 的血清学标记物中,ASCA 和 pANCA 是临床检测项目中比较重要和常用的标记物。

3. 溃疡性结肠炎影像学及内镜检查的独特作用

对于本病的诊断,影像学及内镜检查有独特的作用。其中钡剂影像特征显著;腹部平片可见肠袢扩张和肠外块影,当横结肠肠腔直径>5 cm,应疑诊中毒性巨结肠;CT 和 MRI 重建和后处理功能提高了对肠道病变的诊断能力;超声检查对诊断筛查和随访疾病都明显优势,缺点是结果判断带有一定的主观性,而腔内超声能更直接观察消化道管壁各层内部结构等。UC 结肠镜中表现:病变多从直肠开始,呈连续性、弥漫性分布,黏膜血管模糊,充血、水肿及附有脓性分泌物,呈细颗粒状;病变重处弥漫性糜烂和多发性浅溃疡,慢性病常见假性息肉,结肠袋变钝或消失。

六、思考题

(1) 溃疡性结肠炎的主要临床表现及其诊断要点(实验室辅助诊断和影像学指标)?

(2) 如何鉴别诊断溃疡性结肠炎与其他疾病如克罗恩病,直肠癌等?

(3) 对于诊断溃疡性结肠炎的临床指标如何选择,有何侧重?

七、推荐阅读文献

[1] Malfertheiner P, Chan F K, McColl K E. Peptic ulcer disease [J]. Lancet, 2009, 374:1449 - 1461.

[2] Saurabh Kedia, Vineet Ahuja, Rakesh Tandon. Management of acute severe ulcerative colitis [J]. World J Gastrointest Pathophysiol, 2014, Nov; 5(4):579 - 588.

(万海英)

案例 20

克罗恩病

一、病历资料

1. 现病史

患者,男性,20岁,因"间歇性水样泻3月,伴发热1月"就诊。患者于3月前无明显诱因出现间断性腹泻,呈水样泻,1~2次/天,偶有黏液便,伴肠鸣音亢进,无便血。1月后患者自诉曾夜间发热,未测体温,伴畏寒、头晕、乏力,有长期口腔溃疡史,全身散在暗红色皮疹(集中于背部),无瘙痒、无盗汗,无恶心、呕吐,无食欲减退,无腹胀、腹痛,无皮肤、巩膜黄染,无胸闷、气短,外院就诊,完善检查CRP 20.1 mg/L,血沉40 mm/h,结肠镜提示结肠黏膜充血,血管纹理模糊,乙状结肠起见多发溃疡,诊断"炎症性肠病可能",当地医院予抗感染(头孢他啶)、调节肠道菌群(活菌片)及营养、补液等治疗,病情无明显好转,现为进一步诊疗,收住入院。

自入院以来,患者食欲一般,精神可,睡眠可,体重明显减轻,3个月内减轻10 kg,大便如上,小便正常。

2. 既往史

否认肝炎、结核、疟疾、血吸虫病史,否认高血压、心脏病史,否认糖尿病、脑血管疾病、精神疾病病史,否认手术、外伤输血史,否认食物、药物过敏史,预防接种史随当地。否认家族性遗传性及传染病史。

3. 体格检查

T 36.7℃,P 82次/min,R 18次/min,BP 125 mmHg/80 mmHg,患者神志清楚,精神状态一般。皮肤黏膜无黄染,右侧腹股沟扪及肿大淋巴结,胸背部散在暗红色皮疹,甲状腺未及肿大。双肺呼吸音稍粗,未闻及干、湿性啰音。心律齐,各瓣膜区未闻及病理性杂音。腹平坦,无腹壁静脉曲张,无压痛,无反跳痛,腹部无包块。肝脏肋下未触及,脾脏肋下未触及,Murphy氏征阴性,肝肾区无叩击痛,叩诊呈鼓音,无移动性浊音。肠鸣音极度亢进,持续存在。双下肢无水肿。神经系统检查未见异常。

4. 实验室和影像学检查

(1) 血常规＋CRP：WBC 8.8×10^9/L, N 75.2%, Hb 128 g/L, PLT 323×10^9/L, CRP 20.1 mg/L。

(2) ESR：40 mm/h。

(3) 尿常规：上皮细胞25.7个/μl,管型2.31个/μl,蛋白及红、白细胞无异常。

(4) 血脂：HDL 0.79 mmol/L,余未见明显异常。

(5) 乙肝标志物：HBsAb阳性(＋),余阴性(一)。

(6) 血培养、电解质及肝肾功能、粪常规及隐血、自身抗体未见异常。

(7) 心电图：窦性心律不齐。

(8) 胸部 CT：右肺上叶少许条索影，两侧胸膜略增厚，腹盆腔肠系膜间隙淋巴结稍增大。

(9) 结肠镜提示，直肠黏膜充血，乙状结肠起见多发溃疡，部分覆盖白苔，肠黏膜轻度充血，回盲部见多发溃疡，回盲部舒缩正常，未见溃疡及异常隆起，考虑"溃疡性结肠炎可能"，病理诊断（横结肠）黏膜慢性活动性炎。

二、诊治经过

1. 初步诊断

腹泻待查：克罗恩病可能肠结核可能

2. 诊治经过

入院后嘱休息，加强营养，少渣软食，予针对性抗炎（美沙拉嗪缓释颗粒剂）、抑酸（注射用奥美拉唑）、营养（维生素 C 注射液、丙氨酰谷氨酰胺注射液等）、补液等对症支持处理，参考患者入院前外院结肠镜结果，考虑炎症性肠病可能，因病情存在进展、反复，予继续完善小肠镜检查及相关血液免疫指标检查，明确现有病灶性质及程度。考虑患者曾出现反复夜间低热体征，需进一步完善相关检查排除肠结核可能。患者入院后仍有夜间体温升高，最高体温至 39℃，无明显盗汗，予临时吲哚美辛栓剂对症处理后，次日清晨体温降至 36.5℃，并且连续 3 天未解大便，稍有腹胀不适，肛门有排气，为排除不完全性肠梗阻可能，予腹部立卧位平片（腹部未见明显异常，提示不存在肠梗阻，不排除长期慢性炎症导致胃肠功能紊乱可能）。入院后血液检查结果提示血常规：Hb 122 g/L，CRP 31 mg/L，其余正常；ESR 54 mm/h。肝功能：A/G 1.10，ALB 31.6 g/L，LDH 107 g/L，余项无异常。无机离子：磷 1.5 mmol/L，余项无异常。血凝常规、电解质、肾功能、血糖、糖化血红蛋白、铁蛋白、尿常规无异常。丙肝抗体（—）。乙肝五项：HBsAb（+），其余（—）。食物不耐受试验：大豆（++），大米（++），牛奶（+++），蛋清/蛋黄（+++），玉米（+），西红柿（+++）。相关免疫指标：总补体 55.1 IU/ml，IgM 0.35 g/L，抗环瓜氨酸抗体（—），抗双链 DNA 抗体（—），抗核抗体（—），自身免疫性指标（—）；抗肝肾微粒体抗体（—），抗线粒体抗体（—），补体含量正常，cANCA（—），pANCA（—）。结核分枝杆菌 IgG（+），结核分枝杆菌 IgM（—），但 T-spot 试验（—），提示肠结核可排除。消化道肿瘤指标：CA19-9、AFP、CEA 均无异常；维生素 B_{12} 693 pmol/L，叶酸 3.19 ng/ml。

待患者体温稳定于 37.8℃，予清肠（复方聚乙二醇电解质散），行小肠镜检查提示回盲部肿胀，距肛门口 50 cm 可见一结肠溃疡，上覆少量白苔，大小约 0.5 cm×0.5 cm，自回盲瓣口回肠侧开始可见多处节段性增生溃疡病灶，呈铺路石样改变，间断伴有溃疡，上覆黄白苔，结论：回肠克罗恩病，结肠溃疡，肛周病变。

综合分析患者病史、血液指标及小肠镜结果可明确，患者处于特殊年龄段（20 岁青年男性），肠道症状典型（病程中突出表现为反复水样腹泻，含少量黏液，伴肠鸣音亢进），慢性病程（体重明显下降），肠道外症状显著（口腔多发溃疡），全身症状存在（夜间发热，无明显盗汗）、腹股沟淋巴结肿大。患者目前 T-spot 阴性，可排除肠结核。最终结合小肠镜下表现，考虑本患者为克罗恩病，予英夫利昔单抗标准方案（200 mg iv），第 0 周，第 2 周，第 6 周，之后每 8 周应用 1 次，每年共 6 次疗程，重叠应用甲泼尼龙片 40 mg qd×5 d 后停服，同时应用免疫抑制剂（硫唑嘌呤）。

3. 最终诊断

克罗恩病。

三、病例分析

1. 病史特点

(1) 男性，20 岁，间歇性水样泻 3 个月，伴发热 1 月。

(2) 患者于 3 月前出现间断性腹泻，偶有黏液便，无便血。曾夜间发热，伴畏寒、头晕、乏力，有长期口腔溃疡史,全身散在暗红色皮疹,结肠镜提示溃疡性结肠炎?于当地医院治疗,病情无明显好转,自入院体重明显减轻大便如上,小便无异常。

(3) 否认肝炎,否认高血压、心脏病史,否认糖尿病、脑血管疾病、精神疾病病史,否认手术、外伤输血史,否认食物、药物过敏史。

(4) 体格检查:T 36.7℃, P 82 次/min, R 18 次/min, BP 125 mmHg/80 mmHg,患者神志清楚,精神状态一般,食欲差,右侧腹股沟扪及肿大淋巴结,胸背部可见散在暗红色皮疹,双肺呼吸音稍粗,双侧肺未闻及干、湿性啰音。心界无扩大,心尖搏动未见异常。HR 82 次/min,各瓣膜听诊区未闻及病理性杂音。腹平坦,无压痛,无反跳痛,双下肢无水肿,足背动脉搏动良好。生理反射存在,病理反射未引出。

(5) 实验室和影像学检查:血常规:CRP 20.1 mg/L, ESR 40 mm/h,余项无异常。血脂:HDL 0.79 mmol/L。尿常规:上皮细胞 25.7 个/μl,管型 2.31 个/μl,蛋白及红、白细胞无异常;乙肝 HBsAb(+),余阴性。血培养、电解质及肝肾功能、粪常规及隐血、自身抗体未见异常。心电图:窦性心律不齐。胸部 CT 示:右肺上叶有少许条索影,两侧胸膜略增厚,腹盆腔肠系膜间隙淋巴结稍增大。结肠镜提示,直肠黏膜充血,乙状结肠起见多发溃疡,部分覆盖白苔,肠黏膜轻度充血,回盲部见多发溃疡,回盲部舒缩正常,未见溃疡及异常隆起,考虑"溃疡性结肠炎可能",病理诊断(横结肠)黏膜慢性活动性炎。

2. 诊断及诊断依据

(1) 诊断:克罗恩病。

(2) 诊断依据:20 岁年轻患者,肠道症状典型(病程中突出表现为反复水样腹泻,含少量黏液,伴肠鸣音亢进),慢性病程(体重明显下降),肠道外症状显著(口腔多发溃疡),全身症状存在(夜间发热,无明显盗汗),腹股沟淋巴结肿大。患者目前 T-spot 阴性,可排除肠结核。最终结合小肠镜下表现,考虑本患者为克罗恩病,故做此诊断。

3. 鉴别诊断

(1) 肠结核:肠结核常伴结核病史,内镜下多见浅表不规则环形溃疡、边缘不整、回盲部常受累,呈张口状。

(2) 白塞病:此病患者多有反复发作的口腔溃疡、生殖器溃疡、眼部病变和多形性皮疹等,当疾病累及胃肠道时可见溃疡边界清楚,不融合,无纵行溃疡、鹅卵石样表现。肠腔狭窄等。

(3) 溃疡性结肠炎:两者临床表现、内镜和组织学特征均不明显,在随访中可得到最终确诊。

四、处理方案及基本原则

(1) 慢性疾病常伴有营养不良,主张少渣、高糖、高蛋白、低脂饮食。

(2) 5-氨基水杨酸(5-ASA)是治疗溃疡性结肠炎的主要药物,对克罗恩病作用较小;糖皮质激素(如泼尼松)适用于炎症性肠病急性活动且对足量 5-ASA 无反应者,治疗克罗恩病,可在初期即开始使用糖皮质激素,起始剂量需足量,以免影响疗效;免疫抑制剂(如硫唑嘌呤)适用于激素依赖或无效以及激素诱导缓解后的维持治疗;生物制剂(如英夫利昔单抗)可使患者得到长期维持缓解、组织愈合的作用。

(3) 对所有患者一般推荐长期或终生维持缓解。

(4) 监测病情进展,预防并发症发生。

五、要点与讨论

炎症性肠病(inflammatory bowel disease,IBD)属于非特异性肠道炎症性疾病,包括溃疡性结肠炎

(ulcerative colitis，UC)和克罗恩病(Crohn's disease，CD)，溃疡性结肠炎是结肠黏膜层和黏膜下层连续性炎症，克罗恩病累及全消化道的肉芽肿性炎症，非连续性，最常见及部位为回肠末端、结肠和肛周。青春后期或成年初期是 IBD 主要的发病年龄段。

与 UC 一样，实验室检查必不可少。本病主要临床表现：

(1) 腹泻：CD 与 UC 相比，便血量少，鲜红色少。粪便涂片镜检及两者特异性蛋白检测同 UC。

(2) 腹痛：CD 为右下腹和脐周多见。

(3) CD 偶有肛门症状。

(4) 血液检查，疾病活动期多有中性粒细胞增生，多有轻度贫血。CD 患者贫血与铁、叶酸和维生素 B_{12} 等吸收减少有关。也会出现血栓性栓塞现象。严重者白蛋白降低，血沉、CRP 也会随疾病治疗后呈动态改变。

(5) CD 者腹部可扪及腹块，有急性或慢性胃肠道梗阻、肠穿孔和消化道出血体征。

同样作为免疫相关疾病，抗中性粒细胞胞浆抗体(anti-neutrophil cytoplasmic antibodies，ANCA)和抗酿酒酵母菌抗体(anti-saccharomyces cerevisiae antibody，ASCA)在临床上常应用于诊断 IBD，ASCA 是一种对 CD 有较高特异性的抗体，虽与疾病活动性无关，但两者可能均与遗传易感染性有关。OmpC 是埃希大肠杆菌外腊孔道蛋白，抗 OmpC 抗体多见于 CD 内穿孔者，抗 I2 抗体为抗荧光假单胞菌抗体，阳性者提示 CD 者易发生纤维狭窄，以上 4 项指示联合应用可增加 CD 诊断的准确性。炎症性肠病的相关自身抗体检测详见"溃疡性结肠炎"病例。

对于本病的诊断，影像学检查意义同 UC。另外 CD 内镜下表现为节段性，非对称性分布黏膜炎症，纵形或阿弗他溃疡，鹅卵石样增生，肠腔狭窄僵硬等改变，而周围黏膜正常，胶囊内镜直接观察到小肠表面的黏膜病变，部分及病变范围。最终须黏膜病理对于病灶性质的确定。除此之外，注意本病并发症及肠外表现的及早发现。

六、思考题

(1) 克罗恩病的临床表现及诊断要点？

(2) 克罗恩病的处理措施及与其他急腹症的鉴别诊断要点？

(3) 诊断克罗恩病的实验室方法及如何早期发现预防克罗恩病？

七、推荐阅读文献

[1] Ray Boyapati，Jack Satsangi，Gwo-Tzer Ho. Pathogenesis of Crohn's disease [J]. F1000Prime Rep，2015，7：44. Published online 2015 April 2. doi：10.12703/P7 - 44.

[2] W. M. Weinstein. Crohn's disease [J]. Can Med Assoc J，1972，April；106(8)：862.

(万海英)

案例 21

胰腺癌

一、病历资料

1. 现病史

患者,男性,55岁,因"体重减轻伴乏力3个月"就诊。患者于3月前无明显诱因感乏力、消瘦、饮食差,无腹痛、腹胀,无寒战、高热,无胸闷、气短,无皮肤巩膜黄染,无恶心、呕吐、呕血、黑便,未予重视。3个月内体重减轻4 kg,休息后乏力症状无明显缓解,遂于当地医院体检,结果示 CA199 244.3 ng/ml,CA50 102.13 ng/ml。后为进一步诊治入我院就诊,查上腹部增强 CT:①胆囊结石、胆囊炎;②胰腺尾部增大伴低密度占位,考虑胰腺癌可能大。现为要求手术治疗收入我科。

自发病以来,患者食欲差,精神可,体力尚可,大便正常,小便有泡沫,体重明显减轻。

2. 既往史

既往糖尿病病史10年,平素注射胰岛素12 IU/天,口服"阿卡波糖"治疗,血糖控制不佳,现双眼视力下降明显,小便有泡沫;高血压病史8年,血压最高170 mmHg/87 mmHg,平素口服厄贝沙坦治疗血压控制可,高脂血症史5年,未治疗。5年前体检发现胆囊结石,未治疗。否认肝炎、结核、疟疾病史,否认心脏病史,否认脑血管病史、精神疾病史,否认手术、外伤、输血史,否认食物、药物过敏史,预防接种史随当地。否认家族性遗传性及传染病史。

3. 体格检查

T 36.9℃,P 78次/min,R 18次/min,BP 136 mmHg/78 mmHg。患者神志清楚,精神状态一般,皮肤巩膜无黄染,浅表淋巴结未触及肿大,颈软,气管居中,甲状腺无肿大。双肺呼吸音稍粗,未闻及干、湿性啰音。心律齐,各瓣膜区未闻及病理性杂音。腹平坦,中上腹部有压痛,无反跳痛,腹部无包块。肝、脾脏肋下未触及,Murphy 氏征阴性,肝肾区无叩击痛,叩诊呈鼓音,无移动性浊音。肠鸣音未见异常,4次/min。双下肢无水肿。神经系统检查未见异常。

4. 实验室和影像学检查

(1) 血常规+CRP:WBC 11.2×10^9/L, N 86.2%, Hb 105 g/L, PLT 299×10^9/L, CRP 17 mg/L。

(2) 尿常规:未见明显异常。

(3) 肝肾功能、电解质:未见明显异常。

(4) 肿瘤标志物:CA199 244.3 ng/ml, CA50 102.13 ng/ml。

(5) 上腹部CT:①胆囊结石、胆囊炎;②胰腺尾部增大伴低密度占位,考虑胰腺癌可能大。

二、诊治经过

1. 初步诊断

（1）胰尾占位性病变。

（2）胆囊结石伴慢性胆囊炎。

（3）高血压病2级，极高危组。

（4）2型糖尿病。

2. 诊治经过

入院后予抗肿瘤（参芪扶正注射液）、增强患者免疫力（胸腺法新）及营养支持治疗，待患者生命体征稳定，术前检查完备，择日行全麻下胰尾切除术。术后予抗炎（头孢呋辛钠）、抗凝（氨甲环酸注射液）等营养支持治疗，观察患者病情变化和腹腔引流情况。辅助检查提示 WBC $12.8×10^9$/L，N 85%，腹腔引流液淀粉酶 503 IU/L。病理结果提示胰腺体尾部、脾部胰腺导管胰腺癌，高-中分化，肿块大小 4 cm×3.5 cm×2.5 cm，伴坏死；神经见癌侵犯，癌贴近胰腺切缘，脾脏淤血，未见癌累及；脾门淋巴两枚，未见癌；免疫组化结果：癌细胞 CK7（+）、CK8（+）、CK19（+）、CA125（少量）、P53（+）、β-Catenin（+）、E-cadherin（+）、神经 S100（+）、血管 CD34（+）。血液指标未见异常。术后第十四天，行 FOLFOX-吉西他滨方案化疗。术后第十九天，上腹部 CT 提示胰尾部术后改变，伴胰尾部假性囊肿形成。

3. 最终诊断

（1）胰体尾导管腺癌（高-中分化）。

（2）胆囊结石伴慢性胆囊炎。

（3）高血压病2级，极高危组。

（4）2型糖尿病。

三、病例分析

1. 病史特点

（1）男性，55岁，体重减轻伴乏力3月。

（2）患者于3月前无明显诱因感乏力、消瘦、饮食差，3个月内体重减轻4 kg，休息后乏力症状无明显缓解。

（3）既往糖尿病病史10年；高血压病史8年，血压最高 170 mmHg/87 mmHg；高脂血症史5年，未治疗。5年前体检发现胆囊结石，未治疗。

（4）体格检查：T 36.9℃，P 78次/min，R 18次/min，BP 136 mmHg/78 mmHg，患者神志清楚，精神状态一般，食欲差，双肺呼吸音粗，腹平坦，中上腹部有压痛，无反跳痛，腹部无包块。

（5）实验室和影像学检查：肿瘤指标 CA199 244.3 ng/ml，CA50 102.13 ng/ml。上腹部 CT 示：①胆囊结石、胆囊炎；②胰腺尾部增大伴低密度占位，考虑胰腺癌可能大。

2. 诊断及诊断依据

（1）诊断：①胰体尾导管腺癌（高-中分化）；②胆囊结石伴慢性胆囊炎；③高血压病2级，极高危组；④2型糖尿病。

（2）诊断依据：

① 胰体尾导管腺癌（高-中分化）：患者于3月前无明显诱因感乏力、消瘦、饮食差，3个月内体重减轻4 kg，休息后乏力症状无明显缓解。肿瘤指标 CA199 244.3 ng/ml，CA50 102.13 ng/ml，均明显升高。术后病理结果提示胰腺体尾部、脾部胰腺导管胰腺癌，高-中分化，肿块大小 4 cm×3.5 cm×2.5 cm，伴

坏死,神经见癌侵犯,癌贴近胰腺切缘,脾脏瘀血,未见癌累及,脾门淋巴两枚,未见癌,免疫组化结果:癌细胞 CK7(+)、CK8(+)、CK19(+),CA125(少量),P53(+),β-Catenin(+),E-cadherin(+)、神经 S100(+)、血管 CD34(+)。故此诊断。

② 胆囊结石伴慢性胆囊炎:入院时检查上腹部 CT 提示:胆囊结石、胆囊炎。故此诊断。

③ 高血压病 2 级,极高危组:既往诊断明确。

④ 2 型糖尿病:既往诊断明确。

3. 鉴别诊断

(1) 慢性胰腺炎:慢性病程,反复发作,腹泻显著,黄疸少见,影像学发现胰腺部位的钙化点有助于诊断。

(2) 肝胰壶腹和胆总管癌:在外科手术疗效及预后方面比胰头癌好。

四、处理方案及基本原则

(1) 嘱休息,忌糖低盐低脂饮食。

(2) 完善相关检查,明确占位性质。

(3) 胰腺癌的治疗包括外科手术治疗(全麻下胰尾切除术)、化学治疗(抗肿瘤、增强免疫)、放射治疗(胰腺癌对放疗不太敏感,但可一定程度上缓解腹痛及背痛症状)、介入治疗(在晚期胰腺癌及并发症治疗中作用越来越大)及营养支持治疗(高能营养、氨基酸注射液、中链脂肪酸减轻脂肪泻等)。

(4) 密切监测病情,注意患者血容量及电解质情况,避免并发症加重。

五、要点与讨论

胰腺癌(pancreatic carcinoma)主要指胰外分泌腺腺癌,是胰腺恶性肿瘤中最常见的一种,当出现典型症状时多已属晚期。胰腺癌的发生涉及因素多方面,如吸烟因素、饮食因素、职业暴露、糖尿病及遗传因素等。

胰腺癌可发生于胰腺的任何部位,但以胰头为多见。临床表现主要取决于癌肿的部位、病程早晚、胰腺破坏的程度、有无转移以及邻近器官累及的情况,但整个病程短,病情发展快和迅速恶化,症状往往不典型。典型症状包括①约半数以上患者有腹痛,多数由轻逐渐加重,常呈中上腹部饱胀不适。典型胰腺癌的腹痛常在仰卧时加重,坐起或屈膝位可减轻;②体重减轻突出;③梗阻性黄疸是胰腺癌,特别是胰头癌侵犯时常出现,Courvoisier 征,对胰头癌有一定诊断意义。胰体尾癌在波及胰头时才出现黄疸;④腹块多数属晚期体征;⑤其他消化道症状;包括消化不良症状,脂肪泻为晚期的表现及上消化道出血;⑥症状性糖尿病;⑦血管栓塞性疾患:血栓性静脉炎,且多发生于下肢;⑧精神症状;⑨急性胆囊炎或胆管炎;⑩腹部血管杂音;⑪其他症状:常有发热,明显乏力。

在胰腺癌诊断中,影像学检查不可忽视,包括①低张十二指肠造影;②B 超及彩色多普勒血流显影(CDFI);③CT 和 CTA(CT 血管造影),胰腺 CT 灌注成像在显示形态,达到形态诊断与功能诊断的有机结合,有助于胰腺癌早期诊断及鉴别诊断;④MRI/MRCP(磁共振胰胆管显像)和 MRA(磁共振血管造影),从而成为准确的评价肿瘤和周围血管关系分析评估的首选方法;⑤ERCP(逆行胰管造影);⑥超声内镜(EUS)、导管内超声(IDUS);⑦经口胰管镜检查;⑧选择性动脉造影;⑨腹腔镜检查和腹腔镜超声(LUS)检查;⑩正电子发射断层扫描(PET);⑪胰腺活检和细胞学检查。

由于胰腺癌的临床表现无特异性,又缺乏比较准确的直接检查方法,早期诊断十分困难。因此,应重视高危人群筛查。①年龄>40 岁有上腹部非特异症状患者,伴有乏力和进行性消瘦;②上腹部不适的部位较深,范围较广,定位不清,性质不明,与饮食的关系不密切;③有胰腺癌家庭史者;④慢性胰腺炎患者;⑤家庭性腺癌息肉病患者;⑥突发糖尿病;⑦上腹部痛或背痛伴多发性静脉血栓形成或血栓性静脉炎;⑧长期吸烟、酗酒及长期接触有害化学物质者。诊断时,联合肿瘤标志物检测加上 MRCP、ERCP、螺旋 CT、PET－CT 等先进的影像学技术有助诊断早期胰腺癌。

另外必须要特别重视胰腺癌实验室检查结果的筛检。目前用于胰腺癌诊断和随访的肿瘤标记物有 10 余种,但迄今为止尚未找到一种对胰腺癌诊断敏感性和特异性都十分满意的肿瘤标记物。因此各指标单独使用对胰腺癌早期诊断价值不大。

（1）血清学标记物:

① CA19－9、CA242、CA50、CA125 联合检测,再结合影像学检查,可增加敏感性和特异性,提高早期胰腺癌的发现率。CA19－9 是最有诊断价值且应用最广泛的肿瘤相关抗原。有研究表明 CA19－9 的水平与癌肿的大小呈正相关,并与癌肿分期有相关性。肿瘤切除后 CA19－9 明显下降至正常的预后较好。但是在肝、胆、胰良性疾病如肝硬化腹水、胆汁淤积、胰腺炎患者中,CA19－9、CA50、CA125 水平也可升高,而 CA242 水平却很低或仅轻度升高。另有研究显示血清 CA242 对胰腺癌的敏感性为 68%～85.7%,特异性为 87% 和 92.2%。以上结果提示在众多肿瘤标记物中,CA242 是诊断胰腺病的一种特异的指标。

② 黏液素（MUC）:MUC1 和 MUC4 是与胰腺癌关系最密切的两黏液素。MUC1 在胰腺癌中表达提示侵袭性生物学行为,是重要的预后指标。MUC4 是胰腺癌细胞特异性表达的,故可作为鉴别胰腺癌和慢性胰腺炎的诊断标志物。

③ CA494:血清临界值 40 KIU/L,其诊断胰腺癌的敏感性为 90%,特异性 94%,优于 CA19－9,有助于区别胰腺癌和慢性胰腺炎。

④ CAM17.1:它是一种 IgM 抗体,对胰液中的黏蛋白有很高的特异性,在胰腺癌组织中过度表达。其诊断胰腺癌的敏感性 86%,特异性 91%,是一种较有希望的肿瘤标志物。

（2）胰腺癌基因标志物:联合检测 K－ras 基因、P53 基因、P16 抑癌基因以及端粒酶活性可能有助于胰腺癌的早期诊断。

目前手术治疗至今仍是唯一能治愈胰腺癌的方法。支持治疗对晚期胰腺癌及术手患者均十分重要。只要条件许可应力争做根治性切除。胰腺癌病死率很高,其 5 年生存率低于 5%。影响重症急性胰腺炎患者预后的最重要决定因素是持续性多器官功能衰竭（病死率 34%～55%）,而短暂缓解或单器官功能衰竭预后较好（病死率 0～3%）。

六、思考题

（1）胰腺癌有哪些主要临床表现,哪些实验室指标的表的变化对胰腺癌具有辅助诊断作用?

（2）胰腺癌的治疗措施有哪些,如何鉴别胰腺癌和其急慢性胰腺炎?

（3）如何早期诊断胰腺癌,血清学检查在胰腺癌早期诊断和预后的作用?

七、推荐阅读文献

[1] 陈灏珠,林果为,王吉耀. 实用内科学[M]. 14 版. 北京:人民卫生出版社,2014:2062－2066.

[2] Fumihiko Miura, Tadahiro Takada, Hodaka Amano, et al. Diagnosis of pancreatic cancer [J]. HPB (Oxford),2006,8(5):337－342. doi: 10.1080/13651820500540949.

[3] Puneet Dhar, S. Kalghatgi, Vivek Saraf. Pancreatic cancer in chronic pancreatitis [J]. Indian J Surg Oncol, 2015, March; 6(1):57－62. Published online 2015 January. doi: 10.1007/s13193－014－0373－9.

（万海英）

案例 22
胃泌素瘤

一、病历资料

1. 现病史

患者,男,66岁,因"反复烧心30余年,腹泻10余年"就诊。患者30余年前无明显诱因出现烧心,反复发作,每次持续时间不等,曾于外院就诊,钡餐检查示浅表性胃炎,予以胃黏膜保护药治疗,平时不规律服药,每次发作后服用胃黏膜保护药缓解,5年前曾于我院行GI检查示胃炎、胃扭转,十二指肠溃疡。近年来发作服用达喜即可缓解。10余年前出现腹泻,多于晨起时出现,进食牛奶或油腻食物容易诱发,每次间隔时间不等,大便不成形,最多3~4次/日,每日最大量约500 ml,无腹痛、无腹胀、无反酸、无呕血,无水样便、无黑便、无黏液便,无贫血、乏力、黄疸,无周期性麻痹等。胰腺CT动态增强示"①胰尾部胰岛细胞瘤可能大;②胰尾旁小结节,副脾可能大;③肝左叶小囊肿左肾囊肿;④附见:纵隔右移。左侧膈疝。"现为进一步治疗,门诊拟"胰尾占位"收治入院。

自发病以来,患者精神尚可,胃纳欠佳,睡眠欠佳,近2年体重增加5 kg。

2. 既往史

有糖尿病病史15年,服用瑞格列奈片1 mg po tid,盐酸吡格列酮片15 mg po qd,伏格列波糖片0.2 mg po qd控糖,血糖控制在空腹6~7 mmol/L,餐后2 h血糖13 mmol/L左右。患者有心慌、出冷汗、手抖等低血糖发作症状,每年发作3~4次不等,常于午餐前发作,当时未监测血糖,进食后缓解。有高血压史20年,血压最高达170 mmHg/100 mmHg,平时服用氯沙坦钾片治疗,血压控制在130 mmHg/80 mmHg左右。有强直性脊柱炎病史8年,口服塞来昔布胶囊、白芍总苷胶囊治疗2年后明显好转。4年前有1次肝功能受损病史。有肾脏疾病史(有慢性肾炎病史45年,主要为蛋白尿,中药治疗至今)。否认肝炎、否认结核、否认伤寒、否认血吸虫传染病史。否认药物食物过敏史。否认手术外伤史,否认输血史。否认长期大量吸烟饮酒史。否认家族中糖尿病病史,否认其他遗传性疾病家族史。

3. 体格检查

T 36.8℃、P 76次/min、R 18次/min、BP 140 mmHg/80 mmHg。患者神志清楚,呼吸平稳。皮肤黏膜无黄染。全身浅表淋巴结无肿大,颈软,气管居中,甲状腺无肿大。双肺呼吸音清,未及干湿啰音。心律齐,各瓣膜区未闻及病理性杂音。肠鸣音4次/min,腹软,无腹部压痛,无反跳痛,肝脾肋下未及。移动性浊音(+),肝、肾区叩击痛。双下肢无水肿,神经系统检查未见异常。

4. 实验室和影像学检查

(1) 血常规:WBC 7.9×10^9/L, N 74.1%, RBC 5.37×10^{12}/L, Hb 160 g/L, PLT 225×10^9/L。

(2) 尿常规:RBC 3/μl, WBC 4/μl,葡萄糖阳性(+++)。

（3）肝功能：ALT 32 IU/L，AST 23 IU/L，Glu 6.27 mmol/L。餐后半小时血糖 9.05 mmol/L。

（4）胰腺 CT 动态增强示：①胰尾部胰岛细胞瘤可能大，请结合临床；②胰尾旁小结节，副脾可能大；③肝左叶小囊肿左肾囊肿；④附见：纵隔右移。左侧膈疝。

（5）腹部 MRI 报告：①胰尾部结节，考虑神经内分泌肿瘤可能大，请结合临床；②左肾囊肿，肝左叶小囊肿；③脾门处结节，副脾可能大，建议随访；④附见：左侧膈疝。

（6）胸片示：①右肺大片高密度影，炎症可能；②双侧胸腔积液伴肺膨胀不全可能；③两侧横膈抬高。

（7）奥曲肽显像：胰岛尾部致密结节影，放射性摄取异常增高，考虑为神经内分泌肿瘤可能，生长抑素受体高表达。

二、诊治经过

1. 初步诊断
（1）胰尾占位。
（2）2 型糖尿病。
（3）高血压病 2 级（极高危组）。

2. 诊治经过

患者入院后予抗酸（埃索美拉唑镁肠溶片 40 mg 加入生理盐水 100 ml，静脉滴注，qd），控制血糖（瑞格列奈片 1 mg，po，tid；盐酸吡格列酮片 15 mg，po，qd；伏格列波糖片 0.2 mg，po，qd），控制血压，护肾等对症支持治疗，症状缓解，患者胰腺 CT 提示胰腺占位，奥曲肽显像示胰岛尾部致密结节影，放射性摄取异常增高，考虑为神经内分泌肿瘤可能，生长抑素受体高表达，故请普通外科主任会诊，考虑神经内分泌肿瘤，建议手术治疗。排除手术禁忌后，全麻下行胰体尾切除术＋脾切除术，组织送病理检查，手术顺利，术中出血少，术后给予抗炎抑酸抑酶对症补液支持，病理检查报告显示：切除胰腺大小 5.5 cm×2 cm×3 cm，脾脏大小 11 cm×9 cm×3 cm，肿瘤位于胰体尾，1 cm×1 cm×0.5 cm（肿块不完整，部分已挖除）。组织学类型内容：神经内分泌肿瘤（G1），血管浸润（－），淋巴管浸润（－），神经周围浸润（－），切缘：胰腺切缘未见肿瘤浸润。肿瘤旁病变：胰腺导管扩张伴上皮增生及黏液化生；胰腺旁见一个副脾结节（直径 0.8 cm）。胰腺体尾：神经内分泌肿瘤（G1），肿瘤穿透包膜，呈结节状生长，核分裂＜2 个/10 HPF。脾脏：脾组织。肿瘤组织免疫酶标记结果：Ki-67（1%＋）、生长抑素（－）、CD34（－）、D240（－）、Syn（＋）、CHG（＋）、S-100（＋）、CD56（弱＋）、CK（＋）、EMA（－）、Vim（＋）、AR（－）、ACTH（－）、胰岛素（－）、胰高血糖素（－）。结合患者有胃灼热感、腹泻数十余年，考虑胃泌素瘤，进一步查胃泌素为 163.77 pg/ml（参考值为＜108 pg/ml），故胃泌素瘤的诊断明确。

3. 最终诊断
（1）胰尾神经内分泌肿瘤（胃泌素瘤）。
（2）2 型糖尿病。
（3）高血压病 2 级（极高危组）。

三、病例分析

1. 病史特点
（1）患者老年男性，反复烧心 30 余年，腹泻 10 余。
（2）烧心，腹泻症状反复发作长达数十年，大便不成形，每日 3～4 次，多于晨起时排便。
（3）钡餐检查示浅表性胃炎，GI 检查示胃炎、胃扭转，十二指肠溃疡。胰腺 CT 动态增强示①胰尾部胰岛细胞瘤可能大，请结合临床；②胰尾旁小结节，副脾可能大；③肝左叶小囊肿，左肾囊肿；④附见：

纵隔右移。左侧膈疝。奥曲肽显像示胰岛尾部致密结节影,放射性摄取异常增高,考虑为神经内分泌肿瘤可能,生长抑素受体高表达。

(4) 术后组织学类型内容:神经内分泌肿瘤(G1),血管浸润(一),淋巴管浸润(一),神经周围浸润(一)切缘:胰腺切缘未见肿瘤浸润肿瘤旁病变:胰腺导管扩张伴上皮增生及黏液化生;胰腺旁见一个副脾结节(直径 0.8 cm)。胰腺体尾:神经内分泌肿瘤(G1),肿瘤穿透包膜,呈结节状生长,核分裂<2 个/10 HPF。脾脏:脾组织。肿瘤组织免疫酶标记结果:Ki - 67(1%+)、生长抑素(一)、CD34(一)、D240(一)、Syn(+)、CHG(+)、S - 100(+)、CD56(弱+)、CK(+)、EMA(一)、Vim(+)、AR(一)、ACTH(一)、胰岛素(一)、胰高血糖素(一)。

(5) 胃泌素为 163.77 pg/ml(参考值为<108 pg/ml)。

2. 诊断与诊断依据

(1) 诊断:①胰尾神经内分泌肿瘤(胃泌素瘤);②2 型糖尿病;③高血压病 2 级(极高危组)。

(2) 诊断依据:

① 胰尾神经内分泌肿瘤(胃泌素瘤):患者,老年男性,66 岁。有胃炎、十二指肠溃疡病史 20 余年,有腹泻 10 余年,大便不成形,每日 3~4 次,多于晨起时排便。胰腺 CT 动态增强示 a. 胰尾部胰岛细胞瘤可能大,请结合临床。b. 胰腺旁小结节,副脾可能大。奥曲肽显像示胰岛尾部致密结节影,放射性摄取异常增高,考虑为神经内分泌肿瘤可能,生长抑素受体高表达,查胃泌素升高,为 163.77 pg/ml(参考值为<108 pg/ml),术后组织病理提示胰腺体尾神经内分泌肿瘤(G1),故诊断。

② 2 型糖尿病:该患者多次查空腹血糖≥7.0 mmol/L,餐后两小时血糖≥11.1 mmol/L,糖尿诊断明确。结合该患者中年起病,口服降糖药多年有效,分型诊断倾向于 2 型糖尿病,查抗谷氨酸脱羧酶抗体(GAD - Ab)、抗酪氨酸磷酸酶抗体(IA2 - Ab)和抗胰岛细胞抗体(ICA)为阴性。故诊断。

③ 高血压病 2 级(极高危组):患者发现血压升高 20 年余,血压最高为 170 mmHg/100 mmHg,既往无肾实质病变、肾动脉狭窄、嗜铬细胞瘤、皮质醇增多症、醛固酮增多症病史,平时服用氯沙坦钾片治疗。血压控制在 130 mmHg/80 mmHg 左右,故诊断。

3. 鉴别诊断

(1) **胰腺癌**:胰腺癌占整个消化道恶性肿瘤的 95%,与吸烟、饮酒有关,主要症状为腹痛、背痛,体重下降及恶病质,胰体尾部以腹痛明显,患者常不能准确说出疼痛的位置,病程短,一般从症状出现到死亡均短于一年。该患者胰尾部占位,但无腹痛、背痛等症状,无明显体重下降,可进一步查 CEA、CA199 以鉴别,目前暂不考虑该诊断。

(2) **胰腺实性假乳头状瘤**:是一种罕见的良性或低度恶性的胰腺肿瘤,好发于年轻女性,平均年龄 25 岁,临床症状多不典型,多为腹痛、腹泻,不易检出。该患者为老年男性,暂不考虑该疾病。

(3) **生长抑素瘤**:本瘤少见,多见于中老年人,多数为恶性,好发于胰头。特点是:可伴有糖尿病、腹泻、脂肪泻、胆结石;免疫组织化学生长抑素抗体呈强阳性;有消化道出血、上腹痛、黄疸等症状。可完善生长抑素测定,奥曲肽显像等检查。

(4) **多发性内分泌腺肿瘤综合征Ⅰ型**:此型主要受累的腺体为甲状旁腺、胰腺、腺垂体,甲状旁腺功能亢进为常见症状,但早期可无临床症状。胰腺受累可表现为相应激素分泌增多的症状。此外半数以上的该型患者可发生垂体瘤,肿瘤是否有功能并分泌过多激素决定临床上是否出现相应症状。进一步完善各项激素、甲状旁腺、垂体检查予以鉴别诊断。

四、处理方案及基本原则

(1) 抗酸治疗,减轻临床症状,防止消化性溃疡。

（2）外科手术治疗。

（3）关注患者各项生命体征变化，注意防止水电酸碱平衡紊乱等。

五、要点及讨论

胃泌素瘤又称卓-艾综合征，由 Zollinger-Ellison 在 1955 年首先报告，其主要特点为下列三联征：①胃液与胃酸分泌极度增加；②上消化道反复出现异位溃疡甚至穿孔，一般内科治疗无效；③胰腺有非 β 胰岛细胞瘤。

胃泌素瘤的确切发病率目前还不清楚，国外有报道该病发病率为每年 1/10 万，男性患者稍多于女性，男女比例约为 6∶4。胃泌素瘤生长缓慢，但多数为恶性或具有潜在恶性，文献报道其 5 年及 10 年生存率分别为 62%～75% 和 47%～53%，其预后主要取决于其是否转移。在 1990 年国内曾有部分医院对 1 年内胃镜检出的溃疡病患者进行胃泌素检查，未发现 1 例胃泌素瘤。胃泌素瘤可分为两大类型：散发型和家族型。散发型较多见，多数为恶性腺瘤，胰腺内肿瘤直径也较大；家族型为 Ⅰ 型家族性内分泌腺瘤病（MEN Ⅰ）的一部分，最常见的是胃泌素瘤与甲状旁腺肿瘤同存，也可在垂体、肾上腺、甲状腺和卵巢等处发生肿瘤性变。国外报道，MEN Ⅰ 患者中约 50%～60% 有胃泌素瘤，而在胃泌素瘤患者中则约有 20% 属于 MEN Ⅰ。过去认为胃泌素瘤大多发生于胰腺，近年来关于胰腺外胃泌素瘤的报道日益增多，有学者估计可高达 2/3，最常见的是十二指肠，其次是胃和空肠。胃泌素瘤分泌大量胃泌素，引起胃酸大量分泌，因此胃泌素瘤的所有临床表现基本均与高胃酸有关，胃酸分泌超过正常十二指肠的中和能力，小肠内的高酸度可向下达到空肠，溃疡可发生于远端十二指肠和近端空肠。

胃泌素瘤的诊断困难，易漏诊和误诊，如果出现以下特征需考虑到胃泌素瘤的可能：空肠及十二指肠降部溃疡；多次发生出血、穿孔等并发症；胃大切除后出溃疡迅速复发或出现并发症；对常规剂量 H_2 受体阻断剂或质子泵抑制剂治疗反应差；伴有不明原因的水泻或脂肪泻；同时患有垂体瘤或甲状旁腺瘤等；有内分泌腺瘤或溃疡病家族史；伴有严重反流性食管炎；多发或巨大溃疡；胃镜显示胃十二指肠溃疡严重广泛炎症和糜烂；胃镜或 X 线显示巨大胃黏膜皱襞。熟悉这些特性有助于提高警觉，从而进行必要的检查而及时做出诊断。

胃泌素瘤的生化诊断主要有：

（1）胃液分析：胃液分泌量明显增高：正常人夜间 12 h 胃液分泌总量一般不超过 400 ml，但胃泌素瘤患者超过 1 000～2 000 ml。高泌酸状态：如基础胃排酸量（BAO）>18 mmol/h（正常人 3.5 mmol/h，十二指肠溃疡<10 mmol/h）或者 BAO>15 mmol/h 伴基础胃排酸量/最大胃排酸量（BAO/MAO）>0.6（正常人<0.2，十二指肠溃疡>0.35）基本可做出胃泌素临床诊断。

（2）血清胃泌素测定：高胃泌素血症和高胃酸分泌同时存在时诊断胃泌素瘤的必要条件。目前多采用放射免疫法测定胃泌素。

（3）激发实验：①胰液促发试验：静脉注射促胰液素后，胃泌素瘤患者可见胃泌素及胃酸分泌明显增高。②试餐激发试验：胃泌素瘤患者在试餐后血清胃泌素值不增加或者仅轻度增加。

六、思考题

（1）胃泌素瘤的临床表现有哪些？

（2）哪些特征出现后应怀疑胃泌素瘤？

（3）胃泌素瘤的生化诊断有哪些？

七、推荐阅读文献

［1］于皆平，沈志祥，罗和生. 实用消化病学［M］. 2 版. 北京：科学出版社，P259 - 262.

［2］Perry R R，Feliberti E，Vinik A. Gastrinoma Zollinger-Ellion-Syndrome［M］. South Dartmouth（MA）：MDText. com，Inc，2000 - 2013 Nov 28.

（高　锋）

病毒性肝炎

一、病历资料

1. 现病史

患者,男性,29 岁,因"中上腹部饱胀伴尿黄 1 周"就诊。患者于 1 周前无明显诱因下出现中上腹部胀满,伴有皮肤巩膜黄染,尿黄,食欲可,晨起有恶心,无呕吐,无腹痛腹泻。1 天前,外院查肝功能:TB 87.8 μmol/L, DB 73 μmol/L, TBA 255 μmol/L, ALB 42 g/L, ALT 3 099 IU/L, AST 1 738 IU/L, γ-GT 253 IU/L, AKP 154 IU/L。腹部 B 超检查提示胆囊壁增厚、毛糙。

2. 既往史

10 年前体检发现乙肝表面抗原(HBsAg)阳性,肝功能未见异常,后未监测乙肝血清学标志物及肝功能指标。否认"伤寒、结核"等其他传染病病史。否认长期大量饮酒史及特殊药物使用史。

3. 体格检查

T 36.8℃,P 84 次/min,R 20 次/min,BP 118 mmHg/85 mmHg。患者神清,呼吸平稳,皮肤巩膜轻度黄染,无皮疹、皮下出血,无肝掌,无蜘蛛痣。浅表淋巴结未触及肿大,颈软,气管居中,甲状腺无肿大。双肺呼吸音清,未及干湿啰音。心律齐,各瓣膜区未闻及病理性杂音。腹部平软,无压痛、反跳痛,腹部无包块,肝脾肋下未触及,Murphy 征阴性,移动性浊音(一),肾区叩击痛阴性。双下肢无水肿。神经系统检查未见异常。

4. 实验室检查和影像学检查

(1) 血常规:WBC 4.8×10⁹/L, N 68%, RBC 4.82×10¹²/L, Hb 152 g/L, PLT 152×10⁹/L。

(2) 尿常规:WBC 25/μl,尿胆原(一),尿胆素(+);粪常规未见异常。

(3) 凝血功能:PT 14.9 s, APTT 49.2 s。

(4) 生化常规:ALT 1 302 IU/L, AST 908 IU/L, TB 94 μmol/L, DB 72.3 μmol/L, TBA 231.2 μmol/L,TP 63 g/L, ALB 38 g/L, PAB 54 g/L, AKP 156 IU/L, γ-GT 237 IU/L, Glu 3.9 mmol/L。

(5) 乙肝病毒标志物:乙型肝炎表面抗原(HBsAg)(+)、乙型肝炎表面抗体(anti-HBs)(一)、乙型肝炎 e 抗原(HBeAg)(+)、乙型肝炎 e 抗体(anti-HBe)(一)、乙型肝炎核心抗体(anti-HBc)(+)。

(6) AFP 23.09 ng/ml。

(7) 其他肝炎标志物:甲型肝炎病毒抗体 IgM(一),丙型肝炎病毒抗体 IgG(一),戊型肝炎病毒抗体 IgM(一)、戊型肝炎病毒抗体 IgG(一)。

(8) HBV-DNA 7.78×10⁴ IU/ml。

(9) 抗可溶性核抗原抗体谱:均阴性,抗肝抗原抗体谱:均阴性。

二、诊疗经过

1. 初步诊断

乙型病毒性肝炎。

2. 诊疗经过

患者入院后予卧床休息,营养支持治疗;予谷胱甘肽注射剂 2.7 g,1 次/日,复方二氯醋酸二异丙胺注射剂 80 mg,1 次/日、促肝细胞生长素注射液 120 μg,1 次/日治疗;同时监测患者血常规、肝功能、凝血功能的变化情况。对症治疗 10 天后,查 HBV - DNA 2.88×10^3 IU/ml,TB 39.9 μmol/L,DB 28 μmol/L,TBA 44.8 μmol/L,ALT 379 IU/L,AST 102 IU/L,AKP 119 IU/L,γ - GT 159 IU/L。予干扰素- α(IFNα)1b 500 万 IU 隔日皮下注射,同时观察患者有无黄疸加重及发热等,监测患者血常规、胆红素、转氨酶的变化情况。干扰素治疗 7 天后,查 WBC 4.19×10^9/L;TB 26.4 μmol/L,DB 17.2 μmol/L,ALT 262 IU/L,AST 110 IU/L,ALP 110 IU/L,γ - GT 162 IU/L。嘱患者出院后继续使用 IFNα 1b 治疗,用药期间监测肝功能、HBsAg、anti - HBs、HBeAg、anti - HBe、HBV DNA 及甲状腺功能、血糖、尿糖等。6 个月后根据有无免疫应答,考虑下一步继续干扰素治疗或加用核苷(酸)类似物。

3. 最终诊断

乙型病毒性肝炎。

三、病例分析

1. 病史特点

(1) 患者为青年男性,有乙肝病史,因"中上腹部饱胀伴尿黄一周"入院。

(2) 查体发现皮肤巩膜黄染,腹部无压痛反跳痛,Murphy 征阴性。

(3) 实验室和影像学检查:肝功能检查示间接胆红素、直接胆红素均升高,ALT、AST 显著升高;乙肝病毒标志物:HBsAg 阳性、HBeAg 阳性、anti - HBc 阳性,乙肝 DNA 复制,甲、丙、丁、戊肝炎病毒学指标均为阴性;B 超检查:胆囊壁增厚、毛糙,请结合临床。

2. 诊断和诊断依据

(1) 诊断:乙型病毒肝炎慢性活动型(重度)。

(2) 诊断依据:①患者为青年男性,有乙肝病史,无长期药物史及饮酒史;②患者以中上腹部胀满伴尿黄起病,查体皮肤巩膜轻度黄染,腹部无阳性体征;③乙肝病毒标志物检查提示"大三阳"(HBsAg 阳性、HBeAg 阳性、anti - HBc 阳性),HBV DNA 定量 7.78×10^4 IU/ml;④肝功能检查提示 ALT 1 302 IU/L,AST 908 IU/L显著升高,胆红素大于 5 倍正常值上限,以直接胆红素升高为主。尿常规提示尿胆原阴性,尿胆素 1+。PT、APTT 均延长。

3. 鉴别诊断

(1) 梗阻性黄疸:患者以腹胀满伴尿黄起病,需排除胆道结石及感染引起的黄疸。患者无发热、腹痛,查体 Murphy 征(一),肝功能检查示间接胆红素、直接胆红素均升高,可以排除梗阻性黄疸。

(2) 其他肝炎病毒感染或重叠感染:实验室检查提示甲、丙、丁、戊肝炎标志物均为阴性,可排除。

四、处理方案及基本原则

（1）卧床休息及营养支持：减少消耗，促进肝脏再生。

（2）对症治疗：谷胱甘肽、复方二氯醋酸二异丙胺保肝，丁二磺酸腺苷蛋氨酸退黄，促肝细胞生长素促进肝细胞再生。

（3）干扰素治疗：患者已具备抗病毒治疗的指征，且患者 ALT 水平较高，预期干扰素治疗可能收到较好的疗效。且患者无干扰素使用禁忌证，故予 IFNα 1b 进行抗病毒治疗。

五、要点及讨论

急性病毒性肝炎病程多为自限性，根据黄疸情况分为黄疸型与无黄疸型，以无黄疸型为主。经肠道传播的 HAV 与 HEV 是急性黄疸型肝炎的常见病因。急性无黄疸型肝炎的病程长短不一，大多数在 3～6 个月内痊愈。其中部分病例可能病情迁延，主要见于乙型肝炎与丙型肝炎。HBV 感染是我国慢性病毒性肝炎的最常见原因。HBV 不直接引起肝脏损害，肝炎发病主要与病毒感染后宿主免疫有关，且 HBV 感染时的年龄是影响慢性化的最主要因素。诊断现症或者既往 HBV 感染主要通过乙肝抗原抗体检测与核酸定量检测。乙肝抗原抗体及核酸检测的临床意义如表 23-1 所示。

表 23-1　HBV 抗原抗体与核酸检测临床意义

项目	临床意义
HBsAg	提示 HBV 感染，进行 HBsAg 定量分析可辅助评估抗病毒治疗效果
anti-HBs	保护性抗体，阳性表示对 HBV 有免疫力。 当 HBsAg 转阴，伴有 anti-HBs 转阳，称为 HBsAg 血清学转换
HBeAg	HBeAg 定量检测可以评估聚乙二醇化干扰素 α-2α 的治疗效果
anti-HBe	当 HBeAg 转阴，同时出现 anti-HBe，称为 HBeAg 血清学转换，常提示 HBV 复制停止或明显减弱，传染性变弱，是病情好转、预后良好的征象。由于存在 HBV 的 pre-C 区基因变异，部分 HBeAg 阴性慢乙肝表现为 anti-HBe 阳性，病毒仍复制活跃，病变可持续进展
anti-HBc 总抗体	主要为 anti-HBcIgG，提示感染过乙肝病毒，无论病毒是否清除
anti-HBcIgM	阳性提示现症 HBV 病毒复制，多见于乙肝急性期及慢乙肝急性发作
HBV DNA 定量检测	反映 HBV 病毒水平，主要用于慢性 HBV 感染的判断、治疗适应证的选择及抗病毒疗效的判断。HBV DNA 检测值的单位可为 IU/ml 或 copy/ml 表示，1 IU 大致相当于 5～6 copy
HBV 基因分型	预测疾病进展及对个体化抗病毒治疗药物选择的指导作用
HBV 基因耐药突变位点检测	提示核苷（酸）类似物耐药相关位点突变情况，用于指导个体化用药

慢性乙型肝炎的诊断依据包括：①既往有乙型病毒性肝炎病史或 HBsAg 阳性超过 6 个月，现在 HBsAg 和（或）HBV DNA 仍为阳性者；②血清 HBeAg 阳性、HBV DNA 阳性，或者 HBeAg 持续阴性；③ALT 持续或者反复升高，或肝脏组织学检查有肝炎病变。根据生化检测及其他临床辅助检查，慢乙肝可进一步分为轻度、中度和重度。

慢性乙型肝炎治疗的核心是抗病毒，治疗指征的判断主要基于 HBV 病毒载量、通过肝活检检测的肝组织炎症坏死程度、肝脏纤维化程度及 ALT 升高情况。抗病毒治疗方案有干扰素（IFN）和核苷（酸）

类似物两类。IFN 通过抑制 HBV 复制与调节免疫发挥抗病毒作用。患者接受 IFN 治疗前需要完善实验室检查排除禁忌证,通过 HBV 基因分型检测可以预测干扰素的治疗效果。IFN 治疗期间还要严密监测副反应情况。应用核苷(酸)类似物治疗需要长期服药才能最大限度地持续抑制 HBV 复制。接受核苷(酸)类似物治疗的患者需要定期进行 HBV DNA 定量检测以评价病毒复制的情况。在药物筛选压力下 HBV 容易发生变异。在治疗期间一旦出现耐药信号,患者应进行 HBV 基因耐药突变位点检测。以此了解是否出现耐药突变,及时调整用药并进一步预测肝癌的发病风险。有条件者建议用药前就进行 HBV 基因多耐药位点检测及基因分型检测。作为原发性肝癌的高危人群,无论抗病毒治疗是否有效,慢乙肝患者都应通过血清学指标监测肝硬化与肝癌发生的情况。

六、思考题

(1)溶血性黄疸、肝细胞性黄疸、梗阻性黄疸如何通过实验室检查进行鉴别?

(2)实验室肝功能相关检查通常包括哪些指标?

(3)病毒性肝炎的常见病原体有哪些?有哪些主要的检测手段?

七、推荐阅读文献

[1] 陈灏珠,林果为.实用内科学[M].13 版.北京:人民卫生出版社,2009:310-324.

[2] 中华医学会肝病学会,中华医学会感染病分会.慢性乙型肝炎防治指南(2010 年版)[J].中华肝脏病杂志,2011,19(1):13-24.

[3] Trepo C, Chan H L, Lok A. Hepatitis B virus infection [J]. Lancet, 2014, 384(9959): 2053-2063.

[4] EASL-ALEH Clinical Practice Guidelines: Non-invasive tests for evaluation of liver disease severity and prognosis [J]. J Hepato, 2015, Jul;63(1):237-64.

[5] 高春芳,吴孟超.乙型肝炎病毒感染标志物的检测现状和思考[J].中华检验医学杂志,2015,38(3):145-147.

(高春芳)

肝血吸虫病

一、病历资料

1. 现病史

患者,男性,65 岁,因"右上腹痛、低热伴皮肤巩膜黄染 10 余天"就诊。患者于 10 天前无明显诱因下出现右上腹痛、尿黄、巩膜黄染,伴全身乏力,食欲减退,有低热,体温最高约 37.3℃,无寒战,无恶心、呕吐、呕血,无腹泻、黑便、陶土样便。于当地医院就诊,查血常规提示:WBC 13.21×10^9/L,RBC 4.23×10^{12}/L,PLT 90×10^{12}/L,N 56.7%,E 32.4%。肝功能提示:ALT 152.0 IU/L,AST 164.0 IU/L,AKP 211.0 IU/L,γ-GT 244.0 IU/L,TB 164.1 μmol/L,DB 109.2 μmol/L,IB 54.9 μmol/L,ALB 36.5 g/L,GLB 40.2 g/L,AFP 1.1 μg/ml。上腹部 CT 提示:肝内胆管轻度扩张,肝硬化、肝右叶钙化结节,脾大。诊断为"黄疸原因待查",给予输液保肝、抗炎等治疗(具体方案不详),症状稍缓解,现患者为求进一步诊治来我院就诊,查 B 超提示:肝内胆管轻度扩张(枯枝状改变),胆管壁增厚,肝实质弥漫性损伤,肝硬化,脾大。门诊以"肝血吸虫病可能"收入消化内科住院治疗,患者发病以来,精神状态可,食欲差,睡眠欠佳,大便正常,小便呈浓茶色,体重无明显变化。

2. 既往史

浙江桐乡人,20 年前曾患血吸虫病,自诉已治愈,1 年前因"心房纤颤"植入心脏起搏器。否认"伤寒"、"结核"、"肝炎"、"高血压"、"糖尿病"、"冠心病"等传染病及遗传病史,否认手术史、外伤史及输血史、否认食物药品过敏史。预防接种随社会。否认吸烟、嗜酒史。否认家族性遗传病及肿瘤病史。

3. 体格检查

T 36.5℃,P 60 次/min,R 20 次/min,BP 115 mmHg/66 mmHg。营养中等,神清,呼吸平稳,巩膜及全身皮肤黏膜黄染,无皮疹、皮下出血、皮下无水肿,无肝掌、蜘蛛痣。全身浅表淋巴结无肿大,颈软,气管居中,甲状腺无肿大。双肺呼吸音清,未及干湿啰音。心律不齐,各瓣膜区未闻及病理性杂音。腹壁无静脉曲张,腹平软,无压痛、反跳痛。肝右侧肋缘下 1 cm,剑突下 1 cm 可触及,质中、边缘钝,随呼吸上下移动,肝区轻度叩击痛,脾肋下 4 cm,胆囊未触及,莫菲氏征阴性。移动性浊音(一),肾区叩痛阴性。双下肢无水肿。神经系统检查未见异常。

4. 实验室和影像学检查

(1)血常规:RBC 4.39×10^{12}/L,Hb 136.0 g/L,WBC 10.62×10^9/L,N 54.2%,E 25.3%,PLT 98×10^9/L。

(2)血生化:TB 52.4 μmol/L,DB 38.6 μmol/L,TP 64.7 g/L,ALB 34.1 g/L,ALT 100 IU/L,AST 120 IU/L,γ-GT 184 IU/L,AKP 140 IU/L。

（3）血清病原体相关检测：HBsAb（＋）、HBcAb（＋）、HCVAb（－）、梅毒抗体（－）、HIV 抗体（－）。

（4）肿瘤标志物：AFP 4.6 μg/L，CEA 2.0 μg/L，CA19-9 29.5 U/ml。

（5）凝血功能：PT 11.7 s，APTT 30.4 s。

（6）自身抗体检查：ANA（－），AMA（－），SMA（－），LKM（－），SLA/LP（－）。

（7）特定蛋白：IgG 32 g/L，IgM 1.5 g/L，触珠蛋白（Hp）5.5 g/L，α1-酸性糖蛋白（AAG）7.6 g/L，α2-巨球蛋白（AMG）9.7 g/L，透明质酸（HA）186 ng/ml，层粘连蛋白（LN）95.2 ng/ml，Ⅲ型前胶原（PⅢNP）7.9 ng/ml，Ⅳ型胶原（CⅣ）88.6 ng/ml。

（8）心电图：心房纤颤，心室起搏心律。胸片、肺功能未见明显异常。

（9）肝脏 CT 提示肝硬化，食管静脉曲张。B 超提示肝内胆管局限性扩张，肝脏"地图"征。

（10）胃镜：隆起糜烂性胃炎（胃窦，中度），十二指肠球部溃疡（A1），门脉高压性胃病。

二、诊治经过

1. 初步诊断

肝血吸虫病合并肝硬化，十二指肠球部溃疡、心房纤颤，心脏起搏器植入术后。

2. 诊治经过

给予复方甘草酸苷、多烯磷脂酰胆碱保肝，熊去氧胆酸利胆，奥美拉唑制酸治疗，患者腹痛、低热症状好转，嘱其出院后加强营养、继续服用保肝药物。

3. 最终诊断

肝血吸虫病合并肝硬化，十二指肠球部溃疡、心房纤颤，心脏起搏器植入术后。

三、病例分析

1. 病史特点

（1）男，65 岁，右上腹痛、低热伴皮肤巩膜黄染 10 余天。

（2）血吸虫病高发区居住史，并有血吸虫病病史。

（3）有腹痛、皮肤巩膜黄染、肝区叩击痛、脾大等体征。

（4）血常规提示白细胞升高，以嗜酸粒细胞升高最为显著，肝功能提示直接胆红素及间接胆红素均明显升高，转氨酶显著升高。B 超提示：肝内胆管轻度扩张（枯枝状改变），胆管壁增厚，肝实质弥漫性损伤，肝硬化，脾大。CT 示：肝硬化，食管静脉曲张，脾大。胃镜示：隆起糜烂性胃炎（胃窦，中度），十二指肠球部溃疡（A1），门脉高压性胃病。

2. 诊断与诊断依据

（1）诊断：肝血吸虫病合并肝硬化，十二指肠球部溃疡、心房纤颤，心脏起搏器植入术后。

（2）诊断依据：①老年男性，有血吸虫病史；②有腹痛、低热、黄疸症状，肝区有叩击痛，肝、脾肋下可及；③血常规提示白细胞升高，以嗜酸粒细胞升高最为显著，肝功能提示直接胆红素及间接胆红素均明显升高，转氨酶显著升高；④B 超提示：肝内胆管轻度扩张（枯枝状改变），胆管壁增厚，肝实质弥漫性损伤，肝硬化，脾大。CT 提示：肝硬化，食管静脉曲张，脾大。

3. 鉴别诊断

（1）药物性肝损伤：服用肝毒性药物 1～4 周内出现肝损害表现，有肝内胆汁淤积或肝实质细胞损害的病理和临床征象，肝炎血清标志物阴性。该患者无特殊药物服用史，故暂不考虑。

（2）自身免疫性肝病：包括自身免疫性肝炎（AIH）、原发性胆汁性肝硬化（PBC）、原发性硬化性胆管炎（PSC）等。女性多见，患者有肝功能损害表现，转氨酶、胆红素都可升高，没有明确肝炎病毒学检测结果,血清内免疫球蛋白升高明显,自身抗体等免疫学检查可阳性,对强的松治疗有效。该患者血清内免疫球蛋白不高,自身抗体 ANA、SMA、LKM、SLA/LP 均阴性,不考虑自身免疫性肝炎(AIH)诊断;该患者反复出现肝功能异常,但 B 超及 CT 检查均未发现胆道梗阻表现,且血清 IgM 不高,AMA 阴性,暂不考虑原发性胆汁性肝硬化(PBC)诊断。

(3) 酒精性肝炎:此病应有长期、大量饮酒史,AST 显著升高,ALT 正常或稍高,两者之比可达(2~5):1,停止饮酒后可治愈或好转,此患者无酗酒史,故排除。

四、处理方案及基本原则

(1) 完善相关检查,明确黄疸及肝功能损害原因。
(2) 保肝药物促进肝功能恢复,利胆药物促进胆汁排泄。
(3) 定期复查肝功、腹部 B 超、CT 或 MRI。

五、要点与讨论

血吸虫病(schistosomiasis)是由血吸虫寄生于人体所致的疾病,能寄生于人的血吸虫主要有 5 种,即日本血吸虫,埃及血吸虫,曼氏血吸虫,间插血吸虫和湄公血吸虫。其中以日本血吸虫、埃及血吸虫和曼氏血吸虫引起的血吸虫病流行范围最广,危害最大。血吸虫病主要分布于亚洲、非洲和拉丁美洲,在我国流行的是日本血吸虫病。在我国,血吸虫病患者并发乙型肝炎的比率较高,这可能与晚期患者的免疫功能明显下降,因而感染乙型肝炎的机会较多有关。当血吸虫病合并乙型肝炎时,常可促进和加重肝硬化的发生于发展。血吸虫肝病是一种以水源为主要传播源的传染病,患者接触含有血吸虫幼虫的水源后极有可能被感染。该病的主要病变部位是肝脏和结肠,虫卵在上述部位繁殖引起肉芽肿,临床症状主要表现为高热、腹泻和病变部位的疼痛。急性期患者有发热、肝肿大与压痛,腹泻或脓血便,血中嗜酸性粒细胞显著增多。慢性期以肝脾肿大为主。血吸虫肝病患者如果得不到有效治疗,肝脏门静脉部位会出现纤维化症状,晚期可出现肝腹水和高压症等严重并发症,危及患者生命。血吸虫病患者在急性期外周血象以嗜酸性粒细胞显著增多为主要特点。白细胞总数在 $10 \times 10^6/L$ 以上。嗜酸性粒细胞一般占 $20\% \sim 40\%$,最多者可达 90% 以上。慢性血吸虫病患者一般轻度增多在 20% 以内,而极重型急性血吸虫病患者常不增多,甚至消失。晚期患者常因脾功能亢进引起红细胞、白细胞及血小板减少。

急性血吸虫病患者血清中球蛋白增高,血清 ALT、AST 轻度增高。晚期患者由于肝纤维化,出现血清白蛋白减少,球蛋白增高,常出现白蛋白与球蛋白比例倒置现象。慢性血吸虫病尤其是无症状患者肝功能试验大多正常。

诊断血吸虫病可分为病原学诊断和免疫学诊断。其中病原学诊断是确诊血吸虫病的依据,但对轻度感染者和晚期患者及经过有效防治的疫区感染人群,病原学检查常常会发生漏检。方法有粪便直接涂片法(适用于重感染患者和急性感染者),尼龙袋集卵法(适用于大规模普查),毛蚴孵化法,定量透明法(用于测定人群的感染度和考核防治效果),直肠镜或组织检查(适用于慢性特别是晚期血吸虫病患者)。免疫学诊断包括检测抗体和循环抗原的检测。检测抗体常用方法有环卵沉淀试验(COPT),IHA,ELISA,免疫印迹技术,IFT,乳胶凝集试验(LA)和快速试纸法。由于血清抗体在患者治愈后仍能存在较长时间,因此检测抗体的方法不能区分是现在感染还是既往感染。

治疗方面,目前仍首选吡喹酮,晚期血吸虫肝病患者根据病情及并发症情况对症治疗,肝硬化患者予以抗纤维化治疗,有腹水者可利尿、腹腔穿刺抽液等,巨脾症患者可考虑切脾治疗。

六、思考题

（1）血吸虫的传播途径，主要病变部位及致病机制是什么？在我国流行的是哪种血吸虫？

（2）肝血吸虫病的诊断要点？

（3）血吸虫病的病原学检查方法有哪些？

七、推荐阅读文献

［1］李雍龙，管晓虹. 人体寄生虫学［M］. 6 版. 北京：人民卫生出版社，2006：114 - 126.

［2］彭文伟，李兰娟，乔光彦. 传染病学［M］. 6 版. 北京：人民卫生出版社，2006：239 - 246.

（高春芳）

肝硬化

一、病历资料

1. 现病史

患者,男性,43岁,因"反复乏力、饮食差20年,呕血黑便4天"就诊。20年前患者因"乏力、饮食差伴中腹部饱胀不适"于当地医院就诊,血液检验提示肝功能异常,乙肝表面抗原(HBsAg)阳性,服用"中药"治疗后症状好转,后未再复查肝功能等。4天前患者无明显诱因出现呕血,呕血量约为500 ml,伴黑便,于区中心医院就诊,血液检验提示WBC 8.1×10^9/L, Hb 85 g/L, N 86.9%, PT 15.6 s。肝脏CT提示肝硬化、脾大、少量腹水,门脉高压。给予"止血及对症治疗"后未再出现呕血,但仍间断有黑便。昨日复查Hb 84 g/L,目前患者乏力明显,无发热、腹痛等,为进一步诊治来我院。

2. 既往史

无特殊药物使用史及长期大量饮酒史。无血吸虫疫区生活史。母亲患有"乙肝",因"肝癌"去世。

3. 体格检查

T 36.2℃,BP 120 mmHg/80 mmHg,R 21次/min,P 80次/min。患者神志清,精神可,皮肤、结膜苍白,全身皮肤黏膜无黄染。无肝掌、蜘蛛痣。浅表淋巴结未触及肿大,颈软,气管居中,甲状腺无肿大。双肺呼吸音清,未及干湿啰音。心律齐,各瓣膜区未闻及病理性杂音。腹软,全腹无压痛、反跳痛,肝脏未触及,脾脏肋下2 cm,移动性浊音可疑阳性。双下肢无水肿。神经系统检查未见异常。

4. 实验室检查及影像学

(1) 血常规:WBC 3.70×10^9/L, N 80.5%, RBC 2.83×10^{12}/L, Hb 80 g/L, PLT 66×10^{12}/L。

(2) 粪常规:RBC 0~2/Hp, WBC 2~4/Hp,粪隐血阳性(++++)。

(3) 生化指标:ALB 28 g/L、TB 10.6 μmol/L, ALT 32 IU/L, AST 66 IU/L。

(4) 凝血功能:PT 16.7 s。

(5) 乙肝病毒标志物:HBsAg(+), anti-HBs(−), HBeAg(+), anti-HBe(−), anti-HBc(+)。

(6) 肿瘤标志物:AFP 43.05 ng/ml,甲胎蛋白异质体(AFP-L3)2.31%。

(7) 肝炎病毒检测:甲型肝炎病毒抗体IgM(−),丙型肝炎抗体IgG(−),戊型肝炎病毒抗体IgG(−)、IgM(−)。

(8) 自身抗体检测:抗核抗体谱及抗肝抗原抗体谱均阴性。

(9) 肝脏CT:肝硬化、脾大、少量腹水、门脉高压。

二、诊疗经过

1. 初步诊断

上消化道出血;慢性乙型肝炎肝硬化(失代偿期)。

2. 诊疗经过

患者入院后禁食、水,给予生长抑素 1 mg 每 12 h 一次,奥美拉唑 40 mg,每日一次,酚磺乙胺 500 mg、氨甲苯酸 300 mg,每日一次,输注人血白蛋白 10 g,每日一次,呋塞米 20 mg,每日一次。入院后检查 HBV DNA $5.03×10^6$ IU/ml,后予替比夫定 0.6 g 每日一次。患者平稳后行胃镜检查提示食管静脉曲张。经过治疗患者连续 3 次查粪隐血为阴性,低白蛋白血症纠正,复查 B 超示腹水消退。

3. 最终诊断

上消化道出血;慢性乙型肝炎肝硬化(失代偿期)。

三、病例分析

1. 病史特点

(1) 患者中年男性,有乙肝病史,因呕血、黑便入院。

(2) 查体发现脾脏肿大。

(3) 实验室和影像学检查:WBC $3.70×10^9$/L, N 80.5%, RBC $2.83×10^{12}$/L, Hb 80 g/L, PLT $66×10^{12}$/L0。粪常规 RBC 0~2/Hp, WBC 2~4/Hp,粪隐血阳性(++++)。生化指标中 ALB 28 g/L 中,PT 16.7 s。HBsAg(+), anti-HBs(−), HBeAg(+), anti-HBe(−), anti-HBc(+)。肝脏 CT 提示肝硬化、脾大、腹水、门脉高压,胃镜提示食管胃底静脉曲张。

2. 诊断和诊断依据

(1) 诊断:上消化道出血;慢性乙型肝炎肝硬化(失代偿期)。

(2) 诊断依据:①上消化道出血诊断依据:患者因呕血黑便入院,粪隐血阳性,胃镜检查提示食管胃底静脉曲张。②慢性乙型肝炎肝硬化(失代偿期)诊断依据:患者纳差、乏力 20 余年,有乙肝病史及家族聚集,4 天前出现上消化道出血,实验室检查提示 HBV 复制,影像学检查提示肝硬化、门脉高压、脾大。

3. 鉴别诊断

1) 上消化道出血的病因鉴别

(1) 消化性溃疡并上消化道出血:患者有上腹部痛的病史,腹痛特点呈慢性周期性、节律性,尤其是出血前疼痛加剧,出血后减轻或缓解,查体上腹部压痛,部分消化性溃疡患者无腹痛或腹痛不典型。胃镜检查未见溃疡病灶,可以排除。

(2) 肝癌破裂出血:患者表现为上消化道出血,肝脏 CT 提示肝内密度不均,需要同肝癌侵犯胆道引起出血相鉴别。患者 AFP 轻度升高,AFP-L 3% 在正常范围,影像学检查未提示肝脏占位表现,故予以排除。

2) 与肝硬化其他病因进行鉴别

患者无长期大量饮酒史,可排除酒精性肝硬化;无血吸虫疫区生活史可排除血吸虫肝硬化;实验室检查其他肝炎病毒标志均为阴性,可排除其他肝炎病毒相关肝硬化;患者抗可溶型核抗体谱、抗肝抗原抗体谱均为阴性,可排除自身免疫性疾病所致肝硬化。

四、处理方案及基本原则

（1）禁食、水：减少胃酸分泌，利于伤口愈合。

（2）止血用药：生长抑素减少门脉及侧支血流量，降低出血；奥美拉唑抑制胃酸分泌，提高出血部位pH值，利于纤维蛋白凝固发挥止血作用；酚磺乙胺＋氨甲苯酸促进出血凝固。

（3）抗病毒药物治疗：患者处于肝硬化失代偿期，有 HBV 复制的证据，具备抗病毒治疗的指征。失代偿期肝硬化是干扰素治疗的禁忌证，故予患者替比夫定进行抗病毒治疗。

五、要点与讨论

肝硬化病因很多，在我国最常见的病因是乙型病毒性肝炎。代偿期肝硬化有时影像学检查肝脏改变不明显，失代偿期肝硬化常伴有腹水、食管胃底静脉曲张等并发症，影像学检查可发现典型肝硬化及门脉高压征象，结合实验室检查，临床较易诊断。

肝硬化患者发生食管胃底静脉破裂出血时，早期表现为呕血黑便。经过治疗黑便消失，但可能仍有少量出血。当 24 小时出血量大于 5 ml 时粪便隐血试验可以出现阳性。目前临床常用的粪便隐血试验采用半定量双联法，即联合使用化学法和免疫法。化学法的检测原理基于血红蛋白的还原性。化学法敏感度较高，但容易受食物、药物干扰。免疫法通过特异抗体检测粪便中的人血红蛋白，这一方法不受食物、药物的影响，但是出血部位位于上消化道或者出血量较少时，抗原被消化液破坏可能造成检测结果假阴性。因此两种方法联合使用可以互为补充，提高敏感性和特异性。

肝硬化患者在明确诊断同时还应进行临床评估，主要包括以下几个方面：

（1）HBV 复制情况：常用的方法是 PCR 检测乙肝病毒载量。

（2）肝脏功能及其代偿能力：评价肝硬化患者肝脏排泄功能常用的指标有胆红素水平，评价肝脏合成、储备功能指标有凝血酶原时间、凝血酶原时间活动度、血清白蛋白、前白蛋白、胆碱酯酶，评价肝脏储备功能的指标还有吲哚氰绿试验，临床常用的评价肝功能的方法还有 Child-Pugh 分级（见表 25 - 1）。

表 25 - 1　Child-Pugh 分级

指标	异常程度评分（分）		
	1	2	3
肝性脑病（级）	无	1～2	3～4
腹水	无	轻度	中、重度
血清胆红素（μmol/L）	<34	34～51	>51
血清白蛋白（g/L）	≥35	28～34	<28
凝血酶原时间延长（s）	≤4	4～6	≥6

（3）并发症：肝硬化失代偿期患者可能出现食管胃底静脉曲张破裂出血、腹水、肝性脑病、肝肾综合征等严重并发症。密切监测并及时对并发症进行处理，可以有效降低患者死亡风险。

（4）肝癌筛查：HBV 感染和肝硬化都是肝癌发生的高危因素。在 HBV 低于检出限的情况下，肝硬化患者也应定期检测血清 AFP 和肝脏超声。肝硬化患者应该每 6 个月进行 1 次筛查。对 AFP＞400 ng/ml 而超声检查未发现肝脏占位者，在排除妊娠、活动性肝病和生殖腺胚胎源性肿瘤等其他可引起 AFP 增高的因素后，应做 CT 和（或）MRI 等检查。如 AFP 升高未达到诊断水平，排除上述可能引起 AFP 增高的因素外，还应密切追踪 AFP 的动态变化，将超声筛查间隔缩短至 1～2 个月，必要时进行 CT 或 MRI 检查。此外也应注意临床有 30% 左右的肝癌患者表现为 AFP 阴性。联合使用异常凝血酶原（PIVKA Ⅱ 或称 DCP）、AFP－L3 对肝癌高危人群进行筛查，可以减少漏诊情况发生。

目前的研究已经证实：慢乙肝肝硬化患者尽早开始核苷（酸）类似物抗病毒治疗，可以延缓疾病进展，改善患者的临床结局。但是核苷（酸）类似物长期服药过程中有很高的耐药概率。因此慢乙肝肝硬化患者服药过程中需要密切监测 HBV DNA、乙肝病毒标志物及肝功能。一旦出现耐药趋势，应尽快进行耐药基因位点检测，并对下一步治疗方案进行调整。有条件者在临床开始抗病毒治疗前就进行 HBV 基因分析、多耐药位点检测以指导个体化选择抗病毒药物。

肝硬化患者推荐进行的实验室检查：

（1）酶学检查：代偿期 ALT 及 AST 可正常或轻度异常，失代偿期 ALT、AST 有不同程度升高，ALT/AST<1；失代偿期胆碱酯酶（ChE）明显减低；乳酸脱氢酶 5（LDH5）、OCT、碱性磷酸酶（AKP）亦增高。

（2）蛋白代谢检查：总蛋白减低、白蛋白减低、球蛋白增高，失代偿期白蛋白明显减低、白球比例倒置。蛋白电泳主要显示 α_1 球蛋白增高，γ 球蛋白增高。尚可见铜蓝蛋白增高、α_1－微球蛋白减低。

（3）肝脏储备功能检查：

① 血清总胆固醇和胆固醇脂检查：总胆固醇明显减低，磷脂增高，前 β 脂蛋白（VLDL 为主）、高密度脂蛋白胆固醇（HDL－C）减低，HDL3－C 几乎消失，血清过氧化脂质（LPO）增高。

② 凝血酶原时间测定（PT）：延长常大于 13 s，若用维生素 K 不能纠正提示预后不良。

③ 吲哚氰绿清除试验（ICGT）：为磺溴酞钠试验（BSP）的替代试验，肝硬化潴留可达 40%。

（4）肝脏纤维化的检查：包括 Ⅲ 型前胶原肽（P Ⅲ P）、Ⅲ 型前胶原（PC Ⅲ）、Ⅳ 胶原（PC Ⅳ）、脯氨酰羟化酶、赖氨酸氧化酶、Ⅲ 型前胶抗体的 Fab 片段（Fab P Ⅲ P）、层粘蛋白测定。肝硬化常显著增高，各种胶原均增加，但最重要的是构成基底膜的 Ⅳ 胶原增加，常大于 150 $\mu g/L$、P Ⅲ P 常大于 120 $\mu g/L$。

（5）血象检查：肝硬化失代偿期表现为血红蛋白、红细胞减低，血小板减少，伴脾功能亢进者三系均下降。

（6）尿液及肾功能：并发肝肾综合征时，肾功能减损，表现为尿素氮（BUN）、肌酐（Cr）、内生肌酐清除率（Ccr）降低，尿中可发现红细胞、白细胞、蛋白及管型。

（7）腹水检查：一般为漏出液，如并发自发性腹膜炎时，透明度降低，比重介于漏出液与渗出液之间，李凡他阳性，细胞数增加，每微升常在 300 以上，以中性粒细胞为主；如并发结核性腹膜炎，腹水呈血性，以淋巴细胞为主。血性腹水尚应考虑肝癌，宜做腹水的癌细胞检查。

（8）甲胎蛋白（AFP）：如发现持续升高，应疑及肝癌。

（9）血管活性肠肽（VIP）：常>150 $\mu g/L$，预测肝硬化优于其他项目，如不断升高提示预后不良。

（10）环磷酸鸟苷（cGMP）：肝硬化患者常>8 mmol/L。

（11）甘胆酸（CG）：肝硬化患者常>2.0 $\mu mol/L$。

六、思考题

（1）肝硬化失代偿期的常见并发症有哪些？

（2）肝硬化患者常用的肝脏功能及代偿功能评价指标有哪些？

（3）慢乙肝肝硬化患者进行肝癌筛查的常用实验室指标有哪些？

七、推荐阅读文献

［1］陈灏珠,林果为.实用内科学［M］.13版.北京:人民卫生出版社,2009:1848-1860.

［2］科技部十二五重大专项联合课题组.乙型肝炎病毒相关肝硬化的临床诊断、评估和抗病毒治疗的综合管理［J］.中华消化杂志,2014,34(2):77-84.

［3］吴鹏,李艳,陈进,等.联合免疫法和化学法检测粪便隐血的临床应用评价［J］.检验医学,2010,25(3):176-178.

［4］European Association for Study of Liver, Asociacion Latinoamericanapara el EstudiodelHigado. EASL-ALEH Clinical Practice Guidelines: Non-invasive tests for evaluation of liver disease severity and prognosis ［J］. J Hepatol, 2015 Jul 63(1):237-64.

［5］Kim H S, Park J W, Jang J S, et al. Prognostic values of a-fetoprotein and protein induced by Vitamin K Absence or Antagonist-Ⅱ in hepatitis B virus-related hepatocellular carcinoma ［J］. J Clin Gastroenterol, 2009,43(5):482-488.

（高春芳）

案例 26

肝癌

一、病历资料

1. 现病史

患者,男性,57 岁,因"B 超发现肝占位 1 周"就诊。1 周前体检 B 超发现肝占位,无腹痛、腹胀,无寒战、高热,无皮肤巩膜黄染。查 B 超提示右肝叶可见 1 个高回声区,大小为 10 cm×7 cm,边界不清晰,内部回声分布不均匀。上腹部 CT 增强提示肝右叶占位 V,Ⅵ段,大小为 11.8 cm×6.4 cm,周围伴子灶,增强扫描后可见动脉期结节明显不均匀强化,门脉期及延迟期病灶密度低于周围正常肝实质,边界欠清晰。查 AFP 14.66 μg/L,乙肝 HBsAg(+)。在当地未予治疗,今患者为进一步诊治来我院。

患者发病以来,精神状态良好,食欲一般,睡眠可,大便正常,小便正常,体重无明显变化。

2. 既往史

有乙肝病史 20 余年,间断服用"阿德福韦酯",曾查 HBV - DNA 2.74×10⁶ IU/ml。否认其他传染病及遗传病史,否认手术史、外伤史及输血史,对链霉素过敏。预防接种史随社会。无疫区生活史,吸烟 30 年,平均 20 支/天,已戒烟 2 年。否认嗜酒史。母亲肝炎肝硬化病故,父亲体健,否认其他家族病史。

3. 体格检查

T 37.7℃,P 74 次/min,R 16 次/min,BP 135 mmHg/79 mmHg。患者营养良好,神志清楚,呼吸平稳。全身皮肤黏膜无黄染、皮疹、皮下出血,无肝掌、蜘蛛痣。全身浅表淋巴结无肿大,颈软,气管居中,甲状腺无肿大。双肺呼吸音清,HR 80 次/min,律齐,未闻及杂音。腹平坦,腹壁无静脉曲张。腹软,无压痛、反跳痛。肝右侧肋缘下 1 cm,剑突下 1 cm 可触及,质中,边缘钝,无压痛,随呼吸上下移动,左侧肋缘下未触及,脾肋下未触及,胆囊未触及,莫菲氏征阴性。无移动性浊音。肠鸣音正常,3~5 次/min,未闻及血管杂音。双下肢无水肿。神经系统检查未见异常。

4. 实验室和影像学检查

(1) 血常规:RBC 4.16×10¹²/L, WBC 8.08×10⁹/L, N 68.1%, Hb 126.0 g/L, PLT 131×10⁹/L。

(2) 肝肾功能及电解质:DB 3.9 μmol/L, IB 6.1 μmol/L, TP 70.0 g/L, ALB 36.9 g/L, PAB 152 mg/L, ALT 36 IU/L, AST 45 IU/L, AMY 58 IU/L, BUN 4.07 mmol/L, Cr 68 μmol/L, UA 294 μmol/L, Glu 4.93 mmol/L, K⁺ 3.89 mmol/L, Na⁺ 143 mmol/L, Cl⁻ 106 mmol/L, Ca²⁺ 2.28 mmol/L, Mg²⁺ 0.79 mmol/L, P³⁺ 1.01 mmol/L。

(3) 血清病原体相关检测:HBsAg(+),HBeAb(+),HBcAb(+),丙肝病毒抗体(-),梅毒抗体(-),HIV 抗体(-)。HBV - DNA 定量检测 3.33×10⁴ IU/ml。

(4) 乙型肝炎病毒基因分型和耐药突变基因检测(见表 26 - 1):HBV 基因型,C 型。对拉米夫定耐药。

表 26-1　乙型肝炎病毒基因分型和耐药突变基因检测

基因型结果		野生型结果		突变型结果	
1. HBV 基因型:B 型	未检出	1. rt180L	检出	1. rt180M	未检出
2. HBV 基因型:C 型	检出	2. rt204M	未检出	2. rt204V	检出
3. HBV 基因型:D 型	未检出	3. rt207M	未检出	3. rt204I	未检出
4. HBV 基因型:非 B、C、D 型	未检出	4. rt207V	检出	4. rt207I	未检出
	未检出	5. rt181A	检出	5. rt181V	未检出
		6. rt236N	检出	6. rt236T	未检出
		7. rt202S	检出	7. rt202G	未检出
		8. rt250M	检出	8. rt202I	未检出
		9. rt184T	检出	9. rt250I	未检出
				10. rt250L	未检出
				11. rt250V	未检出
				12. rt184A	未检出
				13. rt184I	未检出
				14. rt184L	未检出
				15. rt184S	未检出
				16. rt184F	未检出
				17. rt181T	未检出

药物耐受提示:

耐药突变位点	相关抗病毒药物	耐药突变位点	相关抗病毒药物
1. rt180M+rt204I/V		1. rt204I/V+rt184A/I/L/S/F	
		2. rt204I/V+rt202G/I	
2. rt204I/V	拉米夫定耐药 (LAM)	3. rt204I/V+rt250I/L/V	恩替卡韦敏感 (ETV)
3. rt207I		4. rt180M+rt204I/V+rt184A/I/L S/F	
4. rt181V/T		5. rt180M+rt204I/V+rt202G/I	
		6. rt180M+rt204I/V+rt250I/L/V	
1. rt180M+rt204I/V	替比夫定敏感 (LdT)	1. rt181V/T	阿德福韦酯敏感 (ADV)
2. rt204I			
3. rt181V/T		2. rt236T	

说明:1. 若相应检测位点出现突变,提示可能产生药物耐受,请结合临床综合分析。

　　2. 氨基酸缩写:A=丙氨酸;I=异亮氨酸;L=亮氨酸;M=蛋氨酸;N=天冬酰胺;T=苏氨酸;V=缬氨酸;S=丝氨酸;F=苯丙氨酸;G=甘氨酸。

　　3. 本实验检测 HBV-B/C/D3 种常见基因型,不同基因型与疾病进展和干扰素治疗效果有关。

　　4. 检测方法:PCR 反向点杂交法。

　　5. 恩替卡韦*(ETV)相关突变位点(rt202、rt250、rt184)为未收费项目,结果仅供参考。

（5）肿瘤标志物：PIVKA-Ⅱ 1 789 mAU/ml，AFP 919.0 μg/L，AFP-L 3%，15.4%（＋），CEA 3.9 μg/L，CA19-9 18.1 IU/ml。

（6）凝血功能：未见明显异常。

（7）心电图，胸片，肺功能：未见明显异常。

（8）胃镜：平坦糜烂性胃炎（胃窦，轻度）。

（9）肝脏 MRI 增强：右叶下端巨块型肝癌，伴右后叶Ⅶ段子灶，肝周少量积液。

（10）B 超：肝实质性占位（恶性可能），胆囊息肉。

二、诊治经过

1. 初步诊断

原发性肝癌（右），乙肝病毒携带者，肝炎后肝硬化。

2. 诊治经过

患者术前检查无明显手术禁忌证，行右肝肿瘤切除术＋胆囊切除术＋肝门淋巴结活检术。手术经过顺利，术后予以抗炎，保肝，护胃，营养支持等对症治疗。术后患者一般情况好，切口愈合佳。

三、病例分析

1. 病史特点

（1）男，57 岁，B 超发现肝占位 1 周。

（2）乙肝病史多年，间断服用"阿德福韦酯"，病毒控制不佳。母亲因肝炎肝硬化病故。

（3）甲胎蛋白明显升高，但甲胎蛋白 L 3% 轻度升高呈阳性，异常凝血酶原（DCP）异常升高（1 789 mAU/ml），乙肝表面抗原阳性，乙肝病毒 DNA 定量 3.33×10^4 IU/ml。

（4）肝脏 MRI 增强提示，右叶下端巨块型肝癌，伴右后叶Ⅶ段子灶，肝周少量积液，B 超提示肝实质性占位（恶性可能），胆囊息肉。

2. 诊断与诊断依据

（1）诊断：原发性肝癌（右），乙肝病毒携带者，肝炎后肝硬化。

（2）诊断依据：①中年男性，母亲系乙肝肝硬化患者；②乙肝"小三阳"，甲胎蛋白明显升高，异常凝血酶原（PIVKA-Ⅱ）升高；③B 超、CT 及 MRI 检查均提示右肝占位，考虑原发性肝癌。

3. 鉴别诊断

（1）转移性肝癌：多有原发肿瘤病史，常为结直肠癌、胃癌等。多数无肝炎、肝硬化等肝病背景，增强 CT 典型表现为病灶中心低密度，边缘强化，最外层密度低于肝实质，延迟期呈低密度。患者无其他脏器肿瘤症状及体征，首先考虑原发性肝癌，可进一步行消化道内镜排除。

（2）肝局灶性结节增生（FNH）：本病患者常无乙肝病史，是肝脏常见良性结节性病变，30～40 岁女性多见。FNH 多为单发实性无包膜、轮廓光整肿物。US 呈边界清晰的低回声病变，中心瘢痕不易见。MRI 多呈等信号肿物，呈长 T_1，中长 T_2 信号，与肝癌相似，但中心瘢痕长 T_1、T_2 放射状条索影为其特点。结合本病患者病情及病史资料可排除此诊断。

（3）肝血管瘤：B 超、CT 可见病灶，B 超可见肿瘤内部有血管穿过，CT 在增强后表现为从肿瘤周边开始逐渐向内强化，现临床表现及影像检查均不符，可排除。

（4）肝脓疡：患者起病前后无发热、寒战，无痢疾、胆道疾病史，B 超、CT 及病史不支持，可以排除。

四、处理方案及基本原则

（1）完善相关检查，如无手术禁忌，积极准备行右肝肿瘤切除术（备胆囊切除术）。

（2）术后预防感染、保肝及营养支持等治疗，切口加强换药，促进患者康复。

（3）出院后继续保肝，抗病毒治疗。

（4）定期复查肝功、异常凝血酶原（PIVKAⅡ）、乙肝 DNA、肝脏 B 超、CT 或 MRI。

五、要点与讨论

原发性肝癌（primary liver cancer，PLC）是人类最常见的恶性肿瘤之一，全世界 50％以上的 PLC 发生在中国，PLC 也是我国男性的第二大肿瘤相关死因。原发性肝癌病程进展较快，确诊时多数已为中晚期，如不予以积极治疗，自然病程较短，总体 5 年生存率不足 10％。因此，早发现、早诊断和早治疗是提高 PLC 患者 5 年生存率的关键。

原发性肝癌的发生与多种因素相关，这些因素包括肝炎病毒感染、环境因素（例如黄曲霉毒素摄入）、代谢因素（例如脂肪性肝病）以及个体遗传背景差异等，其中乙肝病毒（HBV）和丙肝病毒（HCV）感染已经被证实是原发性肝细胞癌（hepatocellular carcinoma，HCC，PLC 中的主要类型）的最主要致病因素。流行病学研究表明，我国 80％以上的原发性肝癌与乙肝感染相关。

慢性 HBV 感染的病程可从非活动性携带者到进展性慢性肝炎、肝硬化、肝癌。据报道我国现有慢性 HBV 感染者约 9 300 万人，其中慢性乙肝患者约 2 000 万。高发病率、高致死率的肝硬化及肝癌已成为影响我国民健康和生活质量的重要因素并成为社会有限医疗资源的沉重负担。该案例即是一例典型的 HBV 垂直感染并导致患者较早就发生肝硬化合并肝癌的病例。

常用的辅助诊断原发性肝癌的血液标志物包括蛋白标志物和核酸标志物。目前进入临床应用的主要是蛋白类标志物，主要包括甲胎蛋白（AFP）、甲胎蛋白异质体（AFP - L3）、异常凝血酶原（PIVKAⅡ），具有较高的诊断敏感性和特异性。其他多种标志物还包括 Dickkopf - 1（DKK1）、磷脂酰肌醇蛋白聚糖 3（Glypican - 3，GPC3）、高尔基体蛋白 73（Golgi protein - 73，GP73）、细胞因子等，但后者这些蛋白类分子以及研究中发现的包括微小 RNA（miRNA）在内的多种核酸类标志物的临床诊断价值尚有待临床大样本验证。

甲胎蛋白目前是公认的肝癌标志物，但甲胎蛋白在近 30％患者中可以表现为阴性，在约 1/3 非肿瘤性肝病中也可以升高。AFP - L3（参考值：AFP - L3/AFP＜10％）检测能有助于弥补 AFP 特异性不高的缺陷；多种肝癌标志物的联合应用能弥补 AFP 敏感性不足的缺点，对于肝癌的早期筛查、病程及疗效检测具有重要价值。

在 HBV 相关肝癌的治疗中，抗病毒治疗非常关键，应关注患者的病毒载量变化以及是否存在耐药变异。原发性肝癌肝切除术时 HBV DNA 水平是预测术后复发的独立危险因素之一，且抗病毒治疗可显著延长肝癌患者的生存期。除核酸载量外，HBV 基因变异检测的意义具有重要临床意义：除了作为基因型/亚型分型以及抗病毒药物耐药位点分析的依据外，HBV 基因变异与疾病病程、预后相关，HBV 基因变异还可改变病毒的复制分泌活性、宿主局部免疫微环境等，也可能对临床肝炎标志物检测结果带来影响，在临床诠释包括"两对半"在内的检测结果时应予关注。

除了以上实验室指标外，还有不少实验室项目对诊断肝癌有帮助：

（1）α - L -岩藻糖苷酶（AFU）：可作为原发性肝癌的早期诊断参考指标和疗效观察指标。

（2）ALT、γ - GT：轻度到中度增高。

（3）碱性磷酸酶（AKP）：常与同工酶同时检测，肝肿瘤、转移性肝癌可见 ALP2、ALP1 增高。

（4）亮氨酸氨基肽酶（LAP）、$5'$-核苷酸酶（$5'$-NT）、血管紧张素转化酶（ACE）、异柠檬酸脱氢酶（ICD）：往往增高。

（5）乳酸脱氢酶（LDH）：增高。常和同工酶同时检测，可见 LDH5 增高。且 LDH5＞LDH4。

（6）抗平滑肌抗体（ASMA）：常为阳性。

（7）其他肿瘤标志物如 CEA、CA19-9、CA125、CA50 也可增高。

（8）酸性铁蛋白：阳性率高达 $75\%\sim90\%$，特别是 AFP 阴性或轻度增高的肝癌阳性率高达 $70\%\sim85\%$；对小肝癌阳性率高达 70%，具早期诊断价值。

（9）血管活性肠肽（VIP）：往往增高。

（10）血清Ⅳ型胶原：往往增高。

（11）腹水：常为血性，并可找到癌细胞。

六、思考题

（1）原发性肝癌的常见致病因素有哪些？

（2）原发性肝癌的诊断标准？

（3）目前进入临床应用的与肝癌实验室诊断相关的检验指标有哪些？

七、推荐阅读文献

［1］陈孝平，汪建平.外科学［M］.8 版.北京：人民卫生出版社，2013：250-255.

［2］El-Serag H B. Hepatocellular carcinoma：an epidemiologic view［J］. J Clin Gastroenterol，2002,35：S72-78.

［3］Forner A，Llovet J M，Bruix J. Hepatocellular carcinoma［J］. Lancet，2012,379（9822）：1245-55.

（高春芳）

急性胆囊炎

一、病历资料

1. 现病史

患者,女性,50岁,因"右上腹痛伴寒战、发热3天"就诊。患者于3天前晚餐进食油腻食物后突发右上腹疼痛,向右侧肩部及背部放射,伴寒战发热,体温最高40℃,伴恶心、呕吐,呕吐胃内容物,约800 ml,腹泻3次,解水样便。至当地医院就诊,查血常规提示:WBC 19×10⁹/L, N 90%。查腹部超声提示"胆囊泥沙样结石,胆囊炎、胆囊增大"。考虑胆囊结石、急性胆囊炎,予以禁食,头孢美唑钠2 g、奥硝唑0.5 g,每日两次抗感染治疗,病情明显好转,现为求进一步诊治来我院,门诊以"慢性胆囊炎急性发作,胆囊结石"收住院。

发病以来,患者无咳嗽、咳痰、咯血、胸闷、气短、尿频、尿急,精神状态较差,体力情况差,食欲差,睡眠欠佳,近两天大便如常,小便如常,体重无明显变化。

2. 既往史

发现胆囊结石10余年,每年发作1～2次,发作时至当地医院急诊输液抗感染治疗后可缓解,否认"伤寒""结核""肝炎"等传染病史,否认"高血压""冠心病""糖尿病"史,否认手术史、外伤史、否认输血史、否认食物、药物过敏史,预防接种史随当地。

3. 体格检查

T 37.5℃,P 82次/min,R 20次/min,BP 120 mmHg/70 mmHg。患者神志清楚,呼吸平稳。全身皮肤黏膜无黄染,无皮疹、无肝掌、蜘蛛痣。全身浅表淋巴结无肿大。颈软,气管居中,甲状腺无肿大。双肺呼吸音清,未及干湿啰音。心律齐,各瓣膜区未闻及病理性杂音。腹部平坦,未见肠型和胃肠蠕动波,腹壁无静脉曲张。腹软,右上腹压痛明显,无反跳痛,肝脏未触及,脾肋下未触及,胆囊未触及,Murphy征阳性。腹部叩诊呈鼓音,肝上界位于右锁骨中线第5肋间,肝区轻度叩击痛,移动性浊音阴性,肠鸣音无亢进,3～5次/min。双下肢无水肿。神经系统检查未见异常。

4. 实验室检查和影像学检查

(1) 血常规＋CRP:WBC 12.85×10⁹/L, N 84.9%, RBC 4.76×10¹²/L, Hb 128 g/L, PLT 198×10¹²/L, CRP 65 mg/L。

(2) 粪尿常规:未见明显异常。

(3) 凝血常规:PT 10.5 s, APTT 21.9 s。

(4) 肝肾功能:TB 11.4 μmol/L, DB 4.3 μmol/L, TBA 2.5 μmol/L, TP 82.0 g/L, ALB 46.6 g/L, A/G 1:3, ALT 68 IU/L, AST 56 IU/L, GLU 6.91 mmol/L, Na⁺ 140 mmol/L, K⁺

4.4 mmol/L，AMY 149 IU/L。

(5) 肿瘤标志物：AFP 5.5 μg/L，CEA 9.1 μg/L，CA19 - 9 0.6 IU/ml。

(6) 乙肝两对半：HBsAg(一)、HBsAb(+)、HBcAb(+)。

(7) HBV - DNA<$1.0×10^3$ IU/ml。

(8) 腹部超声：胆囊泥沙样结石，胆囊炎，胆囊增大。

二、诊治经过

1. 初步诊断

慢性胆囊炎急性发作，胆囊结石。

2. 诊治经过

患者入院后立即进行血液、尿粪常规、心电图、胸片、B超、肺功能检查明确全身情况，考虑患者胆囊炎症状明显，时间较长，当前抗感染治疗有效，B超未见明确胆囊穿孔，可暂予保守治疗。予以禁食，输液支持，给予多烯磷脂酰胆碱及异甘草酸镁保肝、头孢美唑钠、奥硝唑抗感染治疗，3天后体温降至正常，复查两次血常规血象恢复正常，住院1周后予以出院。建议出院1月后择期行腹腔镜胆囊切除术。

3. 最终诊断

慢性胆囊炎急性发作，胆囊结石。

三、病例分析

1. 病史特点

(1) 中年女性，有长期胆囊结石病史，右上腹痛伴寒战、发热3天。

(2) 患者3天前晚餐进食油腻后突发右上腹疼痛，向右侧肩部及背部放射，伴寒战发热，体温最高40℃，伴恶心、呕吐，呕吐胃内容物，约800 ml，腹泻3次，解水样便至当地医院就诊，查血常规提示：WBC $19×10^9$/L，N 90%。查腹部超声提示"胆囊泥沙样结石，胆囊炎、胆囊增大"。

(3) 体格检查：腹软，右上腹压痛明显，无反跳痛，肝脏未触及，脾肋下未触及，胆囊未触及，Murphy征阳性。

(4) 辅助检查：血常规：WBC $12.85×10^9$/L，N 84.9%。TB 11.4 μmol/L、DB 4.3 μmol/L，TBA 2.5 μmol/L，ALT 68 IU/L，AST 56 IU/L。腹部超声：胆囊泥沙样结石，胆囊炎，胆囊增大。

2. 诊断与诊断依据

(1) 诊断：慢性胆囊炎急性发作，胆囊结石。

(2) 诊断依据：①症状和体征：患者老年女性，既往有胆囊结石、胆囊炎发作病史10余年，此次有右上腹痛伴寒战、发热症状；查体：腹软，右上腹压痛明显，无反跳痛，Murphy征阳性；②血常规：WBC $12.85×10^9$/L，N 84.9%。TB 11.4 μmol/L，DB 4.3 μmol/L，TBA 2.5 μmol/L ALT 68 IU/L，AST 56 IU/L。腹部超声：胆囊泥沙样结石，胆囊炎，胆囊增大。

3. 鉴别诊断

(1) 上消化道溃疡：本病患者表现为规律性腹痛，可伴发热、畏寒及呕吐等症状，查体可有上腹部压痛，溃疡穿孔时可出现腹部剧痛，腹肌紧张、腹部压痛、反跳痛等体征，Murphy征阴性，溃疡出血患者可出现呕血或黑便，查大便隐血阳性，该患者既往无溃疡病史，临床表现暂不支持该诊断，可查胃镜进一步排除。

(2) 急性胰腺炎：胆囊结石患者可继发急性胰腺炎，出现腹痛伴背部放射痛，多由胆囊内结石落入胆管下端引起，可出现血清淀粉酶升高，B超或CT或MRI等影像学检查可发现胆管下端结石嵌顿，该诊断目前依据不足。

（3）胆囊息肉：可表现为胆囊内强回声，但多不伴声影，且不随体位而改变，可进一步查 B 超明确。

（4）胆囊癌：患者为中年女性，年龄>50 岁，胆囊结石病史>10 年，属胆囊癌变高危因素，不除外癌变可能，但 B 超检查未见明确胆囊软组织占位性病变，查 CA19 - 9 正常，暂不考虑。

（5）肝外胆管结石：临床可表现为腹痛、寒战高热、黄疸，可伴有白陶土样大便，查体可有剑突下和右上腹深压痛，胆囊可肿大被触及，辅助检查白细胞及中性粒细胞明显升高，血清胆红素值升高，尿中胆红素升高，尿胆原降低或消失，结合患者临床表现及影像学诊断，该诊断除外。

四、处理方案及基本原则

（1）禁食，输液营养支持。

（2）给予保肝、制酸、抗感染治疗。

（3）病情好转出院 1 月后，建议择期行腹腔镜胆囊切除术。

（4）定期复查血常规、肝功能及腹部 B 超。

五、要点与讨论

急性胆道系统感染主要包括急性胆囊炎和急性胆管炎。根据流行病学调查结果，全球 5%～15% 的人群存在胆道系统结石，其中每年有 1%～3% 的患者因为胆道系统结石而引起急性胆囊炎或急性胆管炎等胆道系统感染。早期诊断、早期治疗对于降低急性胆囊炎的并发症发生率和病死率极为重要。诊断急性非结石性胆囊炎最佳的影像学方法是腹部超声和 CT 检查，但诊断困难，确诊率低。急性胆囊炎的严重程度不同，治疗方法和预后也不同。因此，可将急性胆囊炎分为轻、中、重度三级（见表 27 - 1）。

表 27 - 1　急性胆囊炎严重程度

严重程度	评估标准
轻度	胆囊炎症较轻，未达到中、重度评估标准
中度	1. WBC>18×10^9/L
	2. 右上腹可触及包块
	3. 发病持续时间>72 h
	4. 局部炎症严重：坏疽性胆囊炎，胆囊周围脓肿，胆源性腹膜炎，肝脓肿
重度	1. 低血压，需要使用多巴胺>5 μg/(kg·min)维持，或需要使用多巴酚丁胺
	2. 意识障碍
	3. 氧合指数<300 mmHg(1 mmHg=0.133 kpa)
	4. 凝血酶原时间国际标准化比值>1.5
	5. 少尿(尿量<17 ml/h)，血肌酐>20 mg/L
	6. PLT<10×10^9/L

注：中度胆囊炎：符合中度评估标准 1～4 项中任何 1 项；重度胆囊炎：符合重度评估标准 1～6 项任何 1 项

轻度急性胆囊炎常为单一的肠道致病菌感染。如果患者腹痛程度较轻，实验室和影像学检查提示炎症反应不严重，可以口服抗菌药物治疗，甚至无须抗菌药物治疗。中度和重度急性胆囊炎应根据当地病原学分布和细菌耐药情况、病情的严重程度、既往使用抗菌药物的情况、是否合并肝肾疾病选择抗菌药物。急性胆管炎的病程发展迅速,有可能因全身炎症反应综合征(和)或脓毒血症造成器官功能障碍综合征。因此,应及时对急性胆管做作出诊断与严重程度评估。胆囊切除是针对急性胆囊炎的有效治疗手段,应遵循个体化原则,正确把握手术指征与手术时机,选择正确的手术方法。任何抗菌治疗都不能替代解除胆道梗阻的治疗措施。轻度急性胆管炎经保守治疗控制症状后,根据病因继续治疗。中度、重度急性胆管炎通常对于单纯支持治疗和抗菌治疗无效,需要立即行胆道引流。

1. 实验室的诊断结果对于急性胆囊炎病情的预判也有着一定的指导作用

(1) 白细胞总数及中性粒细胞:约80%患者白细胞计数增高,平均在$(10\sim15)\times10^9/L$,其升高的程度和病变严重程度及有无并发症有关,若白细胞总数在$20\times10^9/L$以上时,并有核左移和中毒性颗粒,则可能是胆囊坏死或有穿孔等并发症发生。

(2) 血清胆红素测定:常分为总胆红素(TB)、直接胆红素(DB)、间接胆红素(IB),三项均升高提示为肝细胞性黄疸;胆囊结石、胆囊炎、胆道梗阻伴黄疸时常为阻塞性黄疸,TB与DB增高;若TB与IB增高常为溶血性黄疸。临床上约10%患者有黄疸,但血清总胆红素增高者约25%,单纯急性胆囊炎患者血清总胆红素一般不超过$34\ \mu mol/L$,若超过$85.5\ \mu mol/L$时应考虑有胆总管结石并存;当合并有急性胰腺炎时,血、尿淀粉酶含量亦增高。

(3) 血清转氨酶(丙氨酸氨基转移酶、门冬氨酸氨基转移酶):40%左右的患者血清转氨酶不正常,但多数在400 IU以下,很少高达急性肝炎时所增高的水平。

2. 还有一些检验项目对胆道系统的感染很有帮助

(1) 粪检蛔虫卵:胆道蛔虫症引起的胆道系统感染可为阳性。

(2) 十二指肠引流(DJT):若无胆汁引流出,提示胆总管为结石梗阻;若发现胆汁黏稠度增加,提示为胆囊、胆管炎症、胆石症;若发现大量上皮细胞,提示胆道炎症、十二指肠炎;若A管发现大量白细胞,提示十二指肠炎、结石的可能。DJT尚可发现寄生虫卵,培养可发现致病菌,若B管发现大肠杆菌、念珠菌,诊断意义较大。

(3) γ-谷氨酰转移酶(γ-GT):对诊断肝胆系统的恶性肿瘤和胆系疾病有重要价值。

(4) 碱性磷酸酶(AKP)和脂肪酶:常会增高。

(5) 醛缩酶:胆囊炎时可见增高。

(6) 亮氨酸氨基肽酶(LAP):LAP是一种蛋白水解酶,能水解肽链N端并由亮氨酸和其他氨基酸形成肽键的酶,广泛分布于肝、胰、肾等组织,当这些组织发生病变时均可出现血清中LAP水平升高。血清LAP活性在各类肝病中均有升高,以肝癌升高最为显著,且发生阳性率和诊断效率也最高。LAP也能反映胆汁淤积,可用于黄疸的鉴别诊断。胆道感染、肝小叶结构破坏、肿瘤压迫等阻碍胆汁流通的因素,均可刺激LAP合成增加,滞留的胆盐使LAP与脂膜分离,经肝窦进入血循环或从胆道系统返流入血,导致血清LAP活性升高,故LAP活性水平对肝组织严重损伤和胆汁淤积程度的反映最为准确、可靠的。

(7) 腺苷脱氨酶(ADA):肝胆疾病时可见增高。

(8) 5'-核苷酸酶(5'-NT):可用于鉴别AKP升高是肝胆系统疾病还是骨骼系统疾病,前者增高,后者不增高。

六、思考题

(1) 急性胆囊炎根据严重程度分哪几级?

(2) 急性胆囊炎的手术指征是什么?

(3) 急性胆囊炎引起的肝功能损害日渐受到重视,它的临床表现有哪些?

七、推荐阅读文献

[1] 左东,王钢,叶丹,等.不同手术时机治疗老年急性胆囊炎的临床对比分析[J].中国现代普通外科进展,2014,17(6):469-471.

[2] 黄家驷,吴阶平,裘法祖.外科学[M].6版.北京:人民卫生出版社,2010,1277-1286.

[3] 中华医学会外科学分会胆道外科学组.急性胆道系统感染的诊断和治疗指南(2011版)[J].中华消化外科杂志,2011,10(1):9-13.

（高春芳）

案例 28

结直肠癌

一、病历资料

1. 现病史

患者,男性,53 岁,因"便血伴排便习惯改变近 1 月"就诊。入院前近 1 月于饮白酒约 300 ml 后第二日开始出现间歇性便血,每次出现于排便前,量约 4～5 ml,上午呈暗红色,下午呈鲜红色,伴排便习惯改变,每日排便 4～5 次,每次量无明显改变,颜色改变如上述。近半月来于站立位时常自觉有便意,排便通畅,无畏寒、发热,无头晕、眼花,无皮肤、黏膜苍白,无恶心、呕吐,无腹胀、腹痛。至外院就诊,直肠指检发现直肠肠腔狭窄,距肛门 5 cm 可及肿块,表面高低不平,边界不清,固定,指套染血。行下腹部 CT 增强示"直肠占位,考虑直肠癌累及浆膜下可能,请结合肠镜检查";电子肠镜检查示"直肠新生物;乙结肠息肉"。现为求进一步诊治,来我院门诊就诊,门诊拟"结、直肠占位"收治入院。

2. 既往史

患者既往有高血压病史 14 年,血压最高时达 140 mmHg/110 mmHg,口服药物(具体药名及剂量不详)控制血压,血压控制可。否认冠心病病史。否认糖尿病病史。否认慢性支气管炎史。否认胆结石病史。否认胆囊炎病史。否认肝炎、结核、伤寒、血吸虫等传染病史。否认药物过敏史。否认手术外伤史。否认输血史。预防接种史正常。

3. 体格检查

T 37.1℃,P 77 次/min,R 17 次/min,BP 120 mmHg/80 mmHg。患者神志清晰,呼吸平稳。皮肤黏膜无黄染。全身浅表淋巴结未及肿大。颈软,气管居中,甲状腺无肿大。双肺呼吸音清,未及干湿啰音。心律齐,各瓣膜区未闻及病理性杂音。腹部平坦,无腹壁静脉曲张,无腹式呼吸,无胃肠蠕动波,无肠型。腹壁柔软,无腹部压痛,无腹部反跳痛,未触及腹部包块,肝肋下未触及,脾肋下未触及。叩诊呈鼓音,无移动性浊音,无肝区叩击痛,无肾区叩击痛。肠鸣音正常,4 次/min。双下肢无水肿。直肠指检:可触及肿块,距肛缘 5 cm,活动度差,边界不清楚,指套有染血。神经系统检查未见异常。

4. 实验室和影像学检查

(1) 血常规 + CRP 示:WBC 9.2 × 10^9/L, N 77.2%, Hb 102 g/L, PLT 321 × 10^9/L, CRP 12 mg/L。

(2) 尿常规:未见明显异常。

(3) 肝肾功能、电解质:未见明显异常。

(4) 肿瘤标志物示:AFP 3.29 ng/ml, CEA 12.65 ng/ml, CA125 8.97 IU/ml, CA19-9 20.75 IU/ml。

（5）下腹部 CT 增强示：直肠占位，考虑直肠癌累及浆膜下可能，请结合肠镜检查。

（6）电子肠镜示：直肠新生物；乙结肠息肉。

二、诊治经过

1. 初步诊断

（1）直肠占位。

（2）乙结肠息肉。

（3）高血压病 3 级（高危）。

2. 诊治经过

患者入院后完善相关检查（凝血功能，胸片，心电图等均未见明显异常），积极对症支持治疗（控制血压等）、充分术前准备及肠道准备；入院四天后在全麻下行剖腹探查术，术中见肿块位于齿状线上约 4 cm，占据肠腔周径，直径约 4 cm×3 cm，质硬，活动度差，侵犯部分膀胱、尿道，无重要血管侵犯。行直肠癌根治术（Mile's）＋部分膀胱、尿道切除术，术中出血 1 200 ml，输液 1 600 ml，输胶体 1 500 ml，输红细胞悬液 4 IU、血浆 400 ml。术后抗炎、止血等支持治疗。病理示：直肠溃疡浸润型管状腺癌 II～III 级，癌侵及全层，局部伴脓肿形成，肿块处肠管外膜面粘连部分前列腺及精囊腺组织，前列腺及精囊腺未见肿瘤累及。肿瘤组织免疫酶标记结果：p53（－）、Ki67 80％（＋）、Her-2（－）、CK（＋）、CEA（＋）、CDX-2（＋）、S-100（－）、CD34（－）。大报告：标本类型：带肛门直肠切除标本。肿瘤部位：切除直肠肠管全长 28 cm，肿瘤位于直肠，距上切 21 cm、齿状线 3.5 cm，大小 3.5 cm×2.5 cm。大体类型：溃疡浸润型，肿瘤环绕肠壁 1/3 周。组织学类型：管状腺癌 II～III 级；浸润深度达全层；淋巴管内癌浸润（－），血管内癌浸润（－），神经周围癌浸润（－）。切缘：上切缘、环切缘及皮肤切缘均未见癌浸润。区域淋巴结：以下均未见癌转移：肠系膜 LN 0/18 枚，淋巴结免疫反应状态：SH（＋），pH（＋），GH（＋）。癌周间质反应：淋巴细胞，浆细胞，组织细胞反应阳性，纤维组织增生反应（＋）。术后两个月开始予以化疗（XELOX 方案：奥沙利铂 250 mg/d1＋卡培他滨 1.5 Bid 2～15 天），共 8 个疗程。术后患者一直在门诊复查肿瘤标志物相关指标，结果如表 28-1 所示。

3. 最终诊断

（1）直肠癌（$T_4N_0M_0$）。

（2）乙结肠息肉。

（3）高血压病 3 级（高危）。

表 28-1　患者自发病以来部分肿瘤标志物随访结果

日期　　检测项目	CEA (0～10)ng/ml	AFP(0～8.78) ng/ml	CA125(0～35) IU/ml	CA199(0～27.00) IU/ml	CA242(0～15.00) IU/ml
2013.03.09	12.65↑	3.29	8.97	20.75	未检
2013.03.13	手术治疗				
2013.08.06	1.60	未检	未检	22.68	12.72
2013.12.13	1.85	未检	未检	30.02↑	18.07↑
2014.03.18	1.61	未检	未检	19.25	8.40
2014.08.29	1.48	未检	未检	13.66	未检
2015.03.10	1.27	未检	未检	12.87	未检

三、病例分析

1. 病史特点

（1）男性，53 岁，便血伴排便习惯改变近 1 月。

（2）患者间歇性便血，每次出现于排便前，量约 4～5 ml，上午呈暗红色，下午呈鲜红色，伴排便习惯改变。

（3）既往无胃病、慢性腹泻、慢性便秘、慢性阑尾炎、痔疮及精神创伤史。既往有高血压病史、饮酒史。

（4）体格检查：P 77 次/min，BP 120 mmHg/80 mmHg。直肠指检：可触及肿块，距肛缘 5 cm，活动度差，边界不清楚，指套有染血。

（5）实验室和影像学检查：AFP 3.29 ng/ml，CEA 12.65 ng/ml，CA125 8.97 IU/ml，CA199 20.75 IU/ml。术后连续两年随访 CEA 均正常。下腹部 CT 增强示：直肠占位，考虑直肠癌累及浆膜下可能，请结合肠镜检查。电子肠镜示：直肠新生物；乙结肠息肉。

2. 诊断与诊断依据

（1）诊断：①直肠癌（$T_4 N_0 M_0$）；②乙结肠息肉；③高血压病 3 级（高危）。

（2）诊断依据：

① 直肠癌（$T_4 N_0 M_0$）诊断依据 a. 症状和体征：患者 1 月来开始出现间歇性便血，伴排便习惯改变，每日排便 4～5 次，每次量无明显改变。近半月来于站立位时常自觉有便意，排便通畅。直肠指检：可触及肿块，距肛缘 5 cm，活动度差，边界不清楚，指套有染血。b. 癌胚抗原（CEA）12.65 ng/ml。手术切除癌肿后 CEA 降低。c. 下腹部 CT 增强示：直肠占位，考虑直肠癌累及浆膜下可能，请结合肠镜检查。d. 电子肠镜示：直肠新生物；乙结肠息肉。术中发现肿瘤侵犯部分膀胱、尿道，无重要血管侵犯，无淋巴结转移，无远处转移，故分期为 $T_4 N_0 M_0$。

② 乙结肠息肉诊断依据：患者电子肠镜示直肠新生物，乙结肠息肉。故诊断。

③ 高血压 3 级（高危）诊断依据：患者既往有高血压病史 14 年，血压最高时达 140 mmHg/110 mmHg，无其他危险因素，故诊断。平素药物控制血压，血压控制可。

3. 鉴别诊断

（1）痔：痔为常见的肛肠良性疾病，其临床表现为肛门出血，血色鲜红，一般量不多。出血一般为间歇性，多为大便干结时或进食辛辣刺激食物后出现。无大便变细或大便性状改变（如大便带沟槽）。直肠指诊无明显肿块，指套一般不染血。

（2）直肠息肉：直肠息肉也可出现大便带血，腹痛、腹胀及发热、体重下降等全身症状少见。直肠指诊可触及质软肿块，指套可染血。

四、处理方案及基本原则

（1）手术切除：目前手术切除仍然是结直肠癌的主要治疗方法。

（2）放射治疗：放射治疗作为手术切除的辅助疗法有提高疗效的作用。术前的放疗可以提高手术切除率，降低患者的术后局部复发率，术后放疗仅适用于晚期患者或手术未达到根治或术后局部复发的患者。

（3）化疗：结直肠癌的辅助化疗或肿瘤治疗均以 5-氟尿嘧啶（5-Fu）为基础。化疗时机、如何联合用药和剂量等根据患者的情况、个人的治疗经验有所不同。经多中心大样本的临床研究，辅助化疗能明显提高Ⅱ～Ⅲ期结、直肠癌的 5 年生存率。

五、要点及讨论

大肠癌是常见的消化道恶性肿瘤之一,严重威胁着人类生命健康。由于大肠癌起病隐匿,早期多无明显症状,一旦出现症状,大多已是中晚期。大肠癌患者的生存率直接与诊断时的疾病的进展程度有关。当大肠癌患者癌灶局限于肠壁时(A 期或 B 期),五年生存率＞75％,当出现淋巴结转移时,患者的五年生存率则降至 30％～60％。因此,对大肠癌早期有效的筛查诊断,能够大大地提高患者的生存率,降低病死率。虽然肿瘤标志物缺乏特异性而对人群的筛查不起作用,但在预测复发和治疗效果方面的作用却十分重要。

美国癌症协会在 20 年前就提倡进行结直肠癌的筛查并颁布了早期的诊断指导原则。2001 年修订的指导原则中包括可对一般危险性和高危险性(危险度是一般人的两倍)人群分别进行筛查的内容。大多数发展为结直肠癌的患者表现出非特异性的危险因子而被认为具有平均危险性。具有平均危险性的 50 岁或 50 岁以上的成年人,首选每年进行一次粪便隐血检测(FOBT),可将死亡的危险性降低大约三分之一。其他的筛查方法还包括 5 年进行一次乙状结肠镜检查或双对比钡餐检查。乙状结肠镜检查被认为是乙状结肠镜触及范围内最可信的肿瘤检查方法,结合 FOBT,可以检查出肠内任何地方的肿瘤。建议有结直肠癌家族史的人从 40 岁起进行检查。

隐血检查(FOBT)用于直肠癌的早期检查:隐血指上消化道出血少于 5 ml 时红细胞被消化而分解破坏肉眼或显微镜均能证明出血通过化学或免疫学方法检出隐血称隐血试验。行 FOBT 主要有两方面的意义:①阳性见于消化道出血、药物致胃黏膜损伤、肠结核、胃病及消化道溃疡、溃疡性结肠炎、结肠息肉、钩虫病及肾病综合征、出血热、消化道恶性肿瘤等;②消化道恶性肿瘤(大肠癌、胃癌等)诊断筛检指标。消化道肿瘤患者隐血试验阳性率平均 87％且持续阳性,对早期发现消化道恶性肿瘤有重要价值。通常直肠癌需要连续监测 FOBT 结果,特别对于有直肠癌家族史和曾发生过消化道出血的患者。

FOBT 结果容易受到采样及食物、药物的影响出现假阴性和假阳性,因此需要规范样本留取,同时对化学法阳性的患者需要使用免疫法再次进行复查。

癌胚抗原(CEA)是一种存在于结肠癌、正常胚胎肠道、胰腺和肝内的一种蛋白多糖复合物。CEA 升高常见于大肠癌、胰腺癌、胃癌、乳腺癌、甲状腺髓样癌等。但吸烟、妊娠期和心血管疾病、糖尿病和非特异性结肠炎等疾病,15％～53％的患者血清 CEA 也会升高,所以 CEA 不是恶性肿瘤的特异性标志,其在结直肠癌的检测和诊断方面也不起作用。但目前普遍认为 CEA 是结直肠癌患者的治疗、辅助预后判断、检测复发、评价治疗应答等方面起初步作用的肿瘤标志物。对于结直肠癌患者手术前进行 CEA 的检测可能有助于补体的病理分期及外科手术治疗的预后指示。有报道认为,缓慢升高的 CEA 只是疾病在局部区域的复发,而 CEA 水平的快速升高则提示肝转移;进行 CEA 的跟踪检测可以使直肠癌患者更多收益,因为直肠癌患者更易局部复发。但不建议手术后立即进行 CEA 的检测。虽然外科手术是结直肠癌最有效和最主要的治疗方法,但化疗所起的作用尤其对病情晚期的患者越来越大。需要注意的是,使用 5 - 氟尿嘧啶和盐酸左旋咪唑治疗后,会引起暂时性的 CEA 水平升高。美国肿瘤学会(ASCO)和欧洲肿瘤标志物专家组(EGTM)建议,应在治疗前就进行 CEA 的检测,治疗开始后每 2 个月或 3 个月检测一次,至少持续 2 年,但并不是所有结直肠癌复发的患者 CEA 都会升高,且在某些情况下高水平的 CEA 和疾病的复发并不相关。建议随访 CEA 检测并对结果进行比较时,应遵循同方法、同仪器和同厂家的原则。

六、思考题

(1) 结直肠癌的临床表现有哪些?

（2）什么是肿瘤标志物？按肿瘤标志物本身的化学特性可分为哪几类？

（3）作为一个良好的肿瘤标志物应具备哪些条件？

七、推荐阅读文献

[1] 吴在德,吴肇汉. 外科学[M]. 7版. 北京:人民卫生出版社,2009:487 - 496.

[2] 美国临床生物化学学会,肿瘤标志物临床应用的指导原则.

（高　锋）

结核性腹膜炎

一、病历资料

1. 现病史

患者,女性,66 岁,因"间歇热和腹胀进行性加重 1 月"就诊。1 月前患者开始间歇热和腹胀进行性加重,伴有持续性隐痛,至本院就诊查胸腹部、盆腔 CT 显示多个纵隔淋巴结肿大,在右侧食管和气管旁达 1.1 cm×1.8 cm,前下腹腹膜和骨盆上部有结节。腹水穿刺提示渗出液、抗酸杆菌涂片及培养阴性。腹膜结节活检提示炎性肉芽肿并且抗酸杆菌涂片阳性(+)。G 实验阴性(-)。无咳嗽、腹痛、流鼻涕、呕吐、腹泻、便秘、接触史或旅行史。

2. 既往史

RA 阳性,风湿性关节炎,用 TNF-α 抑制剂英夫利昔治疗一年。否认高血压、糖尿病病史;否认冠心病史,否认哮喘病史;否认伤寒史及血吸虫病史;否认过敏史、否认长期大量吸烟饮酒史、否认药物滥用史。

3. 体格检查

T 38.2℃,P 85 次/min,BP 130 mmHg/80 mmHg,R 20 次/min。患者神志清,呼吸平稳,皮肤巩膜无黄染,浅表淋巴结未触及肿大,颈软,气管居中,甲状腺无肿大。双肺呼吸音稍粗,未闻及干湿性啰音,无胸膜摩擦音。心律齐,各瓣膜区未闻及病理性杂音。腹平软,无压痛、无反跳痛,肝脾肋下未及,移动性浊音(+),肾区叩击痛阴性。双下肢无水肿。神经系统检查未见异常。

4. 影像学和实验室检查

(1) 血常规:WBC 7.22×10⁹/L, N 59.1%, RBC 4.24×10¹²/L, Hb 120 g/L, PLT 200×10⁹/L。

(2) 生化常规:ALT 45 IU/L, AST 30 IU/L, BUN 69 mmol/L, Cr 5.5 μmol/L, FBG 5.8 mmol/L。

(3) 粪尿常规未见异常。

(4) 胸腹部、盆腔 CT 显示多个纵隔淋巴结肿大,在右侧食管和气管旁达 1.1 cm×1.8 cm,前下腹腹膜和骨盆上部有结节,如图 29-1、图 29-2 所示。腹水穿刺提示:渗出液、抗酸杆菌涂片及培养阴性。腹腔探查术可见腹膜结节,如图 29-3 所示。腹膜结节活检提示炎性肉芽肿并且抗酸杆菌涂片阳性。G 实验阴性(-)。肾活检提示间质性纤维化和慢性非肉芽肿性炎症,电镜下可见 Tamm Horsfall 蛋白渗出,如图 29-4 所示。

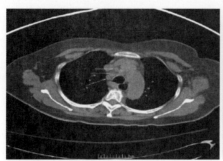 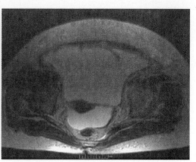

图 29-1　胸部 CT 显示多个淋巴结肿　　　图 29-2　前下腹腹膜和骨盆上
　　　　　大(箭头所示)　　　　　　　　　　　部有结节

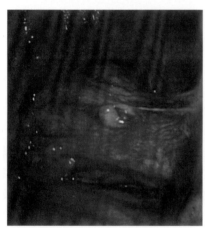 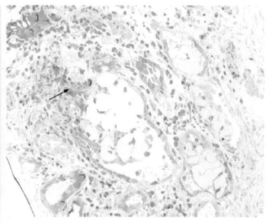

图 29-3　腹膜表面结节　　　　图 29-4　石蜡包被的肾组织在镜下可见肾小
　　　　　　　　　　　　　　　　　　　管损坏和 T-H 蛋白渗出(箭头所示)

二、诊治经过

1. 初步诊断

结核性腹膜炎,风湿性关节炎。

2. 诊治经过

腹部结节发现抗酸杆菌后立即抗结核治疗,腹水得到明显改善。

3. 最终诊断

结核性腹膜炎,风湿性关节炎。

三、病例分析

1. 病史特点

(1) 女性,66 岁,间歇热和腹胀进行性加重 1 月。

(2) RA 阳性,风湿性关节炎,用 TNF-α 抑制剂英夫利昔治疗一年。

(3) 既往无糖尿病、饮酒、毒物/疾病接触史,近期无旅游史。

(4) 体格检查:腹部移动性浊音(+)。

(5) 实验室和影像学检查:胸腹部、盆腔 CT 显示多个纵隔淋巴结肿大,在右侧食管和气管旁达
1.1 cm×1.8 cm,前下腹腹膜和骨盆上部有结节。腹水穿刺提示渗出液、抗酸杆菌涂片及培养阴性。腹
膜结节活检提示炎性肉芽肿并且抗酸杆菌涂片阳性。G 实验阴性。

2. 诊断与诊断依据

(1) 诊断:结核性腹膜炎,风湿性关节炎。

(2) 诊断依据:

结核性腹膜炎:①症状和体征:有间歇热和腹胀症状;②腹膜结节活检抗酸染色阳性。

风湿性关节炎:RA 阳性,风湿性关节炎,用 TNF - α 抑制剂英夫利昔治疗一年。

3. 鉴别诊断

结核性腹膜炎常需与下列疾病做出鉴别诊断:

(1) 以腹痛为主要表现者:常因局限性炎症而导致误诊,须与 Crohn 病、消化性溃疡、慢性胆囊病变、慢性阑尾炎、非结核性部分肠梗阻或慢性盆腔炎进行鉴别。特别是小肠 Crohn 病常以慢性腹痛、腹泻、发热、消瘦等为主要症状,酷似本病,须仔细寻找肺外结核证据,才有助于鉴别诊断。急性腹痛常需与急性阑尾炎、急性胆囊炎、胆石症、肠梗阻等鉴别。

(2) 以腹水为主要表现者:特别要排除其他性质的腹水,如肝硬化腹水和卵巢囊肿等。血性腹水应考虑癌瘤的可能。腹水顽固不消者应与缩窄性心包炎、肝静脉阻塞综合征、慢性胰源性腹水、卵巢癌肿腹腔转移等鉴别。

(3) 以腹块为主要表现者:由于腹块可出现在不同部位,具有不同性状,在临床上必须与胃癌、肝癌、结肠癌等加以鉴别。鉴别困难者,需剖腹探查。

(4) 以发热为主要表现者:如稽留热、白细胞计数偏低,也有因合并粟粒型肺结核而肝脾肿大者,必须与伤寒相鉴别。弛张型高热者还须排除其他原因引起的发热如败血症、产褥热等。发热伴有进行性消瘦与贫血或伴有腹块者,须与腹型淋巴瘤、恶性组织细胞病相鉴别。

四、处理方案及基本原则

本病治疗原则包括:①早期诊断、彻底治疗、合理用药、避免复发;②同时治疗其他器官的结核病;③注意调整机体的全身情况,以增强患者的抗病能力。

1. 一般治疗

发热期间,应绝对卧床休息,注意营养,必要时给予全肠外营养。

2. 抗结核药物治疗

对由血行播散而有严重结核毒血症以及主要是渗出型的患者,在足量抗结核药物治疗的同时可考虑加用肾上腺皮质激素。对完全性肠梗阻、肠结核穿孔或肠系膜淋巴结核破溃的患者应采取手术治疗。广泛粘连及干酪型患者以及广泛腹膜外活动性结核者,为手术禁忌。

五、要点及讨论

结核性腹膜炎是由结核杆菌引起的慢性弥漫性腹膜炎感染。多数患者继发于体内其他部位的结核病,如肠结核,肠系膜淋巴结核及输卵管结核等可直接蔓延到腹膜,是本病的主要感染途径,约占 5/6,在发展过程往往涉及其临近腹膜而导致局限性腹膜炎。少数可通过淋巴血行播散引起"粟粒型结核性腹膜炎",此为全身播散型结核的一部分。国外研究表明,与其他类型的结核一样,只有 1/3 腹膜结核伴有活动性肺结核,另 1/3 肺部只有非活动性的纤维病灶或钙化灶,还有 1/3 肺部可无异常发现。本病育龄妇女多见,可能与女性生殖器结核有关。

用 TNF - α 单克隆抗体治疗的患者易患播散性结核,包括肺外结核。使用英夫利昔和阿达木单抗的患者 TB 反应性比使用依那西普强烈。依据 AERS 数据统计(1998—2002),使用英夫利昔的患者 TB

的发病率为 54/100 000 人。使用英夫利昔之所以 TB 高发病率,是因与其他 TNF-α 相比其是静脉注射给药致有效浓度更高,使干扰素 γ 和 CD4 细胞计数更低。

一些研究显示,风湿性关节炎患者感染结核的风险相对较高。根据 CDC 的指南,所有 RA 患者在开始 TNF-α 抑制剂治疗前必须筛查隐性 TB 感染。筛查包括:病史、体格检查、结核菌素试验或结核 T-SPOT 试验。此例患者 PPD 试验和结核 T-SPOT 试验在开始治疗前均为阴性,但我们必须想到 RA 患者的 T 细胞在体内和体外免疫功能均减弱,可使这两个试验出现假阴性或假阳性(T 细胞不能区分机体有无结核感染,只是非特异性反应)。在美国可通过免疫无能试验辅助指导 PPD 试验和结核 T-SPOT 试验阴性患者的 TB 治疗,但不推荐在无症状时使用异烟肼预防性治疗,因此免疫无能试验不作为免疫缺陷人群常规 TB 筛查的指标。

综上所述,使用 TNF-α 抑制剂与 TB 感染风险增加相关,因此在其使用前必须筛查隐性 TB 感染。医生必须知晓接受 TNF-α 抑制剂治疗的患者可能出现 PPD 试验和结核 T-SPOT 试验假阴性或假阳性,需高度警惕有关 TB 的非典型症状。

六、思考题

(1) 为何使用 TNF-α 抑制剂患者感染 TB 的风险增大?

(2) 为何免疫使用 TNF-α 抑制剂患者 PPD 试验和结核 T-SPOT 易出现假阴性或假阳性结果?

七、推荐阅读文献

[1] Centers for Disease Control and Prevention (CDC). Tuberculosis associated with blocking agents against tumor necrosis factor-alpha California, 2002 - 2003 [J]. MMWR Morb Mortal Wkly Rep, 2004,53:683 - 686.

[2] Wallis R S, Broder M S, Wong J Y, et al. Granulomatous infectious diseases associated with tumor necrosis factor antagonists [J]. Clin Infect Dis, 2004,38:1261 - 1265.

[3] Mazurek G H, Jereb J, Vernon A, et al. Updated guidelines for using Interferon Gamma Release Assays to detect Mycobacterium tuberculosis infection-United States, 2010 [J]. MMWR Recomm Rep, 2010,59:1 - 25.

[4] Nestorov I. Clinical pharmacokinetics of TNF antagonists: how do they differ? [J]. Semin Arthritis Rheum, 2005,34:12 - 18.

[5] Carmona L, Hernàndez-Garcìa C, Vadillo C, et al. Increased risk of tuberculosis in patients with rheumatoid arthritis [J]. J Rheumatol, 2003,30:1436 - 1439.

[6] Malone D G, Wahl S M, Tsokos M, et al. Immune function in severe, active rheumatoid arthritis [J]. J Clin Invest, 1984,74:1173 - 1185.

(金　鑫　郑江花)

肠结核

一、病历资料

1. 现病史

患者,男性,24 岁,因"间歇性黑便、上腹疼痛 2 个月"就诊。患者 2 月前开始出现间歇性上腹疼痛,呈钝痛,伴腹泻,每日 4～5 次,且出现间歇性黑便,每次总量约 800 ml。无发热、盗汗和体重下降。

2. 既往史

7 年前诊断尘螨过敏性哮喘,1 年前胸部 CT 扫描提示嗜酸细胞浸润。没有接受任何药物治疗。没有肺结核病史,放射学证据也不提示结核,无结核暴露史。

3. 体格检查

T 36.8℃,R 20 次/min,BP 130/80 mmHg、HR88 次/min、Wt 73 kg、Ht 168 cm。患者神清,呼吸平稳,皮肤巩膜无黄染,浅表淋巴结未触及肿大,颈软,气管居中,甲状腺无肿大。双肺呼吸音清,未及干湿啰音。心律齐,各瓣膜区未闻及病理性杂音。腹平软,肠鸣音活跃,无压痛、无反跳痛,未及肿块,肝脾肋下未及,移动性浊音(一),肾区叩击痛阴性。双下肢无水肿。神经系统检查未见异常。

4. 实验室和影像学检查

(1) WBC 8.30×10^9/L, N 71.1%, RBC 4.46×10^{12}/L, Hb 136 g/L, PLT 326×10^9/L。

(2) 生化常规:ALT 45IU/L, AST 30IU/L, Cr 46 μmol/L, Glu 5.8 mmol/L。

(3) 粪尿常规未见异常。

(4) ESR 14 mm/h。

(5) CRP 5 mg/L。

(6) 腹部平片提示麻痹性肠梗阻。

(7) 胸片未见异常。

(8) 胃十二指肠镜检查提示十二指肠第二段溃疡并进行多部位活检。

(9) 腹部 CT 扫描提示与其相邻的第三段十二指肠有不均匀的小叶性病变,因此需排除黏膜或黏膜下层肿瘤。

(10) PET - CT 提示病变肠段^{18}F - FDG 摄取增加为 15.9,提示为原发性肿瘤。

(11) 活检结果提示有急性和慢性炎症的溃疡床和伴有坏死的肉芽肿性炎症。

二、诊治经过

1. 初步诊断

十二指肠溃疡性病变(结核性可能,肿瘤性可能),麻痹性肠梗阻。

2. 诊治经过

第一次内镜检查后两天在原发灶附近又出现溃疡病灶,再次活检病理结果同前,TB PCR、涂片阴性。结核 T-spot 实验阳性,给予诊断性抗结核治疗 3 周后症状较前好转。患者开始进食,无上腹疼痛和黑便,6 天后出院。3 个星期后患者门诊随访,体重增加 1 kg,十二指肠镜提示溃疡部位瘢痕样变和新生成的上皮细胞。

3. 最终诊断

结核性十二指肠溃疡。

三、病例分析

1. 病史特点

(1) 男性,24 岁,间歇性上腹疼痛、黑便。无发热、盗汗和体重下降。

(2) 既往史:7 年前诊断尘螨过敏性哮喘,1 年前胸部 CT 扫描提示嗜酸细胞浸润。未接受任何药物治疗。否认肺结核病史及结核暴露史,放射学证据提示原发性肿瘤。

(3) 体格检查:肠鸣音活跃,腹部无明显压痛点和淋巴结肿块。无其他异常发现。

(4) 实验室和影像学检查:ESR 14 mm/h,CRP 0.5 mg/dl。TB PCR、涂片阴性,结核 T-spot 实验阳性。腹部平片提示麻痹性肠梗阻,胸片无任何异常发现。胃十二指肠镜检查提示十二指肠第二段溃疡并进行多部位活检。腹部 CT 扫描提示与其相邻的第三段十二指肠有不均匀的小叶性病变。PET-CT 提示病变肠段 ^{18}F-FDG 最大标准摄取值(SUV)为 15.9。活检结果提示有急性和慢性炎症的溃疡床和伴有坏死的肉芽肿性炎症。

2. 诊断与诊断依据

(1) 诊断:结核性十二指肠溃疡。

(2) 诊断依据:①患者,青年男性,慢性起病;②症状和体征:间歇性上腹痛、黑便。肠鸣音活跃;③血沉增快,C-反应蛋白增高提示活动性炎症,T-spot 阳性提示结核可能;④十二指肠镜检查提示溃疡形成,短时间内出现迁移灶。活检病理结果提示急慢性炎症及坏死性肉芽肿性病变;⑤诊断性抗结核治疗后患者症状好转,十二指肠镜提示病灶炎症消退、瘢痕组织形成。

3. 鉴别诊断

(1) 肠恶性淋巴瘤:某一肠段内广泛侵袭,各形隆起、溃疡呈多彩性改变,有恶性淋巴瘤可能。影像学检查及肠镜下病变部位多点取活检标本的病理结果有助于确诊。

(2) 克罗恩病:临床表现、X 线及内镜所见常和肠结核酷似,鉴别要点包括:①无肠外结核证据;②有缓解与复发倾向,病程一般更长;③X 线发现病变虽以回肠末段为主,但可有其他肠段受累,并呈节段性分布;④更多并发瘘管或肛门直肠周围病变;⑤抗结核药物治疗无效;⑥临床鉴别诊断有困难而行剖腹探查者,切除标本及周围肠系膜淋巴结均无结核证据,即有肉芽肿病变而无干酪样坏死,镜检与动物接种均无结核分枝杆菌发现。

四、处理方案及基本原则

肠结核的治疗目的是消除症状、改善全身情况、促使病灶愈合及防治并发症。强调早期治疗,因为肠结核早期病变是可逆的。

(1) 休息与营养:全面补充营养可加强患者的抵抗力,是治疗的基础。

(2) 抗结核药物:是本病治疗的关键。药物的选择、用法、疗程同肺结核。早期患者通常使用抗结核一线药物,二联或三联连续治疗,复检。疗效不佳时加用二线药物。诊断不明可使用试验性治疗,足量,抗结核治疗3～4周。

(3) 对症治疗:腹痛可用抗胆碱能药物。摄入不足或腹泻严重者应注意纠正水、电解质与酸碱平衡紊乱。对不完全性肠梗阻患者,需进行胃肠减压。

(4) 手术治疗:适应证包括:①完全性肠梗阻;②急性肠穿孔,或慢性肠穿孔瘘管形成经内科治疗而未能闭合者;③肠道大量出血经积极抢救不能有效止血者;④诊断困难需剖腹探查者。

五、要点及讨论

免疫缺陷结核病例中肺外结核占15%～20%,其中大于50%为HIV感染者。胃肠道结核占肺外结核的第六位,回盲部最常见[1, 2]。即使在肺结核患者和结核高发地,十二指肠结核也非常罕见。尸检统计显示,只有0.5%的肺结核患者合并胃十二指肠结核,主要原因是该部位酸度较高、有淋巴组织、食物通过较快。长期接受H_2受体阻断剂会增加胃十二指肠的风险[3]。

由于十二指肠结核无典型的症状和体征,内镜和影像学均无典型表现,经常被误诊为消化系统溃疡、肠炎或恶性肿瘤。十二指肠结核最常见的症状是伴疼痛和呕吐的肠梗阻(约占60%～70%),梗阻多数是由肿大的淋巴结造成压迫而不是局部组织病变;30%表现为食欲减退、体重下降;26%为上消化道出血或黄疸[1, 3]。本病例患者表现为上消化道出血,内镜检查发现无梗阻性增生肥厚性溃疡,根据文献统计此型约占30%。最常见的是溃疡周围伴非增生性黏膜炎症,约占60%。最少见的是纤维化瘢痕并伴假瘤形成,约占10%[2, 4]。

十二指肠结核的放射学呈不典型特征。钡餐可能表现为黏膜溃疡、肠腔狭窄、局部压迫和近端扩张。胸片上提示有肺结核的病例仅占20%。腹部CT见增厚的十二指肠壁和相关的淋巴结肿大,是诊断的重要线索[3]。

由于此患者病灶呈团块样变,PET-CT的高SUV,且患者年纪轻,曾怀疑是腺癌或淋巴瘤。[18]F-FDG PET-CT对于检测恶性肿瘤很敏感,然而高FDG摄取非肿瘤特异性。组织因感染或自身免疫或肉芽肿性炎症可能导致高FDG摄取。因为这些情况均与高基础葡萄糖转换率有关,因此一些炎症性疾病尤其是包括结核在内的肉芽肿性疾病,可能会被误诊为恶性肿瘤[5]。

抗酸染色阳性和肉芽肿炎症是诊断的关键因素,但只有30%有典型的细胞和组织学证据。方法学对照研究显示,TB PCR诊断肠结核的敏感性和特异性分别为82.6%和95%,组织培养分别为54.5%和100%[6]。尽管TB PCR有高敏感性,本例却是阴性,因此胃肠结核的诊断是很困难的。

最近研究显示,结核T-spot试验对于诊断肺外结核有较高敏感性。有研究显示结核T-spot试验诊断肠结核的敏感性为86%、特异性为100%、阳性预测值为100%、阴性预测值为88%[7]。因此结核T-spot试验阴性不能完全排除存在肺外结核的可能性。结核T-spot试验有很高的假阴性率,因此其结果为阳性时是很好的诊断依据。

综上所述,不伴有肺结核的十二指肠结核非常罕见。即使胃肠镜和PET-CT提示恶性肿瘤仍需要排除结核。

六、思考题

(1) 肠结核多发部位是什么？为何十二指肠结核少见？

(2) 十二指肠结核是否有典型症状？如何诊断和鉴别诊断？

七、推荐阅读文献

[1] Sharma M P, Bhatia V. Abdominal tuberculosis [J]. Indian J Med Res，2004,120：305 - 315.

[2] Khuroo M S, Khuroo N S. Abdominal tuberculosis. In：Madkour MM, ed. Tuberculosis [M]. Berlin：Springer；2004. p. 659 - 678.

[3] Rao Y G, Pande G K, Sahni P, et al. Gastroduodenal tuberculosis management guidelines，based on a large experience and a review of the literature [J]. Can J Surg，2004,47：364 - 368.

[4] Lazarus A A, Thilagar B. Abdominal tuberculosis [J]. Dis Mon, 2007,53：32 - 38.

[5] Rosenbaum S J, Lind T, Antoch G, et al. False-positive FDG PET uptake：the role of PET/CT [J]. Eur Radiol, 2006,16：1054 - 1065.

[6] Yönal O, Hamzaoğlu H O. What is the most accurate method for the diagnosis of intestinal tuberculosis? [J]. Turk J Gastroenterol, 2010,21：91 - 96.

[7] Lee H M, Cho S G, Kang H K, et al. The usefulness of whole-blood interferon-Gamma release assay for the diagnosis of extra-pulmonary tuberculosis [J]. Tuberc Respir Dis，2009，67：331 - 337.

（陈丹丹　马硝惟　杨思敏　李　敏）

腹泻

一、病例资料

1. 现病史

患者,男性,32 岁,因"腹泻、腹痛 7 小时"就诊。患者于入院 7 h 前(昨晚 7 时许),与两位友人去海鲜排档吃夜宵,食用香辣小龙虾等河海鲜,并饮用大量的冰啤酒。进食后 5 h 左右(凌晨 1 点左右)出现腹痛、腹泻、恶心等症状。起初为稀水便,后腹痛加剧,出现脓血便。至上午 8 点急诊入院时已腹泻 6 次,后两次为脓血便。有不洁食物的病史(大排档饮食史,食用小龙虾等河海鲜、冰啤酒等),同食的两位朋友均出现类似的腹痛腹泻症状,症状相对较轻。

2. 既往史

有吸烟饮酒史。否认有过敏史。

父亲有高血压病史 10 年。母亲健康。

3. 体格检查

T 38.8℃,P 78 次/min,R 20 次/min,BP 128 mmHg/84 mmHg。患者神智清,精神欠佳,面色苍白。中等体型,皮肤湿冷,巩膜无明显黄染,浅表淋巴结未触及肿大;球结膜无水肿,口唇轻度苍白。颈软,气管居中,甲状腺无肿大。双肺呼吸音清,未及干湿啰音。心律齐,各瓣膜区未闻及病理性杂音。腹部凹陷、轻度肌紧张,左下腹轻度压痛,肝脏肋下 1 指,脾脏未触及,移动性浊音(一),肾区叩击痛阴性。双下肢无水肿。神经系统检查未见异常。

4. 实验室及影像学检查

(1) 血常规:WBC 10.69×10^9/L, N 78.7%;RBC 4.56×10^{12}/L;Hb 138.5 g/L;PLT 170×10^9/L。

(2) ESR 31 mm/h, CRP 109.5 mg/L, PCT 7.4 ng/ml。

(3) 生化常规:ALT 45 IU/L,AST 30IU/L, Cr 72 μmol/L, FBG 5.8 mmol/L。

(4) 尿常规未见异常。

(5) 粪便检查:黏液稀便,有脓血,腥臭;镜检有大量白细胞和脓细胞(肿胀、边缘不整的白细胞)和数量较多的红细胞,且查见一定数量的巨噬细胞(体型较大、有伪足,胞浆内有颗粒状异物)。

(6) 细菌学检查:取粪便样本的脓性分别接种麦康凯平板、SS 平板和 TCBS 平板(事先碱性蛋白胨水增菌),在 5%CO_2 环境,35±1℃培养。培养 24 h 后,麦康凯平板上形成无色透明的较小菌落,在 SS 平板上形成较小、无色、透明的菌落(见图 31-1)。涂片革兰染色镜检,为革兰阴性小杆菌,无芽孢、无荚膜、无鞭毛(见图 31-2)。生化特征为发酵葡萄糖、不发酵乳糖,氧化酶、脲酶和 H_2S 阴性,甲基红和

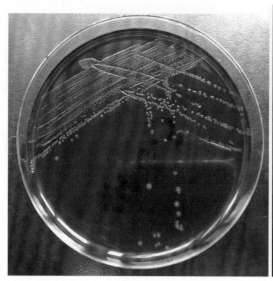 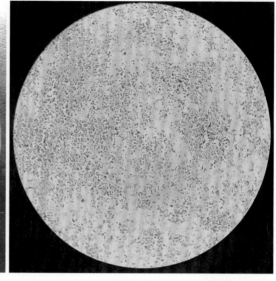

图 31-1　麦康凯平板 24 h 志贺菌　　　　图 31-2　革兰染色×1000 志贺菌

硝酸盐还原试验(＋)。志贺菌多价和福氏志贺菌抗血清凝集试验(＋),鉴定为福氏志贺菌。

二、诊疗经过

1. 初步诊断
急性肠炎。

2. 诊疗经过
患者入院后立即予电解质(血 K^+、Na^+、Cl^-)检测、送粪便常规、粪便培养并完善其他相关辅助检查,及时予输液纠正水、电解质及酸碱平衡紊乱,补充营养,经验性使用抗生素治疗。培养结果回报后,依据细菌体外药敏试验结果,选用敏感的抗菌药物环丙沙星 0.5 g bid,治疗 4 天后,患者体温下降,腹痛腹泻症状好转,粪便肠道致病菌转阴。

3. 最终诊断
细菌性腹泻。

三、病例分析

1. 病史特点
(1) 男性,32 岁,有不洁饮食史。

(2) 有明显的急性菌痢的临床症状,如腹痛腹泻,粪便性状由稀便转变为脓血便,伴发热等全身感染性症状。

(3) 体格检查:T 38.8℃;腹部凹陷,轻度肌紧张,左下腹轻度压痛。

(4) 实验室和影像学检查:血常规:WBC $10.69×10^9$/L, N 78.7%;PCT 为 7.4 ng/ml。粪便检查:黏液稀便,有脓血;镜检有大量白细胞、脓细胞、红细胞和一定数量的巨噬细胞。

(5) 病原学检查:粪便样本中分离鉴定出福氏志贺菌。

2. 诊断与诊断依据
(1) 诊断:急性细菌性痢疾。

(2) 诊断依据:①患者,青年男性,有不洁饮食史,一起进食的同伴也有类似症状;②胃肠道症状(腹痛、腹泻、恶心等)和全身感染症状(发热),腹膜刺激征(腹部肌紧张和压痛);③白细胞、中性粒细胞比例、CRP、PCT 均升高,提示存在细菌感染;④粪便为黏液脓血便,镜检有大量白细胞、脓细胞、红细胞和一定数量的巨噬细胞;粪便培养分离出肠道致病菌福氏志贺菌。

3. 鉴别诊断

(1) 非细菌性腹泻(病毒性腹泻):①婴幼儿多见;②粪便特征往往为稀便或水样便,一般不出现脓血便(粪便镜检无白细胞、红细胞,或红、白细胞很少);③腹痛症状没有细菌性腹泻明显;④粪便中条件致病菌培养阴性,而轮状病毒、柯萨奇病毒等临床常见的肠道病毒抗体或抗原检出阳性;⑤其他实验室检查:白细胞总数和中性粒细胞比例不高,PCT 也不升高。

(2) 伪膜性肠炎:①腹泻常出现在抗菌药物治疗过程中或治疗后,即有抗菌药物治疗史;②临床症状以腹痛为主,往往呈上腹部痉挛性疼痛和腹胀;③粪便呈水样便或蛋花样黏液便,而非脓血便;④粪便中有灰绿色斑块或条索状伪膜;⑤粪便的细菌学检查:直接镜检查见革兰阳性粗长杆菌为主,为卵圆形、有芽孢,位于菌体次极端,符合艰难梭菌形态特征;厌氧培养可以分离培养出艰难梭菌;采用免疫学方法可以检查艰难梭菌毒素 A 或 B。

四、处理方案及基本原则

(1) 抗感染治疗:根据体外药敏试验结果选用敏感的抗菌药物治疗控制感染。

(2) 维持水电平衡:因腹泻次数较多,患者有一定的脱水表现;而且,患者有恶心等胃肠道不适症状,纳差。故予以输液,补充水分、电解质和葡萄糖,维持水、电解质平衡,以及补充能量。

(3) 感染性腹泻诊断明确,因有大量毒素排出,故不建议止泻治疗。

五、要点与讨论

细菌性痢疾简称菌痢,是肠道致病菌、主要是志贺菌属细菌引起的肠道传染病。临床表现主要为腹痛、腹泻、里急后重、排黏液脓血样大便,往往伴有发热。菌痢常年散发,夏秋多见,是我国的常见病、多发病。肠道致病菌随患者或带菌者的粪便排出,通过污染的手、食品、水源或生活接触,或苍蝇、蟑螂等间接方式传播,最终均经口入消化道使易感者受感染。通常是食入被肠道致病菌污染的不洁食物或水源而感染。

潜伏期一般为 1~3 天(数小时至 7 天),流行期为 6~11 月,发病高峰期在 8 月。分为急性菌痢、慢性菌痢和中毒性菌痢。起病急,有轻度~重度的毒血症表现,发热、食欲减退、恶心、呕吐、腹痛、腹泻、里急后重,粪便性状由稀便转成脓血便,每日数十次,量少,失水不显著。中毒性菌痢起病急骤、突然高热、反复惊厥、嗜睡、昏迷、迅速发生循环衰竭和呼吸衰竭,而肠道症状轻或无,病情凶险。

细菌性痢疾的确诊依据是由粪便中分离鉴定出肠道致病菌。血象增高(白细胞总数和中性粒细胞比例增高),其他感染指标如 PCT、CRP 等也可增高,粪便常为黏液脓血便,镜下可见大量白细胞或脓细胞及红细胞,尤以查见巨噬细胞有辅助诊断价值。

本病由有效的抗菌药治疗,治愈率高。若疗效欠佳或慢性患者变多,可能是未经正规治疗、未及时治疗、使用药物不当或耐药菌株感染。

六、思考题

(1) 细菌性腹泻诊断的主要依据是什么?

（2）细菌性腹泻如何与其他非细菌性感染性腹泻鉴别？

（3）细菌性腹泻如何与伪膜性肠炎鉴别？

七、推荐阅读文献

［1］ Ryan E T，Madoff L C，Ferraro M J. Case records of the Massachusetts General Hospital. Case 20－2011. A 30－year－old man with diarrhea after a trip to the Dominican Republic ［J］. N Engl J Med，2011，364（26）：2536－2541.

［2］ Hochstein L H. Simultaneous infection with shigella sonnei and vibrio cholerae in a young child ［J］. Clin Lab Sci，2013，26（4）：165－170.

［3］ Goel N，Wattal C，Kaul D，et al. Emergence of ceftriaxone resistant shigella ［J］. Indian J Pediatr，2013，80（1）：70－71.

（赵　虎）

案例 32
急性肾损伤

一、病历资料

1. 现病史

患者,男性,46 岁,因"服用中药偏方后出现恶心、呕吐、肾功能减退 5 天"就诊。患者因胃胀气服用中药偏方(内含朱砂莲)连续 2 天,5 天前开始出现乏力、恶心、呕吐,呕吐物为胃内容物。因症状逐渐加重,遂至当地医院就诊,查尿常规示蛋白(+++),尿糖(++),Cr 382.6 μmol/L,BUN 24.6 mmol/L,Hb 140 g/L,给予左氧氟沙星静脉滴注 3 天,呕吐好转,但仍感乏力、恶心及饮食差,尿量正常。昨日至我院门诊就诊查尿蛋白(++++),尿糖(++++),血 BUN 22 mmol/L,Cr 580 μmol/L,血浆白蛋白、球蛋白正常,今日以急性肾损伤收住入院。患者病程中无水肿、少尿及肉眼血尿,无周期性软瘫,无皮疹、关节痛等症状,自发病来精神、食欲、睡眠欠佳。

2. 既往史

否认高血压、糖尿病、心脏病病史,半年前体检时查肝肾功能正常,未行尿检,否认肝炎、结核等传染病史,否认过敏史,否认吸烟及酗酒史,否认家族遗传性疾病史,父母兄弟均体健。

3. 体格检查

T 36.8℃,P 80 次/min,R 16 次/min,BP 125 mmHg/85 mmHg。患者神志清、精神欠佳,皮肤巩膜无黄染、无皮疹、出血点,浅表淋巴结未触及肿大,双侧眼睑无水肿,咽无充血、扁桃体无肿大,颈软、气管居中、甲状腺无肿大。双肺呼吸音粗,未及干湿啰音,心律齐,各瓣膜区未闻及病理性杂音。腹平软,全腹无压痛,反跳痛,肝脾肋下未及,移动性浊音(-),肾区叩击痛(-)。双下肢无水肿,双侧膝反射正常,Babinski 征(-)。

4. 实验室和影像学检查

(1) 血常规:WBC 4.4×10^9/L,N 60%,Hb 120 g/L,PLT 110×10^9/L。

(2) 尿常规:尿糖(++++),尿蛋白(++++)。

(3) 肝肾功能:ALT 46IU/L,AST 37IU/L,TP 47 g/L,ALB 30 g/L,Cr 580 μmol/L,BUN 22 mmol/L。

(4) 乙肝、丙肝、HIV 标志物均阴性。

(5) 心电图:正常窦性心电图。

(6) X 线胸片:未见异常。

(7) 双肾 B 超:左肾长径 106 mm,右肾长径 104 mm,皮质厚度不清,回声增强,皮髓界限欠清。

(8) 腹部 B 超:胆囊息肉,肝胰脾未见异常。

二、诊治经过

1. 初步诊断

急性肾损伤。

2. 诊治经过

患者入院后立即完善相关检查主要围绕3个方面:①明确是否为急性肾损伤还是在慢性肾脏病基础上肾功能急剧恶化;②着重病因诊断:明确为肾前性急性肾损伤(AKI)还是急性肾小管坏死(ATN)(见表32-1);③判定有无并发症。检查结果提示尿液:尿比重1.008,尿钠45 mmol/L,尿肌酐24.61 mmol/L,尿糖2.8 g/24 h,尿蛋白2.78 g/24 h,尿蛋白电泳分析尿蛋白中大分子占15.5%,中分子占75.3%,小分子占9.2%。尿沉渣红细胞计数1.2万/ml,尿a_1-微球蛋白15.6 mg/L,NAG 16.1 IU/L,钠排泄分数1.30%,肾衰指数1.65。血液检查:Cr 902.42.4蛋白中,BUN 28.2 mmol/L,UA 380.2 mmol。K^+ 5.6 mmol/L,Na^+ 127 mmol/L,总二氧化碳结合力19 mmol/L,Cl^- 100 mmol/L,Ca^{2+} 1.99 mmol/L,P^{3+} 1.14 mmol/L,TG 1.07 mmol/L,TC 3.47 mmol/L,ALT 48 IU/L,AST 38 IU/L,LDH 790 IU/L,空腹及餐后血糖正常,HbA1c 5.1%。血气分析:pH 7.34,$PaCO_2$ 35 mmHg,HCO_3^- 18.9 mmol/L,BE -7 mmol/L。免疫学检查:抗核抗体、抗ds-DNA抗体、ENA谱及ANCA阴性。血清蛋白电泳、体液免疫、补体及CRP均正常,肿瘤标志物均阴性,甲状腺功能检查正常。入院第三日行B超引导下肾穿刺,肾活检病理显示急性肾小管坏死病理改变,也见肾小球系膜增生性病变,电镜下可见足突融合现象。患者入院后给予对症处理,口服聚磺苯乙烯、连续性血液净化等治疗,电解质紊乱纠正,复查血K^+ 4.5 mmol/L,Na^+ 140 mmol/L,恶心、呕吐症状消失,可正常进食。入院后1周(病程第12日)尿蛋白减少至1.02 g/24 h,入院后2周(病程第19日)尿蛋白转阴。血浆蛋白逐渐回升,尿量正常,肾功能血BUN、Cr水平逐渐下降。

3. 最终诊断

马兜铃酸肾病,急性肾损伤,肾小球系膜增生性病变。

表32-1 鉴别肾前性AKI及ATN的尿液诊断指标

诊断指标	肾前性AKI	ATN
尿沉渣	透明管型	棕色颗粒管型
尿比重	>1.020	<1.010
尿渗透压[mosm/(kg·H_2O)]	>500	<350
血尿素氮/血肌酐	>20	<10~15
尿肌酐/血肌酐	>40	<20
尿钠浓度(mmol/L)	<20	>40
肾衰指数	<1	>1
钠排泄分数(%)	<1	>1

注:肾衰指数=尿钠/(尿肌酐/血肌酐)钠排泄分数=〔(尿钠/血钠)/(尿肌酐/血肌酐)〕×肌酐〕

三、病例分析

1. 病史特点

(1) 男性,46 岁,服用中药偏方后出现恶心、呕吐、肾功能减退 5 天。

(2) 服用中药偏方(内含朱砂莲)2 天后即出现消化道症状,且肾功能急剧下降,尿蛋白及尿糖水平逐渐升高。

(3) 既往无高血压、糖尿病、心脏病及过敏史,半年前体检肾功能正常。

(4) 体格检查:BP 125 mmHg/85 mmHg。双侧眼睑无水肿,HR 80 次/min,律齐,各瓣膜区未闻及病理性杂音。腹平软,全腹无压痛、反跳痛,肝脾肋下未及,移动性浊音(-),肾区叩击痛(-)。双下肢无水肿,双侧膝反射正常,Babinski 征(-)。

(5) 实验室和影像学检查:病程第 1 日血 Cr 382.6 μmol/L, Hb 140 g/L,第 4 日 Cr 580 μmol/L, Hb 120 g/L,第 6 日 Cr 902.4 μmol/L。Ca^{2+} 1.99 mmol/L, P^{3+} 1.14 mmol/L, BUN 28.2 mmol/L, UA 380 μmol/L, K^+ 5.6 mmol/L, Na^+ 127 mmol/L,总二氧化碳结合力 19 mmol/L。尿比重 1.008,尿钠 45 mmol/L,尿肌酐 24.61 mmol/L,尿糖 2.8 g/24 h,尿蛋白 2.78 g/24 h,尿沉渣红细胞计数 1.2 万/ml,尿 α_1-微球蛋白 15.6 mg/L, NAG 16.1 IU/L,钠排泄分数 1.30%,肾衰指数 1.65。血气分析:pH7.34, $PaCO_2$ 35 mmHg, HCO_3^- 18.9 mmol/L, BE -7 mmol/L。双肾 B 超:左肾长径 106 mm,右肾长径 104 mm,皮质厚度不清,回声增强,皮髓界限欠清。腹部 B 超:胆囊息肉,肝胰脾未见异常。肾活检病理显示急性肾小管坏死病理改变,也见肾小球系膜增生性病变,电镜下可见足突融合现象。

2. 诊断与诊断依据

(1) 诊断:马兜铃酸肾病(Aristolochic acid nephropathy),急性肾损伤,肾小球系膜增生性病变。

(2) 诊断依据:①中年男性,病程仅 5 天,发病前有明确服用中药偏方史,此中药含朱砂莲,朱砂莲主要是马兜铃酸成分,是 ATN 的病因;②临床上表现为肾脏损害及消化道症状,肾脏损害表现为非少尿型 AKI、肾性糖尿,符合马兜铃酸主要引起的肾小管间质损害表现;③临床上无低血压等肾前性因素,钠滤过分数 1.3%,肾衰指数 1.65,综合双肾 B 超无肾后梗阻征象,肾活检病理显示急性肾小管坏死改变;④本例患者 24 h 尿蛋白定量 2.78 g,结合肾活检病理可见肾小球系膜增生性病变,电镜下见足突融合现象,提示患者在发生马兜铃酸中毒之前,即已存在基础肾脏病变。

3. 鉴别诊断

(1) 慢性肾脏病急性肾损伤发生在慢性肾脏病(CKD)基础上的 AKI:患者多有 CKD 病史,或存在老年、高血压、糖尿病等 CKD 易患因素,有双肾体积缩小,显著贫血、肾性骨病和神经病变等症状体征。该患者无以上病史和临床表现,故排除。

(2) AKI 原因鉴别。

① 肾前性 AKI:发病前多有血容量不足、体液丢失等病史,体检发现皮肤和黏膜干燥、存在低血压、颈静脉充盈不明显,中心静脉压测定和尿液检测可辅助鉴别。该患者无以上病史和症状体征,且尿液检测不支持肾前性急性肾损伤。

② 肾后性 AKI:多有结石、肿瘤或前列腺肥大等病史,突发完全无尿或间歇性无尿,可有肾区叩击痛阳性或膀胱区叩诊呈浊音,超声显像和 X 线检查可帮助确诊。该患者双肾 B 超无肾后梗阻征象,故排除。

③ 其他肾性 AKI:通常具有急进性肾小球肾炎、急性间质性肾炎或全身性疾病的肾损害如 SLE、过敏性紫癜肾炎等病史,该患者无相关病史、存在明确药物中毒史,肾活检见急性肾小管坏死病理改变,故不考虑。

四、处理方案及基本原则

（1）一般治疗及饮食治疗：卧床休息，液体入量应以量出为入为原则，早期限制蛋白质入量，每日蛋白质摄入为 0.5 g/kg 体重，透析时可增至 1 g/kg 体重。

（2）高钾血症处理：给予口服聚磺苯乙烯 30 g，每日 3 次，及时复查血钾浓度。

（3）代谢性酸中毒治疗：酸中毒主要在于酸性代谢产物蓄积所致，当血浆碳酸氢根浓度低于 15 mmol/L时，可给予 5%碳酸氢钠 100～200 ml 静脉滴注。

（4）透析治疗：透析是急性肾损伤最重要治疗手段，连续性血液净化是目前治疗急性肾损伤的主要方法，可以充分控制氮质血症、提高疗效、对患者的营养支持及体液出入平衡均能很好控制。

（5）恢复期治疗：增加营养，适当锻炼，避免使用对肾脏有损害的药物，定期复查肾功能。

五、要点与讨论

急性肾损伤(acute kidney injury，AKI)以往称为急性肾功能衰竭(acute renal failure，ARF)是指由多种病因引起的肾功能快速下降而出现的临床综合征。可发生于既往无肾脏病者，也可发生在原有慢性肾脏病的基础上。与 ARF 相比，AKI 的提出更强调对这一综合征早期诊断、早期治疗的重要性。

AKI 诊断之前，首先要排除慢性肾脏病和慢性肾脏病基础上肾功能急剧恶化的情况，此时除 B 超检查肾脏大小可以提示外，实验室检查如贫血程度相关指标、钙磷代谢情况、甲状旁腺激素水平等可提供重要参考。AKI 诊断成立之后，应着重病因诊断，肾前性 AKI 与肾性 AKI 的鉴别主要依据尿液诊断指标，此外中心静脉压测定可辅助鉴别，当临床上遇到难以鉴别者可进行补液试验。

马兜铃酸是马兜铃属植物中含有的一种硝基化合物，可驻留于小管上皮细胞胞质，机体难以清除而加重肾毒性。朱砂莲是马兜铃科马兜铃属植物，具有镇痛、扩张胃肠血管等作用，有肝肾毒性。马兜铃酸肾病主要表现为 AKI 者，临床上突出表现是肾小管间质损害，如肾性糖尿、氨基酸尿等，典型者肾小球病变通常轻微，少见蛋白尿及血尿。本例患者正是因为存在隐匿的基础肾脏病变，才导致马兜铃酸中毒后出现大量蛋白尿。无论何种类型的马兜铃酸肾病，目前均无有效的治疗方案，强调尽早血液净化以清除毒素。

AKI 预后与病因及并发症严重程度有关，肾前性因素导致的 AKI，如能早期诊断和治疗，肾功能多可恢复至基线值，病死率小于 10%。肾后性 AKI 如果能及时解除梗阻，肾功能也大多恢复良好。肾性 AKI 预后存在较大差异，无并发症者病死率在 10%～30%，合并多脏器衰竭时病死率达 30%～80%。部分 AKI 患者肾功能不能完全恢复。马兜铃酸肾病急性肾损伤绝大部分患者预后不良，无法摆脱终末期肾衰竭的结局，特别对于原有基础肾脏病变者，将使治疗变得棘手，疾病转归不理想。因此，预防为主显得更为重要，迫切需要加重对中草药的宣传和管理，避免误服或过量服用中草药。

六、思考题

（1）急性肾损伤的发病机制是什么？

（2）需要做哪些实验室检测以鉴别肾前性 AKI 和肾性 AKI？

（3）急性肾损伤的最新分期标准有哪些？

七、推荐阅读文献

[1] Marina M，Barbara I，Carla Z，et al．Mesenchymal stem cells are renotropic，helping to repair the kidney and improve function in acute renal failure [J]．J Am SocNephrol，2004,15 (7)：1794－1804.

[2] 急性肾损伤专家共识小组.急性肾损伤诊断与分类专家共识[J].中华肾脏病杂志,2006,22：661－663.

[3] 李瑛,刘志红,郭啸华,等.马兜铃酸Ⅰ致肾小管上皮细胞DNA损伤的实验研究[J].肾脏病与透析肾移植杂志,2004,13:7－12.

（李　丽　樊绮诗）

案例 33

慢性肾衰竭

一、病历资料

1. 现病史

患者,男性,52 岁,因"发现血压升高 10 余年、肌酐升高 3 年,夜尿增多 2 年"就诊。患者 10 余年前开始出现体重增加且经常头晕,血压高达 220 mmHg/120 mmHg,开始予"氨氯地平、卡托普利"治疗,自诉血压控制不佳,3 年前因"右侧肢体活动不便、口角歪斜",当地医院结合头颅 CT 诊断为"脑梗死",辅助检查:尿蛋白(+++),Cr 310 μmol/L,予"血塞通、丹参"治疗后肢体活动改善。出院后予"依那普利、硝苯地平"等治疗,血压控制在(140~150)mmHg/(80~90)mmHg,门诊长期随访血 Cr 维持在 280~350 μmol/L,尿蛋白 1~2.5 g/24 h,尿沉渣红细胞计数 12 万/ml(多形型),双肾 B 超:左肾 96 mm,右肾 92 mm,结构不清。1 周前血压再次升高达 180 mmHg/100 mmHg,为进一步诊治收入院。入院后追问病史,患者 2 年前开始出现夜尿增多,3~4 次/夜,无肉眼血尿,无口干、多饮,无发热、皮疹、关节痛、脱发,食欲欠佳,精神、睡眠尚可。

2. 既往史

否认糖尿病、心脏病病史,否认乙肝、结核等传染病,否认过敏史及药物滥用史,有 20 年吸烟史,每日 20~30 支,否认酗酒史,父亲因肝癌去世,母亲和兄长有高血压多年。

3. 体格检查

T 36.8℃,P 75 次/min,R 18 次/min,左上肢 BP 172 mmHg/88 mmHg,右上肢 BP 176 mmHg/90 mmHg。慢性病容,发育正常,体型肥胖,神志清楚,自主体位,查体合作,应答切题。全身皮肤巩膜无黄染、皮疹、出血点,浅表淋巴结不肿大,咽无充血,扁桃体无肿大,颈软、气管居中,甲状腺无肿大。两肺呼吸音粗,未闻及干湿啰音,心律齐,未及杂音。腹平软,全腹无压痛、反跳痛,肝脾肋下未及,移动性浊音阴性,肾区叩击痛阴性。双下肢无水肿,四肢关节无畸形,活动自如,膝反射正常,Babinski 征(一)。

4. 实验室和影像学检查

(1) 血常规:WBC 5.2×10⁹/L, N 70%, Hb 90 g/L, PLT 102×10⁹/L。

(2) 尿常规:尿蛋白(+++),隐血(+)。

(3) 肝肾功能:ALT 20 IU/L, AST 22 IU/L, TP 62 g/L, ALB 38 g/L, BUN 9.68 mmol/L, Cr 310 μmol/L。

(4) 心电图:正常窦性心电图。

(5) X 线胸片:左心室肥大。

(6) 双肾 B 超提示:左肾 93 mm×45 mm×37 mm,右肾 94 mm×42 mm×36 mm,皮质回声增强,

皮髓质界限不清,集合系统松散。双肾动脉彩色多普勒:双肾各级动脉阻力指数正常范围,流速偏低。

二、诊治经过

1. 初步诊断
高血压肾病,慢性肾衰竭。

2. 诊治经过

入院后给予波依定 1 粒 bid,安博维 1 粒 bid,呋塞米 40 mg bid 降压治疗,动态监测血压。同时完善相关检查主要围绕 3 个方面:①高血压病因及靶器官受损情况;②慢性肾衰竭原发病因诊断;③肾脏病分期及并发症情况。检查结果提示尿液:尿蛋白 2.5 g/24 h,尿蛋白电泳:大分子占 13.1%,中分子占 40.3%,小分子占 46.6%,尿沉渣红细胞计数 25 万/ml(多型性),NAG 46 IU/L。血生化:BUN 8.6 mmol/L,Scr 286 μmol/L,UA 552 μmol/L,K^+ 2.98 mmol/L,Na^+ 135 mmol/L,Ca^{2+} 1.88 mmol/L,P^{3+} 1.8 mmol/L,TC 6.76 mmol/L,TG 2.87 mmol/L,HDL 1.05 mmol/L,LDL 3.71 mmol/L,血糖及糖化血红蛋白正常。胰岛功能:空腹胰岛素 2.08 mIU/L,C 肽 1.99 nmol/L,餐后 2 h 胰岛素 160 mIU/L,C 肽 3.96 nmol/L,胰岛素抗体正常。免疫学:PTH 210 pg/ml,25 羟基维生素 D 15 nmol/L,补体、免疫球蛋白正常,ANA、抗 ds-DNA、ANCA 均阴性,CRP 1.41 mg/L,RF<20 IU/ml,血清铁 8.3 μmol/L,叶酸 7.26 ng/ml,维生素 B_{12} 360 pg/ml。血浆肾素-血管紧张素-醛固酮(RAAS)水平:卧位肾素 1.33 ng/ml,血管紧张素 II 108.7 ng/ml,醛固酮 278 pg/ml,立位肾素 2.47 ng/ml,血管紧张素 II 104.9 ng/ml,醛固酮 232.2 pg/ml。双侧肾上腺 CT:未见异常。同位素 GFR:左肾 14.05 ml/min,右肾 16 ml/min。眼底检查:血管迂曲明显,黄斑中心反光弱,色素紊乱,未见出血、渗出。完善检查后行 B 超引导下肾穿刺,肾活检病理显示:①肾血管病变突出,间质血管病变明显,叶间动脉弹力层明显增厚、分层,导致管腔狭窄;小动脉闭锁,透明变性;②部分肾小球体积肥大伴内皮细胞病变;③肾小球节段毛细血管袢纤维素样坏死。入院后积极控制血压,明确诊断后予益比奥、速立菲纠正贫血,碳酸钙纠正钙磷代谢紊乱,罗盖全纠正甲旁亢。

3. 最终诊断
代谢综合征,高血压肾动脉硬化,慢性肾脏病 CKD3b 期。

三、病例分析

1. 病史特点

(1) 男性,52 岁,发现血压升高 10 余年、肌酐升高 3 年,夜尿增多 2 年。

(2) 10 余年前发现高血压,一直以来血压控制不佳,3 年前出现脑梗死并发现血肌酐升高。

(3) 既往无糖尿病、心脏病及乙肝等传染病史,母亲及兄长有高血压多年。

(4) 实验室和影像学检查:尿蛋白 2.5 g/24 h,尿蛋白电泳小分子占 46.6%,尿沉渣红细胞计数 25 万/ml(多型性),NAG 46 IU/L,Hb 90 g/L,BUN 8.6 mmol/L,Cr 286 μmol/L,UA 552 μmol/L,K^+ 2.98 mmol/L,Na^+ 1.88 mmol/L,P^{3+} 1.8 mmol/L,TC 6.76 mmol/L,TG 2.87 mmol/L,HDL 1.05 mmol/L,LDL 3.71 mmol/L,空腹胰岛素 2.08 mIU/L、C 肽 1.99 nmol/L,餐后胰岛素 160 mIU/L、C 肽 3.96 nmol/L,胰岛素抗体正常,PTH 210 pg/ml,25 羟基维生素 D 15 nmol/L,血清铁 8.3 铁 ol/Lg,叶酸 7.26 ng/ml,维生素 B_{12} 360 pg/ml。双肾 B 超提示:左肾 93 mm,右肾 94 mm,皮质回声增强,皮髓质界限不清,集合系统松散。同位素 GFR:左肾 14.05 ml/min,右肾 16 ml/min。肾活检病理显示:①肾血管病变突出,间质血管病变明显,叶间动脉弹力层明显增厚、分层,导致管腔狭窄;小动脉闭锁,透明变性;②部分肾小球体积肥大伴内皮细胞病变;③肾小球节段毛细血管袢纤维素样坏死。

2. 诊断与诊断依据

(1) 诊断:代谢综合征,高血压肾动脉硬化,慢性肾脏病 CKD3b 期。

(2) 诊断依据:①中年男性,长期肥胖,存在高脂血症、胰岛素抵抗;②临床表现为严重高血压,合并明显的脑、眼、心、肾缺血性损害—脑梗死、眼底血管病变,左心室肥厚、劳损和肾脏损害,病程中有恶性高血压过程;③肾脏损害临床表现为大量蛋白尿及严重肾小管间质损害、肾功能不全,尿蛋白中除大分子蛋白外,存在较多小分子蛋白、NAG 升高;血浆肾素、血管紧张素、醛固酮活性升高;④同位素 GFR:左肾 14.05 ml/min,右肾 16 ml/min;⑤肾脏病理见肾小球缺血性废弃,间质血管病变明显,叶间动脉弹力层明显增厚、分层,导致管腔狭窄;小动脉闭锁、透明变性;见肾小球节段毛细血管袢纤维素样坏死,支持肾脏损害与高血压肾动脉硬化有关。

3. 鉴别诊断

(1) 慢性肾衰竭与急性肾损伤鉴别:根据病史即可做出鉴别,在病史欠详时,可借助影像学和实验室检查。前者有慢性肾脏病史或有高血压、糖尿病等易患因素,双肾体积缩小,常有贫血、肾性骨病和神经病变等;后者肾功能常突然减退,有明确诱因。该患者病史和各项检查支持慢性肾衰竭诊断。

(2) 慢性肾衰竭病因鉴别:

① 慢性肾小球肾炎:可隐匿起病,有血尿、蛋白尿、高血压、水肿等表现,该患者有多年高血压病史,近两年才发现蛋白尿,且肾穿刺血管病变为主,不支持肾炎性高血压诊断。

② 糖尿病肾病:长期糖尿病引起肾脏病变,到后期表现为大量蛋白尿,并有肾功能受累,肾脏病理可见典型 K-W 结节,该患者无糖尿病病史,肾穿刺结果不符合,故排除。

③ 肿瘤相关性肾病:一般与实体肿瘤相关,肾脏病理一般表现为膜性肾病,该患者相关肿瘤指标和胸腹盆 CT 平扫未见异常,暂不考虑。

四、处理方案及基本原则

(1) 一般及饮食治疗:卧床休息、控制饮食,入量约为前一日尿量加 500 ml,控制每日食盐量约 3 g 左右,限制蛋白质摄入,根据病情可适量补充酮酸。

(2) 控制高血压:选择钙通道阻滞剂、ARB、ACEI、利尿剂等联合用药。血压控制目标为<130 mmHg/80 mmHg。

(3) 降脂治疗:降脂能延缓肾功能损害的进展,常用他汀类药物。

(4) 贫血治疗:EPO 治疗疗效显著,剂量 50 IU/kg,每周 3 次,皮下给药,同时静脉补充铁剂。

(5) 肾性骨病治疗:补充钙剂和维生素 D,目的在于维持血钙、血磷水平在正常范围,防止和纠正甲状旁腺增生。

(6) 恢复期治疗:积极治疗原发病,避免使用肾毒性药物,定期监测肾功能,当双肾 GFR<15 ml/(min·1.73 m²)需及时替代治疗(见表 33-1)。

表 33-1　慢性肾脏病分期及建议

分期	特征	GFR[ml/(min·1.73 m²)]	防治目标-措施
1	GFR 正常或升高	≥90	CKD 诊治;缓解症状;保护肾功能
2	GFR 轻度降低	60~89	评估、延缓 CKD 进展;降低心血管病风险

（续表）

分期	特征	GFR[ml/(min·1.73 m²)]	防治目标-措施
3a	GFR 轻到中度降低	45～59	
3b	GFR 中到重度降低	30～44	延缓 CKD 进展；评估、治疗并发症
4	GFR 重度降低	15～29	综合治疗；透析前准备
5	ESRD	<15 或透析	如出现尿毒症，需及时替代治疗

五、要点与讨论

慢性肾衰竭(chronic renal failure，CRF)为各种慢性肾脏病持续进展的共同结局。它是以代谢产物潴留，水、电解质及酸碱代谢失衡和全身各系统症状为表现的一种临床综合征。近年来，慢性肾衰竭的原发病发生变化，继发性因素已占主要因素，如西方发达国家，糖尿病及高血压为两大首要因素，约占50%。我国仍以慢性肾小球肾炎为主，继发性因素引起的 CRF 逐年增高，依次为糖尿病、高血压、狼疮、乙肝相关肾病等。

诊断慢性肾衰竭常用的实验室检查包括尿常规、血肾功能、24 小时尿蛋白定量、血糖、血脂、血电解质、动脉血气、血常规、铁代谢、钙磷代谢、PTH、甲状腺激素、促红细胞生成素(EPO)水平等。评估肾脏肾小球滤过率(GFR)水平对于慢性肾衰竭分期尤为重要，临床可通过检测血清 SCr、胱抑素 C 水平利用 GFR 公式估算，也可通过放射性核素法检测 GFR。

本病例讨论的为长期高血压病导致慢性肾功能不全。长期良性高血压肾损害与恶性高血压肾损害的根本区别在于前者肾小动脉自身调节功能正常，肾小球内无纤维素样坏死性病变，而后者肾小动脉自身调节功能异常，常伴肾小球内纤维素样坏死及间质小动脉葱皮样变性，甚至表现为血栓性微血病。而加速进展性高血压是指在良性高血压病程中由于某种诱因使血压骤然升高，高血压加重肾功能损害，而肾功能损害又刺激血压升高，而该患者即符合加速进展性高血压，其肾脏病理改变既有良性高血压的表现，如肾小球缺血、肾小动脉透明变性，又有恶性高血压的表现，如肾小球纤维素样坏死、叶间动脉葱皮样改变。

在临床上对于不明原因的恶性、呕吐、表情淡漠、嗜睡、高血压及视力障碍、贫血、呼吸深快和有肾脏病病史及家族史的患者应警惕有无本病的存在，应进行常规尿检查、血肌酐、尿素氮和胱抑素 C 分析、肾脏影像学检查。

此外，慢性肾功能衰竭不同时期治疗的重点是不一样的，慢性肾衰竭早、中期以内科保守治疗为主，目的在于延缓肾功能恶化，保护残肾功能，并开始 CRF 并发症的预防治疗，通过合理的内科治疗，可延缓其病程的进展，因为不论何种病因，不管为免疫还是非免疫机制，如果得不到有效治疗，达到一定程度的肾实质损害后，CRF 都有进行性和不可逆转性特点。CRF 晚期主要以透析和肾移植为主，并加强并发症的预防及治疗。

六、思考题

(1) 需要做哪些实验室检测以鉴别不同病因引起的慢性肾衰竭？

(2) 慢性肾衰竭治疗原则有哪些？

(3) 慢性肾脏病的最新分期标准有哪些？

七、推荐阅读文献

[1] 王海燕. 肾脏病学[M]. 3 版. 北京：人民卫生出版社，2008.

[2] Jurgen Floege，Richard J Johnson，John Feehally. Comprehensive clinical nephrology [M]. 4th ed. Missouri：Elsevier Inc，2010.

（李　丽　樊绮诗）

肾病综合征

一、病例资料

1. 现病史

患者,男性,49 岁,因"双下肢及颜面部水肿 1 个月,发现尿检异常 5 天"就诊。1 个月前患者无明显诱因下出现双下肢及颜面部水肿,伴尿量减少,5 日前外院查尿蛋白(++++)、隐血(+),血压正常,服用氢氯噻嗪、氟伐他汀、金水宝等药物治疗。昨日至我院门诊就诊查尿蛋白定量 5.33 g/24 h,少量镜下血尿,血白蛋白 24 g/L,肝肾功能正常,无贫血,D-二聚体正常,肾脏超声检查未见异常,双下肢血管超声提示双侧下肢皮下软组织水肿,动静脉未见明显异常。病程中患者无肉眼血尿、高血压及肾功能损害,无发热、皮疹、关节痛、腹痛、解黑便、脱发,无胸闷气急,无体重明显减轻。精神、食欲、睡眠正常。

2. 既往史

否认高血压、糖尿病、心脏病病史,否认乙肝、结核等传染病史,否认过敏史,否认药物滥用史,否认重金属及有机溶剂等有毒物质接触史,否认吸烟及酗酒史,否认家族遗传性疾病史,父母兄弟均体健。

3. 体格检查

T 36.5℃,P 70 次/min,R 15 次/min,BP 126 mmHg /68 mmHg。患者神志清、精神可、发育良好、营养一般、皮肤巩膜无黄染、无皮疹、出血点,浅表淋巴结未及肿大,眼睑轻度水肿,咽无充血、扁桃体不肿大,颈软,气管居中,甲状腺无肿大。双肺呼吸音稍粗,未及明显干湿啰音,HR 70 次/min,律齐,无杂音。腹软,无压痛,肝脾肋下未及,移动性浊音阴性,肾区叩击痛阴性。双下肢轻度凹陷性水肿,双侧足背动脉搏动可及。神经系统检查未见异常。

4. 实验室和影像学检查

(1) 血常规:WBC 5.81×10^9/L, N 70.2%, RBC 5.3×10^{12}/L, Hb 120 g/L, PLT 102×10^9/L。

(2) 尿常规:尿蛋白(++++),隐血(+)。

(3) 尿液检查:尿沉渣红细胞计数 30 万/ml(多形型);尿溶菌酶<0.5 mg/L。尿蛋白定量 5.33 g/24 h。

(4) 生化检查:ALT 46 IU/L, AST 33 IU/L, TP 47 g/L, ALB 24 g/L, Cr 94 μmol/L, TG 2.37 mmol/L, TC 8.79 mmol/L, Na^+、K^+、Cl^-、总二氧化碳正常,Ca^{2+} 1.96 mmol/L, P(磷) 0.95 mmol/L, CRP、空腹及餐后血糖正常,HbA1c 5.1%。。

(5) 免疫学检查:抗核抗体(ANA)、抗 ds-DNA 抗体阴性(-),血清蛋白电泳、补体正常,肝炎指标、肿瘤相关抗原阴性(-),甲状腺功能检查正常。

(6) 心电图:正常窦性心电图。

（7）X线胸片：左侧少量胸腔积液。

（8）双肾B超提示：未见明显异常。

（9）双下肢血管超声提示：双侧下肢皮下软组织水肿，动静脉未见明显异常。

二、诊治经过

1. 初步诊断
肾病综合征。

2. 诊治经过
患者入院后给予低分子肝素钙4 100 IU/d皮下注射预防性抗凝治疗，随后主要围绕3个方面完善相关检查：

（1）明确是否为肾病综合征。

（2）确认病因：必须首先排除继发性病因和遗传性疾病（见表34-1）。

（3）判定有无并发症。在完善检查后于入院第三日行B超引导下肾穿刺，肾活检病理见免疫荧光IgG、C3颗粒状弥漫分布于血管袢，光镜下见肾小球毛细血管袢上皮侧较多嗜复红物沉积，电镜可见基底膜上皮侧大量中-高电子密度致密物分布，基膜增厚，足细胞广泛足突融合，提示膜性肾病。

3. 最终诊断
原发性肾病综合征，膜性肾病。

4. 出院后用药
泼尼松30 mg po qd，低分子肝素钙4 100 IU qd H，钙尔奇D片600 mg po bid。

表34-1　肾病综合征的分类和常见原因

分类	儿童	青少年	中老年
原发性	微小病变型肾病	系膜增生性肾小球肾炎	膜性肾病
		微小病变型肾病	
		局灶节段性肾小球硬化	
		系膜毛细血管性肾小球肾炎	
继发性	过敏性紫癜肾炎	系统性红斑狼疮肾炎	糖尿病肾病
	乙型肝炎病毒相关性肾炎	过敏性紫癜肾炎	肾淀粉样变性
	系统性红斑狼疮肾炎	乙型肝炎病毒相关性肾炎	骨髓瘤性肾病
			淋巴瘤或实体肿瘤性肾病

三、病例分析

1. 病史特点
（1）男性，49岁，双下肢及颜面部水肿1个月，发现尿检异常5天。

（2）既往无高血压、糖尿病、心脏病及过敏史，否认肝炎等传染病史，否认大量饮酒、药物滥用、毒物接触等病史。

（3）体格检查：BP 126 mmHg/68 mmHg，眼睑轻度水肿，双肺呼吸音稍粗，未及明显干湿啰音，HR

70 次/min,律齐,腹软,移动性浊音阴性,双下肢轻度凹陷性水肿,双侧足背动脉搏动可及。

(4) 实验室和影像学检查:尿蛋白定量 5.33 g/24 h,尿沉渣红细胞计数 30 万/ml(多形型);Alb 24 g/L,Cr 94 μmol/L,TG 2.37 mmol/L,TC 8.79 mmol/L,尿溶菌酶<0.5 mg/L,血糖正常,抗核抗体、抗 ds - DNA 抗体阴性,补体正常,蛋白电泳正常,甲状腺功能正常,肝炎标志物、肿瘤抗原阴性。肾活检病理提示膜性肾病。X 线胸片见左侧少量胸腔积液,肾脏超声提示左肾和右肾长径分别为 115 mm 和 112 mm。双下肢血管超声提示双侧下肢皮下软组织水肿,动静脉未见明显异常。

2. 诊断与诊断依据

(1) 诊断:原发性肾病综合征膜性肾病。

(2) 诊断依据:①中年男性,病程仅 1 个月;②临床表现为典型肾病综合征:水肿、大量蛋白尿、低蛋白血症及高脂血症,伴少量镜下血尿,无贫血、关节痛、高血压等肾外表现;③免疫学检查包括肝炎指标、自身抗体、蛋白电泳、肿瘤抗原阴性排除继发性原因;④肾穿刺活检病理提示膜性肾病。

3. 鉴别诊断

1) 双下肢水肿原因鉴别诊断

(1) 心源性水肿:多发在右心功能不全、渗出性或缩窄性心包炎时,因体循环静脉压增高及毛细血管滤过压增加而引起水肿。水肿特点:首先发生于身体下垂部位,常从下肢逐渐遍及全身,严重时可出现腹水或胸水。水肿形成速度较慢,性质坚实,移动性较小。诊断主要依据心脏病病史和体征,测定中心静脉压明显升高是诊断的重要依据。该例患者水肿首先发生在组织松弛部位,如眼睑或颜面的水肿,晨起明显,然后发展至足踝、下肢,其发展较为迅速。水肿性质软而易移动,结合无心脏病病史和体征,故排除。

(2) 肝源性水肿:多见于肝硬化和肝癌,主要表现为腹水,也可首先出现踝部水肿,逐渐向上蔓延,而头面部上肢常无水肿。水肿特点:可凹性,常先出现踝部,逐渐向上蔓延,最后形成顽固性腹水。患者常伴有黄疸、肝脾肿大、蜘蛛痣、腹壁静脉曲张等体征。该例无相关病史和症状体征,故排除。

(3) 黏液性水肿:也称真性黏液性水肿,是由于粘蛋白增多沉积于真皮而致,因系甲状腺素不足。水肿特点:用手指按压时没有指压痕,触之发硬,外观多呈苍白、蜡样,表现为全部皮肤呈非凹陷水肿。患者面色苍黄,颜面水肿,脸厚面宽,反应迟钝,眉毛、头发稀疏,舌色淡、肥大。该例患者的体征和甲状腺功能检查不支持,不予考虑。

2) 继发性肾病综合征病因鉴别诊断

(1) 糖尿病肾病:好发于中老年,肾病综合征常见于病程 10 年以上的糖尿病患者。早期可发现微量白蛋白排出增加,以后逐渐发展成大量蛋白尿,甚至肾病综合征的表现。该患者无糖尿病病史及特征性眼底改变,故不考虑。

(2) 肾淀粉样变性:好发于中老年,肾淀粉样变性是全身多器官受累的一部分。原发性淀粉样变性主要累及心、肾、消化道、皮肤和神经;继发性淀粉样变性常继发于慢性化脓性感染、结核、恶性肿瘤等疾病,主要累及肾脏、肝和脾等器官。肾受累时体积增大,常合并肾病综合征。肾淀粉样变性常需肾活检确诊。该例肾活检病理结果排除该诊断。

(3) 骨髓瘤性肾病:好发于中老年,男性多见,患者可有多发性骨髓瘤的特征性临床表现,如骨痛、血清单株球蛋白增高、蛋白电泳 M 带及尿本周蛋白阳性,骨髓象显示浆细胞异常增生(占有核细胞的 15%以上),并伴有质的改变。多发性骨髓瘤累及肾小球时可出现肾病综合征。上述骨髓瘤特征性表现有助于鉴别诊断。该患者血清蛋白电泳及体液免疫学检查均正常,与该疾病不符。

四、处理方案及基本原则

(1) 一般治疗:注意休息,该患者水肿较轻,一般不需要卧床休息;水肿期间应优质蛋白、低盐

（<3 g/d）及限制动物油脂饮食。

（2）水肿治疗：一般应用激素 7~14 天后开始利尿消肿，该患者暂可不用利尿剂。

（3）抗凝治疗：肾病综合征患者多具有明显高脂血症、血液高凝状态以及较高的血栓栓塞并发症的发生可常规预防性抗凝治疗，该患者给予皮下注射低分子肝素钙 4 100 IU/d。

（4）激素治疗：首选糖皮质激素，遵循"始量要足，减量要慢，维持要长"的原则。起始剂量给予泼尼松 1 mg/（kg·d）口服 8~12 周，足量治疗后每 2 周减原用量的 10%，减至 20 mg/d 时减缓减量速度，以最小有效剂量（10 mg/d）作为维持量，继续用至少半年以上。

（5）并发症处理：该患者无明显感染征象，一般不主张预防性应用抗生素，一旦发生感染则应及时积极治疗。

五、要点与讨论

肾病综合征是肾小球疾病的常见表现，包括了因多种肾脏病理损害导致的严重蛋白尿及相应的临床表现，最基本的特征是大量蛋白尿（每日≥3.5 g）、低白蛋白血症（≤30 g/L）、并常伴有水肿和（或）高脂血症，其中前两项为诊断所必需。发病情况：肾病综合征发生于任何年龄，但在儿童中较成年人更多见。在儿童 1 岁半至 4 岁最常见，年轻男性好发，但在年龄较大患者中性别分布较平均。

实验室检查对于肾病综合征的诊断具有十分重要的参考价值。肾病综合征的诊断、严重程度判断、治疗方案的选择和预后评估均有赖于实验室检查。

（1）与诊断相关的实验室检查有 24 h 尿蛋白定量、血脂分析、血清蛋白测定，血清蛋白电泳对鉴别肾病综合征的病因也有一定的参考意义，如原发性肾病综合征的特点是白蛋白降低，α_2 和 β 球蛋白增高，γ 球蛋白在正常低限或降低；而继发性肾病综合征则不同，白蛋白降低，α_2 和 β 球蛋白增高不明显，而 γ 球蛋白增高。血清免疫球蛋白测定也有助于肾病综合征鉴别诊断。

（2）与原发性肾病综合征分型、判断病变是否活动和严重程度相关的实验室检查有尿红细胞检测、肾功能检查、尿蛋白电泳、血清补体因子 C3、补体因子 C4 测定和尿 NAG、溶菌酶检测等。

（3）与选择治疗方案有关的检查有血凝学和血液流变学等检测可为临床的诊治提供实验室依据。

肾病综合征诊断明确后进行病因确认，必须首先除外继发性病因和遗传性疾病才能诊断为原发性肾病综合征，最好能进行肾活检，做出病理诊断。继发性病因在年轻患者需排除自身免疫（如狼疮性肾炎）或与感染相关，老年患者需警惕肿瘤等恶性疾病可能，此外还需要排除药物以及毒物，如重金属汞、金制剂以及有机溶剂等继发因素的可能性。引起原发性肾病综合征的肾小球疾病主要病理类型有微小病变型肾病、局灶节段性肾小球硬化症、膜性肾病及系膜增生性肾小球肾炎。

肾病综合征的治疗应以保护肾功能，减缓肾功能恶化程度为目的，而不应仅以减少或消除蛋白尿为目的。采用的治疗原则为：对症治疗、病因治疗、积极预防和治疗并发症。对症治疗一般包括饮食治疗及利尿、降压、降脂、抗凝等治疗；病因治疗主要是抑制免疫和炎症反应，一般应用激素和细胞毒药物。原发性肾病综合征多数有良好的疗效，但当激素无明显疗效时，治疗则有相当难度。而新型免疫抑制剂的出现，也为临床治疗提供了新手段，如霉酚酸酯、西罗莫可素等。

六、思考题

（1）原发性肾病综合征的常见病理类型和临床特征有哪些？

（2）需要做哪些实验室检测以鉴别继发性病因引起的肾病综合征？

（3）肾病综合征治疗原则是什么？

七、推荐阅读文献

［1］ 陆福明,丁小强,陈楠,等.吗替麦考酚酯治疗原发性肾病综合征的前瞻性多中心临床研究［J］.中华肾脏病杂志,2004,20(4):238 - 241.

［2］ Rivera A, Magliato S, Meleg-Smith S, et al. Value of electron microscopy in the diagnosis of childhood nephrotic syndrome ［J］. UltrastructPathol,2001,25(4):313 - 320.

（樊绮诗）

案例 35

急性肾盂肾炎

一、病例资料

1. 现病史

患者,女性,36岁,因"高热寒战,伴尿频尿痛1天"入院。患者入院前一天晚上,与朋友打牌,憋尿时间较长。夜间2点左右出现尿频、尿急和尿痛等下尿道刺激症状,伴腰部酸痛,随后出现畏寒、发热症状。上午8点左右,寒战高热,急诊入院。

2. 既往史

有肾结石病史5年,并有多次下尿路感染的病史。

有两次生育史,均顺产,孩子分别为12岁和8岁。无吸烟饮酒史。否认有过敏史。

父母均有高血糖和高尿酸病史。

3. 体格检查

T 39.0℃,P 83次/min,R 27次/min,BP 131 mmHg /88 mmHg。患者神清,精神欠佳,面色苍白,呼吸稍急促。体型中等偏胖。皮肤巩膜无明显黄染,浅表淋巴结未触及肿大,颈软,气管居中,甲状腺无肿大。两肺呼吸音稍粗,未及干湿啰音。心律齐,各瓣膜区未闻及病理性杂音。腹部微隆、松软,无压痛、反跳痛及肌紧张,肝脾肋下未触及。肋腰点(腰大肌外缘与十二肋交叉点)有压痛,肾区有叩击痛。双下肢无水肿。神经系统检查未见异常。

4. 实验室及影像学检查

(1) 血常规:WBC $11.21×10^9$/L, N 78.7%;RBC $4.12×10^{12}$/L;Hb 132.5 g/L;PLT $120×10^9$/L。

(2) ESR 33 mm/h, CRP 116.6 mg/L, PCT 6.4 ng/ml。

(3) 生化常规:ALT 40IU/L, AST 33IU/L, Cr 77.7 μmol/L, Cys-C 0.98 mg/L, UA 421 μmol/L, FBG 5.5 mmol/L。

(4) 尿液检查:外观混浊、有泡沫,有刺激性腐败气味;尿蛋白(＋),白细胞(＋＋＋),红细胞(＋),亚硝酸盐性(＋)。尿液镜检白细胞12个/Hp,红细胞9个/Hp,查见少量白细胞管型。

(5) 粪便常规未见异常。

(6) 细菌学检查:会阴部清洁后采集中段尿样本,分别接种血琼脂平板和麦康凯平板,并定量接种在营养琼脂平板上,5％CO_2,35±1℃培养24 h,血琼脂平板上可见湿润、灰白色、不透明、微凸、中等大小的菌落,在麦康凯平板上可见红色的、不透明、中等大小的菌落(见图35-1),涂片为革兰阴性粗短杆菌(见图35-2)。经 VITEK-compact Ⅱ 全自动微生物分析系统鉴定,结果为大肠埃希菌。中段尿细菌

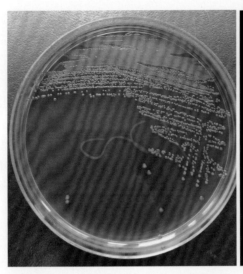
图 35-1 麦康凯平板 24 h 大肠埃希菌

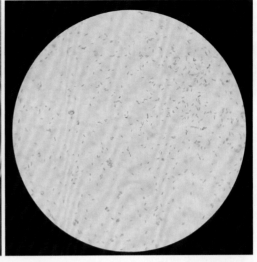
图 35-2 革兰染色×1 000 大肠埃希菌

定量培养≥10⁵/ml。

（7）B超检查：左侧肾脏内有数粒大小不一(2～5 mm)的结石,右侧肾脏内有一颗直径 6 mm 大小的结石。

二、诊疗经过

1. 初步诊断

急性尿路感染；双肾结石。

2. 诊疗经过

（1）抗感染：以抗感染治疗为主。在细菌体外药敏结果出来之前,选用针对革兰阴性杆菌有效的头孢噻肟钠 0.25 g qid i.v.,病情改善不明显。根据细菌体外药敏试验结果,及时调整为病原菌敏感的舒普深 1 g bid,i.v.次日体温下降,尿路刺激症状缓解。

（2）其他治疗：口服碳酸氢钠片 1 g tid,以碱化尿液,抑制细菌生长,缓解尿路刺激症状。

患者经治疗 5 天后症状完全缓解,中段尿培养阴性。

3. 最终诊断

急性肾盂肾炎；双肾结石。

三、病例分析

1. 病史特点

（1）女性,育龄期,有生育史和肾结石病史,易患尿路感染和肾盂肾炎。

（2）寒战高热,伴尿路刺激症状和肾区疼痛。

（3）体格检查：T 39.0℃,P 83 次/min,R 27 次/min,BP 131 mmHg/88 mmHg。肋腰点有压痛,肾区有叩击痛。双下肢无水肿。

（4）实验室和影像学检查：血常规：WBC 11.21×10⁹/L, N 78.7%；RBC 4.12×10¹²/L；Hb 132.5 g/L；PLT 120×10⁹/L。ESR 33 mm/h,CRP 116.6 mg/L,PCT 6.4 ng/ml。Cr 77.7 μmol/L,Cys-C 0.98 mg/L, UA 421 μmol/L,FBG 5.5 mmol/L。尿液检查：外观混浊、有泡沫,有刺激性腐败气味；

尿蛋白(＋＋)，白细胞(＋＋＋)，红细胞(＋)，亚硝酸盐(＋)。尿液镜检白细胞 12 个/HP，红细胞 9 个/HP，查见少量白细胞管型。中段尿培养分离出大肠埃希菌，定量培养≥10^5/ml。

2. 诊断与诊断依据

(1) 诊断：急性肾盂肾炎；双肾结石。

(2) 诊断依据：①患者，育龄期女性，急性起病，既往有生育史，B超提示肾结石病史；②出现寒战、高热及膀胱刺激症状；③体格检查肾区疼痛、压痛和叩击痛；④白细胞计数、中性粒细胞比例、CRP、PCT 等感染指标均明显增高；尿常规提示尿蛋白(＋＋)，白细胞(＋＋＋)，红细胞(＋)，亚硝酸盐(＋)。尿液镜检见多量红细胞和白细胞以及少量白细胞管型；⑤中段尿培养分离出大肠埃希菌，定量培养≥10^5/ml。

3. 鉴别诊断

(1) 急性下尿路感染：①以膀胱刺激症状为主，全身症状(寒战高热)不显著，很少出现 39℃以上的高热；②一般无肾区压痛、叩击痛等肾脏疾病的表现；③尿液检查可以出现蛋白(＋)、白细胞(＋)或红细胞(＋)，但无白细胞管型出现。

(2) 急性肾小球肾炎：①以肾小球滤过率受损的临床表现为主，如血尿(包括肉眼血尿或镜下血尿)、蛋白尿等，而尿路刺激症状等感染症状不显著；②水肿，主要为晨起的眼睑水肿，或下肢凹陷性水肿；③可伴有肾功能异常，表现为轻度的氮质血症；④往往有 β- 溶血性链球菌感染的病史。

四、处理方案及基本原则

(1) 抗感染：早期经验性抗生素治疗应首选针对革兰阴性菌为主，经肾脏排泄的抗生素，后期根据体外药敏试验结果选用敏感的抗菌药物治疗。

(2) 碱化尿液，并大量补水：服用碳酸氢钠片，碱化尿液，抑制细菌生长；大量饮水，增加尿量，冲洗尿道，缓解临床症状。

五、要点与讨论

急性肾盂肾炎是指肾盂黏膜及肾实质的急性感染性疾病，临床以肠道菌群中的大肠埃希菌逆行感染最为常见，变形杆菌、葡萄球菌、粪链球菌及铜绿假单胞菌等也可引起急性肾盂肾炎。肾盂肾炎感染途径有两种：①逆行性感染，细菌由尿道，经输尿管逆行进入肾盂，再侵入肾实质。70％的急性肾盂肾炎是源于此途径，以大肠埃希菌等肠道寄生菌为主；②血行性感染，细菌由血流进入肾小管，从肾小管侵入肾盂，约占 30％，多为葡萄球菌感染。尿路梗阻和尿流停滞是急性肾盂肾炎最常见的诱因，单纯的肾盂肾炎很少见。

典型的急性肾盂肾炎起病急骤，临床表现为发作性的寒战，发热，腰背痛(肋脊角处有明显的叩击痛)，通常还伴有腹部绞痛，恶心，呕吐，尿痛，尿频和夜尿增多，严重者甚至可以出现中毒性休克。本病可发生于各种年龄，但以育龄妇女最多见。

急性肾盂肾炎根据病因、临床表现和各项实验室检查确诊。中段尿培养及细菌定量是确定有无尿路感染的重要指标，此外尿涂片镜检找到细菌、尿液中查见白细胞管型对于诊断也有重要意义。血常规、CRP、PCT 等感染指标升高，尿常规检查可表现为镜下血尿和/或脓尿，亚硝酸盐阳性，白细胞酯酶升高等均有助于诊断。免疫荧光技术检查抗体包裹细菌、尿细菌血清型鉴定、T－H 蛋白及抗体测定以及尿 β_2 微球蛋白测定等对于诊断也有一定临床意义。超声检查、影像学检查以及肾功能检查结果也可以作为间接的诊断依据。

六、思考题

（1）急性肾盂肾炎诊断的主要依据是什么？

（2）如何与下尿路感染进行鉴别诊断？

（3）如何与急性肾小球肾炎进行鉴别诊断？

七、推荐阅读文献

［1］田国保，董建平.耐药性大肠埃希菌感染急性肾盂肾炎四例临床分析［J］.临床床内科杂志，2013,30（7）:466－467.

［2］Flateau C，Janvier F，Delacour H，et al. Recurrent pyelonephritis due to NDM－1metallo－beta lactamase producing Pseudomonas aeruginosa in a patient returning from Serbia，France，2012［J］. Euro Surveill，2012,17（45）:1－3.

［3］Tong Y，Sun M，Wang C. Multidrug-resistant pseudomonas aeruginosa:A case of pyelonephritis and herbal therapy［J］. Journal of Alternative and Complementary Medicine，2014,20（2）:142－144.

（赵　虎）

案例 36
链球菌感染后急性肾小球肾炎

一、病例资料

1. 现病史

患者,男性,15岁,因"咽部不适3周,水肿、少尿1周"就诊。3周前患者感冒后出现咽部不适,轻咳,无发热,自服诺氟沙星,症状无好转。1周前自感双腿发胀,双眼睑水肿,晨起时明显,同时尿量减少,200～500 ml/日,尿色较红。伴有轻度腰酸、乏力,发病以来体重3周来约增加6 kg。无尿频、尿急、尿痛、关节痛、皮疹、脱发及口腔溃疡,于外院查尿蛋白阳性(＋＋),红细胞计数(RBC)、白细胞计数(WBC)不详,血压增高最高至160 mmHg/100 mmHg,口服"阿莫仙"、"保肾康"症状无好转。现为进一步诊治来我院就诊。

发病以来精神、食欲可,轻度乏力,睡眠可,小便同上,大便正常,体重3周来增加约6 kg。

2. 既往史

既往体健。否认肝炎、结核等传染病病史。否认外伤、手术、输血史。否认食物、药物过敏史。预防接种史不详。个人、家族史无特殊。

3. 体格检查

T 36.5℃,P 80次/min,R 18次/min,BP 160 mmHg/96 mmHg。患者神清,呼吸平稳,皮肤巩膜无黄染,浅表淋巴结未触及肿大,眼睑水肿,咽红,扁桃体不大。颈软,气管居中,甲状腺无肿大。双肺呼吸音清,未及干湿啰音。心律齐,各瓣膜区未闻及病理性杂音。腹平软,无压痛、反跳痛,肝脾肋下未及,移动性浊音(一),肾区叩击痛阴性,双下肢可凹性水肿。神经系统检查未见异常。

4. 实验室检查

(1) 血常规:WBC 7.7×10⁹/L, N 71.1%, RBC 4.36×10¹²/L, Hb 140 g/L, PLT 210×10⁹/L。

(2) 尿液检查:尿蛋白(＋＋),定量1.5 g/24小时,尿WBC 0～1个/HP,RBC 20～30个/HP,偶见颗粒管型。粪常规未见异常。

(3) 生化常规:ALT 45 IU/L, AST 30 IU/L, Alb 35.5 g/L, BUN 8.5 mmol/L, Cr 140 μmol/L, Glu 5.8 mmol/L。

(4) 血免疫球蛋白IgG、IgM、IgA正常。补体因子C3 0.5 g/L。ASO 800 IU/L。

(5) 乙肝两对半:(一)。

(6) 抗核抗体谱(ANA谱):(一)。

(7) 腹部B超:双肾轻度肿大。

二、诊治经过

1. 初步诊断

急性肾小球肾炎(链球菌感染后)。

2. 诊治经过

患者入院后完善检查,C3 0.5 g/L,ASO 800 IU/L,尿蛋白(＋＋),乙肝两对半(一),ANA 谱(一),腹部 B 超双肾轻度肿大,诊断为"急性链球菌感染后肾小球肾炎"给予卧床休息,低盐饮食,青霉素 400 万 IU/q 6 h 静滴抗感染治疗,托拉塞米 20 mg bid 静注利尿消肿,络活喜 5 mg qd 口服降血压等对症处理。

3. 最终诊断

急性肾小球肾炎(链球菌感染后)。

三、病例分析

1. 病史特点

(1) 男性,15 岁,咽部不适 3 周,水肿,少尿 1 周。

(2) 3 周前感冒后出现咽部不适,轻咳。近 1 周感双腿发胀,双眼睑水肿,晨起时明显,同时尿量减少,200～500 ml/日,尿色较红。于外院查尿蛋白(＋＋),体重 3 周来增加约 6 kg。

(3) 既往体健,个人、家族史无特殊。

(4) 查体:T 36.5℃,P 80 次/min,R 18 次/min,BP 160 mmHg/96 mmHg。患者无皮疹,浅表淋巴结未触及,眼睑水肿,巩膜无黄染,咽红,扁桃体不大,心肺无异常,腹软,肝脾不大,移动性浊音(一),双肾区无叩击痛,双下肢可凹性水肿。

(5) 实验室检查:血常规:Hb 140 g/L,WBC 7.7×10^9/L,PLT 210×10^9/L,尿蛋白(＋＋),定量 1.5 g/24 小时,尿 WBC 0～1/Hp,RBC 20～30/Hp,偶见颗粒管型,肝功能正常,ALB 35.5 g/L,BUN 8.5 mmol/L,Cr 140 μmol/L。血 IgG、IgM、IgA 正常,补体因子 C3 0.5 g/L,ASO 800 IU/L,ANA 谱(一),乙肝两对半(一)。

2. 诊断及诊断依据

(1) 诊断:急性肾小球肾炎(链球菌感染后)。

(2) 诊断依据:①患者,青少年男性,有咽部感染史;②感染后 2 周发生少尿,水肿(眼睑、下肢),尿色红,血压高(160 mmHg/96 mmHg);③尿蛋白阳性(＋＋),镜下血尿(RBC 20～30/Hp),氮质血质(BUN 8.5 mmol/L);④补体因子 C3 降低,ASO 升高。

3. 鉴别诊断

(1) 其他病原体感染后急性肾炎:如非链球菌感染后的肾小球肾炎包括感染后心内膜炎、败血症、肺炎球菌性肺炎、伤寒、二期梅毒、脑膜炎球菌血症,病毒和寄生虫感染后肾小球肾炎。此患者咽部感染后出现急性肾炎症状,ASO 增高,链球菌感染可能性大。

(2) 系膜毛细血管性肾炎:起病过程与本病相似,但低补体血症持续时间较长,且此病无自愈倾向,大量蛋白尿与持续低补体血症是本病特点。此患者可以通过检测补体动态变化,自然病程时间帮助鉴别,必要时肾活检可明确鉴别诊断。

(3) 急进性肾炎:起病与急性肾炎相似,但症状更重,多呈进行性少尿、无尿、病情急骤发展,很快出现肾功衰竭,此患者病情较平稳,肾功能无进展表现。肾活检可帮助鉴别。

（4）IgA 肾病：多于急性上呼吸道感染后 1～3 天内出现血尿，或伴蛋白尿，血清补体正常，血 IgA 水平可升高，病情易反复发作。此患者感染后出现肾炎综合征间隔时间较长，补体水平较低，IgA 水平正常，尽管 IgA 肾病临床表现多样，临床可以表现为肾炎综合征。必要时可以通过肾活检与本病相鉴别。

（5）全身系统性疾病：系统性红斑狼疮肾炎、过敏性紫癜肾炎可出现急性肾炎综合征，这两种疾病多有明显的皮肤病损和关节酸痛等关节炎症状，前者血中抗 DNA 抗体阳性，后者束臂试验阳性。详细询问此患者病史，无皮损和关节酸疼等临床表现，ANA 谱（一），基本可以排除此诊断。

四、处理方案及基本原则

（1）休息：急性起病时必须卧床休息。

（2）饮食：富含维生素的低盐饮食，肾功能异常时限制蛋白质摄入，并给予优质蛋白。

（3）对症治疗：①利尿；②降压：利尿后血压仍控制不理想者可选用降压药。

（4）感染灶治疗：有感染史者，或者病灶细菌培养阳性时，应积极使用青霉素或其他敏感抗生素。

（5）透析治疗指征：①少尿性急性肾功能衰竭；②高血钾；③严重水钠潴留，引起急性左心衰竭者。

五、要点与讨论

急性链球菌感染后肾小球肾炎（acute post streptococcal glomerulonephritis，APSGN）常简称急性肾炎，由 β 溶血性链球菌急性感染后引起的免疫复合物性肾小球肾炎。本症是小儿时期最常见的一种肾脏病。年龄以 3～8 岁多见，2 岁以下罕见。男女比例约为 2：1。

本病的临床表现轻重不一，轻型可为亚临床型，临床症状不明显，重者可为急性肾衰竭，严重程度差别很大。典型症状为前驱感染后经 1～3 周无症状潜伏期而急性起病，表现为急性肾炎综合征，主要有血尿、蛋白尿、水肿、少尿、高血压及肾功能减退。具有典型临床症状的急性肾炎不难诊断，主要诊断依据为：

（1）病前有明显链球菌感染史临床出现典型的血尿、蛋白尿、少尿、水肿、高血压等急性肾炎综合征。

（2）链球菌培养及血清学检查咽部或皮肤脓痂分泌物培养示 A 族溶血性链球菌阳性，血清补体下降，血清 ASO 增高，即可确诊本病。临床表现不典型者，需根据尿液检查及血清补体动态改变作出诊断。因 90％急性链球菌感染后肾小球肾炎均有低补体血症，所以，血清补体测定可作为评价急性肾炎的第一线检测。

本病是一种自限性疾病，尚缺乏特效疗法，现有许多药物可用于治疗本病，但疗效尚有争议。休息和对症治疗对临床痊愈至关重要。急性期主要是预防和治疗水钠潴留，控制循环血容量，保持水和电解质平衡，以减轻症状，防治严重并发症（心力衰竭、急性肾衰、高血压脑病）的发生，去除加重肾脏病变的因素，促进肾脏功能的修复。

六、思考题

（1）血尿患者如何进行定位诊断？

（2）蛋白尿有哪些类型？临床意义如何？

（3）急性链球菌感染后肾小球肾炎的贫血原因是什么？

七、推荐阅读文献

［1］陈灏珠,林果为. 实用内科学［M］. 13 版. 北京:人民卫生出版社,2009:2256 - 2260.

［2］Carapetis J R, Steer A C, Mulholland E K, et al. The global burden of group A streptococcal diseases ［J］. Lancet Infect Dis, 2005,5(11):685 - 694.

（关　明）

案例 37

溶血尿毒症综合征

一、病历资料

1. 现病史

患者,女性,55岁,2个月前因"尿频、尿急、尿痛",在当地医院就诊,口服中药偏方汤剂(成分不详)后,尿路刺激症状减轻,但逐渐出现乏力、恶心、腹胀、尿量减少,每日尿量800～1 000 ml。1个月前至我院就诊,查尿蛋白定量 0.78 g/24 h,尿沉渣 RBC 4.5 万/ml, Hb 102 g/L, PLT 180×10⁹/L, Cr 130 μmol/L,血钾 5.5 mmol/L, BP 145 mmHg/82 mmHg,予科素亚降蛋白尿治疗,乏力、纳差、腹胀无好转,贫血加重,Hb 降至 95 g/L,PLT 减少至 96×10⁹/L,Cr 进一步升高至 180 μmol/L 收住入院。患者病程中无肉眼血尿,无发热、皮疹、关节痛,无黄疸、夜尿增多,无体重明显变化,精神、睡眠欠佳。

2. 既往史

否认高血压、糖尿病、心脏病病史,否认乙肝、结核等传染病史,否认过敏史,否认吸烟、酗酒史,否认家族遗传性疾病史,父母兄弟均体健。

3. 体格检查

T 36.8℃,P 85 次/min,R 15 次/min,BP 150 mmHg/85 mmHg。患者神志清、精神可,慢性病容,贫血貌,全身皮肤干燥,巩膜无黄染,无皮疹及出血点,浅表淋巴结未触及肿大,眼睑无水肿,咽无充血、扁桃体无肿大,颈软,气管居中,甲状腺无肿大。双肺呼吸音清,未闻及干湿啰音。HR 85 次/min,律齐,无杂音。腹稍膨隆,肝脾肋下未及,腹水征(+),肾区叩击痛阴性,双下肢轻度凹陷性水肿。神经系统检查未见异常。

4. 实验室和影像学检查

(1) 血常规:WBC 5.2×10⁹/L, N 75%, Hb 95 g/L, PLT 96×10⁹/L。

(2) 粪尿常规:尿蛋白(++),隐血(++),粪常规未见异常。

(3) 肝肾功能:ALT 15 IU/L, AST 12 IU/L, TP 55 g/L, ALB 35 g/L, Cr 180 μmol/L。

(4) 心电图:正常窦性心电图。X 线胸片:未见异常。

(5) 双肾 B 超:左肾 110 mm×52 mm×49 mm,右肾 104 mm×53 mm×45 mm,皮质厚度不清、回声增强,皮髓界限清,输尿管未见扩张。

(6) 腹部 CT:肝胆胰脾未见占位,子宫附件未见肿块及异常密度影,有腹水。

二、诊治经过

1. 初步诊断

急性肾损伤。

2. 诊治经过

患者入院后立即完善相关检查,尿液检查:24 h 尿量 900 ml,尿蛋白 0.85 g/24 h,尿蛋白谱:大分子 26.6%,中分子 59.2%,小分子 14.2%,尿沉渣 RBC 计数 45 万/ml(均一形),尿 α_1-微球蛋白(α_1-MG) 16.2 mg/dl,NAG 25 IU/L,血常规:Hb 80 g/L,PLT 90×10^9/L,网织红细胞(Ret)2.5%,两次检查外周血 RBC 碎片均阳性。血生化:尿素氮(BUN)18.2 mmol/L,肌酐(Cr)210.2 μmol/L。总胆红素(TB) 240 μmol/L,直接胆红素(DB)50 μmol/L,甘油三酯(TG)0.72 mmol/L,胆固醇(TC)2.7 mmol/L,血钾 (K^+)5.8 mmol/L,余电解质正常,乳酸脱氢酶(LDH)400 IU/L,空腹血糖 5.2 mmol/L,糖化血红蛋白 (HbA1c)5.1%。免疫学检查:自身抗体相关指标、抗中性粒细胞胞浆抗体(ANCA)均阴性,血清蛋白电泳、补体、抗"O"、CRP 均正常,肝炎指标、肿瘤相关抗原阴性,甲状腺功能检查正常。骨髓细胞学检查:骨髓象提示增生性贫血。微生物学检查:血、尿、便细菌培养均阴性。为明确肾损伤病因,入院 1 周后行肾活检,电镜检查见 80% 以上的肾小球毛细血管袢内皮细胞肥大、肿胀,并从基底膜脱离,内皮下疏松,呈"疏网状"结构。入院后患者病情无缓解,乏力、腹胀、纳差加重。尿量减少至 600~800 ml/24 h,肾功能进行性恶化,Cr 从入院时 180 μmol/L 升至 540 μmol/L。贫血进行性加重,Hb 从 80 g/L 逐渐降至 62 g/L,PLT 从 96×10^9/L 逐渐降至 65×10^9/L。当尿量减少至 400~500 ml/24 h,开始持续性血液净化治疗。两周后尿量开始逐渐增多至 1 500~4 000 ml/24 h,腹水逐渐消退,腹胀消失,PLT 升高至 120×10^9/L,Hb 升至 90 g/L,两次复查外周血 RBC 碎片均阴性,但 Cr 仍在 500 μmol/L 左右。

3. 最终诊断

溶血尿毒症综合征;急性肾损伤。

三、病例分析

1. 病史特点

(1) 女性,55 岁,贫血、血小板减少、肾功能进行性减退 2 个月。

(2) 患者服用中药偏方后出现消化道不适症状,并逐渐出现尿量减少、贫血及肾功能下降。

(3) 既往无高血压、糖尿病、心脏病及过敏史,否认肝炎等传染病史,否认家族遗传性疾病史。

(4) 体格检查:BP 150 mmHg/85 mmHg。患者呈慢性病容,贫血貌,巩膜无黄染,无皮疹,无出血点,眼睑无水肿,腹稍膨隆,肝脾肋下未及,腹水征(+),肾区叩击痛阴性,双下肢轻度凹陷性水肿。

(5) 实验室和影像学检查:尿蛋白 0.85 g/24 h,尿 α_1-微球蛋白 16.2 mg/dl,NAG 25 IU/L,Hb 62 g/L,PLT 65×10^9/L,网织红细胞 2.5%,外周血 RBC 碎片阳性。Cr 540 μmol/L,TB 240 μmol/L,DB 50 μmol/L,血钾 5.8 mmol/L,LDH 400 IU/L,骨髓细胞学检查提示增生性贫血。双肾 B 超:左肾 110 mm×52 mm×49 mm,右肾 104 mm×53 mm×45 mm,皮质厚度不清、回声增强,皮髓界限清,输尿管未见扩张。肾活检电镜检查见 80% 以上的肾小球毛细血管袢内皮细胞肥大、肿胀,并从基底膜脱离,内皮下疏松,呈"疏网状"结构。

2. 诊断与诊断依据

(1) 诊断:溶血尿毒症综合征,急性肾损伤。

(2) 诊断依据:①中年女性,病史短,起病急,起病前有明确服用中药偏方史;②临床有乏力、恶心、腹胀、Scr 进行性升高，双肾体积不小等急性肾损伤的特点，但无明显的少尿或无尿，因而考虑非少尿型急性肾损伤；③病情发展过程中出现血液系统损害，表现为贫血进行性加重，网织 RBC 升高，外周血可见 RBC 碎片，PLT 逐渐减少，整个病程中无皮疹、关节痛，无肺部病变；④肾穿刺活检病理电镜下见80％以上的肾小球毛细血管袢内皮细胞肥大、肿胀，并从基底膜脱离，内皮下疏松，呈"疏网状"结构，从病理角度佐证了溶血尿毒症综合征的诊断。

　　3. 鉴别诊断

　　(1) 急性间质性肾炎：患者发病前有明确的用药史，临床主要表现为非少尿型急性肾损伤，结合病史及双肾 B 超等检查，可排除肾前性及肾后性因素，尿检提示小管功能损害较重，因而需排除急性间质性肾炎。患者无皮疹、发热等过敏症状，血嗜酸性粒细胞不高，因此不支持药物导致的急性间质性肾炎。

　　(2) 系统性血管炎肾损害：患者为老年人，临床上有血液系统、肾脏损害等多系统损害，肾功能进行性减退，诊断过程中应考虑系统性血管炎及其肾脏损害，但患者病程中无皮肤紫癜，实验室检查血管炎相关的抗体，如 ANCA 阴性，因而不符合系统性血管炎及其肾脏损害的诊断。

　　(3) 血栓性血小板减少性紫癜：患者临床上有血小板减少、微血管病性溶血、肾损害等表现，应与血栓性血小板减少性紫癜相鉴别，但该患者病程中无明确发热史，无中枢神经系统异常症状等"五联征"，故不考虑。两者的鉴别要点如下（见表 37 - 1）。

表 37 - 1　溶血尿毒症综合征与血栓性血小板减少性紫癜的鉴别要点

	溶血尿毒症综合征	血栓性血小板减少性紫癜
发热	＋	＋
高血压	常见	少见
贫血	＋＋	＋＋＋
中枢神经系统异常	±	＋＋
皮疹	正常	＋＋
血小板减少（％）	50	100
蛋白尿	＋＋＋	±
肾功能异常	＋＋＋	±
LDH	＋＋＋	＋＋
胆红素升高	＋	＋
PT 和 PPT	正常	正常
纤维蛋白原	正常	正常
纤维蛋白降解产物	升高	正常

四、处理方案及基本原则

　　(1) 急性期对症支持：主要包括营养支持、抗感染及降压治疗。

　　(2) 急性肾损伤处理：有明显尿毒症症状或急性肾损伤患者尽早进行连续性血液净化，可充分控制氮质血症、提高疗效、对患者的营养支持及体液出入平衡均能很好控制，并能调节免疫状态。

　　(3) 恢复期治疗：增加营养，适当锻炼，避免使用对肾脏有损害的药物，定期复查肾功能。

五、要点与讨论

　　溶血尿毒症综合征(hemolytic uremic syndrome，HUS)是以微血管病性溶血性贫血、急性肾损伤和血小板减少为主要特征的临床综合征。HUS 多见于儿童,成人也可出现。临床上常将 HUS 分为典型的和非典型的 HUS。典型的 HUS 又称流行性 HUS,发病前 2～14 天常有先兆性腹泻,且多为出血性腹泻,常与大肠杆菌 O157：H7 感染相关,所以又称腹泻相关性 HUS。非典型 HUS 不伴有腹泻,病因多种多样,不少病例病因不清,约 30% 患者起病前有上呼吸道感染,可发生在儿童的任何阶段及成人,无性别差异,无季节性倾向。

　　HUS 发病机制的中心环节是血管内皮细胞损伤。内皮细胞损伤后,分泌异常巨大的 vWF 多聚体,PLT 黏附到 vWF 多聚体上,形成纤维蛋白网;同时内皮细胞受损后,造成大量血栓调节蛋白脱落,使抗凝活性降低,启动和加速凝血过程,引起血液凝固性增高。

　　HUS 的实验室检查,主要有微血管病性溶血性贫血包括外周血红细胞碎片阳性、网织红细胞升高、间接胆红素水平升高、结合珠蛋白减少;PLT 减少,通常在(30～100)×10^9/L;血清 LDH 升高,血清钾升高,血清肌酐水平升高等。

　　本例患者临床上表现为典型的进行性贫血,PLT 减少,外周血 RBC 碎片阳性,以及少尿和 Cr 升高等 HUS 表现,临床上可诊断为 HUS。肾活检病理特别是电镜检查从病理角度佐证了 HUS 的诊断。

　　HUS 的治疗,迄今尚无统一的治疗方案,主要是根据不同的病因分别对待。有明显尿毒症症状或急性肾损伤患者尽早行持续性血液净化治疗,对于改善 HUS 患者的症状有重要作用。持续性血液净化治疗具有血流动力学稳定、容量波动小、溶质清除率高、有利于营养改善及清除细胞因子的优点,可有效地处理急性肾损伤。该例患者采用持续性血液净化治疗后,尿量逐渐增多,腹水消退,PLT 升高至正常水平,Hb 回升,外周血 RBC 碎片消失。但 Scr 下降不明显,可能与该患者组织学上内皮细胞、血管病变较重有关。目前认为肾组织学改变是判断预后的最主要指标,肾小球毛细血管内皮细胞损伤的严重性、肾脏血管病变的类型、范围和程度,是决定 HUS 肾脏预后的主要因素。

六、思考题

　　(1) 诊断溶血尿毒症综合征需要做哪些实验室检查?
　　(2) 溶血尿毒症综合征在临床上需与哪些疾病相鉴别?
　　(3) 目前临床上溶血尿毒症综合征有哪些最新治疗方案?

七、推荐阅读文献

[1] George J N. How I treat patients with thrombocytopenic purpura hemolytic uremic syndrome [J]. Blood，2000，96：1223-1229.

[2] Dlott J S, Danielson C F, Blue-Hnidy D E, et al. Drug induced thrombotic thrombocytopenic purpura/hemolytic uremic syndrome：a concise review [J]. Ther Apher Dial，2004，8：102-111.

(李　丽　樊绮诗)

案例 38

肾小管性酸中毒

一、病历资料

1. 现病史

患者,女性,48岁,因"腰酸腰痛1个月,乏力明显1周"就诊。患者1个月前无明显诱因下出现腰酸腰痛,无尿频尿急尿痛,无发热,无肉眼血尿及泡沫尿,就诊于当地医院查超声示:双肾多发结石,予排石中成药口服,症状无明显改善。1周前因乏力明显再次就诊于当地医院,查血 K^+ 2.0 mmol/L,血 Cl^- 115 mmol/L,血 Na^+ 正常,当时给予口服补钾治疗,治疗一周患者感觉乏力症状未明显改善,遂今日至我院门诊就诊,查血电解质:K^+ 2.8 mmol/L,Na^+ 138 mmol/L,Cl^- 116 mmol/L,Ca^{2+} 1.9 mmol/L,P(磷) 0.4 mmol/L。肝肾功能、甲状腺功能正常。门诊拟低钾血症收治入院,患者自发病来精神尚可、食欲欠佳,自诉尿量较前增多(具体量不详),大便正常,睡眠欠佳。

2. 既往史

既往体健。否认高血压、糖尿病、心脏病病史,否认乙肝、结核等传染病史,否认过敏史,否认药物滥用史,否认吸烟及酗酒史,否认冶游史,否认家族遗传性疾病史,父母兄弟均体健。

3. 体格检查

T 37.1℃,P 80 次/min,R 18 次/min,BP 130 mmHg/70 mmHg。患者神志清、精神可,发育正常、营养一般,皮肤巩膜无黄染、无皮疹及出血点,浅表淋巴结未触及肿大,双侧眼睑无水肿,咽无充血、扁桃体无肿大,颈软,气管居中,甲状腺无肿大。双肺呼吸音稍粗,未及干湿啰音,HR 80 次/min,律齐,无杂音。腹软,无压痛,肝脾肋下未及,移动性浊音阴性,肾区叩痛阳性。双下肢无水肿,双侧膝反射正常,Babinski 征(一)。

4. 实验室和影像学检查

(1)血常规:WBC $3.3×10^9$/L,N 70%,RBC $4.5×10^{12}$/L,Hb 105 g/L,PLT $164×10^9$/L。

(2)肝肾功能:ALT 40 IU/L,AST 31 IU/L,TP 67 g/L,ALB 42 g/L,Cr 90 μmol/L,BUN 5.3 mmol/L,Na^+ 138 mmol/L,K^+ 2.8 mmol/L,Cl^- 116 mmol/L,Ca^{2+} 1.9 mmol/L,P^{3+} 0.4 mmol/L。

(3)双肾 B 超:双肾多发结石。

二、诊治经过

1. 初步诊断

低钾血症。

2. 诊治经过

患者入院后给予枸橼酸钾补钾治疗,同时查找低钾血症原因。行相关检测结果如下,动脉血气:pH 7.26,$PaCO_2$ 24 mmHg,PaO_2 114 mmHg,HCO_3^- 10 mmol/L。PTH 100 pg/ml,尿生化:尿 Ca^{2+} 3.5 mmol/L,尿 P 2.4 mmol/L,尿常规:pH 7.0,尿蛋白(一),隐血(一),尿糖(一)。心电图:窦性心率,V2～V4 导联可见 U 波。X 线胸片正常。

3. 最终诊断

Ⅰ型肾小管酸中毒(远端型)。

Ⅰ型与Ⅱ型肾小管性酸中毒如表 38-1 所示。

表 38-1　Ⅰ型与Ⅱ型肾小管性酸中毒鉴别

化验指标	Ⅰ型(远端)	Ⅱ型(近端)
尿 pH	>6.0,晨尿可>7.0	<6.0,晨尿可<5.5
尿糖及尿氨基酸	(一)	(+)
尿 HCO_3^- 部分排泄率	<5%	>15%
血 K^+	低钾	正常-低钾
氯化铵负荷试验	尿 pH>5.5	尿 pH<6.0
并发症情况	肾钙质沉着,肾结石	骨软化症

三、病例分析

1. 病史特点

(1) 女性,48 岁,腰酸腰痛 1 个月,乏力明显 1 周。

(2) 既往无高血压、糖尿病、心脏病及过敏史,否认肝炎等传染病史,否认吸烟、酗酒史,否认家族遗传性疾病史。

(3) 体格检查:BP 130 mmHg/70 mmHg,双侧眼睑无水肿,两肺呼吸音稍粗,未及干湿啰音,HR 80 次/min,律齐,腹软,移动性浊音阴性,双下肢无水肿,双侧足背动脉搏动可及。

(4) 实验室和影像学检查:BUN 5.3 mmol/L, Cr 90 μmol/L, Na^+ 138 mmol/L, K^+ 2.8 mmol/L, Cl^- 116 mmol/L, Ca^{2+} 1.9 mmol/L, P^{3+} 0.4 mmol/L, PTH 100 pg/ml,动脉血气 pH 7.26,$PaCO_2$ 24 mmHg,PaO_2 114 mmHg,HCO_3^- 10 mmol/L。尿常规:pH 7.0,尿生化:尿 Ca^{2+} 3.5 mmol/L,尿 P 2.4 mmol/L,尿蛋白(一),隐血(一),尿糖(一)。心电图:窦性心率,V2～V4 导联可见 U 波。双肾 B 超:双肾多发结石。

2. 诊断与诊断依据

(1) 诊断:Ⅰ型肾小管性酸中毒(远端型)。

(2) 诊断依据:①中年女性,病程仅 1 个月;②临床表现有腰酸腰痛,乏力纳差等非特异性症状;③患者高血氯性代谢性酸中毒,阴离子间隙(AG=14.8)正常,低钾血症,低血钙,低血磷,高尿钙,高尿磷,心电图示 V2～V4 导联可见 U 波。尿 pH 7.0,双肾多发结石,故诊断Ⅰ型肾小管性酸中毒。因条件所限无法行尿中可滴定酸检测及碳酸氢盐重吸收试验。

3. 鉴别诊断

1) 酸中毒原因鉴别

(1) 尿毒症性酸中毒:尿毒症患者当 GFR 降至 20 ml/min 以下时,健存肾单位减少,产 NH_4^+ 不足,伴肾小管泌 H^+ 障碍,但血氯一般正常、阴离子间隙增宽;而肾小管酸中毒肾小球功能正常或轻度下降,血氯增高、阴离子间隙正常、血钾可升高或降低。

(2)其他原因所致高血氯性代谢性酸中毒:肾外性 HCO_3^- 慢性丢失,常见于胃肠道疾病,如使用缓泻剂、输尿管乙状结肠吻合术等情况下。该患者没有消化系统功能紊乱或者腹泻的病史,故不考虑。

2)低钾血症原因鉴别

(1)Batter 综合征:基本病变为对氯化钠的重吸收障碍,临床上表现为发育障碍、肾性尿崩、低钾血症等。但患者为高氯性酸中毒,RAS 系统激活而血压正常,病理可见肾小球旁器增生。

(2)皮质醇增多症:表现为低钾、高血压、高血糖等,但为代谢性碱中毒,皮质醇增多,可资鉴别。

四、处理方案及基本原则

(1)纠正酸中毒:补充碱剂,用枸橼酸合剂(枸橼酸 100 g,枸橼酸钠 100 g,加水至 1 000 ml),此合剂除补碱外,尚能减少肾结石及钙化形成。

(2)补充钾盐:口服枸橼酸钾。

(3)并发症处理:防治肾结石、肾钙化及骨病,服用枸橼酸合剂后,可预防肾结石及钙化。当已发生肾结石,可口服药物排石或碎石、外科手术治疗。

五、要点与讨论

肾小管性酸中毒(renal tubular acidosis, RTA)是由于各种原因导致肾脏酸化功能障碍而产生的一种临床综合征,主要表现是:①高氯性、正常阴离子间歇性(anion gap, AG)代谢性酸中毒;②电解质紊乱;③骨病;④尿路症状。多数患者无肾小球异常,在一些遗传性疾病,RTA 可能是最主要或仅有的临床表现。按病变部位和机制分为 I 型,远端肾小管泌 H^+ 障碍;II 型,近端肾小管 $HCO3^-$ 重吸收障碍;III 型,混合型,兼有 I 型和 II 型 RTA 的特点;IV 型,远端小管排泌 H^+、K^+ 作用减弱。

I 型(远端)RTA 发病机制为远端肾小管泌 H^+ 或 NH_4^+ 功能异常,II 型(近端)RTA 发病机制为近端肾小管重吸收碳酸氢根功能异常。III 型 RTA 比较少见,同时具备 I 和 II 型 RTA 的特征,可能由碳酸酐酶缺乏所致。IV 型 RTA 又称高血钾型远端 RTA,发病机制尚未完全清楚,醛固酮分泌减少或远端肾小管对醛固酮反应减弱,可能起重要致病作用。

RTA 的实验室检查,主要有血尿电解质、血尿钙磷、血肝肾功能、PTH、动脉血气分析、尿 pH、尿糖、尿氨基酸等检测。对不完全性远端 RTA 患者,可进行氯化铵负荷试验,若阳性(尿 pH 不能降至 5.5 以下)则本病成立。另外,尿与血二氧化碳分压比值(尿 $PaCO_2$/血 $PaCO_2$)测定、中性磷酸钠或硫酸钠试验及呋塞米试验等,对确诊远端 RTA 均有帮助。对疑诊近端 RTA 者可做碳酸氢盐重吸收试验,患者口服或静脉滴注碳酸氢钠后,HCO_3^- 排泄分数>15% 即可诊断。对高血钾型远端 RTA,可做尿 NH_4^+ 及血清醛固酮水平检测。

本患者无明显诱因下出现腰酸腰痛、乏力不适症状。检查显示低钾血症及高氯血症、正常阴离子间隙代谢性酸中毒。RTA 主要症状因高氯性酸中毒和水、电解质紊乱而引起,早期代偿阶段可无症状,严重时可出现食欲不振、恶心、呕吐等明显的胃肠道症状;可因低钾血症出现肌无力或低钾性麻痹和心律失常等;因酸中毒抑制肾小管对钙的重吸收及维生素 D 的活化,出现高尿钙、低血钙、低血磷,长期钙磷代谢紊乱,可影响小儿生长发育,导致佝偻病、骨畸形等,成年人可表现为软骨病、骨痛、骨折和生长发育障碍。高尿钙症可导致泌尿系统结石或肾钙化;本病影响肾小管浓缩功能时,可表现为多饮、多尿、烦渴,严重者可出现尿崩症。

　　远端型和近端型肾小管性酸中毒的治疗方法基本相似,即在治疗病因明确的原发病基础上,对症治疗以纠正代谢性酸中毒、纠正电解质紊乱、控制水和钠摄入,预防肾结石的发生。高血钾型肾小管性酸中毒除积极控制原发病外,需纠正高钾血症,使用噻嗪类利尿剂,可适当使用盐皮质激素。

六、思考题

(1) 各型肾小管性酸中毒的发病机制是什么?

(2) 诊断肾小管性酸中毒需要做哪些实验室检查?

(3) 肾小管性酸中毒最新治疗进展有哪些?

七、推荐阅读文献

[1] 江永娣,陈楠,王朝晖,等.肾小管性酸中毒115例临床分析[J].中华内分泌代谢杂志,1998,14(3):155-158.

[2] Soriano J R. Renal tubular acidosis-a physicochemical approach [J]. Critical Care, 2005,9(2):573-580.

(李　丽　樊绮诗)

案例 39

前列腺癌

一、病例资料

1. 现病史

患者,男性,66岁,因"左侧胸壁疼痛4月,加重伴腰背部酸痛2月余"就诊。患者于4月前出现左侧胸壁疼痛,呼吸时加重,无胸闷气促,无咳嗽咳痰,无心悸,于外院摄片提示:肋骨骨折。近2月来,患者左侧胸壁疼痛加重,伴腰背部酸痛,双侧胸壁肋缘下放射麻木疼痛,曾查前列腺B超未见明显异常,胸部CT+肋骨重建示:双侧肋骨、肩胛骨、锁骨、胸椎体及胸骨广泛成骨灶伴左侧第5肋病理性骨折后改变,考虑转移可能性大,建议前列腺超声及检测PSA,进一步检查明确有无前列腺病变。腰椎CT示:$L_3 \sim L_4$、$L_4 \sim L_5$椎间盘膨隆;腰椎退行性变;腰骶椎椎体及附件、两侧髂骨多发骨质密度异常,考虑转移可能。目前患者疼痛VAS 3分,外院检查PSA 780 ng/ml。为进一步诊治入院。

2. 既往史

否认肝炎、结核、疟疾传染病史。按社会预防接种。诉曾于2012年10月左侧胸壁有外伤史。否认手术史。否认输血史。否认青霉素、磺胺类药物过敏史。无食物过敏史。1999年诊断有高血压病,最高血压180 mmHg/80 mmHg,目前服用科素亚、非洛地平等降压,血压控制可,有血糖升高病史,未行特殊诊治。

3. 体格检查

T 37℃,P 78次/min,R 18次/min,BP 125 mmHg/75 mmHg。患者神志清醒,气平。皮肤黏膜:无黄染,轻度贫血貌。浅表淋巴结:未及全身浅表淋巴结肿大。颈软,气管居中,甲状腺无肿大。双肺呼吸音清,未及干湿啰音。心律齐,各瓣膜区未闻及病理性杂音。腹平软,无压痛、无反跳痛,肝脾肋下未及,移动性浊音(−),肾区叩击痛阴性。四肢无疼痛,无椎体压痛,双下肢轻度凹陷性水肿。生理反射存在,病理反射未引出。

4. 实验室和影像学检查

(1)前列腺特异性抗原(PSA)780 ng/ml,其余肿瘤指标未见明显异常。

(2)胸部CT+肋骨重建:双侧肋骨、肩胛骨、锁骨、胸椎椎体及胸骨广泛成骨灶伴左侧第5肋病理性骨折后改变,考虑转移可能大,建议前列腺超声及PSA进一步检查明确有无前列腺病变。

(3)腰椎CT结果:①$L_3 \sim L_4$、$L_4 \sim L_5$椎间盘膨隆;②腰椎退行性变;③腰骶椎椎体及附件、两侧髂骨多发骨质密度异常,考虑转移可能。

二、诊治经过

1. 初步诊断

多发性骨质破坏(原因待查)。

2. 诊治经过

患者入院后完善相关检查,PSA 异常升高(>1 000.000 ng/ml),fPSA/PSA <0.2;盆腔 CT 检查报告:前列腺明显增大,所见骶髂骨多发斑片样高低密度影。左髂骨穿刺活检病理:转移性低分化腺癌,结合免疫酶标记结果,符合前列腺癌骨转移。肿瘤组织免疫酶标结果:CK(+)、HCK(-)、LCK(-)、CK7(-)、CK20(-)、Villin(-)、TTF-1(-)、NapsinA(-)、CEA(-)、PSA(+)。于入院后开始予诺雷得 3.6 mg 皮下埋植化疗。

3. 最终诊断

前列腺癌,多发骨转移,cTxNxM1,Ⅳ期,ECOG 1。

三、病例分析

1. 病史特点

(1) 患者男性,66 岁。因"左侧胸壁疼痛 4 月,加重伴腰背部酸痛 2 月余"入院。

(2) 体格检查未见明显异常。

(3) 实验室和影像学检查:PSA 异常升高(>1 000.000 ng/ml),fPSA/PSA <0.2。

胸部 CT+肋骨重建:双侧肋骨、肩胛骨、锁骨、胸椎椎体及胸骨广泛成骨灶伴左侧第 5 肋病理性骨折后改变,考虑转移可能大。

腰椎 CT 结果显示:①$L_3 \sim L_4$、$L_4 \sim L_5$ 椎间盘膨隆;②腰椎退行性变;③腰骶椎椎体及附件、两侧髂骨多发骨质密度异常,考虑转移可能。

(左髂骨)穿刺活检病理检查示:转移性低分化腺癌,结合免疫酶标记结果,符合前列腺癌骨转移。肿瘤组织免疫酶标结果:CK(+)、HCK(-)、LCK(-)、CK7(-)、CK20(-)、Villin(-)、TTF-1(-)、NapsinA(-)、CEA(-)、PSA(+)。

2. 诊断和诊断依据

(1) 诊断:前列腺癌,多发骨转移,cTxNxM1 Ⅳ期,ECOG 1。

(2) 诊断依据:①症状和体征:患者左侧胸壁疼痛,伴腰背部酸痛,双侧胸壁肋缘下放射性麻木疼痛。查体见双下肢轻度凹陷性水肿,余正常;②实验室检查:PSA 异常升高(>1 000.000 ng/ml),fPSA/PSA <0.2;③特殊检查:胸部 CT、腰椎 CT 提示多发性骨质破坏,转移可能。穿刺活检病理检查示:转移性低分化腺癌,结合免疫酶标记结果,符合前列腺癌骨转移。

3. 鉴别诊断

前列腺癌骨转移的鉴别诊断:

(1) 原发性骨肿瘤:该病多见于青少年,通常无其他系统肿瘤病史,病变部位多有骨膜反应和软组织肿块。目前证据不足。

(2) 多发性骨髓瘤:该病影像学可见多发溶骨性改变,骨髓象中浆细胞比例增加,血清 M 蛋白如 IgG、IgA 水平升高,尿轻链排泄量增加,需进一步完善检查明确。

四、处理方案及基本原则

（1）前列腺癌的治疗应根据患者的年龄、全身状况、临床分期及病理分级等综合因素考虑。

（2）对于早期前列腺癌患者可采用根治性治疗方法，能够治愈早期前列腺癌的方法有放射性粒子植入、根治性前列腺切除术、根治性外放射治疗。

（3）对于中期前列腺癌患者应采用综合治疗方法，如手术＋放疗、内分泌治疗＋放疗等。

（4）对激素敏感型晚期前列腺癌患者以内分泌治疗为主，内分泌治疗的方法包括去势（手术去势或药物去势）和抗雄激素治疗（比卡鲁胺或氟他胺）或去势＋抗雄激素治疗。手术去势或药物去势的疗效基本相同。但几乎所有患者最终都会发展为激素非依赖性前列腺癌或激素抵抗性前列腺癌。对激素非依赖性前列腺癌患者可采用二线内分泌治疗。对激素抵抗性前列腺癌患者应持续保持去势状态，同时采用以多烯紫杉醇、米托蒽醌为基础的化疗。

（5）对于有骨转移的前列腺癌患者应联合骨保护剂（主要是双膦酸盐类药物）治疗，预防和降低骨相关事件、缓解骨痛、提高生活质量、提高生存率。体外放射治疗或放射性核素也可改善局部骨痛。

五、要点及讨论

前列腺癌是指发生在前列腺的上皮性恶性肿瘤。2004 年 WHO《泌尿系统及男性生殖器官肿瘤病理学和遗传学》中前列腺癌病理类型上包括腺癌（腺泡腺癌）、导管腺癌、尿路上皮癌、鳞状细胞癌、腺鳞癌。其中前列腺腺癌占 95％以上，因此，通常我们所说的前列腺癌就是指前列腺腺癌。

前列腺癌骨转移可发生于任何骨骼，常见的骨转移部位有骨盆、腰椎、骶骨、胸椎、肋骨等。一般来说，癌分化越差，发生骨骼转移的概率就越高。前列腺癌发生骨转移大多表现为骨性改变，也有的患者会发生溶骨性或混合型改变，应积极采取措施进行合理的治疗，以防止病情恶化。患有前列腺癌如果发生骨转移可导致持续性骨痛发生，特别是当患者静卧时，疼痛症状尤为明显，病情严重的话还会出现病理性骨折或截瘫现象。前列腺癌也有可能发生肝脏转移，可导致肝肿大、呼吸困难、咯血等症状发生。发生骨转移的前列腺癌患者病情发展到晚期时全身状况恶化，可出现食欲不振、消瘦乏力、贫血等症状，有的甚至出现恶病质现象。

PSA 是最重要的前列腺癌肿瘤标志物，在临床上广泛用于前列腺癌的检测和诊治。通常 PSA 的参考值范围为 0～4 ng/ml，但对于所有的男性和分析测试来说，这并不是绝对的 Cut-off 值。大约 25％的前列腺癌患者 PSA 水平正常，而 50％的良性前列腺疾病患者 PSA 水平升高。PSA 的阳性预测值［检测出的真阳性数除以检测阳性总数（真阳性＋假阳性）］在筛查人群中的干扰极低（30％）。另外，使用某些西药和中药的治疗会降低血清睾酮的水平，使 PSA 的水平降低。PSA 的参考值围使用年龄特异的参考范围可以提高年轻人和老年人前列腺癌检测的特异性。对于年轻人，建议使用 2.5 ng/ml 作为参考值上限以提高早期检测的灵敏度，但这样会导致假阳性结果的增多。与此相反，对于老年人使用高的 PSA 参考值界限则会导致临床显著性前列腺癌的误诊，延误了早期患者的治疗。虽然没有统一的意见，但一些专家倾向于在年轻人中使用较低的 PSA 上限值，而在老年人中使用 4 ng/ml 作为上限值。EGTM（欧洲肿瘤标志物组织）尚不建议使用年龄特异性参考值范围，因为只有有限的根据年龄特异性参考值判断点（小于 4 ng/ml）进行判断的 PSA 检测结果表现出临床有效性。相反，NACB（美国临床生物化学学会）鼓励使用 PSA 年龄特异性参考值范围。然而由于对 PSA 用于极小肿瘤检测的争论，NACB 也不建议使用低的 PSA Cut-off 值（2 ng/ml）。

因为有许多因素都会影响 PSA 的含量，所以用于 PSA 测定的标本的采集和处理建议：确保在任何有关前列腺的活动之前进行血样的抽取，也就是说，在射精后至少 24 小时（如果在 24 小时以内，应注意最后一次射精的时间)、前列腺炎症消退、前列腺活检、经尿道的前列腺切除后数周再进行游离 PSA 的检测。单次 PSA 的检测结果不能用于前列腺癌的诊断和判定,应该和物理检查结合使用;同样对患者的治疗后监测,单次 PSA 检测结果不能用于前列腺癌复发的诊断。

六、思考题

(1) 前列腺癌的临床表现有哪些?

(2) 前列腺癌伴随骨转移,骨痛表现时,如何与骨原发肿瘤鉴别?

(3) 如何通过监测血液相关肿瘤标志物相关性前列腺癌?

七、推荐阅读文献

[1] 李汉林. PSA 水平测定对前列腺增生和前列腺癌的临床应用价值[J]. 浙江临床医学,2001,3 (11):790-792.

[2] 刘君廷. 血清 tPSA、fPSA/tPSA、DRE 及 TRUS 对前列腺癌的诊断价值分析[J]. 临床实验设计,2012,16(4):650-652.

(高　锋)

案例 40
自身免疫性溶血性贫血

一、病历资料

1. 现病史

患者,女性,55岁,因"间断发热20天,乏力1周"就诊。20天前患者无明显诱因下出现发热,体温最高达39.1℃,无畏寒、寒战,伴咽痛,伴咳嗽、咳痰,痰为白痰,无腹痛、无腹泻,无尿急、尿频、尿痛,无鼻衄、牙龈出血,无黑便,无关节酸痛,至当地医院就诊,查血常规:WBC 13.4×10⁹/L, N 88%, LY 5.9%, Hb 101 g/L, PLT 180×10⁹/L,先后予头孢唑肟、克林霉素、莫西沙星抗感染治疗10天,体温降至正常。1周前患者出现乏力,伴头晕,无头痛,无胸闷、心悸,4天前患者出现浓茶色尿,每日晨起时明显,无尿急、尿频、尿痛,2天前患者复出现发热,体温最高达38.1℃,无畏寒、寒战,仍有咳嗽、咳痰,来我院,查血常规:WBC 5.60×10⁹/L, RBC 1.77×10¹²/L, Hb 60 g/L, MCV 96.6 fl, MCHC 351 g/L, MCH 33.9 pg, PLT 196×10⁹/L。血生化:DB(干化学法) 0.0 μmol/L, IB(干化学法) 58.5 μmol/L, AST (干化学法) 104IU/L;尿常规:颜色 黄色,性状 清晰,pH 5.0,白细胞酯酶阳性(+),蛋白质阳性(++),尿胆原阳性(+),胆红素阳性(+),尿隐血阳性(++++),RBC(镜检) 7~8 个/HP,WBC(镜检) 5~6 个/HP,上皮细胞 7~8 个/Hp。上腹部CT示脾脏体积增大,为求进一步诊治,拟诊"贫血原因待查"收入院。患者自发病来,神清,精神可,胃纳、夜眠可,大便如常,小便同上,否认近期体重较前明显减轻。

2. 既往史

患者年轻时有贫血史,孕期曾有全血细胞减少,6年前外院曾诊断为缺铁性贫血,后服用铁剂治疗半年,复查血红蛋白正常。

3. 体格检查

T 38℃,P 100次/min,R 20次/min,BP 138 mmHg/72 mmHg。患者神清,精神可,重度贫血貌,皮肤巩膜轻度黄染,全身皮肤黏膜未见明显瘀点瘀斑,胸腹部可见散在皮肤色素沉着,部分可见表面破溃,未见肝掌蜘蛛痣。浅表淋巴结未触及肿大,颈软,气管居中,甲状腺无肿大。双肺呼吸音清,未及干湿啰音。心律齐,各瓣膜区未闻及病理性杂音。腹平软,无压痛、无反跳痛,肝脾肋下未及,移动性浊音(一),肾区叩击痛阴性。双下肢无水肿。神经系统检查未见异常。

4. 实验室检查

(1) 血常规:WBC 6.04×10⁹/L, RBC 1.77×10¹²/L, Hb 52 g/L, MCV 88.7 fl, MCH 29.4 pg, MCHC 331 g/L, PLT 176×10⁹/L。

(2) Ret 3.24%。

(3) CRP 9.3 mg/L,ESR 76 mm/h。

(4) 尿常规:隐血(+++),红细胞(镜检) 24 个/μl,白细胞酯酶(+),RBC(镜检) 14 个/μl,蛋白质(+)。

(5) 粪常规:粪便隐血(双联法)(+)。

(6) 生化:TIBC 49.0 μmol/L, ALB 37 g/L, GLB 32 g/L, AST 99.9 IU/L, TB 56.6 μmol/L, DB 9.5 μmol/L,血清铁 38.3 μmol/L, LDH 1 759 IU/L。

二、诊治经过

1. 初步诊断

(1) 贫血(原因待查)。

(2) 急性下呼吸道感染。

(3) 泌尿道感染。

2. 诊治经过

患者血常规结果显示为正细胞正色素性贫血,结合网织红细胞计数增多、非结合胆红素增高、尿胆原阳性(+)、脾大可初步诊断为溶血性贫血,随后就患者溶血的原因进行了一系列诊断性的实验室检查,结果显示直接抗人球蛋白试验:阳性;单抗 IgG:阳性;单抗 C3:阳性。酸溶血试验:阴性;蔗糖溶血试验:阴性。骨髓细胞学检查:增生性贫血(部分幼红细胞呈病态造血现象)。诊断为自身免疫性溶血性贫血。给予泼尼松 1~2 mg/kg.d,分次口服,2~4 周。待 Hb 升至正常或接近正常,网织红细胞百分率正常、胆红素正常、LDH 正常,可缓慢减量,每周减 10~15 mg/d,至 30 mg/d 后,每周减5 mg/d 至 15 mg/d,再每 2 周减 2.5 mg 至 5~10 mg/d 维持 3~6 个月。

3. 最终诊断

(1) 自身免疫性溶血性贫血。

(2) 急性下呼吸道感染。

(3) 泌尿道感染。

三、病例分析

1. 病史特点

(1) 女性,55 岁,间断发热 20 天,乏力 1 周。

(2) 患者乏力、头晕,有浓茶水色尿,Hb 进行性下降,且有上呼吸道感染史。

(3) 既往有贫血史。

(4) 体格检查:T 38℃, P 100 次/min,重度贫血貌,皮肤巩膜轻度黄染,全身皮肤黏膜未见明显瘀点瘀斑,胸腹部可见散在皮肤色素沉着,部分可见表面破溃,未见肝掌蜘蛛痣。

(5) 实验室和影像学检查:WBC 6.04×10⁹/L, RBC 1.77×10¹²/L, Hb 52 g/L, MCV 88.7 fl, MCH 29.4 pg, MCHC 331 g/L, PLT 176×10⁹/L。Ret 3.24%, TB 56.6 μmol/L, DB 9.5 μmol/L, LDH 1 759 IU/L。骨髓细胞学检查:增生性贫血(部分幼红细胞呈病态造血现象)。Coomb's 试验(+),单抗 IgG(+),单抗 C3(+)。酸溶血试验(-),蔗糖溶血试验(-)。上腹部 CT 示脾脏体积增大。

2. 诊断与诊断依据

(1) 诊断:自身免疫性溶血性贫血。

(2) 诊断依据:①症状和体征:患者有上呼吸道感染,随后乏力、头晕,有浓茶水色尿,重度贫血貌,皮肤巩膜轻度黄染,全身皮肤黏膜未见明显瘀点瘀斑,未见肝掌蜘蛛痣;既往有贫血史;②血常规显示为正细胞正色素性贫血,网织红细胞计数增多,非结合胆红素增高,尿胆原(＋),骨髓细胞学检查为增生性贫血(部分幼红细胞呈病态造血现象),Coomb's试验(＋),单抗IgG(＋),单抗C3(＋)。酸溶血试验(－),蔗糖溶血试验(－);③上腹部CT示脾脏体积增大。

3. 鉴别诊断

(1) 阵发性睡眠性血红蛋白尿症:多数患者有不同程度的贫血,以血红蛋白尿为主要特征。蔗糖溶血试验是该病的筛选试验,有79％的患者酸化血清溶血试验阳性。该患者虽然也有血红蛋白尿,但酸溶血试验和蔗糖溶血试验均阴性,暂不考虑。

(2) 遗传性球形红细胞增多症:临床上有慢性溶血的症状和体征,外周血小球形红细胞＞10％,红细胞渗透脆性试验,开始溶血和完全溶血的盐水浓度,超过正常对照0.8 g/L,酸化甘油溶血试验阳性。该患者Coomb's试验阳性,单抗IgG阳性,单抗C3阳性,可与此病鉴别。

(3) 冷凝集素综合征:除冷凝集素试验阳性外,Coomb's试验也呈阳性。但冷凝集素综合征临床表现为在冷环境中耳廓、鼻尖、手指及足趾发绀,加温后消失,患者临床表现与该病不符。

四、处理方案及基本原则

(1) 糖皮质激素控制溶血发作。

(2) 积极抗感染治疗原发病。

(3) 补充造血要素:若有铁、叶酸、维生素B_{12}缺乏应补充。

五、要点及讨论

溶血性贫血是由于某种原因使红细胞存活期缩短,破坏增加,超过了骨髓代偿能力所引起的一类贫血。一般溶血性贫血的诊断较容易,但查找溶血的病因较为困难。

溶血性贫血的实验诊断步骤可按如下思路:

(1) 确定是否为溶血性贫血:依据病史,有贫血、黄疸,网织红细胞计数增加,考虑为溶血性贫血,确定溶血的实验还有外周血可见异形红细胞和嗜多色红细胞,骨髓红系增生活跃,血清胆红素增高,以间接胆红素增高为主,尿胆原、粪胆原阳性,血浆游离Hb阳性,患者可有Hb尿。

(2) 确定主要的溶血部位是血管内还是血管外:血管内溶血多为急性发作,以获得性溶血性贫血多见;血管外溶血为红细胞被单核-巨噬细胞系统清除增加,多为慢性过程,常伴脾肿大。

(3) 查找溶血原因,明确诊断:做针对红细胞自身缺陷和外部异常的特殊检查。

自身免疫性溶血性贫血(autoimmune hemolytic anemia,AIHA)是获得性溶血性贫血中最重要的一种,分为温抗体型和冷抗体型。温抗体型AIHA有原发性和继发性2类,其发病机制为基因突变、免疫功能紊乱、血细胞膜抗原性改变,刺激机体产生相应的红细胞自身抗体或交叉反应抗体,诊断主要依据Coomb's试验。Coomb's试验诊断免疫性溶血的流程如图40-1所示。

Coomb's试验是检测AIHA的经典方法,有检测红细胞表面不完全抗体和补体的直接抗人球蛋白试验(DAT)和检测血清或血浆中不完全抗体的间接抗人球蛋白试验(IAT),一般仅做外周血DAT,不做IAT。作为筛选最初的DAT需用多种特异性抗球蛋白抗血清同时检测IgG和补体,如DAT阳性,则应用兔抗人IgG、兔抗人C3的单抗血清,将AIHA患者红细胞上结合的成分进行分型,有IgG、IgG＋C3、C3三型,这3种型别可相互转化,甚至转为阴性。各型造成红细胞破坏的能力各不相同,IgG＋C3型对红细胞破坏最为显著,IgG型居中,C3型危害最小,故分型可作为提供临床判断疾病严重程度

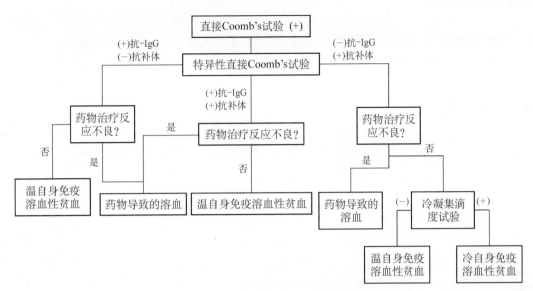

图 40-1　免疫性溶血性贫血诊断流程*

注 * 根据 Clinician's Guide to Laboratory Medicine 3rd Edition 编译

的依据。AIHA 的抗体除 IgG 外,还有少数为 IgA 和 IgM,这两型抗体介导的溶血用常规的 DAT 检测多为阴性,如用特异性抗 IgA 或 IgM 抗血清则可以被诊断。IgM 型 AIHA 患者的预后较差,尤其在儿童患者中较为突出。

但有 2%～28% 的 AIHA 患者表现为 DAT 阴性,其临床表现与 DAT 阳性者相同,并且肾上腺皮质激素对其有效。其原因较为复杂,可能有:①所检测的红细胞洗涤不充分,有球蛋白残留,中和了试剂;②红细胞膜上抗 IgG 分子含量较低,未达到 DAT 阳性阈值(每个红细胞至少 300 个 IgG 分子和 60 个补体分子);③抗体效价低,与红细胞亲和力低,抗体性质为其他免疫球蛋白,均可影响 DAT;④罕见病例是 IgA、IgM 抗体,多数对常规 DAT 不够灵敏。对 DAT 阴性而临床高度怀疑为 AIHA 的患者,可使用其他更敏感的检测方法,如以骨髓单个核细胞进行 DAT 即 BMMNC-DAT、直接手工多布仑尼试验(direct mamualpolybranetest,PPT)、^{125}I 葡萄球菌蛋白(SPA)试验、放免 DAT 和酶联 DAT 等。

90% 以上 AIHA 患者 DAT 阳性,但少数 DAT 阳性患者临床没有免疫性溶血表现。个别正常人 DAT 可呈阳性,1/(1 000～9 000)供血者 DAT 可阳性而无溶血。除 AIHA 外,DAT 阳性可见于:①输血反应,受血者同种抗体致敏输入供血者的红细胞或输入供血者同种抗体致敏者的红细胞;②献血者血浆及血浆制品或血液成分中的抗体与受血者红细胞抗原反应;③母体的抗体通过胎盘,致敏胎儿红细胞发生新生儿溶血;④青霉素、头孢类药物、其他某些药物(如奎尼丁、非那西丁)抗体复合物与红细胞相互作用,造成补体成分或 IgG 结合到红细胞膜上;⑤非抗体介导的免疫球蛋白与高丙种球蛋白血症患者的红细胞结合等。因此,DAT 阳性要结合临床考虑。

六、思考题

(1) 自身免疫性溶血性贫血应与哪些疾病相鉴别?

(2) 为什么有些自身免疫性溶血性贫血患者 Coombs 试验为阴性?

七、推荐阅读文献

[1] 葛均波,徐永健. 内科学[M]. 8 版,北京:人民卫生出版社,2013:561-570.

[2] 左雅蓓,王艳,林凤茹. 自身免疫性溶血性贫血诊治进展[J]. 河北医药,2012,34(24):3794-3798.

（李　智）

再生障碍性贫血

一、病历资料

1. 现病史

患者,女性,79 岁,因"反复发热 2 月余"就诊。患者近 2 月来反复无明显诱因下出现发热,体温最高 39.8℃,伴头晕乏力。无头痛,无胸闷胸痛,无咳嗽咳痰,无恶心呕吐,无腹痛腹泻,无呕血黑便,无尿急尿频尿痛,无肉眼血尿,无皮疹,无关节痛。1 月前于当地医院就诊,查血 WBC 4.2×10⁹/L,N 72.1%,CRP 15 mg/L,予克感敏、头孢丙烯口服后缓解。半月前再次在当地医院就诊,查血 WBC 4.95×10⁹/L,N 86.7%,CRP 13.1 mg/L,经复方氨基比林肌注、头孢曲松静滴治疗后热退。3 天前,无明显诱因下又出现畏寒发热,体温 39.8℃,伴咽痛不适,自行服用克感敏后未完全缓解,今来我院,门诊查血 CRP 190.2 mg/L,血常规显示:WBC 0.33×10⁹/L,Hb 85 g/L,PLT 31×10⁹/L,为进一步诊治收治入院。发病以来,精神软,饮食差,夜眠可,二便无异常,体重无明显变化。

2. 既往史

有下肢静脉曲张 20 多年,曾服用羟苯磺酸钙及中药治疗。否认结核、肝炎等传染病史,否认高血压、糖尿病等病史,否认药物和食物过敏史,无外伤及重大手术史,预防接种史不详。

3. 体格检查

T 38.8℃,P 96 次/min,R 20 次/min,BP 157 mmHg/98 mmHg。患者神清,呼吸平稳,皮肤巩膜无黄染,浅表淋巴结未触及肿大,颈软,气管居中,甲状腺无肿大。双肺呼吸音粗,未及干湿啰音。心律齐,各瓣膜区未闻及病理性杂音。腹平软,无压痛、无反跳痛,肝脾肋下未及,移动性浊音(一),肾区叩击痛阴性。双下肢无水肿,左下肢散在出血点。神经系统检查未见异常。

4. 实验室检查

(1) 血常规:Ret 0.10%,WBC 0.48×10⁹/L,N 3.5%,LY 92.9%,RBC 2.77×10¹²/L,Hb 86 g/L,PLT 28×10⁹/L。

(2) Coomb's 试验(一)。ABO 血型:A 型。Rh 血型(D)(+)。

(3) 尿常规:尿葡萄糖(++++),尿隐血(+),红细胞(镜检)8 个/μl。

(4) EPO 78.4 mIU/ml。

(5) 血生化:TBA 22.2 μmol/L,TP 63 g/L,DB 5.4 μmol/L,GLu 13.0 mmol/L,LDH 120 IU/L,TRF 1.6 g/L,TIBC 41.7 μmol/L。SF 1 093.00 mg/L,CH50 52 U/ml,CRP 200 mg/L。ESR 64 mm。

(6) 骨髓细胞学检查:粒红二系增生明显降低,巨核细胞未见,成熟淋巴细胞增生活跃,提示再生障碍性贫血。免疫分型结果显示:骨髓中未见明显幼稚细胞增生(<5%),可见淋巴细胞增多占 39.6%,粒系增生降低占 36%。骨髓活检:结合骨髓涂片骨髓活检组织象提示增生极度低下。

二、诊治经过

1. 初步诊断

(1)再生障碍性贫血。

(2)肺部感染。

(3)高血压病。

2. 诊治经过

患者入院后首先进行了骨髓穿刺检查,并完善其他相关检查,给予头孢吡肟抗感染、蒙诺降压。随后进行了骨髓活检。根据各项检查结果与临床表现,诊断为:重度再生障碍性贫血,肺部感染,高血压病,2 型糖尿病。继而予口服地榆升白片、利血生片促进血细胞生成;予口服环孢素调节免疫;予口服安特尔、复方皂矾丸刺激造血;予肌注胰岛素控制血糖;予输注红细胞悬液及单采血小板进行支持治疗;予输注酚磺乙胺预防出血。经治疗患者病情有缓解。

3. 最终诊断

(1)重型再生障碍性贫血。

(2)肺部感染。

(3)高血压病。

(4)2 型糖尿病。

三、病例分析

1. 病史特点

(1)女,79 岁,反复发热 2 月余。

(2)患者近 2 月来反复无明显诱因下出现发热,体温最高 39.8℃,伴头晕乏力,期间曾用克感敏、复方氨基比林治疗。

(3)既往有下肢静脉曲张 20 多年,曾服用羟苯磺酸钙及中药治疗,无结核、肝炎等传染病史,无高血压、糖尿病等病史,无药物和食物过敏史,无外伤及重大手术史。

(4)体格检查:T 38.8℃,P 96 次/min,R 20 次/min,BP 157 mmHg/98 mmHg。精神软,左下肢可见散在出血点,全身浅表淋巴结未及肿大,胸骨无压痛,双肺呼吸音粗,腹软,肝脾肋下未及,肝肾区无叩击痛。

(5)实验室检查:血常规:Ret 0.10%, WBC 0.48×10^9/L, N 3.5%, LY 92.9%, RBC 2.77×10^{12}/L, Hb 86 g/L, PLT 28×10^9/L。尿常规:尿葡萄糖(+++),尿隐血(+),红细胞(镜检) 8 个/μL。EPO 78.4 mIU/L。血生化:Glu 13.0 mmol/L。血清铁蛋白 1 093.00 mg/L。骨髓细胞学检查:粒红二系增生明显降低,巨核细胞未见,成熟淋巴细胞增生活跃,提示再生障碍性贫血。免疫分型结果显示:骨髓中未见明显幼稚细胞增生(<5%),可见淋巴细胞增多占 39.6%,粒系增生降低占 36%。骨髓活检:结合骨髓涂片骨髓活检组织象提示增生极度低下。

2. 诊断与诊断依据

(1)诊断:①重型再生障碍性贫血;②肺部感染;③高血压病;④2 型糖尿病。

(2)诊断依据:①症状和体征:患者反复发热 2 月余,伴头晕乏力,曾用克感敏、复方氨基比林治疗。入院时 T 38.8℃,BP 157 mmHg/98 mmHg,精神软,左下肢见散在出血点,双肺呼吸音粗;②外周血常规检查提示 Ret 显著降低（<1%），WBC 显著降低，中性粒细胞显著降低（<0.50×10⁹/L），RBC 明显降低，Hb 明显降低，PLT 明显降低；③尿常规显示尿葡萄糖升高，有尿隐血和红细胞；④血葡萄糖升高；⑤血清 CRP 明显升高；⑥ESR 升高；⑦骨髓细胞学检查见粒红二系增生明显降低，巨核细胞未见，成熟淋巴细胞增生活跃，提示再生障碍性贫血；⑧免疫分型结果显示骨髓中未见明显幼稚细胞增生（<5%），可见淋巴细胞增多，粒系增生降低；⑨骨髓活检组织象提示增生极度低下。

3. 鉴别诊断

（1）低增生性白血病：多见于老年人，临床可表现为出血、感染、贫血，病情进展缓慢，外周血可有三系细胞减低、无或仅有少量原始细胞，骨髓增生可减低。区别于再障的是本病可有白血病细胞浸润表现，如肝、脾、淋巴结肿大，胸骨压痛，关节痛等，且骨髓中原始细胞或幼稚细胞增多（>30%）。本案例患者骨髓细胞学检查及免疫分型均未见明显幼稚细胞增生（<5%），故不考虑本病。

（2）阵发性睡眠性血红蛋白尿（PNH）：本病临床有 3 种类型，PNH 不发作型（再障型）、PNH 发作型（溶血型）、再障加溶血型（AA - PNH 综合征）。不发作型表现酷似再障，但外周血网织红细胞正常，有时可见有核红细胞。本病骨髓红细胞系增生，尿含铁血黄素阳性，酸溶血（Ham）试验可呈阳性，流式细胞术可检测到粒细胞 CD55/CD59 缺失，中性粒细胞碱性磷酸酶活力正常或降低，均不同于再障。本案例患者外周血网织红细胞显著降低，骨髓细胞学检查见红细胞系增生亦明显降低，与本病不符。

（3）骨髓增生异常综合征（MDS）：本病为克隆性疾病，临床分五型，其中难治性贫血型（RA）易和不典型再障相混淆。本病外周血三系细胞减少，但骨髓病态造血为其特征，可见红细胞巨幼样变，核浆发育不平衡，粒细胞系幼稚细胞常不减少，可出现淋巴样巨核细胞。本案例患者骨髓细胞学和免疫分型结果未见病态造血，提示再障，可与本病相区别。

（4）恶性组织细胞病：本病为组织细胞及其前身细胞异常增生的恶性疾病，主要累及淋巴和造血器官。临床表现为高热及进行性衰竭，肝、脾、淋巴结肿大，可有黄疸。全血细胞减少，血清 LDH 明显增高，外周血涂片边缘和末梢可见异型组织细胞，骨髓或其他组织中异常组织细胞增生，骨髓多数增生活跃。本案例患者无衰竭表现，肝、脾、淋巴结无肿大，血清 LDH 未增高，外周血未见异型组织细胞，骨髓或其他组织亦未见异常组织细胞增生，骨髓增生极度低下，可与本病相鉴别。

四、处理方案及基本原则

（1）尽快排除其他疾病做到早期诊断，当骨髓尚未完全衰竭时进行治疗为好。

（2）祛除病因，防止与对骨髓有害的物质再接触。

（3）加强支持治疗。

（4）采取各种措施，促进造血功能的恢复。

五、要点与讨论

再生障碍性贫血（简称再障）是由化学、物理、生物等多种因素引起骨髓造血干细胞受损或造血微环境受损，使红骨髓由黄骨髓代替，从而引起红细胞、中性粒细胞、血小板减少的综合征。

再障可分为重型和轻型，在我国呈散发性，发病率为 0.74/10 万。从病因看，再障分为原发性和继发性，其中原发性稍多于继发性，以青壮年患者居多，男性略高于女性。再障主要临床表现为进行性贫血、出血、感染，临床诊断标准如下：①外周血全细胞减少，网织红细胞绝对值减少；②一般无脾肿大；③骨髓至少一个部位增生减低或重度减低（如增生活跃，需有巨核细胞明显减少），骨髓小粒非造血细胞增多；④能除外引起全血细胞减少的其他疾病；⑤一般抗贫血药物治疗无效。可根据临床表现、血象、骨髓象的严重程度把再障分为重型和轻型。轻型再障骨髓象表现为增生减低或活跃,常有增生灶;血象表现:中性粒细胞$>0.5\times10^9$/L,血小板$>20\times10^9$/L,网织红细胞$>1\%$或网织红细胞绝对值$>15\times10^9$/L。重型再障骨髓象表现为多部位增生极度减低,血象特点:中性粒细胞$<0.5\times10^9$/L,血小板$<20\times10^9$/L,网织红细胞$<1\%$或网织红细胞绝对值$<15\times10^9$/L。

再障需要尽早明确诊断,当骨髓尚未完全衰竭时进行治疗为好。典型病例诊断不难,对不典型病例要做好鉴别诊断以免误诊。对继发性再障,应祛除病因,不再与有害物质接触。轻型再障主要采用雄激素刺激造血,辅以中药治疗,造血微环境健全、尚有残留造血干细胞的患者疗效显著。重型再障应尽早进行骨髓移植或免疫抑制剂治疗。

六、思考题

(1) 再障的诊断标准是什么?

(2) 再障与其他引起全血细胞减少的疾病如何鉴别?

(3) 如何通过实验室的检测来区分再障轻型和重型?

七、推荐阅读文献

[1] 葛均波,徐永健.内科学[M].8版.北京:人民卫生出版社,2013:540-546.

[2] 刘文励,房明浩.再生障碍性贫血发病机制与治疗的探讨[J].河南大学学报(医学版),2012,31(3),157-162.

(李　智)

巨幼细胞贫血

一、病历资料

1. 现病史

患者,男性,73 岁,因"饮食差 2 月余,加重伴头晕、乏力 7 天"就诊。患者 2 月前无明显诱因下出现食欲减退,乏力,便秘,遂至当地中医院就诊,给予中药治疗 2 周(具体用药不详),未见好转。一周前患者头晕、乏力明显加重伴黑矇,曾两次因头晕加重摔倒,遂至我院,实验室检查显示:外周血 WBC 1.53×10^9/L, RBC 1.35×10^{12}/L, Hb 59 g/L, MCV 123.0fL, MCH 43.7 pg, PLT 89×10^9/L, RDW 16.8%,血清铁蛋白 409.40 ng/ml,叶酸 4.90 ng/ml, Vit B_{12} 80.0 pmol/L,转铁蛋白 1.4 g/L,血清铁 31.6 μmol/L。门诊拟"贫血"收治入院。追问病史,患者无挑食,无发热,无鼻衄,无皮肤黏膜出血,无头痛,无咳嗽咳痰,无恶心呕吐,无腹痛腹泻,无呕血黑便,无尿急尿频尿痛,无肉眼血尿,无关节疼痛。发病以来,精神软,饮食差,夜眠可,便秘,小便无异常,近期体重较前明显减轻。

2. 既往史

既往体健。否认结核、肝炎等传染病史,否认胃肠疾病史,否认高血压、糖尿病等病史,否认药物和食物过敏史,无外伤及重大手术史,预防接种史不详。

3. 体格检查

T 37.0℃,P 78 次/min,R 20 次/min,BP 117 mmHg/88 mmHg。神清,呼吸平稳,皮肤巩膜无黄染,浅表淋巴结未触及肿大,颈软,气管居中,甲状腺无肿大。双肺呼吸音清,未及干湿啰音。心律齐,各瓣膜区未闻及病理性杂音。腹平软,无压痛、反跳痛,肝脾肋下未及,移动性浊音(一),肾区叩击痛阴性。双下肢无水肿。神经系统检查未见异常。

4. 实验室检查

(1) 血常规:Ret 1.37%, WBC 2.09×10^9/L, N 62.0%, RBC 1.59×10^{12}/L, Hb 60 g/L, MCV 111fl, MCH 37.7pg, PLT 85×10^9/L, RDW 22.4%。

(2) CRP<3.27 mg/L, ESR 11 mm/h。

(3) 外周血涂片见红细胞巨幼样变,中性分叶核细胞分叶过多(见图 42-1)。

(4) 尿常规:pH 7.0,余阴性。

(5) 血生化:TIBC 51.6 μmol/L, TP 60 g/L, ALB 40 g/L, GLB 20 g/L, ALT 8.7 IU/L, TB 42.6 μmol/L, DB 12.4 μmol/L。电解质未见异常。EPO 55.8 mIU/ml。

(6) 血清补体 C3 0.432 g/L, CH50 26 U/ml,补体 C4 0.098 g/L,免疫球蛋白 IgG 11.70 g/L, IgA 1.53 g/L, IgM 0.674 g/L, IgE 71 IU/ml,铁蛋白 252.70 ng/ml,叶酸 1.29 ng/ml, Vit B_{12} 1 476 pmol/L。

抗体筛选:单抗 IgG(一),单抗 C3(一)。

　　(7) Coomb's 试验(一)。

　　(8) 骨髓细胞学检查:提示巨幼红细胞性贫血(见图 42-1)。

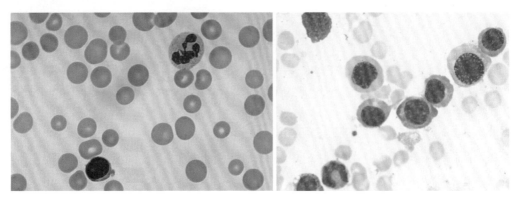

图 42-1　外周血涂片见红细胞巨幼样变,中性分叶　图 42-2　骨髓细胞学检查见幼红细胞巨幼样
　　　　　核细胞分叶过多　　　　　　　　　　　　　　　　　变明显

二、诊治经过

1. 初步诊断

贫血(巨幼细胞贫血?)。

2. 诊治经过

　　患者入院后予二级护理、普食,同时进行了骨髓细胞学、胃镜及其他相关检查了解贫血原因。根据各项检查结果与临床表现,诊断为:营养性巨幼细胞贫血。继而予输注红细胞悬液纠正贫血,予口服叶酸、维生素 B_{12} 补充营养以治疗贫血。经治疗患者病情逐渐缓解。

3. 最终诊断

营养性巨幼细胞贫血。

三、病例分析

1. 病史特点

　　(1) 男,73 岁,饮食差 2 月余,加重伴头晕、乏力 7 天。

　　(2) 患者 2 个多月来食欲明显减退,伴头晕、乏力、便秘,加重伴黑矇 7 天。发病以来精神萎靡,体重减轻。

　　(3) 既往无胃肠疾病史,无结核、肝炎等传染病史,无高血压、糖尿病等病史,否认药物和食物过敏史,无外伤及重大手术史。

　　(4) 体格检查:T 37.0℃,P 78 次/min,R 20 次/min,BP 117 mmHg/88 mmHg。患者神志清,精神萎靡,贫血貌,牛肉舌,全身皮肤粘膜未见明显瘀点瘀斑,全身浅表淋巴结未见肿大,胸骨无压痛,双肺呼吸音粗,腹软,无压痛,未及包块,肝脾肋下未及。

　　(5) 实验室检查:血常规:Ret 1.37%, WBC 2.09×10^9/L, N 62.0%, RBC 1.59×10^{12}/L, Hb 60 g/L, MCV 111fl, MCH 37.7pg, PLT 85×10^9/L, RDW 22.4%。血生化:TIBC 51.6 μmol/L, TP 60 g/L, ALB 40 g/L,GLB 20 g/L, ALT 8.7 IU/L, TB 42.6 μmol/L, DB 12.4 μmol/L。电解质未见异常。EPO 55.8 mIU/ml。血清铁蛋白 252.70 ng/ml,叶酸 1.29 ng/ml, Vit B_{12} 1 476 pmol/L。Coomb's

试验(一)。骨髓细胞学检查:巨幼红细胞性贫血。

2. 诊断与诊断依据

(1) 诊断:营养性巨幼细胞贫血。

(2) 诊断依据:①患者食欲明显减退 2 月余,伴头晕、乏力、便秘、体重减轻,近期加重伴黑朦。入院时体检发现精神软,贫血貌,牛肉舌;②外周血常规提示大细胞正色素性贫血:RBC 明显降低,Hb 明显降低,PCV 降低,MCV 升高,MCH 升高,MCHC 正常范围,RDW 升高,WBC 降低,PLT 降低;且 Ret 未降低;③血生化显示总蛋白降低,总胆红素和结合胆红素均升高;④血清铁蛋白增高;⑤血清叶酸及维生素 B_{12} 均降低;⑥骨髓细胞学检查提示巨幼红细胞性贫血;⑦叶酸和维生素 B_{12} 治疗有效。

3. 鉴别诊断

(1) 再生障碍性贫血:外周血三系细胞减低,但本病呈正细胞正色素性贫血,Ret 降低,骨髓增生低下。本案例患者呈大细胞正色素性贫血,Ret 未降低,骨髓细胞学检查示巨幼红细胞性贫血、未发现增生低下,故不考虑本病。

(2) 红白血病:贫血呈进行性加重,常有脾肿大,可有黄疸。但本病外周血中有幼红细胞,可见到幼粒细胞。骨髓中红系有核细胞一般超过 50%,大部分为原、早幼红细胞,除有巨幼样变外,还有其他病态造血的表现,如核碎裂、多核、巨形核等,原粒和早幼粒细胞比例可增高,常在 10% 以上。血清叶酸、维生素 B_{12} 多增加,叶酸、维生素 B_{12} 治疗无效。本案例患者无脾肿大,外周血和骨髓细胞学检查均提示巨幼红细胞性贫血、未见幼稚细胞,且血清叶酸、维生素 B_{12} 减低,叶酸、维生素 B_{12} 治疗有效,以上均与本病不符。

(3) 骨髓增生异常综合征(MDS):可有外周血三系细胞减少及大细胞贫血的表现,骨髓中可见到红系有巨幼型改变。但本病有典型病态造血,粒细胞系幼稚细胞常不减少,可出现淋巴样巨核细胞。本案例患者骨髓细胞学未见病态造血,提示巨幼红细胞性贫血,可与本病相区别。

(4) 溶血性贫血:有些溶血性贫血会有相对的叶酸缺乏,当叶酸缺乏性巨幼细胞贫血临床上出现黄疸及网织红细胞增高时,两者需加以鉴别。溶血性贫血的骨髓中不会出现典型的巨幼改变,黄疸及网织红细胞增高的程度较显著,并有溶血性贫血相关试验表现,与本案例有区别,故不考虑本病。

四、处理方案及基本原则

(1) 进行骨髓细胞学、胃镜、血清叶酸及维生素 B_{12} 测定等相关检查,明确诊断及病因。

(2) 根据输血指征予输注红细胞悬液纠正贫血。

(3) 增加营养:补充叶酸、维生素 B_{12};注意维生素 B 族和维生素 C 的补充;若出现缺铁、缺锌,应予相应补充。

(4) 加强支持、对症治疗。

(5) 观察疗效,监测血钾,观测血常规网织红细胞等相关指数变化,按情况进行骨髓细胞学复查。

五、要点与讨论

巨幼细胞贫血是叶酸和(或)维生素 B_{12} 缺乏引起的一种大细胞性贫血,可分为营养性、婴幼儿性、妊娠性巨幼细胞贫血和恶性贫血。前三者均属于营养性,在巨幼细胞贫血中占 90%,国内多发区见于山西、陕西、河南等省。恶性贫血是由于缺乏内因子致维生素 B_{12} 吸收障碍,其发病与自身免疫功能紊乱有关,在我国很罕见。

巨幼细胞贫血的发病原因主要是由于叶酸和(或)维生素 B_{12} 缺乏。叶酸、维生素 B_{12} 缺乏由多种原因引起,包括摄入不足、需要量增加、吸收不良和利用障碍等。叶酸、维生素 B_{12} 参与 DNA 合成,缺乏可引起全身各系统细胞发生病变,在血液系统表现为巨幼细胞贫血。巨幼细胞贫血临床有血液学表现和非血液学表现。血液学主要为贫血表现,少数病例由于髓外造血可发生肝脾肿大,外周血象呈大细胞或正细胞正色素型贫血,网织红细胞正常或增多,可伴白细胞和血小板减少。非血液学表现包括:①消化道症状:发生在疾病早期,食欲不振、腹胀、腹泻或便秘,可有口炎、镜面舌、牛肉舌表现。②神经系统症状:表现较轻,可有末梢神经炎、锥体束征、共济失调、精神症状等。③蛋白质营养不良表现:眼睑水肿、下肢压陷性水肿,腹腔积液或多浆膜腔积液。④铁缺乏表现:较常见,尤其在有效治疗过程中,由于造血水平提高,耗铁量增多而呈现"混合性贫血"。

巨幼细胞贫血诊断的主要依据:①有营养不良病史;②外周血和骨髓细胞形态学改变,如出现巨红细胞及巨幼红细胞是诊断的重要参考;③测定血清叶酸及维生素 B_{12},降低可确诊;④经叶酸和(或)维生素 B_{12} 治疗有效可与其他疾病鉴别。

巨幼细胞贫血治疗上主要补充叶酸、维生素 B_{12}。叶酸应补充直至血象完全恢复正常。由叶酸拮抗剂引起者可用四氢叶酸钙治疗。伴有维生素 B_{12} 缺乏单用叶酸治疗可加重神经系统并发症,需加用维生素 B_{12}。维生素 B_{12} 补充直至血象完全恢复正常后还需减量补充、维持储备。应用维生素 B_{12} 后 $48\sim72$ h 症状好转、网织红细胞开始上升、接着血红蛋白上升,$6\sim8$ h 后骨髓巨幼红细胞减少。治疗有效者应注意监测血钾,防治低钾血症。如有缺锌、缺铁或治疗过程中出现缺铁,应予相应补充。且应注意维生素 B 族和维生素 C 的补充。

六、思考题

(1) 巨幼细胞贫血实验室检查有哪些特点?具有确诊意义的是那一项检查?

(2) 在诊断营养性巨幼细胞贫血时需与哪些疾病鉴别?如何鉴别?

(3) 为什么说严重的巨幼细胞贫血患者在治疗起效后要警惕低钾血症的发生?如何预防?

七、推荐阅读文献

[1] 葛均波,徐永健.内科学[M].8 版.北京:人民卫生出版社,2013:536-540。

[2] 万学红,卢雪峰.诊断学[M].8 版.北京:人民卫生出版社,2013:244-279。

(李　智)

丙酮酸激酶缺乏症

一、病历资料

1. 现病史

患儿,男孩,5个月,因"出生后家长即发现皮肤黄染、贫血"就诊。出生后家长即发现皮肤黄染,曾于当地医院行换血治疗,具体不详。治疗后,患儿仍面黄,伴贫血,先后就诊多家医院均未明确,自出生后40余天始每月输注红细胞1袋,期间患儿血红蛋白最低波动于 $40\sim60$ g/L。患儿无反复发热,无咳嗽、气促,无出血表现,无皮疹、肢体活动异常。患儿精神可,睡眠可,体重未见明显下降,二便正常。出生后即饮食差。

2. 既往史

无传染病史,无手术外伤史,无药物过敏史,出生后反复输血。父母均体健。

3. 体格检查

T(肛温) 36.3℃,P 120次/min,R 30次/min,BP 90 mmHg/60 mmHg。体重 11 kg,身高 80 cm。患儿神志清,精神反应可,发育正常,面色苍黄,营养中等。浅表淋巴结未及。口唇略苍白,无龋齿,咽不红,扁桃体无肿大,口腔黏膜完整。HR 120次/min,心律齐,心音有力,心前区可及Ⅱ/Ⅵ收缩期杂音。双肺呼吸音清,无啰音。腹部平坦,未见明显肠型,腹壁未见明显静脉曲张,腹软,未及包块,明显压痛,无反跳痛。肝脏肋下 2 cm,剑突下未触及,质地软。脾脏肋下 3 cm,质地软。无移动性浊音。肠鸣音4次/min。颈软,脑膜刺激征:布氏征阴性,克氏症阴性。生理反射:膝反射正常,腱反射正常。病理反射:巴氏征阴性。

4. 实验室及影像学检查

(1) 血常规:WBC 8.2×10^9/L, N 36.6%, RBC 3.0×10^{12}/L, Hb 74.0 g/L, PLT 183×10^9/L。

(2) 血细胞形态学检查:红细胞大小不一,体积偏小,部分细胞球样变倾向,少量椭圆,偶见棘球。

(3) 血红蛋白电泳未见异常。

(4) 红细胞渗透脆性正常,酸化甘油溶血试验正常。

(5) 葡萄糖-6-磷酸脱氢酶(G-6-PD)8.23 正常。丙酮酸激酶(PK)7.61(正常参考值范围: 17.17 ± 3.16 μ/g Hb)。

(6) 肝肾功能、粪便常规、血脂检查未见异常。

二、诊治经过

1. 初步诊断

丙酮酸激酶缺乏症。

2. 诊治经过

患儿入院后出现发热，伴有咳嗽，考虑合并感染，先后予头孢他啶、克林霉素、希舒美口服，现患儿一般情况可，感染控制，完善相关检查，排除移植前禁忌，等待移植。

3. 最终诊断

丙酮酸激酶缺乏症。

三、病例分析

1. 病史特点

（1）男，5 个月。

（2）体格检查：面色苍黄，巩膜轻度黄染，口唇略苍白。肝脏肋下 2 cm。脾脏肋下 3 cm。

（3）实验室和影像学检查：血常规：WBC 8.2×10^9/L，N 36.6%，RBC 3.0×10^{12}/L，Hb 74.0 g/L，PLT 183×10^9/L。红细胞形态异常。PK 7.61 低于正常。

2. 诊断与诊断依据

（1）诊断：丙酮酸激酶缺乏症。

（2）诊断依据：患儿以皮肤黄染、贫血起病，血细胞形态学显示红细胞形态异常：红细胞大小不一，体积偏小，部分细胞球样变倾向，少量椭圆，偶见棘球。血红蛋白电泳未见异常。红细胞渗透脆性正常，酸化甘油溶血试验正常。G-6-PD：8.23 正常。PK 7.61 低于正常，故以丙酮酸激酶缺乏症诊断。

3. 鉴别诊断

（1）新生儿溶血性贫血：ABO 溶血常见，以黄疸、贫血及肝脾大为主要临床表现。可通过检查母子血型及免疫学相关检查（改良直接抗人球蛋白试验、抗体释放试验、游离抗体试验等）予以排除。

（2）葡萄糖-6-磷酸脱氢酶（G-6-PD）缺乏症：与溶血性贫血临床表现相似，结合 G-6-PD 活性测定排除。

（3）再生障碍性贫血：以贫血、出血为主。可通过骨髓细胞学检查确诊。

四、处理方案及基本原则

（1）输血治疗：发生再障风险、贫血严重者可输血。

（2）脾切除：脾脏对 PK 缺陷的网织红细胞有选择性破坏作用，贫血严重者脾切除有改善贫血和减少输血的效果。

（3）药物治疗：对无症状的轻症患者注意防治感染，可每日口服叶酸。

（4）造血干细胞异基因移植治疗。

五、要点与讨论

遗传性红细胞酶病是先天性溶血性贫血的主要病因之一，丙酮酸激酶缺乏症（Pyruvate Kinase deficiency，PKD）是最常见的引起慢性非球形红细胞溶血性贫血的病因。丙酮酸激酶为糖酵解途径中最常见的酶缺陷，其催化磷酸烯醇式丙酮酸转换为丙酮酸，该反应发生在红细胞，是一步伴有 ATP 生成的糖酵解反应。当 PK 缺乏时，ATP 生成减少，引起红细胞不可逆的膜损失，导致红细胞畸变、僵硬、脱水，当这些红细胞通过肝和脾脏时就会被清除，导致患者贫血症状的发生。该病主要是由于编码丙酮酸激酶的基因（PKLR）发生突变，导致丙酮酸激酶活力发生改变所引起。

　　PKD的常规实验室血液学检查结果和其他非球形红细胞溶血性贫血结果相似：不同程度的贫血，红细胞过度破坏以至于网织红细胞增多。PKD的血液学特征不显著，对该病的诊断最终需要依靠酶活力的测定和分子诊断。然而，PK活性的高低与溶血程度并不相关，一些患者可能表现出正常甚至增加的PK活力，丙酮酸激酶活性检测并不能准确诊断PKD。近年出现的PKD分子诊断及研究成果为该病提供了更为准确直观的诊断依据。对患者DNA进行分子诊断可以逐步建立基因型和表型的关系，对于一些受各种因素干扰导致丙酮酸激酶活性未表现出下降的患者可以很好的确诊。

　　目前PKD的治疗主要采用输血、脾切除、异基因骨髓移植或外周血干细胞移植等手段，产前可通过检查致病基因携带者给予医学指导。

六、思考题

　　(1) 丙酮酸激酶缺乏症临床表现有哪些？

　　(2) 丙酮酸激酶缺乏症如何与其他贫血性疾病相鉴别？

　　(3) 丙酮酸激酶的诊断及治疗手段有哪些？

七、推荐阅读文献

[1] Zanella A，Fermo E，Bianchi P，et al. Pyruvate kinase deficiency：the genotype-phenotype association [J]. Blood Rev，2007，21(4)：217-231.

[2] Zanella A，Bianchi P，Fermo E. Pyruvate kinase deficienty [J]. Haematologica，2007，92(6)：721-723.

（傅启华）

案例 44

缺铁性贫血

一、病历资料

1. 现病史

患者,女性,57 岁,因"头晕、乏力伴食欲下降 5 年"就诊。患者于 5 年前无明显诱因下出现头晕,乏力,食欲下降,无黑便、无痔疮病史、无呕吐、腹痛、腹胀,无发热,无酱油色尿,无心前区疼痛,无胸闷气促,于当地医院就诊,予以输血治疗(具体诊疗经过不详),自诉输血一年一次,输血后头晕、乏力及食欲下降略有好转。为明确诊断,近日于我院就诊,血常规检查提示贫血,为进一步诊治,门诊拟"贫血待查"收治入院。患者自发病以来,神清,精神可,胃纳欠佳,睡眠可,二便无殊。

2. 既往史

已退休。高血压病史 10 余年,平素药物控制可。否认酒、烟等嗜好。已绝经,否认既往胃部手术史,否认便血、阴道流血史,平素胃纳欠佳,喜吃素食,无异食癖。

3. 体格检查

T 36.5℃,P 76 次/min,R 18 次/min,BP 130 mmHg/80 mmHg。患者神志清楚,营养一般,体检合作。轻度贫血貌,皮肤巩膜无黄染,浅表淋巴结未触及肿大。颈软,气管居中,甲状腺无肿大。双肺呼吸音清,未及干湿啰音。心律齐,各瓣膜区未闻及病理性杂音。腹平软,无压痛、无反跳痛,肝脾肋下未及,移动性浊音(一),肾区叩击痛阴性。双下肢无水肿。神经系统检查未见异常。肛门外生殖器未检。脊柱四肢无畸形,十指指甲苍白,无匙状甲,双下肢活动自如,膝关节活动不受限。

4. 实验室检查

(1) 血常规:WBC 4.7×10^9/L,PLT 287×10^9/L,RBC 3×10^{12}/L,Hb 84 g/L,MCV 73 fl,MCH 21.2 pg,MCHC 290 g/L,RDW 19.8%,Ret 1.7%。

(2) 外周血细胞涂片:可见红细胞大小不等,淡染区扩大。

二、诊治经过

1. 初步诊断

贫血待查,缺铁性贫血可能。

2. 诊治经过

患者入院后进一步完善相关检查,血清铁(SI)6.40 μmol/L,铁蛋白(SF)15.7 μg/L,转铁蛋白(TRF)3.26 g/L,血清总铁结合力(TIBC)67.5 mol/L,血清运铁饱和度(血清铁/总铁结合力×100%)

9.5%。骨髓细胞学检查：骨髓细胞增生活跃，红细胞系统增生明显，以中、晚幼红细胞增生为主，分裂象可见。部分幼红细胞胞体小，核固缩，胞浆少，边缘不整齐，可见红细胞中央淡染区扩大（见图 44-1）。粒细胞系统增生活跃，各阶段粒细胞比例和形态正常。巨系增生正常。铁染色：细胞外铁（-）；细胞内铁（-），提示缺铁性贫血之骨髓象。结合患者病史及化验结果，缺铁性贫血诊断明确，予以速立菲（0.1 g 3 次/日）补铁，维生素 C（100 mg 1 次/日）对症支持治疗。

3. 最终诊断

缺铁性贫血。

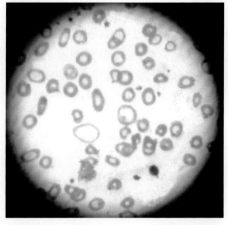

图 44-1　骨髓细胞形态学检查：可见红细胞体积小，中央淡染区扩大

三、病例分析

1. 病史特点

（1）患者，女，57 岁。

（2）因"头晕乏力伴食欲下降"起病，病程为 5 年。

（3）入院前查血常规示中度贫血，Hb 84 g/L，呈小细胞低色素性。

（4）已绝经，否认既往胃部手术史，否认便血、阴道流血史，平素胃纳欠佳，喜吃素食。

（5）查体：轻度贫血貌，口唇苍白，舌乳头稍萎缩。HR 76 次/min，心界无扩大，各瓣膜区无杂音。肝脾肋下未及。十指指甲苍白，无匙状甲。

2. 诊断与诊断依据

（1）诊断：缺铁性贫血。

（2）诊断依据：①血细胞分析示中度贫血，Hb 84 g/L，呈小细胞低色素贫血；②贫血病因：平素胃纳欠佳，喜吃素食；临床表现：头晕、乏力；③SI 6.40 μmol/L，TIBC 67.5 mol/L，TRF 3.26 g/L，SF 15.7 μg/L，运铁饱和度 9.5%；④骨髓细胞学检查：提示缺铁性贫血之骨髓象，请结合临床及铁蛋白代谢测定。

3. 鉴别诊断

（1）珠蛋白生成障碍性贫血：原名地中海贫血，又称海洋性贫血，是一组因珠蛋白链合成不足或缺如引起的遗传性溶血性贫血疾病。为小细胞性贫血，贫血轻重不一。实验室检查特点为：①外周血靶形红细胞易见，嗜碱性点彩红细胞及网织红细胞增高；②骨髓增生明显活跃/极度活跃，粒红比例常倒置，以无效造血及原位溶血为主；③铁染色：细胞内外铁均增高；④以血红蛋白电泳为诊断的必备条件。

（2）慢性病性贫血：患者多有慢性感染、慢性免疫性疾病、恶性肿瘤等疾病。血象常为小细胞性贫血。骨髓增生活跃，轻度红系代偿增生。骨髓铁染色以铁利用障碍为特征，即细胞外铁正常/增高，内铁减少。

（3）溶血性贫血：急性、慢性贫血临床表现不同，黄疸为主要临床表现。实验室检查外周血细胞大小不一致。典型病例外周血异形红细胞及红细胞碎片多见。可见有核红细胞，严重者可见幼粒细胞。网织红细胞比例增加，可达 5%～20%。骨髓增生明显活跃，红系比例增高，以中幼和晚幼红细胞为主，粒红比例可以倒置。部分红细胞含有核碎片，如 Howell-Jolly 小体和 Cabot 环。可根据不同的溶血性贫血试验进行筛选和确诊。患者有输血史应考虑溶血性贫血可能，并进行相关检查。

（4）再生障碍性贫血：多为正细胞正色素性贫血。外周血常表现三系减低，网织红细胞百分数<0.01，绝对值<15×10^9。骨髓小粒无造血细胞，呈空虚状、可见较多脂肪滴；有核细胞数增生减低至极度减低，以非造血细胞为主。骨髓活检显示造血组织均匀减少，脂肪组织增加。

（5）**巨幼细胞性贫血**：临床表现以消化系统表现明显，伴嗅觉减低、视力下降。实验室检查特点：①血象呈大细胞性贫血，网织红细胞计数可正常或升高。重症时全血细胞减低，中性分叶核多分叶，偶见巨杆状核粒细胞；②骨髓细胞学检查：骨髓增生活跃/明显活跃，粒红二系巨明显幼样变，巨核细胞体积大，核分叶过多；③铁染色：细胞外铁、内铁变化不明显；④血清叶酸和/或维生素 B_{12} 降低。

（6）**骨髓增生异常综合征**：属于克隆性造血干细胞疾病，以难治性血细胞减低为特征。实验室检查特点：①除贫血（Hb<110 g/L）外，常伴有一系或多系血细胞减少，表现为白细胞（中性粒细胞<1.5× 10^9/L）及血小板减低（PLT<100×10^9/L），部分外周血可见原始细胞；②骨髓增生活跃/明显活跃，相应系统的细胞形态常见病态造血，同时伴原始细胞增多。其中伴环形铁粒幼细胞难治性贫血（RARS）铁染色内铁以环形铁粒幼红细胞增多（≥15%）为特征；③染色体检查可见 5，7，11，12，20 等染色体的缺失和/或 8 三体。

四、处理方案及基本原则

（1）病因治疗：嘱患者多食血制品、荤菜。多次检查大便潜血，必要时行胃肠镜检查排除慢性失血。

（2）补铁治疗：口服铁剂（速立菲）及维生素 C 加强铁剂吸收，服药后 2 周复查血常规，了解补铁后血红蛋白情况，根据结果调整药物。

五、要点及讨论

当机体长期处于铁负平衡，致使体内贮存铁耗尽，导致铁缺乏症，继之发生红细胞缺铁，最终引起缺铁性贫血。缺铁性贫血是铁缺乏症发展到一定程度导致血红蛋白合成不足所致的贫血。

缺铁性贫血的主要临床表现：①贫血表现：乏力、头晕、眼花、心悸、气短、纳差等；②机体缺铁表现：精神行为异常，常表现为易怒、情绪烦躁等；儿童发育迟缓、口腔炎、皮肤干燥等；③各种缺铁原发疾病表现。

缺铁性贫血的诊断主要依靠实验室检查做出诊断。实验室检查主要包括：①血细胞分析检查：以Hb 量低于正常参考值 95% 的下限作为贫血的诊断标准。国内诊断贫血的标准：在海平面地区，成人男性 Hb 低于 120 g/L，成年女性低于 110 g/L，孕妇低于 100 g/L。贫血轻时呈正常红细胞性，贫血加重时呈小细胞低色素贫血。成熟红细胞大小不一，中心淡染区扩大，平均红细胞体积（MCV）低于80fL，平均红细胞血红蛋白量（MCH）低于27pg，平均红细胞血红蛋白浓度（MCHC）小于 32%。白细胞可正常或降低，血小板可正常、降低，部分患者也可升高，网织红细胞计数正常或轻度升高；②骨髓象：骨髓增生活跃，以红系增生为主，中幼、晚幼红细胞比例增多，该类细胞胞质少，染色偏蓝，边缘不整齐，有血红蛋白形成不良的表现，粒系、巨核系无明显异常；骨髓涂片用亚铁氰化钾染色（骨髓铁染色）后，骨髓小粒中含铁黄素颗粒消失，幼红细胞内铁小粒减少或消失，铁粒幼细胞小于 15%。富含骨髓小粒的涂片铁染色缺乏可染铁，是诊断缺铁的金标准；③红细胞游离原卟啉（FEP）大于 0.9 $\mu mol/L$，全血锌原卟啉（ZPP）大于 0.96 $\mu mol/L$。④铁代谢指标：血清铁低于 8.95 $\mu mol/L$，血清铁蛋白低于 12 $\mu g/L$，总铁结合力大于 64.44 $\mu mol/L$，运铁蛋白饱和度小于 15%。血浆铁由转铁蛋白（transferrin）运载，血清或血浆中的可溶性转铁蛋白受体 TfR(sTfR)约 80% 来源于早期红细胞，红细胞表面的转铁蛋白受体数目与红细胞对铁的需求正相关。sTfR 水平不受炎症、肝病和妊娠等因素影响，因此，血清可溶性转铁蛋白受体是反映缺铁性红细胞生成的最佳指标，一般 sTfR 浓度大于 26.5 $\mu mol/L$(2.25 $\mu g/L$)时可诊断缺铁。血清铁（SI）、血清铁蛋白（SF）、血清转铁蛋白（STF）、运铁蛋白饱和度（TS）、总铁结合力 TIBC 和可溶性转铁蛋白受体（sTfR），可以帮助临床判断和评价机体铁的含量和铁代谢状态。

缺铁性贫血的治疗包括病因治疗和补铁治疗。病因治疗的原则是去除引起缺铁的原因,补铁治疗是补充足够的铁直到恢复正常铁贮存量。补铁治疗主要有口服铁剂(如硫酸亚铁、富马酸亚铁、琥珀酸亚铁片(速力菲)等)和注射铁剂(如低分子右旋糖酐氢氧化铁复合物注射液、蔗糖铁注射液、葡萄糖酸铁注射液等)。

六、思考题

(1) 引起小细胞低色素贫血有哪些疾病,它们之间的鉴别诊断?
(2) 缺铁性贫血的骨髓象及铁染色特点?

七、推荐阅读文献

[1] 陈灏珠,林果为,王吉耀. 实用内科学[M]. 14 版. 北京:人民卫生出版社,2013:2323 - 2328.
[2] 葛均波,徐永健. 内科学[M]. 8 版. 北京:人民卫生出版社,2013:549 - 552.

(李　莉)

案例 45

多发性骨髓瘤

一、病历资料

1. 现病史

患者,男性,60岁,因"背部、胸部疼痛2月"就诊。患者于2月前无明显诱因下出现后背部肋骨酸痛,呈阵发性,程度较轻,于当地中医院行针灸治疗3次,自诉疼痛好转。10余天后患者出现胸骨胀痛,伴后背部痛,无昼夜之分,无四肢关节疼痛,伴泡沫尿,无尿量减少或增多,否认头晕、乏力、咳嗽、咳痰、发热等症状,为进一步治疗收入我科。患者自发病以来,饮食睡眠可,小便伴有泡沫,大便正常,近期体重下降3.5～4 kg。

2. 既往史

已退休。否认慢性系统性疾病史。否认酒、药物等嗜好。既往无毒物接触史。否认家族中类似疾病史。

3. 体格检查

T 36.2℃,P 78次/min,R 18次/min,BP 110 mmHg/80 mmHg。患者神志清楚,营养一般,体检合作。贫血貌,全身皮肤、黏膜无黄染。全身无瘀斑及出血点,浅表淋巴结未触及肿大。口唇苍白,咽不红,双侧扁桃体未见肿大。颈软,双侧甲状腺未触及。胸廓对称,胸骨无压痛。双肺呼吸音清,未闻及干、湿性啰音。心律齐,各瓣膜区无杂音。腹壁柔软,肝脾肋下未及,移动性浊音(一),双侧肾区无叩击痛。脊柱四肢无畸形,神经系统检查无异常。

4. 实验室检查

(1) 血常规:WBC $5.9×10^{12}$/L, RBC $3.1×10^{12}$/L, Hb 109 g/L, PLT $156×10^9$/L。

(2) 血免疫球蛋白:IgG 2.43 g/L, IgA 74.3 g/L;IgM<0.153 g/L,血 κ 轻链 23.3 g/L, λ 轻链 0.24 g/L, κ/λ 97.08,血 β_2 - MG 7.68 mg/L。

(3) 蛋白电泳:M蛋白位置 β 区,M蛋白定量占20%,提示 IgAκ 型。

二、诊治经过

1. 初步诊断

多发性骨髓瘤。

2. 诊治经过

患者入院后查:查血清免疫球蛋白示:IgG 2.18 g/L, IgA 74.2 g/L;IgM<0.153 g/L, κ 轻链

22.2 g/L,λ 轻链 0.21 g/L,κ/λ 105；血 M 蛋白分型示 IgA κ 型单株峰。血 ALB 19.40 g/L，Cr 98.00 μmol/L，β₂ - MG 7.96 mg/L,血清钙 2.50 mmol/L，CRP 1 mg/L。尿总蛋白 9.8 g/L、κ 轻链 6.30 g/L。X 线、MRI 提示胸椎、腰椎以及相邻肋骨、骶尾骨及骨盆多处骨质破坏。ECT 骨扫描：胸骨及双侧肋骨、胸椎、腰椎、骶尾骨及骨盆多发病灶。骨髓穿刺见浆细胞系统异常增生,占 23%,其中原幼浆细胞占 22%,成熟红细胞缗钱状排列明显。故明确诊断为多发性骨髓瘤 IgAκ 轻链,ⅢA 期。嘱患者睡硬板床,预防骨折；予以多瑞吉止痛，去白悬浮红细胞输注纠正贫血，奥克护胃，碳酸氢钠碱化尿液等治疗。计划给予 BD 化疗方案化疗：万珂（硼替佐米）2.8 mg（1.6 mg/m²）$d_{1,8}$＋地塞米松 20 mg $d_{1,2,8,9}$。化疗后,患者出现相关不良反应,遂更改化疗方案：万珂 2.8 mg（1.6 mg/m²）d_1, 2.2 mg（1.3 mg/m²）d_{13}＋地塞米松 20 mg $d_{1,2}$；20 mg $d_{13,14}$。

3. 最终诊断

多发性骨髓瘤 IgAκ 轻链ⅢA 期。

三、病例分析

1. 病史特点

(1) 患者,男,60 岁。

(2) 本次因骨痛起病,病程 2 月。

(3) 入院前查血免疫球蛋白示免疫球蛋白 A 异常增多伴正常免疫球蛋白减少。

(4) 既往无毒物接触史。否认家族中类似疾病史。

(5) 查体：贫血貌,口唇苍白,全身无瘀斑及出血点。肝脾肋下未及。胸骨及胸背部肋骨无压痛。

2. 诊断与诊断依据

(1) 诊断：多发性骨髓瘤 IgAκ 轻链ⅢA 期。

(2) 诊断依据：①症状和体征：背部、胸部疼痛 2 月；②实验室检查：WBC 5.9×10¹²/L, RBC 3.1×10¹²/L, Hb 109 g/L, PLT 156×10⁹/L；血清免疫球蛋白示：IgA 74.2 g/L,κ 轻链 22.2 g/L,κ/λ 105；M 蛋白分型示 IgA κ 型单株峰；尿总蛋白 9.8 g/L,κ 轻链 6.30 g/L；血白蛋白 19.40 g/L, Cr 98.00 μmol/L,血 β₂ 微球蛋白 7.96 mg/L；③X 线、MRI 提示胸椎、腰椎以及相邻肋骨、骶尾骨及骨盆多处骨质破坏；④ECT 骨扫描：胸骨及双侧肋骨、胸椎、腰椎、骶尾骨及骨盆多发病灶；⑤骨髓穿刺见浆细胞系统异常增生,占 23%,其中原幼浆细胞占 22%。

3. 鉴别诊断

(1) 反应性浆细胞增多症：结缔组织病、再生障碍性贫血、淋巴瘤等疾病常出现浆细胞反应性增多,但浆细胞比例一般小于 0.1,而且以成熟的小浆细胞为主,不呈克隆性增生。根据患者的临床症状、骨髓内其他细胞的形态比例、血象中红细胞排列情况及血清学、影像学等检测给予鉴别。

(2) 意义未明单克隆免疫球蛋白血症(MGUS)：原因不明的单克隆免疫球蛋白增多,也称原发性免疫球蛋白增多症,属于疾病的早期损害,但可发展为症状性浆细胞肿瘤。患者骨髓浆细胞常少于 0.1,临床上未出现多发性骨髓瘤骨质破坏、肾功能衰竭等表现。本周蛋白<1 g/24 h,多克隆免疫球蛋白水平正常。这类患者以观察随访为主,无须治疗。

(3) 原发性巨球蛋白血症：即 Waldenstrom 巨球蛋白血症,系分泌大量单克隆 IgM（巨球蛋白）的浆细胞样淋巴细胞恶性增生性疾病,常累及 B 细胞,发生的部位包括骨髓、淋巴结和脾脏。主要临床表现为巨球蛋白所致的高黏滞血症,无骨质破坏、高钙血症肾功能不全。因骨髓中浆细胞样淋巴细胞克隆性增生所致,M 蛋白为 IgM,无骨质破坏。主要是与 lgM 多发性骨髓瘤鉴别,巨球蛋白血症主要是淋巴细胞或浆样淋巴细胞,而 lgM 多发性骨髓瘤是浆细胞,可见到骨髓瘤细胞(原始浆细胞、幼稚浆细胞、异型浆细胞)。免疫分型可区分不同克隆的浆细胞,此外,染色体 G 带及 FISH 检测分析多发性骨髓瘤即

MM 常有 t(4，14)，(11，14)(14，16)，13q-等染色体异常，而巨球蛋白血症很少有染色体异常。

（4）慢性淋巴细胞白血病：其中慢性 B 淋巴细胞白血病由于 B 淋巴细胞的异常增殖可分泌免疫球蛋白而使球蛋白升高，易与 MM 相混淆。患者早期常无症状，常因发现无痛性淋巴结肿大或不明原因的淋巴细胞绝对值升高而就诊。血象中白细胞持续增多，淋巴细胞比例≥50%，单克隆淋巴细胞绝对值≥5×10⁹/L。多数患者外周血涂片中可见涂抹细胞。骨髓增生活跃，以淋巴细胞系统增生为主，粒、红及巨核细胞系受抑。骨髓活检有助于判断骨髓受累的程度。淋巴结病理可见典型的小淋巴细胞弥漫性浸润，细胞形态与血液中的淋巴细胞一致。大约 50% 的患者有染色体数目及结构异常，多为 12、14 和 13 号染色体异常。利用流式细胞免疫分型可以检测细胞表面分化抗原、膜表面免疫球蛋白和 κ、λ 轻链，以确定细胞是否是克隆性增殖并提供进一步分型。

（5）恶性淋巴瘤：部分非霍奇金淋巴瘤因浸润骨髓，可见淋巴瘤细胞，体积较大者可与浆细胞相混淆。淋巴瘤细胞体积大小不一，染色质通常较粗糙，核仁深蓝，胞浆较丰富，嗜碱性强呈深蓝色，形态明显异常，可见"拖尾现象"。根据活检及免疫分型可给予分型并与多发性骨髓瘤相鉴别。

四、处理方案及基本原则

（1）一般治疗：嘱患者睡硬板床，预防骨折等。

（2）化疗：BD 方案，因患者化疗期间出现胸闷气促，且查 BNP 3 000.00 pg/ml，考虑到化疗药的不良反应，将化疗药物剂量往下调整，并延长用药间隔。

（3）对症支持治疗：多瑞吉止痛、碳酸氢钠碱化尿液、万爽力营养心肌、速尿片、螺内酯利尿等。

（4）成分血输注：患者入院时存在中重度贫血，Hb 60.00 g/L，输注去白细胞的红细胞悬液纠正贫血。

（5）抗感染治疗：患者化疗期间出现发热、咳嗽，予抗感染治疗。

五、要点及讨论

多发性骨髓瘤（multiple myeloma，MM）是一种浆细胞克隆性增生性疾病，属于 B 淋巴细胞性恶性肿瘤，其特征是骨髓被恶性浆细胞取代，造骨质破坏，并导致相关器官或组织损伤异常增生的浆细胞产生大量异常单克隆免疫球蛋白或轻链（M 蛋白），尿中出现本周蛋白，临床上可有骨痛、贫血、肾功能不全、感染等。

根据中国多发性骨髓瘤诊治指南（2013 年修订），对临床上疑似多发性骨髓瘤的患者应完成如下检查：①血液检查：血常规及外周血涂片检查、肝肾功能（包括白蛋白）、电解质（包括钙离子）、凝血、血清免疫球蛋白定量及血清蛋白电泳、血清免疫固定电泳、血清 β_2 微球蛋白（β_2 - MG）、C-反应蛋白（CRP）；②尿液检查：尿常规，24 h 尿蛋白，尿轻链、尿免疫固定电泳；③骨髓细胞学检查；④影像学检查：骨骼平片（包括头颅、颈椎、胸椎、腰椎、骨盆、股骨、肱骨）；⑤其他检查：胸部 CT、心电图、腹部 B 超等。就临床检验而言，值得注意的是该指南对有条件的医院在骨髓检查方面提出了详细要求，进一步的骨髓检查要求：骨髓活检＋免疫组化（骨髓免疫组化建议应包括抗体：CD5、CD 19、CD 23、CD 25、CD 20、CD 38、CD 56、CD 138、λ、κ）；流式细胞术（建议至少包括的免疫标记：CD 45、CD 138、CD 38、CD 56、CD 19、λ、κ，有条件者可增加 CD 28、CD 27、CD 117、CD 81、CD 200）；荧光原位杂交技术［建议 CD₁₃₈ 分选骨髓瘤细胞或同时行胞浆免疫球蛋白染色以区别浆细胞，检测位点建议包括：IgH 重排、17p-（p53 缺失）、13q14 缺失、1q21 扩增；若 FISH 检测 IgH 重排阳性，则进一步检测 t(4;14)、t(11;14)、t(14;16)、t(14;20)等］。

目前对 MM 的诊断国内外尚无统一标准，主要依靠克隆性浆细胞增生、高 M 蛋白血症和骨质破坏 3 个主要方面做出诊断。2013 年修订的中国多发性骨髓瘤诊治指南诊断有症状骨髓瘤和无症状骨髓瘤

（冒烟型骨髓瘤）的标准如下：

　　1. 有症状骨髓瘤诊断标准（满足全部 3 条标准）

　　（1）骨髓单克隆浆细胞比例≥10％和（或）组织活检证明有浆细胞瘤。

　　（2）血清和（或）尿出现单克隆 M 蛋白。

　　（3）骨髓瘤相关靶器官损害（至少一项或多项）：校正血清钙＞2.65 mmol/L，肾功能损害（Cr＞177 mmol/L），贫血（血红蛋白低于正常下限 20 g/L 或＜100 g/L），溶骨性破坏，严重的骨质疏松或病理性骨折，其他类型的终末器官损害也偶有发生；若经过治疗，证实这些脏器的损害与骨髓瘤相关可进一步支持诊断。

　　2. 无症状骨髓瘤（冒烟型骨髓瘤）的诊断标准

　　（1）血清单克隆 M 蛋白≥30 g/L。

　　（2）骨髓单克隆浆细胞比例≥10％。

　　（3）无相关器官及组织的损害（无终末器官损害，包括溶骨改变）。

　　无症状骨髓瘤依照增多的异常免疫球蛋白重链类型可分为 IgG 型、IgA 型、IgD 型、IgM 型、IgE 型、轻链型、双克隆型以及不分泌型。每一种可再根据轻链类型分为 λ、κ 型，共计 14 种。多发性骨髓瘤的临床分期国内外普遍采用 Durie-Salmon 分期标准（见表 45-1），该标准能较客观地反映疾病的进展情况及患者瘤细胞负荷。

表 45-1　多发性骨髓瘤的临床分期（Durie-Salmon 分期系统）

分期	I	II	III
血红蛋白（g/L）	＞100		＜85
血钙（mmol/L）	≤3.0		＞3.0
骨 X 线摄片	正常或仅有孤立病灶		进展性的
IgG（g/L）	＜50	介于两者之间	＞70
IgA（g/L）	＜30		＞50
尿轻链（g/d）	＜4		＞12
体内瘤细胞总数（$\times 10^{12}/m^2$）	＜0.6		＞1.2

六、思考题

　　（1）多发性骨髓瘤的 Durie-Salmon 分期与 ISS 分期之间有何不同？

　　（2）多发性骨髓瘤的主要临床检验指标是什么？

七、推荐阅读文献

　　［1］陈灏珠,林果为,王吉耀. 实用内科学［M］. 14 版. 北京:人民卫生出版社,2013:2442-2449.

　　［2］葛均波,徐永健. 内科学［M］. 8 版. 北京:人民卫生出版社,2013:602-606.

　　［3］中国医师协会血液科医师分会,中华医学会血液学分会,中国多发性骨髓瘤工作组. 中国多发性骨髓瘤诊治指南（2013 年修订）［J］. 中华内科杂志,2013,52(9):791-795.

（李　莉）

案例 46

急性白血病

一、病历资料

1. 现病史

患者,男性,58岁,因"乏力、饮食差近一周,发现白细胞异常升高1天"就诊。患者一周前因劳累后出现乏力,继而出现饮食差,近3、4天进食少,伴咳痰,咳白色黏痰,当时未测体温,无头晕、咽痛、流涕,无腹痛腹泻等不适。于2014年12月4日至无锡市第二人民医院就诊,查血常规示:WBC 97.5×10^9/L, PLT 72×10^9/L, Hb 54 g/L。外周血细胞涂片:原始细胞95%,成熟粒细胞2%,淋巴细胞2%,单核细胞1%。收入我院进一步诊治。患者发病以来,精神欠佳,大、小便正常,体重无明显变化。

2. 既往史

吸烟40余年,2包/天。否认嗜酒、服用药物史。否认既往毒物接触史。否认家族类似疾病史。

3. 体格检查

T 38℃, P 78次/min, R 20次/min, BP 144 mmHg/70 mmHg。患者神志清楚,营养一般,体检合作。贫血貌,皮肤巩膜无黄染,浅表淋巴结未触及肿大,颈软,气管居中,甲状腺无肿大。双肺呼吸音清,未及干湿啰音。心律齐,各瓣膜区未闻及病理性杂音。腹软,无压痛、无反跳痛,肝脾肋下未及,移动性浊音(一),肾区叩痛阴性。双下肢无水肿。神经系统检查未见异常。

4. 实验室检查

(1) 血常规:WBC 97.5×10^9/L, PLT 72×10^9/L, Hb 54 g/L。

(2) 外周血细胞涂片:原始细胞95%。

(3) 骨髓细胞学检查:细胞增生明显活跃。全片单核细胞系统增生异常,其中原、幼单核细胞占92%,细胞胞体大小不一,多呈圆形、椭圆形,胞核易见扭曲、折叠,核染色体较细致,核仁隐显不一,胞浆量中等,染灰蓝色(见图46-1)。

(4) 细胞化学染色:POX 阳性82%、阴性18%(见图46-2),NAE 阳性98%、阴性2%,NaF 抑制试验,大部分细胞阳性被抑制。粒细胞系统和红细胞系统增生受抑制,巨核细胞数量减少,血小板少见,提示急性单核细胞白血病(M5a型)骨髓象。

(5) 流式免疫学分型:存在 CD45 弱表达,侧向散射光(SSC)较低细胞群,疑为原幼细胞,约占78.6%。以髓系细胞相关抗原表达为主:CD11b$^+$ 80.5%, CD14$^+$ 0.9%, CD15$^+$ 7.0%, CD16$^+$ 0.1%, CD117$^+$ 89.6%, CD13$^+$ 94.2%, CD33$^+$ 89.5%, CD34$^+$ 91.7%, HLA-DR$^+$ 98.4%, CD56 23.4%。胞质抗原:CD79a$^+$ 0.1%, cyCD3$^+$ 0%, MPO$^+$ 64.5%(见图46-3)。

(6) 染色体显带分析:46,XY[20]。

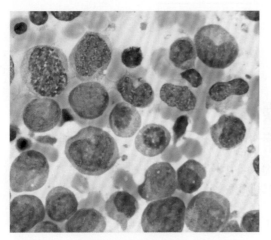

图 46-1 骨髓细胞学检查提示大量原始细胞(原始单核细胞)

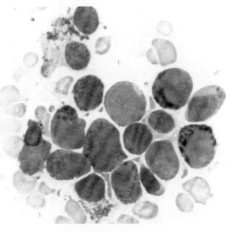

图 46-2 骨髓涂片过氧化物酶染色：原始单核细胞呈阳性

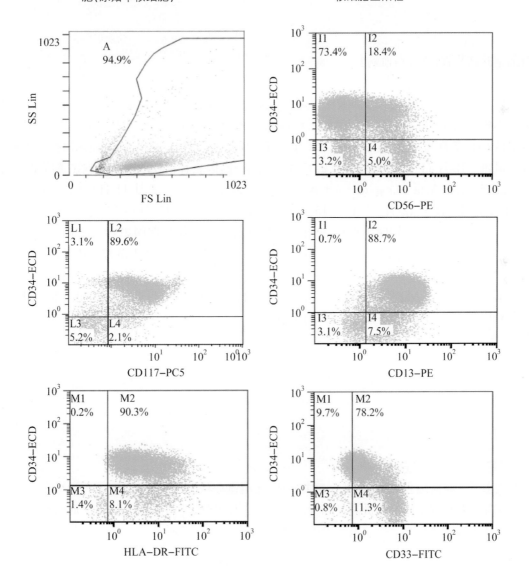

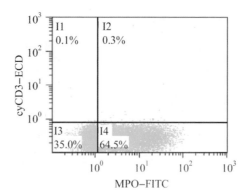

图46-3 急性单核细胞白血病流式细胞免疫分型阳性表达抗原检测结果

（7）基因突变检测：FLT3-ITD插入突变阳性。

二、诊治经过

1. 初步诊断

白细胞升高待查：急性白血病？

2. 诊治经过

入院后立即给予羟基脲 2.0 g/6 h×6，减少白细胞，碳酸氢钠碱化及水化治疗，同时予去白悬浮红细胞和血小板输注，纠正贫血及血小板减少，头孢他啶（12月5日～12月7日）、克倍宁（12月8日起）、替考拉宁（12月27日起）抗感染，氟康唑（12月11日）预防真菌感染，酚磺乙胺、速乐涓预防出血，乐松、地塞米松退热。12月11日停羟基脲，开始CAG方案化疗，因患者化疗期间白细胞显著降低，调整化疗方案，实际用药情况：Acla 20 mg/d1-4＋Ara-C 50 mg q12 h×5（12月11日～12月13日），25 mg q12 h×7（12月14日～12月17日），15 mg q12 h×8（12月17日～12月21日）＋G-CSF 150 μg/d$_{4\sim7}$、225 μg/d$_{8\sim10}$，同时予止吐、护肝等对症支持治疗。化疗期间患者一度查BNP增高，予利尿等对症治疗后BNP恢复正常。12月24日患者出现发热，调整抗感染药物为加替考拉宁。电解质血钾偏低，予口服补钾。化疗后患者骨髓抑制，予成分血输注支持、吉巨芬刺激血小板生成。2015年1月5日再行骨穿，结果显示M5骨髓象缓解。目前患者无特殊不适主诉，目前经输血和白蛋白对症支持治疗后血象有所改善，经上级医师查房同意后予以出院。

3. 最终诊断

急性髓系白血病（M5a型，FLT3-ITD阳性，高危）。

三、病例分析

1. 病史特点

（1）患者，男，58岁。急性起病。

（2）该患者入院时出现贫血、感染等相关症状，无出血症状。

（3）入院前血常规示白细胞极高，伴血红蛋白、血小板下降，外周血镜检见95%原始细胞。

（4）既往无毒物接触史。否认家族中类似疾病史。

（5）查体：体温增高（38℃），贫血貌，口唇无苍白，全身无瘀斑及出血点。肝脾肋下未及，浅表淋巴结未触及肿大。

2. 诊断与诊断依据

（1）诊断：急性髓系白血病（M5a型，WT1阳性、FLT3-ITD阳性，高危）。

（2）诊断依据：该患者入院后行骨穿，其 MICM 诊断如下：①急性起病，有贫血、感染等相关症状；②血常规提示白血病极度升高，血红蛋白、血小板下降；③入院后行骨穿，骨髓细胞形态学分析、流式细胞免疫分型、染色体和分子生物学诊断如下：骨髓形态学分析提示：急性单核细胞白血病（M5a 型）骨髓象；流式细胞免疫学分型：CD45 弱表达，SSC 较低细胞群（疑为原幼细胞）约占 78.6%。以髓系细胞相关抗原表达为主：CD11b$^+$ 93.9%，CD14$^+$ 0%，CD15$^+$ 0%，CD16$^+$ 0%，CD117$^+$ 54.5%，CD13$^+$ 99%，CD33$^+$ 99.2%，CD34$^+$ 2.8%，HLA－DR$^+$ 90.3%。胞质抗原：CD79a$^+$ 0%，cyCD3$^+$ 0%，MPO$^+$ 62.4%；T 系、髓系抗原 CD2、CD3、CD14、CD16 等均无表达。骨髓基因突变检测：FLT3－ITD 插入突变阳性。

3. 鉴别诊断

（1）骨髓增生异常综合征：该病主要临床表现为贫血，常伴出血，感染。外周血有一系、两系或全血细胞系的减少和染色体异常。该病的难治性贫血伴原始细胞增多（RAEB）型除病态造血外，可有骨髓象原始细胞增多，但骨髓中原始细胞小于 20%。

（2）某些感染引起的白细胞异常：如传染性单核细胞增多症，外周血淋巴细胞显著增多并出现异常淋巴细胞，但形态与原始细胞不同，血清中嗜异性抗体效价逐步上升，病程短，可自愈。传染性淋巴细胞增多症时血中淋巴细胞增多，增多的淋巴细胞大多为成熟的小淋巴细胞，大小不一。

（3）类白血病反应：严重的感染可出现类白血病反应，白细胞明显增多，但其骨髓象原粒细胞极少超过 2% 且 NAP 积分增高。

四、处理方案及基本原则

（1）预治疗：患者入院时白细胞极高，若此时行正规化疗，可能导致溶瘤综合征，所以在正规化疗前需进行预治疗。急性早幼粒细胞白血病与非 M₃ 型急性髓系白血病预治疗方案不同。预治疗前，该患者骨穿口头报告示急性髓系白血病（非 M₃ 型），故予羟基脲减少白细胞进行预治疗，同时辅以碳酸氢钠碱化及水化治疗。

（2）正规化疗：CAG 方案，考虑患者高龄，将化疗药物剂量调低。

（3）成分血输注：纠正患者治疗期间因血红蛋白、血小板过低引起的相关贫血、出血症状。

（4）抗感染治疗：患者入院时有发热，且正规化疗后出现粒细胞缺乏，住院期间予抗细菌、真菌治疗。

五、要点及讨论

白血病是骨髓造血干细胞克隆性增生形成的恶性肿瘤，其特征为骨髓内异常的白细胞弥漫性增生取代正常骨髓组织，系造血干细胞/祖细胞突变引起的造血系统恶性肿瘤。发病时骨髓中异常的原始细胞及幼稚细胞大量增殖并抑制造血，广泛浸润肝、脾、淋巴结等各种脏器，正常血细胞生成减少，产生相应的临床症状，临床上常表现为贫血、出血、感染、肝脾和淋巴结浸润等。周围血细胞有质和量的变化，骨髓中异常的原始及幼稚细胞增多。根据白血病细胞的分化成熟程度和自然病程，将白血病分为急性白血病和慢性白血病两大类。急性白血病的细胞分化停滞在较早阶段，多为原始细胞及早期幼稚细胞，一般要超过 20%，病情发展迅速，自然病程仅几个月。慢性白血病的细胞分化停滞在较晚的阶段，骨髓及外周血中以异常的较成熟细胞为主，其次为幼稚细胞，原始细胞通常不超过 10%～15%。根据白血病细胞的形态和细胞化学特征可将急性白血病分为急性淋巴细胞白血病和急性髓系白血病，慢性白血病分为慢性淋巴细胞性白血病和慢性髓系白血病。又可根据白血病形态、免疫学标记及细胞遗传学进行分类。目前，国际上白血病分类多采用形态学（M）、免疫学（I）、遗传学（C）和分子生物学（M）相结合的 MICM 分类法。

骨髓细胞形态学分型即法、美、英协作组于 1976 年制定的 FAB 分型,以原始细胞≥骨髓有核细胞的 30% 为急性白血病(AL)的诊断标准。结合形态学和细胞化学染色将急性白血病分为急性淋巴细胞白血病(acute lymphoblastic leukemia,ALL)和急性非淋巴细胞白血病(acute nonlymphoblastic leukemia,ANLL)两大类。前者依据淋巴细胞的细胞大小和均一性进一步分为 $L_1 \sim L_3$ 3 个亚型;后者按细胞类型不同分为 $M_0 \sim M_7$ 8 个亚型。我国分型标准在此基础上将 M_3 分为 M_{3a} 和 M_{3b},M_4 分为 M_{4a}、M_{4b}、M_{4c} 和 M_{4EO} 等(见表 46-1)。

免疫学分型是依据白血病细胞表达的系列相关抗原来确定其系别来源。造血细胞在分化成熟过程中出现一系列的免疫表型变化,当某一阶段的细胞抗原分化停滞,出现克隆性增殖失控,凋亡受阻时形成白血病。因此,利用多色流式细胞术和单克隆抗体,进行相应白细胞表面抗原或胞浆抗原的检测(见表 46-2)。

细胞遗传学的改变是急性白血病的发病基础,以特异性的染色体异位为其主要表现。染色体异位导致基因的断裂、重组、形成新的融合基因,致使基因表达异常,或编码产生新的融合蛋白,在正常造血干/祖细胞的恶性转化过程中有重要作用。近年来,随着改良的细胞培养和染色体显带技术、姐妹染色单体互换试验、FISH 技术、多色频谱核型检测技术的应用和发展,克隆性染色体异常的检出率明显提高,许多特征性的染色体异位对于白血病有独立的诊断、治疗及预后价值。如 2008 年 WHO 提出的伴有重现性染色体异常的 AML 包括:t(8;21)、inv(16)、t(15;17)、t(9;11)、inv(3)、t(1;22)、t(6;9)等。白血病细胞特异性的染色体异位或倒位在分子水平的改变表现为基因重排、融合基因的形成,可作为稳定的白血病基因标记。常见的与 AML、ALL 相关的分子遗传学标志和受累基因如下:

1. 急性髓系白血病(AML)

与 AML 相关的常见染色体异位和融合基因有:t(8;21)(q22;q22),AML1-ETO;t(15;17)(q22;21),PML-RARa;inv(16)(p13q22),CBFb-MYH11;t(9;11)(p22;23),MLL-AF9;t(6;9)(p23;q34),DEK-CAN;inv(3)(q21;q26),EVI1,RON1;t(1;11)(q23;p15),PMX1,NUP98;t(3;5)(q25;q34),MLF1,NPM;t(3;21)(q26;q22),EVI1,AML1;t(5;12)(q33;p13),CMML,a-AML;t(6;11)(q27;q23),AF6,MLL;t(8;16)(p11;p13),MOZ;CBP;t(11;17)(q23;q21),PLZF/NuMa,RAPa;t(11;19)(q23;p13),MLL,ENL/ELL/EEN;t(16;21)(p11;q22),FUS,ERG;NPM1 突变;FLT3(ITD/TKD)突变;C-KIT 突变等等。

2. 急性淋巴细胞白血病

与 ALL 相关的常见染色体异位和融合基因有:t(9;22)(a34;q11),ABL,BCR;t(1;7)(p34;q34),TAL1,TCRb;t(1;7)(p34;q34),KCK,TCRb;t(1;11)(p32;q23),AFL1,TCRd;t(7;9)(q35;q34),TCRb;TAN1;t(8;22)(q24;q11);t(12;21)(p13;q22)等。

表 46-1　急性白血病国内诊断标准

AML
M_1(急性粒细胞白血病未分化型):骨髓原粒细胞在 NEC 中≥90%,早幼粒细胞很少,中幼粒细胞以下阶段不见或罕见
M_2(急性粒细胞白血病部分分化型):分为以下两种类型:
M_{2a}骨髓中原粒细胞为 30%~<90%(NEC),单核细胞<20%,早幼粒细胞以下阶段>10%
M_{2b}骨髓中原始粒细胞及早幼粒细胞明显增多,异常的中性中幼粒细胞增生为主,其胞核常有核仁,有明显的核浆发育不平衡,此类细胞>30%
M_3(急性颗粒增多的早幼粒细胞白血病):骨髓中以颗粒增多的异常早幼粒细胞增生为主,>30%(NEC);其胞核大小不一,胞质中有大小不等的颗粒,可分为两种类型:

（续表）

AML

M_{3a}（粗颗粒型）：嗜苯胺蓝颗粒粗大，密集甚至融合

M_{3b}（细颗粒型）：嗜苯胺蓝颗粒密集而细小

M_4（急性粒单核细胞白血病）：按粒系和单核细胞系形态不同，可包括下列四种类型：

M_{4a}：原始和早幼粒细胞增生为主，原、幼单核和单核细胞≥20%（NEC）

M_{4b}：原、幼稚单核细胞增生为主，原始和早幼粒细胞＞20%

M_{4c}：原始细胞既具粒细胞系，又具单核细胞形态特征者＞30%

$M_4 EO$：除上述特点外，还有粗大而圆的嗜酸颗粒及着色较深的嗜碱颗粒，占 5%～30%（NEC）

M_5（急性单核细胞白血病）：分为以下两型：

M_{5a}（未分化型）：骨髓中原始单核细胞Ⅰ型＋Ⅱ型≥80%

M_{5b}（分分化型）：骨髓中原始和幼稚单核细胞（NEC）＞30%，原单核细胞（Ⅰ型＋Ⅱ型）＜80%

M_6（红白血病）：骨髓中红细胞系＞50%，且带有形态学异常，NEC 中原粒细胞（或原始＋幼稚单核细胞）Ⅰ型＋Ⅱ型＞30%，若血片中原粒细胞或原单核细胞＞5%，骨髓 NEC 中原粒细胞或原始＋幼稚单核细胞＞20%

M_7（急性巨核细胞白血病）：外周血中有原巨核（小巨核）细胞；骨髓中原巨核细胞≥30%；原巨核细胞有电镜或单克隆抗体证实；骨髓细胞少，往往干抽，活检有原始和巨核细胞增多，网状纤维增加

ALL

L_1：原始和幼稚淋巴细胞以小细胞（直径≤12 μm）为主；核圆形偶有凹陷与折叠，染色质较粗，结构较一致，核仁少而小，不清楚，胞质量少。轻中度嗜碱。过氧化物酶或苏丹黑阳性的原始细胞一般不超过 3%

L_2：原始和幼稚淋巴细胞以大细胞（直径＞12 μm）为主；核型不规则。凹陷和折叠可见。染色质较疏松，结构较不一致，核仁较清楚，一个或多个；胞质量常较多，轻中度嗜碱，有些细胞深染

L_3：似 Burkitt 型，原始和幼稚淋巴细胞大小较一致，以大细胞为主；核型较规则，染色质呈均匀细点状，核仁明显，一个或多个，呈小泡状；胞质量较多，深蓝色，空泡常明显，呈蜂窝状

注：①NEC 指非红细胞计数；②原粒细胞Ⅰ型指典型原粒细胞，胞质中无颗粒，Ⅱ型指有原粒细胞特征，胞质量少，有少量细小颗粒，原单核细胞Ⅰ型、Ⅱ型标准与原粒细胞类似。③该表摘自《实用内科学》第 14 版

表 46－2 细胞表面免疫学标记对白血病分型的诊断意义

标记名称	正常细胞的分布	白血病细胞的分布
HLA－DR	早期髓系、单核系、B 细胞系	ALL、AML、CLL（APL 阴性）
CD34	造血干/祖细胞	ALL、AML（早期阶段的亚型）
CD19、CD20	B 细胞系	ALL（B 细胞）、CLL、HCL
CD21	中间阶段的 B 细胞系	CLL
CD22	B 细胞系	ALL（B 细胞）、HCL
$CD79_a$	B 细胞系	ALL（B 细胞）
SmIg	中间及成熟 B 细胞系	ALL（L_3）、CLL、HCL
CD13	髓系和单核系	AML（所有亚型）
CD14	髓系和单核系	AML（常为 M_4、M_5）
CD15	髓系和单核系	AML（分化好的亚型）
CD33	早期髓系、单核系	AML（所有亚型）

（续表）

标记名称	正常细胞的分布	白血病细胞的分布
CD117	造血祖细胞、肥大细胞	AML
MPO	髓系	AML
CD1	早期（胸腺）T 细胞	T - ALL
CD2	T 细胞系	T - ALL
CD3	成熟 T 细胞	T - CLL、ATL
CD5	T、B 细胞	T - ALL、B - ALL
CD7	T 细胞系	T - ALL、20%AML
CD16	NK、粒细胞	NK 白血病
CD25	激活的 T 和 B 细胞	HCL、ALL
CD41	血小板、巨核系	AML - M_7
CD61	血小板、巨核系	AML - M_7

注：该表摘自《实用内科学》第 14 版

六、思考题

（1）急性粒细胞白血病 MICM 分型是什么？

（2）急性白血病的分子生物学诊断研究进展有哪些？

七、推荐阅读文献

陈灏珠，林果为，王吉耀. 实用内科学[M].14 版. 北京：人民卫生出版社，2013：2375 - 2377.

（李　莉）

案例 47

慢性白血病

一、病历资料

1. 现病史

患者，男性，66 岁，因"乏力、发现'白细胞升高'1 年余"就诊。患者于 1 年前感觉经常乏力，无发热，体检时发现白细胞升高，WBC 17.0×10^9/L，未予重视。此后多次复查，白细胞都明显升高，幼稚粒细胞增多。为明确诊断，进一步治疗而入院。患者发病以来，无发热，无皮肤黏膜出血，无黄染，无头晕、头痛等症状，精神可，胃纳可，睡眠可，大便 2～3 次/日，呈糊状，小便正常，近期无体重明显下降。

2. 既往史

已退休。否认慢性系统性疾病史。抽烟 40 余年，平均 1 包/2 天，既往有大量饮酒史，近 10 余年因 Hp(＋)，少量饮酒；2009 年新房装修 1 周余，患者入住，较少通风通气。否认家族中类似疾病史。

3. 体格检查

T 37℃，P 78 次/min，R 18 次/min，BP 120 mmHg/80 mmHg。患者神志清楚，精神正常，营养中等，发育正常，皮肤巩膜无黄染，浅表淋巴结未触及肿大。颈软，气管居中，甲状腺无肿大。双肺呼吸音清，未及干湿啰音。心律齐，各瓣膜区未闻及病理性杂音。腹平软，无压痛、反跳痛，肝肋下未及，脾肋下 5 cm。移动性浊音(一)，肾区叩击痛阴性。双下肢无水肿。神经系统检查未见异常。

4. 实验室检查

(1) 血常规：WBC 41.2×10^9/L，Hb 145 g/L，PLT 232×10^9/L。

(2) 外周血涂片示(见图 47-1)：中性杆状核细胞 3%，中性分叶核细胞 60%，淋巴细胞 10%，单核细胞 4%，嗜碱细胞 3%，中幼粒细胞 11%，晚幼粒细胞 9%。

二、诊治经过

1. 初步诊断

白细胞升高待查。

2. 诊治经过

患者入院后于 2013 年 8 月 3 日行骨穿，结合患者病史及检查结果，明确诊断为慢性粒细胞性白血病(慢性期)(见图 47-2)。8 月 10 日起予羟基脲 0.5 bid 口服控制白细胞数，因患者白细胞(WBC)数升至 48.8×10^9/L，故 8 月 13 日起羟基脲调整为 1.0 bid 口服；患者诉胃部不适，8 月 14 日起改为 0.5 bid 口服。8 月 17 日起服用格列卫 400 mg qd、羟基脲 0.5 bid，白细胞数逐渐下降，但仍有乏力不适。8 月

23 日起有发热,体温最高 38.5℃,咽拭子培养示阴沟肠杆菌:中量(＋＋＋)(中度),对头孢他啶敏感。血培养结果未回。予头孢他啶及甲硝唑抗感染治疗。8 月 27 日 WBC 降至 9.90×10⁹/L,故 8 月 28 日起停用格列卫和羟基脲,先后给予头孢他啶、甲硝唑、马斯平抗感染。患者体温下降,9 月 3 日继续口服格列卫。

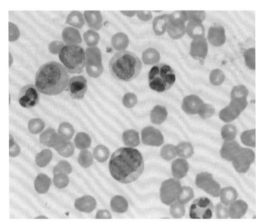

图 47-1　外周血涂片见中、晚幼粒细胞　　图 47-2　骨髓细胞学检查见骨髓增生明显活跃,中、晚幼粒细胞比例明显增高

3. 最终诊断

慢性粒细胞性白血病(慢性期)。

三、病例分析

1. 病史特点

(1) 患者,男,66 岁。

(2) 因发现白细胞升高就诊,病程 1 年余,无贫血、感染、出血等相关症状。

(3) 入院前血常规示 WBC 明显增高 41.2×10⁹/L,血红蛋白、血小板正常,外周血镜检示白细胞以粒系为主,可见中幼粒、晚幼粒细胞。

(4) 2009 年新房装修 1 周余,患者入住,较少通风通气。否认家族中类似疾病史。

(5) 查体体温正常,口唇无苍白,全身无瘀斑及出血点。肝肋下未及,脾肋下 5 cm,质韧,浅表淋巴结未触及肿大。

2. 诊断与诊断依据

(1) 诊断:慢性粒细胞性白血病(慢性期)。

(2) 诊断依据:患者入院后行骨髓穿刺,其 MICM 检查结果如下:①骨髓形态学分析:细胞增生极度活跃。粒系增生极度活跃,各阶段细胞均见,比例尚可,分裂象可见。嗜酸、嗜碱粒细胞可见。AKP 积分:5 分/100WBC。红系增生减低。巨核细胞系统增生,产板巨可见,血小板散在可见。粒红比:14.4∶1。提示 CML 待排;②流式免疫学分型:未见 CD45 异常表达细胞群,粒细胞群约占 86.1%,单核细胞群约占 0.9%,淋巴细胞群约占 0.9%。其中粒细胞群抗原表达情况:CD10⁺ 16.4%,CD15⁺ 98.2%,CD11b⁺ 80.5%,CD14⁺ 0%,CD16⁺ 4.61%,CD13⁺ 56.7%,CD33⁺ 83.5%。存在 CD34⁺ 细胞,约占 0.5%,其抗原表达情况:HLA - DR⁺ 97%,CD117⁺ 86.9%,CD13⁺ 59.9%,CD33⁺ 99.6%,CD56⁺ 0.8%,CD7⁺ 30.1%(见图 47-3);③染色体显带分析:46,XY,t(9;22)(q34;q11) [6];④分子生物学检测:BCR - ABL 融合基因阳性;外周血 FISH BCR - ABL 耐药基因检测结果,骨髓

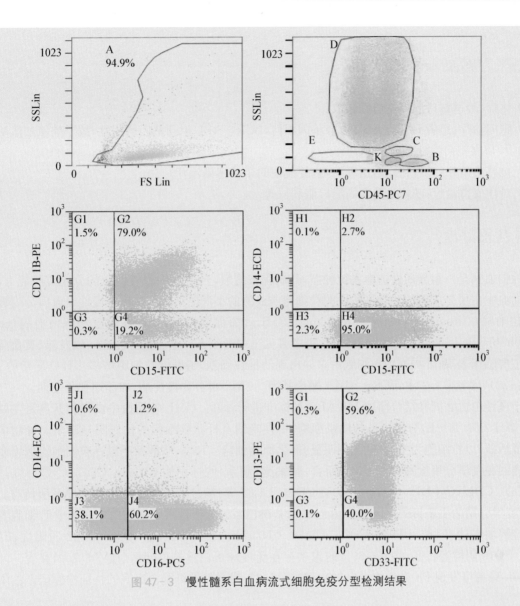

图 47-3 慢性髓系白血病流式细胞免疫分型检测结果

ABL 激酶区突变检测结果：P‐loop、ATP binding site、Catalytic domain、A‐loop 均为野生型。

3. 鉴别诊断

（1）类白血病反应：常并发于严重感染、恶性肿瘤等基础疾病，并有相应原发病的临床表现。外周血白细胞数显著升高，可达 $50 \times 10^9/L$。粒细胞胞质中常有中毒颗粒和空泡。但是嗜酸性粒细胞和嗜碱性粒细胞不增多，血小板和血红蛋白大多正常，细胞化学染色 NAP 反应呈强阳性，Ph 染色体阴性，这些特征可以和慢性白血病的白血病升高鉴别。原发病控制后，类白血病反应随之消失。

（2）骨髓纤维化：原发性骨髓纤维化脾大显著，血象中白细胞增多，并出现幼粒细胞等，易与 CML 混淆，但原发性骨髓纤维化症的外周血白细胞数一般比 CML 少，多不超过 $50 \times 10^9/L$，且波动不大。此外幼红细胞持续出现于外周血中，红细胞形态异常，特别是泪滴形红细胞易见。NAP 染色阳性、Ph 染色体阴性。多次多部位骨髓穿刺干抽，骨髓活检网状纤维染色阳性是骨髓纤维化的特点。

（3）急性髓系白血病：骨髓像原始细胞占全部骨髓有核细胞（ANC）≥30％。免疫学检测细胞表面表达髓系原始细胞标志，包括 CD34，CD117，HLA‐DR，CD123，CD33，CD13 等阳性。

四、处理方案及基本原则

(1) 化疗:羟基脲口服控制白细胞数。

(2) 靶向治疗:患者 BCR - ABL 融合基因阳性,BCR - ABL 耐药基因均阴性,故予酪氨酸激酶抑制剂(格列卫)口服靶向治疗。

(3) 抗感染治疗:患者化疗后出现发热,住院期间予抗感染治疗。

(4) 对症支持治疗:呋塞米及螺内酯口服利尿等。

五、要点及讨论

慢性白血病是一组异质性造血系统肿瘤,其病程较缓慢,白血病细胞有一定的分化成熟能力,其骨髓和外周血中主要是成熟的和幼稚阶段的粒细胞或成熟的小淋巴细胞。临床上慢性白血病分为慢性髓细胞性白血病(chronic myelognous leukemia, CML),简称慢粒,以及慢性淋巴细胞白血病(chronic lymphophoblastic leukemia, CLL)。CML 患者多见于中青年人,发病为缓慢隐匿,以发热、贫血、出血、脾大为主要临床表现,外周血中粒细胞增多并出现幼稚粒细胞、嗜碱性粒细胞增多。具有异常的 Ph 染色体 t(9;22)(q34;q11.2)和 BCR - ABL1 融合基因。CML 可分为慢性期、加速期和急变期。

对于慢性白血病同样结合前述 MICM 分型标准进行诊断。CML 外周血中白细胞升高是主要的特征,通常高于 $25 \times 10^9/L$,分类可见各期粒细胞,中性晚幼及杆状核细胞的比例明显增多。骨髓增生明显至极度活跃,以粒细胞为主,粒红比例明显升高,原始细胞<10%,嗜酸及嗜碱性粒细胞比例增多。慢性白血病的免疫学分型诊断对于 CML 而言,粒细胞(髓系)的标记如 CD11b、CD13(CyCD13)、CD14(CyCD14)、CD15(CyCD15)CD31~CD36、CD64、CD68 等,髓过氧化物酶(MPO)为髓系所特有。对于 CLL,免疫学分型的主要目的是区分 T 淋巴系和 B 淋巴系。如慢性淋巴细胞白血病源于 B 细胞者有克隆性的轻链弱表达,CD5、CD19、CD23、CD43、CD79 克阳性,CD11C、CD20、CD22 弱阳性,FMC7、CD79C、CD10 阴性等特征;50%~60%的患者存在免疫球蛋白重链可变区(IgVH)基因突变。95%以上的 CML 患者可发现 Ph 染色体 t(9;22)(q34;q11.2),为慢性粒细胞白血病的特征性标记染色体。

六、思考题

(1) 慢性粒细胞白血病的慢性期、加速期、急变期各有何特征?

(2) 慢性粒细胞白血病与类白血病反应的骨髓象有何区别?

七、推荐阅读文献

陈灏珠,林果为,王吉耀.实用内科学[M].14 版.北京:人民卫生出版社,2013:2388 - 2396.

(李 莉)

淋巴瘤

一、病历资料

1. 现病史

患者,女性,17 岁,因"发现左颈部肿块 1 月余"就诊。患者于一个月前无意中发现左颈部肿块,约核桃大小,当时无局部红肿,无疼痛,无头晕、无头痛,无颈痛、无手麻,无发热、无盗汗、无消瘦等症状。患者当时未予重视,未予特殊治疗。近几日患者自觉左颈部肿块较前有所增大,遂至我院门诊就诊,予行颈部 B 超示:左侧颈部实性结节(肿大淋巴结)。为明确诊断,进一步治疗收住入院。患者自发病以来,食欲如往常,体重无明显下降,睡眠好,大小便正常。

2. 既往史

否认慢性系统性疾病史。否认酒、药物等嗜好。无既往毒物接触史。否认家族中类似疾病史。

3. 体格检查

T 37℃,P 76 次/min,R 18 次/min,BP 130 mmHg/80 mmHg。患者神清,呼吸平稳,皮肤巩膜无黄染,浅表淋巴结未触及肿大。颈软,气管居中,甲状腺无肿大。右侧颈部锁骨上可及一直径约 3 cm×4 cm 大小肿块,质中,活动可,无压痛,与周围组织边界清。双肺呼吸音清,未及干湿啰音。心律齐,各瓣膜区未闻及病理性杂音。腹平软,无压痛、无反跳痛,肝脾肋下未及,移动性浊音(一),肾区叩击痛阴性。双下肢无水肿。神经系统检查未见异常。

4. 实验室和影像学检查

(1) 血常规:WBC $3.0×10^9$/L, N $2.1×10^9$/L, N 71.3%, Hb 118.9 g/L, PLT $120×10^9$/L。

(2) 血生化检查:ALT 85 IU/L, AST 90 IU/L。

(3) 颈部 B 超检查:左侧颈部实性结节(肿大淋巴结)。

二、诊治经过

1. 初步诊断

颈部肿块性质待查。

2. 诊治经过

患者入院后于全麻下行左颈部淋巴结清扫术。术后病理检查示:镜下增生纤维组织中可见异常淋巴细胞,细胞体积小到中等,核分裂像可见。免疫组化结果示异常淋巴细胞为 B 淋巴细胞,cyclinD-1(一)、cyclinD-3(一),LCA(+),CD20(++),CD19(+),CD3 部分阳性,滤泡性淋巴瘤,Ⅰ级,中心

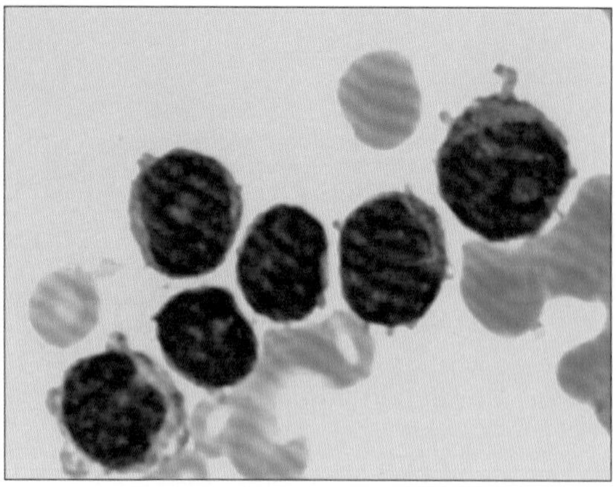

图 48-1 非霍奇金淋巴瘤骨髓细胞涂片。淋巴瘤细胞胞体小到中等、核染色质粗糙，核仁隐显不一，胞浆量少，嗜碱性强

母细胞<5 个/HPF，ki-67 肿瘤性滤泡约 80%（+）。结合病史，考虑 B 淋巴细胞淋巴瘤累及骨髓。

明确诊断后转入血液科治疗。行骨髓穿刺，骨髓细胞涂片：整个涂片细胞较增生。涂片中异常细胞增多占 31%，该类细胞小到中等，胞体圆或类圆或边缘不整齐，胞核类圆或不规则，核染色质较粗糙，核仁隐匿可见，胞浆量较少，浆染蓝色（见图 48-1）。POX（-）100%。粒细胞系统减低，红细胞系统减低，巨核细胞系统全片未见，血小板少见。免疫组化结果示：B 淋巴细胞数目增多，呈散在、灶性分布，T 淋巴细胞及浆细胞数目不增多，MPO（++），CD61 巨核细胞系（+），CD68 组织细胞（+），CD34（-），CD20 少数（+），CD79a 少数（+），CD3 少数（+），CD10 少数（+），CD56（-），CyclinD-1（-），TDT（-），CD138 少数（+），EMA 少数（+），Ki67（+）约 30%，Bcl-2 少数（+）。网染：局灶区网状纤维轻度增生。

骨髓流式细胞学检查：CD45/SS 散点图中，B 区域中的细胞 CD45 强表达 SS 低（疑为淋巴细胞），约占 33.7%，CD19$^+$ 29.1%，CD3$^+$ 70.2%，CD2$^+$ 77.6%，B 区域中以 CD19$^+$ 细胞群设门分析，免疫表型为：CD10$^+$ 70.7%，CD20$^+$ 69.6%，CD22 dim 98%，CD23$^+$ 38%，CD5$^+$ 4%，样本中存在幼稚 B 细胞，免疫表型为 CD19（+）CD10（+），约占白细胞总数的 2.9%。PET-CT 检查示淋巴瘤全身多发病灶，并已累及骨髓。因此考虑分期为 ⅣA 期。给予利妥昔单抗（剂量为 375 mg/m^2/BSA（体表面积），静脉给入，每周一次，22 天的疗程内共给药 4 次）+化疗（方案为 CHOP 方案：CTX800 mg d$_1$+长春地辛 3 mg d$_1$+里葆多 20 mg d$_1$+泼尼松 60 mg d$_{1\sim5}$），同时注意护肝护胃止吐水化碱化治疗。

3. 最终诊断

非霍奇金淋巴瘤（滤泡性）ⅣA 期。

三、病例分析

1. 病史特点

（1）患者，女，17 岁。

（2）本次因发现颈部肿块起病，病程 1 月余。

（3）无局部红肿、疼痛史，无发热、盗汗、消瘦，无贫血、感染、出血等症状。

（4）既往无毒物接触史。否认家族中类似疾病史。

（5）查体：右侧颈部锁骨上可及一直径约 3 cm×4 cm 大小肿块，质中，活动可，与周围组织边界清。无贫血貌，口唇无苍白，全身无瘀斑及出血点。肝脾肋下未及。

2. 诊断与诊断依据

（1）诊断：非霍奇金淋巴瘤（滤泡性）ⅣA 期。

（2）诊断依据：①症状和体征：发现颈部肿块；查体：右侧颈部锁骨上可及一直径约 3 cm×4 cm 大小肿块，质中，活动可，无压痛，与周围组织边界清；②颈部 B 超示左侧颈部实性结节（肿大淋巴结）；③左颈部淋巴结病理报告示：淋巴结非霍奇金性 B 细胞性淋巴瘤（滤泡型），Ⅰ 级。免疫组化：LCA（+），CD20（+），CD19（+），肿瘤性滤泡：CD10（+），Bc12（+），Bc16（+），CD3、CD5 反应性 T 细胞（+），CD21（-），CD23 滤泡树突细胞（+），CD43（-），cyclin-D1（-），cyclinD3（-），CD15（-），CD30 少量

（＋），EMA（－），AE1/AE3（－），CEA（－），UCHL－1（±），ki－67 肿瘤性滤泡约 80%（＋）；④染色体检查：t（14;18）（q32;q21）染色体异位；⑤骨髓穿刺＋活检术，结果示：考虑 B 淋巴细胞淋巴瘤累及骨髓；⑤PET－CT 检查示淋巴瘤全身多发病灶，并已累及骨髓。

3. 鉴别诊断

（1）慢性淋巴细胞白血病：外周血 B 淋巴细胞绝对值≥5×10⁹/L，且≥3 个月；流式细胞术显示克隆性 B 细胞并符合 CLL 的表型特点［CD19（＋），CD5（＋），CD22^{dim}，sIg^{dim}，CD23（＋），FMC7（－）］；典型细胞形态类似成熟小淋巴细胞，也可比正常淋巴细胞稍大，胞质明显但量少、均匀、嗜碱性、无颗粒；胞核和胞质边缘规则或者有轻度肾形；核/质比高；核染色质致密或呈块状。

（2）套细胞淋巴瘤：是非霍奇金淋巴瘤的一种。瘤细胞由小到中等大小的淋巴细胞组成，核型轻微至明显不规则。或有核裂，染色质中度稀疏，核仁不明显，细胞质稀少。和滤泡型淋巴瘤免疫表型一样，表现为 CD20（＋），但 CD5（＋）、CD10（－）、cyclin D1 合成和表达过度而滤泡型淋巴瘤则为 CD5（－）、CD10（＋）、cyclinD1（－）。绝大多数有 t（11;14）（q13;q32）染色体异位，滤泡型则为 t（14;18）（q32;q21）染色体异位。

（3）弥漫大 B 淋巴瘤：DLBCL 是非霍奇金淋巴瘤中最常见的一种类型，以中老年人常见，男性居多，占成人 NHL 的 30%～40%，在临床表现和病理形态上都具有明显的异质性。多以浅表淋巴结肿大为首发，易伴随胃肠道受累，生发中心 B 细胞型患者多伴 Ki－67，BCL－6 等阳性表达，和滤泡型淋巴瘤一样表达 CD20，但不表达其他淋巴细胞抗原如 CD3、CD10、CD5 和 CD23。染色体易位类型较多。

四、处理方案及基本原则

（1）化疗：患者淋巴瘤为滤泡淋巴瘤，属于低度恶性，但考虑到免疫组化示 ki－67 肿瘤性滤泡约 80%（＋），且为 ⅣA 期，化疗方案参考中度恶性（弥漫大 B）化疗方案，采用美罗华（利妥昔单抗）＋CHOP 方案治疗。

（2）对症支持治疗：化疗期间予护肝、护胃、止吐水化碱化治疗，减少化疗副反应。

五、要点及讨论

淋巴瘤是一组起源于淋巴组织的常见恶性肿瘤，其发生大多与免疫应答过程中淋巴细胞增殖分化产生的某种免疫细胞恶变有关，是免疫系统的恶性肿瘤。其典型临床表现是淋巴结无痛性进行性增大，可局部发生，也可累及全身多处淋巴结。部分病例可伴有全身症状，如发热、盗汗、贫血等。按组织病理学改变，淋巴瘤可分为霍奇金淋巴瘤（Hodgkin lymphoma，HL）和非霍奇金淋巴瘤（non-Hodgkin lymphoma，NHL）两大类。

HL 是一种 B 细胞淋巴瘤，主要起源于生发中心，主要累及淋巴结、脾、肝脏和骨髓。特点是淋巴结进行性肿大，典型的病理特征是 RS（Reed-Stemberg）细胞存在于不同类型反应性炎细胞的特征背景中，并伴有不同程度纤维化。根据病理学特征，WHO 将淋巴瘤分为结节性淋巴细胞为主型霍金奇淋巴瘤（NLPHL）和经典霍金奇淋巴瘤（CHL）两大类。其中 CHL 又分为结节硬化型、混合细胞性、富含淋巴细胞型、淋巴细胞消减型 4 种亚型。

NHL 最常见的临床表现是颈部、腋下或腹股沟淋巴结肿大，受累及淋巴结质地韧、无触痛。WHO 淋巴肿瘤分类方案结合了形态学、免疫学、遗传学和临床的特征，将 NHL 分为 B 细胞肿瘤、T/NK 细胞肿瘤两大类。其中比较常见的淋巴瘤亚型有：①弥漫性大 B 细胞淋巴瘤；②边缘区淋巴瘤；③滤泡性淋巴瘤；④套细胞淋巴瘤；⑤Burkitt 淋巴瘤/白血病；⑥血管免疫母细胞 T 细胞淋巴瘤；⑦间变性大细胞淋巴瘤;⑧外周 T 细胞淋巴瘤(非特异性);⑨蕈样肉芽肿/S 样 zary 综合征等。

HL 和 NHL 的临床分期目前均采用经过 Cotswold 修订的改良 Ann Arbor 分期系统,将淋巴瘤分为 I～IV 期。I 期:累及单个淋巴结区域(I)或局灶性单个淋巴结外器官(I_E);II 期:在膈肌同侧的两组或多个淋巴结区域(II)或局灶性淋巴结外淋巴组织和一个或多个淋巴结区域(II_E);III 期:累及横隔上下的淋巴结区域(III)或伴有局灶性的节外淋巴组织(III_E),或累及脾脏(III_s)以及脾和淋巴结外器官均受累(III_ES);IV 期:弥漫性(多灶性)一个或多个淋巴结外器官受累,伴或不伴淋巴结受累。

淋巴瘤易于和各种淋巴细胞增生性疾病混淆,如免疫刺激反应所致的不典型淋巴细胞增生和非淋巴瘤的淋巴细胞增殖性疾病。可出现 B 细胞和 T 细胞弥漫增殖伴滤泡增生,有淋巴结肿大和淋巴结病变。本身有 HL 和 NHL 之分,NHL 又有多种类型。这些都需要通过病理活检、免疫学和分子生物学检查明确诊断。如不能明确诊断需密切随访、观察,必要时多次活检,进行病理学、免疫学和分子生物学检查。

临床上也把淋巴瘤归为前体淋巴组织肿瘤,即 B 淋巴母细胞性白血病/淋巴瘤和 T 淋巴母细胞性白血病/淋巴瘤。病变累及淋巴结或其他实体组织,形态学和免疫学改变与急性 T 或 B 淋巴细胞白血病幼稚细胞相同。如果淋巴结病变明显而骨髓病变较轻或未累及骨髓时归为淋巴母细胞性淋巴瘤;当骨髓中肿瘤细胞比例大于 25% 时则归为淋巴细胞白血病。

本病例为滤泡性淋巴瘤,是生发中心淋巴瘤。该肿瘤由小裂细胞和大细胞以不同比例构成滤泡型生长,为 B 细胞来源,CD10$^+$、Bcl-6$^+$、Bcl-2$^+$,存在 t(14;18)。滤泡性淋巴瘤老年多发,最常见的表现是无痛性淋巴结肿大,常有脾和骨髓累及,大多数患者没有发热、盗汗,或体重减轻。治疗上根据不同的病程分期选择 CHOP 方案(环磷酰胺、阿霉素、长春新碱、泼尼松)、R-CHOP 方案(利妥昔单抗+CHOP)和 R-CVP 方案(利妥昔单抗+环磷酰胺、长春新碱、泼尼松)等。

六、思考题

(1) 淋巴瘤如何分期?

(2) 常见淋巴瘤(如套细胞淋巴瘤、滤泡细胞淋巴瘤)的流式免疫表型的特点?

七、推荐阅读文献

[1] 陈灏珠,林果为,王吉耀,主编. 实用内科学[M]. 14 版. 北京:人民卫生出版社,2013:2425-2436.

[2] 葛均波,徐永健. 内科学[M]. 8 版. 北京:人民卫生出版社,2013:593-619.

(李　莉)

骨髓增生异常综合征

一、病历资料

1. 现病史

患者,女性,62岁,因"发现全血细胞减少3月余"就诊。患者3月余前因尿路感染查血常规:WBC 4.1×10⁹/L, RBC 2.1×10¹²/L, Hb 100 g/L, PLT 72×10⁹/L,3月前复查血常规三系均较前下降,考虑尿路感染应用抗生素所致,予停用,2月前再次复查血常规:WBC 4.8×10⁹/L, RBC 2×10¹²/L, Hb 107 g/L, PLT 55×10⁹/L,遂就诊于本市三甲医院血液科,1.5月前外院骨髓细胞学检查:骨髓象增生欠活跃,造血细胞有不同程度病态造血表现,可见3.5%原粒细胞。染色体检查提示克隆性异常。流式细胞术检测:骨髓有核细胞少,可见4%原幼髓细胞。予口服十一睾酮、沙利度胺治疗后效果不佳。2周前复查血常规:WBC 2.8×10⁹/L, RBC 2×10¹²/L, Hb 101 g/L, PLT 50×10⁹/L,病程中患者觉乏力,无发热,无咳嗽、咳痰,无皮下瘀斑,无鼻衄,现患者为进一步诊治收入我科。患者此次发病以来,二便可,睡眠佳,饮食差,体重无明显变化。

2. 既往史

否认肝炎、肺结核等传染病史。否认高血压病史、糖尿病史。否认输血史和手术外伤史。否认病毒性肝炎史,无吸烟、饮酒史。主诉青霉素过敏史。家族史:其父有高血压史,否认肿瘤家族史。

3. 体格检查

T 36.2℃,P 90次/min,BP 139 mmHg/78 mmHg,R 18次/min。患者神清,呼吸平稳,皮肤略苍白,皮肤巩膜无黄染,浅表淋巴结未触及肿大,颈软,气管居中,甲状腺无肿大。双肺呼吸音清,未及干湿啰音。心律齐,各瓣膜区未闻及病理性杂音。腹平软,无压痛、反跳痛,肝脾肋下未及,移动性浊音(一),肾区叩击痛阴性。双下肢无水肿。神经系统检查未见异常。

4. 实验室和影像学检查

(1)血常规:WBC 2.38×10⁹/L, N 28.7%, RBC 3.16×10¹²/L, Hb 94 g/L, MCV 110.2 fl, PLT 34×10⁹/L, Ret 1.28%。

(2)生化常规、凝血常规检查:正常。

(3)肿瘤指标:AFP、CEA、CA-199:均正常。

(4)外院骨髓细胞学检查:粒系增生活跃,偶见巨幼样变、双核粒细胞。AKP积分:91分/50N.C,红细胞系增生偏低,成熟红细胞形态大小不一,巨细胞系增生活跃,以颗粒巨细胞为主,偶见多圆巨细胞,血小板散在可见,片中原始细胞占6.5%。诊断意见:骨髓增生异常综合征(MDS-RAEB-Ⅰ型)之骨髓象。

（5）骨髓流式：CD7(＋)，CD34(＋)，CD117(＋)，CD33(＋)，CD13(＋)，CD38(＋)，HLA－DR(＋)，CD45 dim。

（6）染色体：46XX，＋del(3)(p21)，－5，－13，＋mar1[12]/46，idem，－7，＋8，－14，－17，－19，＋mar2，＋mar3，＋mar4[2]/46XX[5]。

二、诊治经过

1. 初步诊断

骨髓增生异常综合征（MDS）。

2. 诊治经过

入院后完善相关检查，复查骨髓穿刺，骨髓涂片示 MDS－RAEB－Ⅰ型之骨髓象，原始细胞 6.5％，根据外院染色体核型分析，评估为中危-2期，排除禁忌证后于入院第 5 天开始予地西他滨单药治疗（地西他滨 34 mg/天，d1－3），辅以护胃、预防出血等治疗，地西他滨治疗第 3 天，患者诉尿频、尿急、尿痛，考虑尿路感染，予抗感染治疗后好转。血象逐渐改善，予以出院。

3. 最终诊断

骨髓增生异常综合征（RAEB-Ⅰ中危 2 期）。

三、病例分析

1. 病史特点

（1）患者，女性，62 岁，因"发现全血细胞减少 3 月余"入院。

（2）患者 3 月余前发现全血细胞减少，伴轻度乏力，无恶心、呕吐，无发热。血常规：WBC 4.1×10^9/L，RBC 2.1×10^{12}/L，Hb 100 g/L，PLT 72×10^9/L，定期复查血常规，血象逐渐下降。

（3）体格检查：患者神清，体温、血压和心率正常，脉搏偏快。皮肤略苍白，巩膜无黄染，皮肤未见明显皮疹、出血点。双肺呼吸音清，未闻及啰音，心律齐。腹平软，肝、脾肋下未及。

（4）实验室检查：血常规：WBC 2.38×10^9/L，N 28.7％，RBC 3.16×10^{12}/L，Hb 94 g/L，MCV 110.2 fl，PLT 34×10^9/L。外院骨髓细胞学检查：骨髓象增生欠活跃，造血细胞有不同程度病态造血表现，可见 3.5％原粒细胞。我院复查骨穿涂片：粒细胞系增生活跃，偶见巨幼细胞样变、双核粒细胞。红细胞系增生偏低，成熟红细胞形态大小不一，巨系增生活跃，以颗粒巨细胞为主，偶见多圆巨细胞，血小板散在可见，髓片中原始细胞 6.5％，外周血片原始细胞 3％。诊断意见：MDS－RAEB Ⅰ型之骨髓象。染色体：46XX，＋del(3)(p21)，－5，－13，＋mar1[12]/46，idem，－7，＋8，－14，－17，－19，＋mar2，＋mar3，＋mar4[2]/46XX[5]。

2. 诊断与诊断依据

骨髓增生异常综合征（RAEB-Ⅰ中危 2 期）：患者因"发现全血细胞减少 3 月余"入院，体检皮肤略苍白，巩膜无黄染，皮肤未见明显皮疹、出血点。实验室检查：血常规：WBC 2.38×10^9/L，N 28.7％，RBC 3.16×10^{12}/L，Hb 94 g/L，MCV 110.2fl，PLT 34×10^9/L。骨髓细胞学检查：粒细胞系增生活跃，偶见巨幼细胞样变、双核粒细胞。AKP 积分：91 分/50N.C，红细胞系增生偏低，成熟红细胞形态大小不一，巨细胞系增生活跃，以颗粒巨细胞为主，偶见多圆巨细胞，血小板散在可见，髓片中原始细胞占 6.5％。诊断意见：MDS－RAEB Ⅰ型之骨髓象。染色体检查提示多克隆异常，建议复查核型。故 MDS-RAEB Ⅰ型诊断明确。

3. 鉴别诊断

（1）急性髓细胞白血病（AML）：两者均属髓系细胞的克隆性疾病，区别主要根据骨髓中原始细胞数量，WHO 分型将两者的界限定于 20%，≥20% 即为 AML。

（2）再生障碍性贫血（AA）：AA 骨髓增生低下，通常不存在增生异常，如出现骨髓中两系或三系均有明显增生异常则支持 MDS 而不支持 AA。骨髓活检中若巨核细胞数量不减少且伴形态异常、病态改变，支持 MDS 而不支持 AA。存在 ALIP 者，或 CD34＋细胞增多者支持 MDS。凡出现克隆性染色体异常，应考虑 MDS。

（3）原发性骨髓纤维化（PMF）：部分 MDS 患者骨髓伴有轻至中度纤维组织增生，与 PMF 的区别在于 MDS 多有两至三系增生异常表现，外周血泪滴型红细胞不明显，无显著脾大。

四、处理方案及基本原则

MDS 在临床上是一组异质性疾病，不同类型的治疗不同，预后也有差异，治疗须注意个体化。治疗可归为 3 个方面：加强支持治疗、促进骨髓正常造血组织的功能、减少或清除造血组织中的异常克隆。

（1）对症支持治疗：目前，低危 MDS 最常采用的标准处理仍为支持疗法，包括临床、精神心理和生活质量的治疗以及输血。对反复输血、累积输血量＞8 000～12 000 ml 而预计生存期＞6 个月者，应同时应用铁螯合剂行祛铁治疗。

（2）低强度干预措施：包括雄激素、促红细胞生成素、粒细胞集落刺激因子、维 A 酸、免疫抑制剂、沙利度胺或来那度胺、甲基转移酶抑制剂（如地西他滨）、低剂量化疗等。

（3）高强度干预措施：如已接近或转 AML，可考虑地西他滨治疗、化疗，有供体者，年龄＜60 岁，可进行异体造血干细胞移植，也是迄今唯一能根治 MDS 的治疗措施。

五、要点及讨论

骨髓增生异常综合征（myelodysplastic syndrome，MDS）是由于全潜能干细胞水平上的恶性变化所致分化障碍的一组克隆性、异质性造血干细胞疾病。临床以病态发育的血细胞形态学、细胞遗传学异常、多数病例中有原始细胞数的增多和血细胞减少症的存在为主要特征。

1. MDS 发病的危险因素

（1）遗传因素：某些人群存在易感性，染色体、基因不稳定性。

（2）电离辐射：直接或间接诱致 DNA 断裂，进而引起染色体异常和缺失、基因突变。

（3）药物因素：例如使用烷化剂可明显提高染色体着丝点断裂，易感人群危险性增高。

（4）化学因素：原本健康而接触苯的工作人员可显示相同类型的细胞遗传学异常。

（5）食品因素：食品是各种癌症最重要的危险因素之一。已知酚和氢醌可经直接与间接方式由食物衍生，而众多食品和饮料中均富含酚和氢醌，致 MDS 发生的危险性增高。

2. MDS 的诊断条件

（1）临床表现常以贫血为主，可兼有发热或出血。初期可无症状。

（2）外周血一系或多系减少。

（3）骨髓有核细胞常增多，髓系细胞一系或多系呈发育异常的病态造血形态学表现。

（4）能除外叶酸或维生素 B_{12} 缺乏、重金属中毒、微小病毒 B19 或 HIV 病毒感染、应用粒细胞集落刺激因子等引起的非克隆性血细胞发育异常等因素。

（5）以下实验室检查结果有助于诊断本病。

① 骨髓组织切片显示造血细胞空间定位紊乱，或 ALIP（＋）。

② 有非随机性－5/5q－、－7/7q－、＋8、20q－等 MDS 常见的核型异常。

③ 血细胞克隆性分析提示单克隆造血。

④ 造血细胞存在基因突变，如 TET2、DNMT3A、TP53、SF3B1 等。

3. MDS 的 WHO 分型(2008 年)(见表 49－1)：

表 49－1　骨髓增生异常综合征 WHO 分型(2008 年)

分型	外周血	骨髓
难治性贫血伴单系病态造血(RCUD)	1 系或 2 系血细胞减少[1]	1 系病态造血：病态造血的细胞占该系细胞 10％或以上
难治性贫血(RA)	原始细胞无或少见	原始细胞＜5％
难治性中性粒细胞减少(RN)	(＜1％)[2]	环状铁粒幼细胞＜15％
难治性血小板减少(RT)		
难治性贫血伴环状铁粒幼细胞(RARS)	贫血	环状铁粒幼细胞≥15％
	无原始细胞	仅红系病态造血
		原始细胞＜5％
难治性血细胞减少伴多系病态造血(RCMD)	血细胞减少	≥2 系病态造血的细胞≥10％
	原始细胞无或少见(＜1％)[2]	原始细胞＜5％
	无 Auer 小体	无 Auer 小体
	单核细胞＜1×10⁹/L	±环状铁粒幼细胞≥15％
难治性贫血伴原始细胞增多－1(RAEB－1)	血细胞减少	1 系或多系病态造血
	原始细胞＜5％[2]	原始细胞 5％～9％[2]
	无 Auer 小体	无 Auer 小体
	单核细胞＜1×10⁹/L	
难治性贫血伴原始细胞增多 2(RAEB－2)	血细胞减少	1 系或多系病态造血
	原始细胞 5％～19％	原始细胞 10％～19％
	有或无 Auer 小体[3]	有或无 Auer 小体[3]
	单核细胞＜1×10⁹/L	
MDS－未分类(MDS－U)	血细胞减少	各系病态造血细胞＜10％，伴细胞遗传学异常可拟诊 MDS
	原始细胞≤1％[2]	原始细胞＜5％
MDS 伴单纯 5q－	贫血	分叶减少的巨核细胞正常或增多
	血小板正常或升高	原始细胞＜5％
	原始细胞无或少见(＜1％)	细胞遗传学异常仅见 5q－
		无 Auer 小体

注：1. 2 系血细胞减少偶见，全血细胞减少应诊断为 MDS－U。

　　2. 如果骨髓中原始细胞＜5％，外周血中 2％～4％，则诊断为 RAEB－1。如 RCUD 和 RCMD 患者外周血原始细胞为 1％，应诊断为 MDS－U。

　　3. 伴有 Auer 小体，原始细胞在外周血中＜5％，骨髓中＜10％，应诊断为 RAEB－2

4. MDS 的预后评估(见表 49 - 2)

表 49 - 2　国际预后评分系统(IPSS)(1997 年)

预后变量	标准	积分
骨髓原始细胞	$<5\%$	0
	$5\%\sim10\%$	0.5
	$11\%\sim20\%$	1.5
	$21\%\sim30\%$	2.0
染色体核型	好[正常,－Y,del(5q),del(20q)]	0
	中度(其余异常)	0.5
	差[复杂(≥3 个异常)或 7 号染色体异常]	1.0
血细胞减少*	没有或 1 系	0
	2 系或 3 系	0.5

注：$N_\# < 1.5 \times 10^9/L$，$Hb < 100\ g/L$，$PLT < 100 \times 10^9/L$。

六、思考题

(1) 骨髓增生异常综合征的 WHO 分型是怎样的?

(2) 骨髓增生异常综合征需要与其他哪些疾病进行鉴别诊断?

(3) 骨髓增生异常综合征的诊断条件有哪些?

(4) 骨髓增生异常综合征的预后评估因素有哪些?

七、推荐阅读文献

[1] 肖志坚,郝玉书. 骨髓增生异常综合征的诊断和治疗[J]. 中华血液学杂志,2004,25(1)：61 - 62.

[2] 张之南,沈悌. 血液病诊断及疗效标准[M]. 3 版. 北京：科学出版社,2007：157 - 163.

[3] 林果为,欧阳仁荣,陈珊珊,等. 现代临床血液病学[M]. 上海：复旦大学出版社,2013：907 - 933.

[4] Bennett J M. Catovsky D, Daniel M T, et al. Proposol for the classification of the myelodysplastic syndromes [J]. Br J Haematol, 1982,51(2):189 - 199.

[5] Vardiman JW, Harris NL, Brunning RD. The World Health Organizationg (WHO) classification of the myeloid neoplasms [J]. Blood, 2002,100(7):2292 - 2302.

(严泽莹　陈　钰　王学锋)

案例 50

血小板无力症

一、病历资料

1. 现病史

患者,女性,9岁,因"自发性鼻出血,常规按压止血无效一周余"就诊。患者自发性鼻出血不止,按压无效一周余。外院查血常规和凝血筛选指标显示,血小板计数正常,APTT、PT、TT 和 Fib 正常,肝功能正常。现为求进一步诊治,至我院就诊,门诊拟"凝血异常"收治入院。

追问病史,患者自幼有自发性鼻出血伴牙龈出血,皮下有针尖状出血点,易起瘀斑。换牙时及外伤处出血难止。半年前出现过血尿。

2. 既往史

有自发性出血史和输血史,否认肝炎、肺结核等传染病史。否认到病毒性肝病疫区史,否认肝病患者接触史。家族史:父母系近亲婚配,父母双方皆无自发性出血史。其弟 2 岁时因脑出血死亡。

3. 体格检查

T 36.8℃,P 72 次/min,R 15 次/min,BP 110 mmHg/60 mmHg。神志清,精神可,言语清楚。皮肤巩膜无黄染,四肢及颈部有明显针尖状出血点和瘀青。浅表淋巴结未触及肿大,颈软,气管居中,甲状腺无肿大。双肺呼吸音清,未及干湿啰音。心律齐,各瓣膜区未闻及病理性杂音。腹平软,无压痛、反跳痛,肝肋下 2 指,脾肋下未及,移动性浊音(一),肾区叩击痛阴性。双下肢无水肿。神经系统检查未见异常。

4. 实验室和影像学检查

(1) 血常规:WBC 8.30×10^9/L, N 37.3%, L 53.1%, RBC 4.36×10^{12}/L, Hb 106 g/L, PLT 224×10^9/L。

(2) 凝血常规:APTT 29.0 s, PT 12.5 s, INR 1.06, TT 18.9 s, Fg 2.8 g/L, FDP 3.2 μg/ml, D - Dimer 0.23 μg/ml。

(3) 血小板功能测定仪(PFA - 200)闭孔时间:胶原/ADP 诱导>300 s,胶原/肾上腺素诱导>300 s。BT>20 min。血涂片显示血小板散在分布,无聚集。血小板聚集:ADP 诱导聚集 6.0%(1 min)、8.0%(5 min)、10.0%(最大值),花生四烯酸(AA)诱导聚集 5.0%,肾上腺素(EPI)诱导聚集 4.0%,胶原(Coll)诱导聚集 7.0%,瑞斯托霉素(Ris)诱导聚集 59.0%。

(4) 血块退缩试验:血块退缩不良。

(5) 流式细胞术检测血小板 GPⅡb~GPⅢa:CD41 0.4%,CD61 0.6%。

(6) 心电图、X 线胸片:无明显异常。

二、诊治经过

1. 初步诊断

血小板无力症。

2. 诊治经过

患者入院后,经耳鼻喉科会诊,排除了鼻腔局部原因。对患者进行编码 GPⅡb 蛋白的 ITGA2B 基因和编码 GPⅢa 蛋白的 ITGB3 基因的所有外显子及其侧翼序列测序结果,发现 ITGA2B g. 14 502C>T, p. R584X 纯合无义突变,其父母分别是该突变的携带者。结合家族史近亲结婚史,进一步确证了"遗传性血小板无力症"的诊断。通过输注血小板 1 IU 最终使患者止血。

3. 最终诊断

遗传性血小板无力症。

三、病例分析

1. 病史特点

(1) 患者,女性,9 岁,因"自发性鼻出血"一周入院。

(2) 自发性鼻出血,且出血难止。检查发现血小板计数正常,常规凝血筛查试验正常,肝功能正常。过去史,患者自幼有自发性鼻出血伴牙龈出血,皮下有针尖状出血点,易起瘀斑。落牙时及外伤处出血难止,半年前出现过血尿。

(3) 父母近亲婚配史,其弟 2 岁时因脑出血死亡。

(4) 体格检查:四肢及颈部有明显针尖状出血点和瘀青。

(5) 实验室检查:血小板计数正常,血涂片显示血小板散在分布,血小板功能检测仪示闭孔时间延长,多种血小板活化诱导剂显示血小板聚集功能下降,瑞斯托霉素(Ris)诱导血小板聚集正常;血块退缩不良;血小板 CD41、CD61 明显下降。发现患者 ITGA2B g. 14 502C>T, p. R584X 纯合无义突变,其父母分别是该突变的携带者。

2. 诊断与诊断依据

(1) 诊断:血小板无力症。

(2) 诊断依据:患者因"自发性鼻出血"入院,自幼有自发性出血史。父母系近亲婚配。其弟 2 岁时因脑出血死亡。体检四肢及颈部有明显针尖状出血点和瘀青。实验室检查:血小板计数正常,血涂片显示血小板散在分布,血小板功能检测仪示闭孔时间延长,多种血小板活化诱导剂显示血小板聚集功能下降,瑞斯托霉素(Ris)诱导血小板聚集正常;血块退缩不良;血小板 CD41,CD61 明显下降。发现患者 ITGA2B g.14 502C>T, p. R584X 纯合无义突变,其父母分别是该突变的携带者。

3. 鉴别诊断

血小板无力症的临床表现复杂多样,临床上应重点和以下几类出血性疾病相鉴别:

(1) 血小板减少症:血小板功能缺陷与血小板减少引起的症状相似,两者需要通过血小板计数进行鉴别。

(2) 血友病:血友病的患者绝大多数是男性,血小板无力症患者没有性别的差异;血小板无力症以黏膜出血为主,但一般无关节、肌肉出血,这点有助于同血友病相鉴别;此外,血友病患者 APTT 明显延长,FⅧ:C/FⅨ:C下降,而血小板无力症患者 APTT 和凝血因子活性基本正常。

(3) 血管性血友病(vWD):vWD 患者一般 vWF:Ag/vWF 瑞斯托霉素辅因子活性有不同程度的下降,瑞斯托霉素诱导的血小板聚集下降而其他诱导剂诱导的血小板聚集试验正常。血涂片血小板散在分布不聚集,多种诱导剂均无法诱导期聚集,血小板 CD41,CD61 下降或缺乏则是血小板无力症的特点。

(4) 无纤维蛋白原血症:遗传性无纤维蛋白原血症除了黏膜出血之外,可有脐带出血、腹腔内出血、肌肉出血等临床表现,可通过检测血浆纤维蛋白原进行鉴别。

(5) 灰色血小板综合征:部分灰色血小板综合征有血块退缩不良,但血小板聚集功能基本正常,血浆中无血小板 α 颗粒分泌的蛋白。

(6) 致密颗粒缺陷症:致密颗粒缺陷症患者的血小板二相聚集异常,但血块退缩正常,遗传方式为常染色体显性遗传。

四、处理方案及基本原则

通常,血小板无力症患者不需要进行治疗。但在进行手术、发生自发性出血或损伤后控制出血时需要进行输注血小板治疗。

(1) 日常预防:避免进行剧烈体育活动和尽量避免外伤;避免使用阿司匹林为代表的非甾体类抗炎药物。

(2) 治疗原则:首先采用常规止血方法或联合使用抗纤溶疗法。包括按压止血、使用纤维蛋白胶和局部凝血酶。抗纤溶药物包括氨甲环酸和氨基己酸。有血尿表现的患者应避免使用抗纤溶药物,以免尿道中血块沉积;有血栓高风险的患者也应谨慎使用抗纤溶药物。常规方法处置无效,可以输注单采血小板。

(3) 对症治疗:对于轻中度出血而言,使用常规止血方法和/或抗纤溶药物即可止血;月经过多患者应首选抗纤溶药物,其次单独使用黄体酮或联合使用黄体酮和雌激素,或输注血小板。当上述治疗均无法控制严重的月经过多时,可选择使用 rFⅦa。对于无意愿再怀孕的女性患者可对其采取手术治疗,如子宫切除术或子宫内膜去除术。

(4) 预防治疗:拔牙或小手术前单独使用抗纤溶药物或联合使用抗纤溶药物及 rFⅦa 可减少出血风险,大手术或顺产前输注血小板或联合使用抗纤溶药物及 rFⅦa 可预防术中或术后出血及产后出血。

五、要点及讨论

血小板无力症(Glanzmann's thrombasthenia, GT)是一种少见的常染色体隐性遗传性血小板功能缺陷性疾病。1918 年由瑞典儿科医师 Glanzmann 首先描述。其特点是由于血小板膜 GPⅡb(αⅡb、CD41)或/和 GPⅢa(β3、CD61)的数量或/和质量异常引起血小板对各种生理诱导剂的诱聚反应缺乏或明显降低。月经增多是女性患者最常见的症状,也是许多患者就诊的原因。患儿出生后就可表现皮肤紫癜,但通常不严重。面部紫癜、黏膜下出血可能是新生儿及婴儿的首发表现。鼻出血较为常见,也可是致命性的,一般青少年期后可自行减轻。长期慢性牙龈出血可引起缺铁性贫血。也可有间断性胃肠道出血,但出血部位常难以确定。关节积血和自发性颅内出血少见。外科手术及分娩后常有出血并发症,但妊娠本身并不增加出血风险。目前全世界共报道血小板无力症近 400 例,发病率为 1/1 000 000。

1. 血小板无力症的发病机理

血小板膜 GPⅡb 和 GPⅢa 均定位于 17q21～23。大部分基因异常累及 GPⅡb 和/或 GPⅢa 而引起 GPⅡb～GPⅢa 复合物的膜表达量缺乏或减少。GPⅡb 或 GPⅢa 中的任何一个发生缺陷均会引起复合物功能缺陷,其原因是①复合物执行功能需要结构的完整;②GPⅡb 和 GPⅢa 形成复合物可避免其在自合成部位转运到膜的过程中被蛋白水解酶降解。因此,当其中一个有缺陷或不能形成复合物时,另外一个也将很快被降解。生理诱导剂(如 ADP、肾上腺素、花生四烯酸、胶原等)通过正常的血小板 GPⅡb~GPⅢa 受体引起血小板聚集。所以当 GPⅡb~GPⅢa 有缺陷时血小板不能在血管损伤处形成血小板栓子,从而引起出血症状。

2. 血小板无力症的诊断标准

(1) 临床表现:自幼有出血症状,表现为中度或重度皮肤黏膜出血,可有月经量过多、外伤后出血不止。呈常染色体隐性遗传。

(2) 实验室检查:血小板计数正常,血涂片上血小板散在分布,无聚集;出血时间延长;血块退缩不良或正常;ADP,肾上腺素、胶原、凝血酶、花生四烯酸均不能诱导血小板聚集,但瑞斯托霉素诱导的血小板聚集正常或降低;血小板膜 GPⅡb~GPⅢa 有量或质的异常。

(3) 分型:血小板无力症分为Ⅰ、Ⅱ和Ⅲ型(变异型)(见表 50-1)。

表 50-1　血小板无力症分型

分型	GPⅡb~GPⅢa 含量	血小板聚集	血块退缩	血小板纤维蛋白原
Ⅰ型	<5%	缺如	不良	明显减少
Ⅱ型	5%~25%	减低	部分退缩	减少
Ⅲ型(变异型)	40%~100%	减低	正常或部分退缩	减少

3. 遗传性血小板无力症的常规检查

(1) 血小板计数:GT 是由于血小板功能异常导致的遗传性疾病,因此患者的血小板计数正常。

(2) APTT,PT 检测:APTT,PT 结果正常。

(3) 出血时间和血涂片检查:出血时间测定过程反映了皮肤毛细血管与血小板相互作用,包括血小板黏附、血小板活化和释放以及血小板聚集等反应。因此当血小板功能有缺陷时,出血时间可出现异常。正常人出血时间<10 min,若出血时间>20 min 且血涂片中血小板散在分布,无聚集,则提示 GT 可能,需进一步检查,以明确诊断。

(4) 血小板功能检测仪(PFA-200):对检测 GT 有高度敏感性。GT 患者的 PFA-200 检测闭孔时间均延长。

(5) 血小板聚集试验:对检测 GT 有高度的特异性。GT 患者的血小板对于 ADP、肾上腺素、胶原、凝血酶、花生四烯酸等诱导的血小板聚集无反应或反应降低,但对瑞斯托霉素诱导的血小板聚集反应正常或降低。

(6) 血小板 GPⅡb~GPⅢa 检测:在流式细胞术检测中,GT 患者的 CD41 和 CD61 水平通常显著下降或缺失,但在变异型 GT 患者中,CD41 和 CD61 的水平也可正常。基于 GPⅡb~GⅢa 含量可将 GT 分为 3 型:<5% 为Ⅰ型;5%~25% 为Ⅱ型;40%~100% 为Ⅲ型(变异型)。

(7) 基因诊断:基因检测是目前诊断 GT 的金标准,包括检测编码 GPⅡb 蛋白的 ITGA2B 基因和编码 GPⅢa 蛋白的 ITGB3 基因的所有外显子及其侧翼序列。目前已发现 329 种基因突变,其中 204 种突变位于 ITGA2B 基因,125 种突变位于 ITGB3 基因。大部分患者的双亲是近亲结婚,患者表现为纯合子。双亲为非近亲结婚的患者多表现为复合杂合子。

六、思考题

(1) 血小板无力症的主要临床表现是什么?

(2) 血小板无力症需要与其他哪些疾病进行鉴别诊断?

（3）血小板无力症的发病机理是怎样的，如何通过实验室检查来诊断血小板无力症？

七、推荐阅读文献

［1］王振义，李家增，阮长耿，等. 血栓与止血基础理论与临床［M］. 3 版. 上海：上海科学技术出版社，2004：278 - 284.

［2］王学锋，王鸿利. 血栓与止血的检测及应用［M］. 上海：上海世界图书出版公司，2002：106 - 164.

［3］Solh T，Botsford A，Solh M. Glanzmann's thrombasthenia：pathogenesis，diagnosis，and current and emerging treatment options ［J］. J Blood Med，2015，6：219 - 227.

［4］Nueden A T，Nurden P. Congenital platelet disorders and understanding of platelet function ［J］. Br J Haemotol，2014，165(2)：165 - 178.

［5］Nueden AT，Pillois X，Nueden P. Understanding the genetic basis of Glanzmann thrombasthenia：implications for treatment ［J］. Expert Rev Hematol，2012，5（5）：487 - 503.

（周景艺　王学锋）

原发性免疫性血小板减少症

一、病历资料

1. 现病史

患者,女性,58岁,因"发现皮肤瘀点瘀斑4月"就诊。患者于2012年7月无明显诱因下出现双侧腿部多发瘀点、瘀斑,并逐渐发展为全身散发性瘀斑。发病前无发热、咳嗽和腹泻等不适。7月31日至外院就诊,检查血常规示 WBC 7.7×10^9/L, Hb 120 g/L, PLT 4×10^9/L。遂予骨穿检查,骨髓细胞学检查提示符合ITP之髓象。给予甲强龙 80 mg/d 联合 IVIG 20 g/d×5 d 静脉滴注,以及止血等对症治疗。用药一周后,患者出血症状缓解,血小板回升至 304×10^9/L,故停用甲强龙,改用泼尼松 1 mg/(kg·d)口服并门诊随访。激素治疗4周后,血小板计数稳定,遂给予激素减量,减量过程中血小板呈进行性下降。当泼尼松减量至 40 mg/d 时,患者皮肤瘀点瘀斑再发,PLT 2×10^9/L↓。于10月3日来我院门诊就诊,再次给予激素(甲强龙 80 mg/d×3 d 后 40 mg/d×3 d 静滴)联合 IVIG(20/d×5 d,静滴)治疗后,血小板回升至 82×10^9/L,之后泼尼松 45 mg/d 口服并加用达那唑 0.4/d,血小板无升高,出血症状无改善,故输注单采血小板,并停用达那唑,改用硫唑嘌呤 50 mg bid 联合泼尼松 30 mg/d 口服。治疗并观察1月,患者出血症状无缓解,血常规检查提示 WBC 10.49×10^9/L, Hb 115 g/L, PLT 1×10^9/L。为进一步诊治入院。患者病程中无发热,无关节疼痛,无腹痛、便血,无口腔溃疡,无面部红斑及光敏,无咳嗽咳痰,无明显胸闷气促,夜间能平卧。

2. 既往史

既往史:患者于20多岁起便有碰撞后易出血、易青紫,未重视,未就诊。传染病史:否认肝炎、结核等传染病史。预防接种史:随社会。输血史:有。过敏史:否认。个人史:生长于原籍,否认疫水疫区接触史,自述年轻时曾从事电镀工人作业,有毒害气体接触史8年,具体气体种类不详。婚育史:已婚育,育有一子,体健。月经史:已绝经。家族史:否认相关家族遗传病史。

3. 体格检查

T 36.8℃,P 98次/min,R 20次/min,BP 120 mmHg/90 mmHg。专科情况:神清,精神一般,发育正常,营养可,卧床,呈库欣面容,查体合作,对答切题。全身散在瘀点瘀斑,结膜无出血,口腔无血疱。皮肤巩膜无黄染,浅表淋巴结未触及肿大,颈软,气管居中,甲状腺无肿大。双肺呼吸音粗,未及干湿啰音。心律齐,各瓣膜区未闻及病理性杂音。腹平软,无压痛、反跳痛,肝脾肋下未及,移动性浊音(一),肾区叩击痛阴性。双下肢无水肿。神经系统检查未见异常。

4. 实验室和影像学检查

(1) 血常规:WBC 10.49×10^9/L, Hb 115 g/L, PLT 1×10^9/L。

（2）凝血功能：APTT 41.1 s，PT 10.1 s，INR 0.84，TT 25.30 s，Fg 1.7 g/L，FDP 0.4 mg/L，D-二聚体 0.26 mg/L。血管性血友病因子 269.3%。

（3）肿瘤指标：CA125，CA19-9，CA15-3，CA242，CEA，AFP 等均在正常范围。

（4）自身抗体：抗心磷脂 IgG 2.7GPL/ml，IgM<2 MPL/ml。抗双链 DNA IgG 3.6 IU/ml，抗核抗体阴性，抗 RNP/Sm 抗体阴性，抗 Sm 抗体阴性，抗 SSA 抗体阴性，抗 SSB 抗体阴性，抗 SCL-70 抗体阴性，抗 Jo-1 抗体阴性，P-ANCA 阴性，C-ANCA 阴性，抗中性粒细胞胞浆抗体靶抗原（PR3）阴性，抗中性粒细胞胞浆抗体靶抗原（MPO）阴性。

（5）病毒：HBsAg 阴性，HBsAb 阳性，HBeAg 阴性，HBeAb 阴性，HBcAg 阴性，HBcAb IgM 阴性，HBV DNA（PCR）<1.00×10³ IU/ml，梅毒螺旋体 RPR 阴性，抗梅毒螺旋体抗体 0.11，HCV 抗体阴性，HIV 抗体阴性。

（6）腹部 B 超：肝脾无肿大，未见占位性病灶。

（7）骨髓细胞学检查：有核细胞增生明显活跃，粒红比倒置。粒系增生活跃，红巨二系明显增生。巨系伴成熟障碍，血小板散在少见。外周血片可见幼粒幼红细胞。骨髓病理活检：多数区域骨小梁间少量造血细胞，局部见骨小梁间造血细胞三系增生活跃+，未见明显幼稚细胞。

（8）骨髓细胞免疫学标记（流式细胞术）：未见克隆性淋巴细胞增殖。

（9）胸部 CT：未见异常。

二、诊治经过

1. 初步诊断

原发性免疫性血小板减少症。

2. 诊治经过

患者入院后予以完善相关检查，排除引起血小板减少的继发原因，诊断为原发性免疫性血小板减少症。予以糖皮质激素减量并联合环孢素 100 mg bid，口服治疗。2 周后，患者出血症状明显好转，没有新发出血病灶，血细胞分析结果显示，WBC 12.35×10⁹/L，Hb 120 g/L，PLT 180×10⁹/L，遂出院，门诊继续随访。1 月后停用激素，3 月后环孢素减量，治疗 6 个月后停用环孢素，患者血小板计数稳定在正常范围。

3. 最终诊断

原发性免疫性血小板减少症。

三、病例分析

1. 病史特点

（1）患者，女性，58 岁，因"皮肤瘀点瘀斑 4 月"入院。

（2）患者反复皮肤黏膜出血，血小板计数重度减少，血红蛋白降低。

（3）体格检查：全身散在瘀点瘀斑，肝脾肋下未及。

（4）实验室检查：WBC 10.49×10⁹/L，Hb 115 g/L，PLT 1×10⁹/L。

2. 诊断与诊断依据

原发性免疫性血小板减少症：患者因"皮肤瘀点瘀斑 4 月"入院，体检发现患者呈库欣面容，全身散在瘀点瘀斑，浅表淋巴结未及肿大，肝脾肋下未及。实验室检查：WBC 10.49×10⁹/L，Hb 115 g/L，PLT 1×10⁹/L，自身抗体（-），病毒（-），肿瘤指标（-），骨髓检查提示符合 ITP 之髓象。故该诊断首先考虑。

3. 鉴别诊断

原发性免疫性血小板减少症的诊断是一种排除性诊断,需要排除其他引起血小板减少的原因后才能做出诊断。引起血小板减少的原因有多种,主要可以归纳为以下几类:

（1）假性血小板减少:在进行血小板计数检查时,有些被检测者的血小板对 EDTA 抗凝剂出现反应,在体外出现血小板凝块,使得血小板计数低于正常值,改用枸橼酸等其他抗凝剂可以纠正这个问题。

（2）药源性血小板减少:药物性的血小板减少一般发生在初次用药后的 $5\sim7$ 天,间断使用药物时症状出现得更快。在住院患者中,肝素是最常引起血小板减少的药物。其他可以引起血小板减少的药物如①抗肿瘤化疗药:都可以引起血小板减少,常用的如环磷酰胺(CTX)、甲氨蝶呤(MTX)、5-氟尿嘧啶、阿糖胞苷、依托泊苷(VP-16)等;②解热镇痛药:氨基比林、保泰松、阿司匹林、水杨酸钠、吲哚美辛等;③镇静、安眠、抗惊厥药:苯妥英钠、苯巴比妥、安定;④抗生素:头孢菌素、青霉素、链霉素、磺胺、利福平、红霉素;⑤磺胺衍生物:氯磺丙脲、格列波脲、甲苯磺丁脲。⑥其他:氯喹、地高辛、异烟肼、百日咳菌苗、破伤风类毒素、奎宁、奎尼丁等。

（3）其他继发性的免疫性血小板减少症:免疫性血小板减少症也可能出现于系统性红斑狼疮、抗磷脂综合征、B 细胞肿瘤、免疫性甲状腺疾病、低 γ 球蛋白血症以及异基因或自体造血干细胞移植后。

（4）病毒感染相关血小板减少:HIV 及 HCV 病毒检测应常规进行,以排除与这些病毒感染相关的血小板减少。

（5）Evans 综合征:1% 的免疫性血小板减少症伴有免疫性溶血性贫血(Evans 综合征),还有极少数伴有免疫性中性粒细胞减少,需要排除。

（6）血栓性血小板减少症:除有血小板减少的表现外,还伴有微血管病性溶血性贫血的临床表现和实验室异常改变。

（7）脾功能亢进:在血小板减少的同时,往往合并白细胞减少和贫血,体检可以发现脾脏肿大。

（8）骨髓疾病引起的血小板减少:如白血病、骨髓增生异常综合征、再生障碍性贫血等,这些疾病除了血小板减少外,通常伴有贫血或白细胞异常,骨髓检查可以鉴别。

（9）肿瘤相关的血小板减少:实体肿瘤细胞可以浸润骨髓,造成血小板减少。对于血小板减少的患者需要进行全面的体检及相关检查,以排除肿瘤性疾病。

四、处理方案及基本原则

治疗措施的选择主要取决于出血的严重程度和血小板计数。治疗目的是为了达到稳定的血小板计数($>50\times10^9$/L)和出血症状缓解,而其不良反应降至最低。图 51-1 显示成人 ITP 的治疗原则措施。

五、要点及讨论

原发性免疫性血小板减少症(ITP)是自身抗体介导的血小板破坏而导致的一种获得性血小板减少症。ITP 是一种排除性诊断,特点是单纯性血小板减少,而没有临床上明显的导致血小板计数低下的疾病,没有可靠的实验室检查来确定诊断。图 51-2、图 51-3 显示了血小板减少症病因诊断流程。

1. 原发性免疫性血小板减少症发病机制

（1）免疫介导的血小板破坏过多。

（2）免疫介导的骨髓巨核细胞分化成熟障碍。

2. 原发性免疫性血小板减少症诊断标准

中华医学会血液学分会血栓与止血学组 2012 年制定的诊断标准如下:

急诊处理

静注丙球（0.4 mg/(kg·d)，×5天或
1.0 g/(kg·d)，×(1~2)天）和/或甲强
龙（500 mg/d×3天）
±血小板输注
±活化因子Ⅶ

起始治疗

PLT≥30×10⁹/L，无出血
症状者
无需特殊治疗

PLT<30×10⁹/L或PLT>30×10⁹/L但有出
血症状者
泼尼松[1.0 mg/(kg·d)]或地塞米松（40 mg/d×4d/
月）

PLT<30×10⁹/L，有出血
者，脾切除

PLT>30×10⁹/L，无出血，
无需特殊治疗

脾切无效患者的治疗

PLT<30×10⁹/L

一线治疗
泼尼松

二线治疗
促血小板生成素受体激动剂
硫唑嘌呤
环孢素
达那唑
霉酚酸酯
美罗华
口服环磷酰胺
±秋水仙碱
±氨苯砜

三线治疗
大剂量环磷酰胺
联合化疗
造血干细胞移植

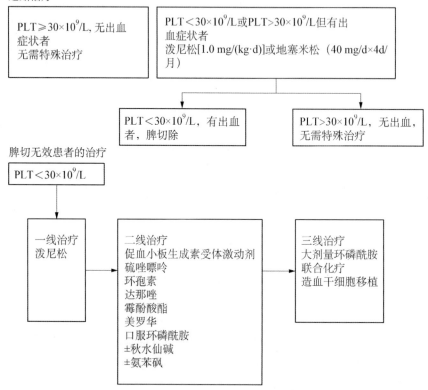

图 51-1　成人 ITP 的治疗原则措施

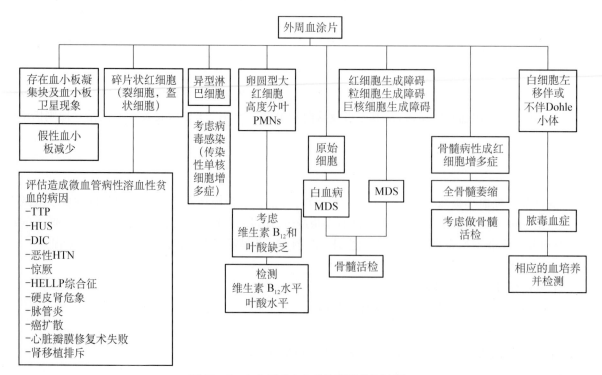

图 51-2　血小板减少症的诊断及鉴别诊断*

注 * 根据 Clinician's Guide to Laboratory Medicine 3rd Edition 编译

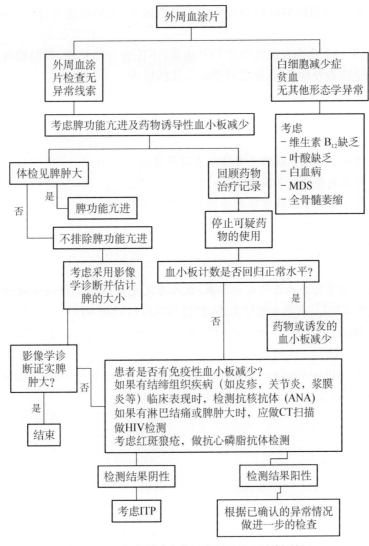

图 51－3　血小板减少症的诊断及鉴别诊断(续)*

注＊根据 Clinician's Guide to Laboratory Medicine 3rd Edition 编译

（1）多次化验检查血小板减少。

（2）脾脏不增大或仅轻度增大。

（3）骨髓检查巨核细胞增多或正常，有成熟障碍。

（4）以下 5 点中应具备任何 3 点：泼尼松治疗有效；切脾治疗有效；血小板相关抗体增多；血小板相关补体增多；血小板寿命缩短。

（5）排除继发性血小板减少。

3. 原发性免疫性血小板减少症的常规检查

（1）血细胞分析：血细胞分析是 ITP 患者的常规检查。ITP 患者往往仅有与出血程度相关的血小板减少，或因出血合并相应的血红蛋白降低。血细胞形态检查无异常改变。

（2）HCV 和 HIV 检测：某些患者在 HCV 或 HIV 感染后可以并发免疫性血小板减少症，称为病毒感染相关的血小板减少症，需要进行鉴别。对这些病毒应列为常规检查。

（3）自身抗体检测：一些自身免疫性疾病或肿瘤可以合并免疫性血小板减少症，如系统性红斑狼疮、抗磷脂综合征、B 淋巴细胞肿瘤、免疫性甲状腺疾病、低 γ 球蛋白血症以及异基因或自体造血干细胞移植后。自身抗体检测可以排除这些继发性免疫性血小板减少症。

（4）肿瘤指标检测：为了排除肿瘤侵犯导致的血小板减少，需要对患者进行全面的体格检查，包括肿瘤指标的筛查。

（5）骨髓检查：对于一个临床表现典型的ITP患者，不论患者的年龄，骨髓检查都不是必需的。如果血细胞计数和形态学检查发现异常，则需要做进一步的检查。

六、思考题

（1）原发性免疫性血小板减少症的主要临床表现是什么？

（2）如何诊断原发性免疫性血小板减少症？

（3）成人原发性免疫性血小板减少症的治疗原则措施是什么？

七、推荐阅读文献

［1］中华医学会血液学分会血栓与止血学组.成人原发免疫性血小板减少症诊断与治疗中国专家共识(2012年版)［J］.中华血液学杂志,2012,33(11):975-977.

［2］Cines D B, Blanchette V S. Immune thrombocytopenic purpura［J］. N. Engl. J. Med, 2002, 346(13):995-1008.

［3］KUTER D J. Milestones in understanding platelet production: a historical overview［J］. British journal of haematology, 2014,165(2):248-58.

（孙慧萍　王学锋）

一、病历资料

1. 现病史

患者,男性,17岁,因"反复牙龈出血15年,左膝关节肿胀、黑色溢液2周"入院。15年前开始经常无明显原因出现长时间牙龈出血,四肢关节肿胀,有时股部肿胀伴疼痛。曾被确诊为"血友病A"。上述症状在输注新鲜血浆、冷沉淀或浓缩因子Ⅷ(FⅧ)制剂后消失。约6年前起,双肘、双膝关节逐渐出现变形伴有活动受限。2周前,无明显原因又感左膝关节极度肿胀伴疼痛、黑色溢液,左膝关节及踝、趾关节活动明显受限;持续性发热,在39℃以上,伴寒战。曾在当地医院予抗感染和输注FⅧ制剂(具体剂量不详)治疗,但疗效不佳。因上述症状逐渐加剧,为进一步治疗收住入院。

2. 既往史

否认肝炎、肺结核等传染病史。无高血压病史,有高胆固醇血症及高甘油三酯血症病史,否认到病毒性肝病流行地史,否认肝病患者接触史,无吸烟史。家族史:其父有高血压、糖尿病史,否认肿瘤、肝病家族史。父体健,母系家族中舅舅有类似症状。

3. 体格检查

T 39.6℃,P 92次/min,R 21次/min,BP 110 mmHg/65 mmHg。患者精神萎靡,痛苦及贫血面容,心脏检查无异常,两肺呼吸音粗,未闻及干、湿啰音,腹平软,肝、脾肋下未及。双下肢严重萎缩,双肘、膝、踝关节畸形,左膝关节肿胀周径达84 cm,表面皮肤呈棕黑色,见有一窦道伴黑色脓血溢出。左小腿肿胀,广泛瘀斑,左膝、踝及趾关节活动障碍,左足部皮肤感觉丧失,左足背动脉搏动不明显。

4. 实验室和影像学检查

(1) 血常规:WBC 12.1×10^9/L, N 90%↑, L 8%, MO 2%, RBC 2.34×10^{12}/L, Hb 62 g/L, PLT 236×10^9/L,血细胞比容19.4%。

(2) 凝血常规:APTT 106.5 s, PT 13.8 s, FⅧ:C 2.4%,FⅧ:C抗体滴度32 BU/ml, Fg 2.6 g/L。

(3) 左膝X线摄片提示关节内血肿。

二、诊治经过

1. 初步诊断

血友病A;败血症;左膝关节血肿。

2. 诊治经过

入院后,给予抗感染治疗,但疗效不佳。因患者原有血友病 A,现患"败血症、左膝关节坏死",同时体内出现 FⅧ抗体,在充分术前准备的前提下行急诊左下肢截肢术。围手术期处理如表 52 - 1 所示。

表 52 - 1 围手术期的处理

时间	APTT (s)	Ⅷ:C (%)	Ⅷ:C抗体 (BU)	新鲜全血(ml)	新鲜血浆(ml)	AHG (1U/kg)	IVIg (g/kg)	泰能 (g)	CTX (mg)
术前1天	106	2.4	32	800	400	100 q8h	0.4×5 天	0.5 q8h	
手术日	37.8	98.4	2	400	200	150 q8h		0.5 q8h	
术后1～3天	41～43	54～76		400	200 qd	50 q8h		0.5 q8h	200 qd
术后4～6天	49～58	31～42			200 qd	50 q12h		0.5 q8h	200 qd
术后7～20天	46～57	18～30	16		100 qd	25 q8h		0.5 q8h	200 biw
术后21～27天	54～60	11～15			100 qd	20 q12h		0.5 q8h	200 biw
术后28～40天	53～90	5～10	32		100 qd	15 q12h		0.5 q8h	200 biw

经上述处理,患者伤口愈合良好,全身情况日益改善,于术后第 44 天出院。此后予泼尼松 30 mg/d,CTX 200 mg 每周一次静脉点滴。出院 3 个月后复查 APTT 87 s,FⅧ:C 2%,FⅧ:C 抗体 4 BU/ml。

3. 最终诊断

血友病 A、败血症、左膝关节血肿。

三、病例分析

1. 病史特点

(1)患者,男性,17 岁,15 年前开始经常无明显原因出现长时间牙龈出血,四肢关节肿胀,有时股部肿胀伴疼痛。本次因"反复牙龈出血 15 年,左膝关节肿胀、黑色溢液 2 周"入院。舅舅有类似出血病病史。

(2)体格检查 患者高热,有严重感染征象,左膝关节肿胀,有黑色脓血流出。双肘、膝、踝关节畸形,伴肌肉萎缩。

(3)实验室检查 血液常规检查见白细胞总数升高,中性粒细胞显著升高,贫血;APTT 显著延长,PT 正常,FⅧ:C 2.4%,FⅧ:C 抗体 32 BU/ml。

2. 诊断与诊断依据

(1)诊断:血友病 A。

(2)诊断依据:出血是 HA 最常见和最主要的临床表现,以关节和四肢肌肉易受伤的部位出血多见,可反复出现关节积血和深部肌肉血肿,引起关节畸形和肌肉挛缩,本例与之完全相符。患者家族中舅舅有类似疾病表现,符合 X 染色体伴性隐性遗传的疾病传播规律。

实验室检查:APTT 明显延长,PLT、PT、出血时间(BT)、凝血酶时间(TT)、血管性血友病因子抗原(vWF:Ag)均正常。FⅧ:C 减低、极低或缺如;因子Ⅷ抗原含量(FⅧ:Ag)减低或正常。

3. 鉴别诊断

对 HA 患者,鉴别诊断尤为重要。主要与其他类型血友病或凝血因子缺陷及各种获得性 FⅧ缺乏症等疾病进行鉴别。主要的检测指标包括:①出血时间(出血时间测定器法):血友病患者的出血时间正常,血管性血友病及血小板功能缺陷性疾病患者的出血时间可以有不同时间的延长;②vWF:Ag 测定:

血友病患者该项检测多在正常范围内,血管性血友病患者多有不同程度的降低;③FⅧ抗体测定:是血友病 A 患者必查的指标,因为抗体的存在与否直接影响临床的治疗。另外,获得性血友病 A 患者,可以有 FⅧ抗体的阳性,但这类患者以往无血友病病史,出血家族史阴性;④其他凝血因子活性测定:结合患者的家族史,有无出血的过去史,及相应的凝血因子抑制物检测结果,往往可以直接确定疾病的诊断。

四、处理方案及基本原则

HA 目前无根治的措施,有效的止血方法是输注 FⅧ制品。目前,市售有血浆源性和基因重组凝血因子 FⅧ制品。根据出血的部位、出血的程度或手术的类型,围手术期的时间,可以用不同的剂量给予治疗。对于抑制物产生的患者,普通剂量的 FⅧ制品往往无法有效止血,此时可以尝试使用基因活化重组凝血因子Ⅶa(rFⅦa)制品,其对抑制物阳性患者的止血效果甚佳。血友病患者注意避免使用含有抗血小板制剂成分的解热镇痛药物,如阿司匹林等。

五、要点及讨论

血友病是常见的性隐性遗传性出血性疾病,我国的发病率约是 2.73/10 万人,其中血友病 A(HA)占 80%以上。随着对 HA 基因结构的了解和筛选手段的迅速发展,HA 轻型患者,尤其是携带者的发现增多,发病率有升高的趋势。由于重型 HA 导致患者致残,故及时、正确地诊断和治疗尤为重要;在基因治疗无法在近期取得突破性进展的情况下,产前诊断可以避免 HA 患儿的出生,提高人口素质。

1. HA 的诊断与分型

(1)临床诊断:出血是 HA 最常见和最主要的临床表现。典型病例一般不难诊断。临床特点为患者自幼即有出血倾向、轻微外伤往往出血不止。皮肤、黏膜均可出血,但以关节和四肢肌肉易受伤的部位出血多见,可反复出现关节积血和深部肌肉血肿,引起关节畸形和肌肉挛缩。

(2)一般实验室检查:①APTT、活化凝血时间(ACT)和硅管法凝血时间(SCT):重型明显延长,中型中度延长,轻型稍有延长;但是,亚临床型 APTT 可正常。APTT 是本病的首选筛查试验,因为 APTT 简便、易行,灵敏度较高,有现成试剂盒提供,可用自动血凝分析仪测定。普通试管法凝血时间(CT)的灵敏度仅及 APTT 的 10%~15%,现已少用。Biggs 凝血活酶生成试验(B-TGT)及简易凝血活酶生成试验(STGT)由于费时、耗力和灵敏性、特异性较差已基本不用;②PLT、PT、出血时间(BT)、凝血酶时间(TT)、血管性血友病因子抗原(vWF:Ag)和 Bethesda 法测 FⅧ抗体均正常;③FⅧ:C 减低、极低或缺如;因子Ⅷ抗原含量(FⅧ:Ag)减低或正常。国外主张同时检测 FⅧ:C 和 FⅧ:Ag。如果 FⅧ:C 降低而 FⅧ:Ag 正常患者,属交叉反应物质阳性型(CRM+型),提示患者的 FⅧ基因某些部位发生结构缺陷;FⅧ:C 与 FⅧ:Ag 均减低的患者,属 CRM-型,提示患者 FⅧ的合成量减少。其中 FⅧ:C 测定(一期法)是本病表型诊断的关键试验,其检测水平是本病定型的主要依据,且有试剂盒提供,可用自动血凝分析仪测定,因此必须进行该项检测。但是,要求检测的方法要标准化,设正常对照,并要质量控制,以确保检测结果的准确性;④FⅧ抗体的检测。是血友病 A 患者必查的指标。FⅧ抗体的标准检测方法是 Bethesda 法。一个 Bethesda 单位定义为检测体系中剩余 FⅧ活性为 50%时的患者血浆稀释度,但该法往往低估了自身抗体灭活 FⅧ的能力。Nijmegen 改良法:即将患者血浆与缓冲液稀释后的正常人血浆共同温育以保证体系 pH 值的恒定,并将缓冲液稀释后的正常人血浆与乏 FⅧ血浆一起温育作为对照。改良后方法的准确性较原法有提高,尤其适宜对低滴度抑制物的检测。因此,被推荐为检测抑制性抗体的首选方法。但与 Bethesda 法一样,该法不能检测非抑制性 FⅧ抗体;所用的乏 FⅧ血浆中不应有 FⅧ抗体,对照及混合的血浆应是同一来源。ELISA 法和免疫沉淀法(IP)能检测所有 FⅧ抗体,两者敏感性相同,较 Bethesda 法敏感十倍,尤在对患者进行免疫治疗时,IP 法比 Bethesda 法较早预测抗体复发,也可用来确定耐受疗法是否能最终完全抑制患者抗体的产生。该法缺点是检测时用作标准抗原的 FⅧ来源对抗体检出的敏感性有很大影响:用重组 FⅧ做抗原时检出率最高;而用血浆来源的 FⅧ因含高水平的 vWF,检出率最低。所以,临床上在检测抗体时应用重组 FⅧ做抗原并同时应用 Bethedsa 法。

(3) 表型诊断:国内临床根据 FⅧ的水平和出血的严重程度把 HA 分为 4 型:①重型 FⅧ:C<1%,临床表现为反复发生的严重出血,最终多数残疾;②中型 FⅧ:C 2%~5%,关节积血较少,程度较轻,较少发生严重残疾;③轻型 FⅧ:C 5%~25%,此型一般不发生关节血肿和自发性出血,但外科手术或外伤仍可引起严重出血;④亚临床型 FⅧ:C 25%~45%,仅严重创伤或手术后可以出血。Robert 等把 HA 分为 3 型:①重型≤1%(≤0.01 U/ml),幼儿期即有自发性出血,常有关节出血;②中型 1%~5% (0.01~0.05 U/ml),外伤或手术后出血,偶有关节自发性出血;③轻型 6%~30%(0.06~0.3 U/ml),外伤或手术后出血,自发性出血罕见。Bithell 把 HA 分为 3 型:①重型 FⅧ:C 0~2%,临床表现为自发性出血,严重,关节畸形常见;②中型 FⅧ:C 2%~5%,自发性关节出血不常见,关节畸形少见,创伤后可见严重出血;③轻型 FⅧ:C 6%~25%,自发性关节出血少见,创伤和手术后出血,易漏诊。

(4) 遗传学诊断:①家系调查 HA 为性隐性遗传性疾病,一般规律是男性患病,女性传递。约有 2/3 的 HA 患者有阳性家族出血史,家系调查一般需进行患者家族成员的普查,理想的情况应有三代家系成员;②携带者的诊断 HA 致病基因携带者的诊断有较大的遗传意义,对临床优生有指导价值。基因诊断首先应用长距离 DNA 扩增技术(LD-PCR)检查是否有 FⅧ基因 22 内含子倒位,若倒位阳性,男性可以诊断为 HA 患者,女性则为致病基因携带者。对倒位阴性的 HA 家系,则依次采用 Bcl I/RFLP 分析技术、基因内含子 13(CA)n、内含子 22(GT)n(AG)n 二核苷酸重复序列多态性分析技术以及与 FⅧ基因紧密连锁的可变序列串联重复多态性分析技术(Stl4 VNTR/PCR)进行间接诊断。联合采用这 4 种基因诊断方法,几乎可以为所有有家族史的 HA 家系做出基因诊断。如 HA 患者在某一家族中单发,应做直接的基因突变分析,检测方法包括变性梯度凝胶电泳、单链结构多态性分析和 DNA 扩增直接序列测定。刘敬忠等报道其准确性达 100%。血友病 A 内含子(内含子 22 和 1 倒位)倒位在重型患者接近 50%,在所有外显子及其侧翼内含子中有点突变 552 种,缺失、小插入 42 种;③产前诊断 HA 的产前诊断可在妊娠第 16~18 星期进行羊水穿刺,确定胎儿性别;然后确定胎儿是否携带 HA 基因。胎儿 DNA 还可通过妊娠早期(9~12 星期)绒毛膜活检取得;④植入前诊断随着辅助生育技术与分子生物学技术的结合,植入前的受精卵基因诊断应运而生,即在体外对受精卵进行单细胞 PCR 检查后,将未携带致病基因的受精卵植入母体体内,以确保出生正常的胎儿。这项技术可以使产妇免受流产的痛苦,并可以选择健康的后代。

六、思考题

(1) 血友病 A 与血管性血友病如何进行鉴别诊断?
(2) 血友病 A 患者伴抗体形成是否可以实施手术? 应该如何实施?
(3) 为什么要进行血友病 A 的基因诊断?

七、推荐阅读文献

[1] 毛平,王鸿利. 血友病[M]. 邓家栋,杨崇礼,杨天楹,等. 邓家栋临床血液学[M]. 上海:上海科学技术出版社,2001。

[2] Lacroix-Desmazes S, Misra N, Bayry J, et al. Pathphophysiology of inhibitors to factor Ⅷ in

patients with haemophilia A [J]. Haemophilia，2002;8(3):273－279.

[3] Verbruggen B，Giles A，Samis J，et al. The type of factor Ⅷ deficient plasma used influences the performance of the Nijmegen modification of the Bethesda assay for factor Ⅷ inhibitors [J]. Thromb Haemost，2001,86(6):1435－1439.

[4] Klinge J，Auerswald G，Budde U，et al. Detection of all anti-factor antibodies in haemophilia A patients by the Bethesda assay and a more sensitive immnoprecipitation assay [J]. Haemophilia，2001,7(1):26－32.

[5] Linddgron A，Wadenvik H，Tengborn L，et al. Characterization of inhibitors to FⅧ with an ELISA in congenital and acquired haaaemophilia A [J]. Haemophilia，2002,8(5):644－648.

[6] Dai Jin，Lu Y，Ding Q，et al. The status of carrier and prenatal diagnosis of haemophilia in China [J]. Haemophilia 2012,18(2):235－240.

（王学锋）

案例 53

易栓症

一、病历资料

1. 现病史

患者，女性，29岁，因"频发腹痛2周，期间一次剧痛"就诊。2周前无明显诱因下出现腹痛，伴食欲减退，无恶心、呕吐，第1周频发疼痛，持续时间短且可忍受，未予处理。1周后突发持续性剧烈腹痛，疼痛难忍，至外院急诊就诊，血常规：WBC 11.5×10^9/L，N 80%，考虑胃肠炎，予以头孢抗感染，补液后腹痛稍缓解。之后1周腹痛加重，为求进一步查找病因，至我院消化科就诊，门诊拟"反复腹痛待查"收治入院。

2. 既往史

否认肝脏疾病史，否认输血史和手术外伤史，否认肿瘤病史，未婚未育，否认避孕药服用史。4年前无明显诱因下左下肢肿胀疼痛，超声检查诊断为下肢深静脉血栓，华法林治疗1年后停药。家族史：外公和母亲都曾发生双下肢深静脉血栓，华法林治疗后均缓解。

3. 体格检查

T 36.2℃，P 75次/min，R 17次/min，BP 120 mmHg/75 mmHg。患者神清，呼吸平稳，皮肤巩膜无黄染，浅表淋巴结未触及肿大，颈软，气管居中，甲状腺无肿大。双肺呼吸音清，未及干湿啰音。心律齐，各瓣膜区未闻及病理性杂音。腹平软，无压痛、无反跳痛，肝脾肋下未及，移动性浊音（—），肾区叩击痛阴性。双下肢无水肿。神经系统检查未见异常。

4. 实验室和影像学检查

（1）血常规：WBC 11.4×10^9/L，N 79%，RBC 4.1×10^{12}/L，Hb 131 g/L，PLT 254×10^9/L。

（2）生化常规、血脂、血糖、电解质无明显异常。

（3）病毒学：HBsAg（—），HCV-Ab（—），甲肝病毒抗体IgM（—），梅毒螺旋体RPR（—），艾滋病毒抗体（HIV）（—）。

（4）凝血：APTT 27.8 s，PT 14 s，TT 16.9 s，纤维蛋白原3.5 g/L，纤维蛋白降解产物32.3 mg/L，D-二聚体1.28 mg/L。血栓弹力图检测：R时间3.9 min，K时间1.2 min，α角76.8 deg，最大血块强度76.0 mm，综合凝血指数4.3，抗凝血酶活性55%，抗凝血酶抗原12 mg/dl，蛋白S活性83.9%，蛋白C活性89%，纤溶酶原活性93%，α_2-抗纤溶酶活性104%，凝血因子Ⅷ活性124%，狼疮抗凝物1.05。患者母亲抗凝血酶活性61%，患者外公抗凝血酶活性58%。

（5）免疫学检查：抗心磷脂抗体IgG 0.6 GPI/ml，抗心磷脂抗体IgM 0.7 MPL/ml，抗β2糖蛋白抗体9.4 RU/ml。

　　(6) 分子生物学检查：对患者抗凝血酶基因进行筛查，发现 7 号外显子存在 c.1307C>A、p.A436D 杂合突变，其母亲和外公均为该位点杂合突变。

　　(7) 腹部 CT 平扫加增强：肠系膜上静脉内广泛血栓形成，胃左静脉区血管曲张。心电图、X 线胸片：无明显异常。

二、诊治经过

1. 初步诊断

肠系膜上静脉血栓。

2. 诊治经过

　　患者入院后反复剧烈腹痛，予以哌替啶、654－Ⅱ 等对症治疗，予以禁食，头孢噻肟钠、甲硝唑抗感染，腹部增强 CT 示肠系膜上静脉血栓广泛形成。外科及放射科会诊意见为暂无外科手术及介入手术治疗指证。入院 1 天后左下肢肿胀疼痛，超声检查显示腘静脉内血栓形成。结合患者以往病史及家族史，进行易栓症相关指标的实验室检查，结果示：抗凝血酶活性 55%，抗凝血酶抗原 12 mg/dl，蛋白 S 活性 83.9%，蛋白 C 活性 89%，纤溶酶原活性 93%，α2-抗纤溶酶活性 104%，凝血因子Ⅷ活性 124%，同型半胱氨酸 8.7 μmol/L。患者母亲抗凝血酶活性 61%，外公抗凝血酶活性 58%。对患者抗凝血酶基因进行筛查，发现 7 号外显子存在 c.1307C>A、p.A436D 杂合突变，其母亲和外公该位点均为杂合突变。考虑为遗传性抗凝血酶缺陷导致的易栓症，予以低分子量右旋糖酐＋低分子量肝素＋尿激酶溶栓治疗，5 天后，疼痛明显缓解。

3. 最终诊断

遗传性抗凝血酶缺陷导致的易栓症，肠系膜上静脉血栓，腘静脉血栓形成。

三、病例分析

1. 病史特点

　　(1) 女性，29 岁，腹部频发腹痛 2 周。

　　(2) 患者 2 周前无明显诱因下出现腹痛，1 周后突发持续性剧烈腹痛，以胃肠炎治疗后稍有缓解，但之后 1 周仍频发腹痛。

　　(3) 4 年前曾发生过一次左下肢深静脉血栓，且其外公和母亲均有双下肢深静脉血栓发生史。

　　(4) 实验室检查：纤维蛋白(原)降解产物 32.3 mg/L，D-二聚体 1.28 mg/L，TEG：R 时间 3.9 min，K 时间 1.2 min，α 角 76.8 deg，最大血块强度 76.0 mm，综合凝血指数 4.3，抗凝血酶活性 55%，抗凝血酶抗原 12 mg/dl。患者母亲抗凝血酶活性 61%，外公抗凝血酶活性 58%。患者抗凝血酶基因 7 号外显子存在 c.1307C>A、p.A436D 杂合突变，其母亲和外公该位点均为杂合突变。

　　(5) 影像学检查：腹部 CT 平扫加增强：肠系膜上静脉内广泛血栓形成。左下肢超声检查：腘静脉血栓形成。

2. 诊断与诊断依据

　　患者因"腹部频发腹痛 2 周"入院，入院 1 天后又出现左下肢肿胀疼痛。实验室检查：纤维蛋白降解产物 32.3 mg/L，D-二聚体 1.28 mg/L，TEG：R 时间 3.9 min，α 角 76.8 deg，最大血块强度 76.0 mm，综合凝血指数 4.3，抗凝血酶活性 55%，抗凝血酶抗原 12 mg/dl。患者母亲抗凝血酶活性 61%，外公抗凝血酶活性 58%。患者抗凝血酶基因 7 号外显子存在 c.1307C>A、p.A436D 杂合突变，其母亲和外公该位点均为杂合突变。腹部增强 CT 显示肠系膜上静脉内广泛血栓形成，左下肢超声检查显示腘静脉内血栓形成，结合患者以往病史及家族史，拟诊断为遗传性抗凝血酶缺陷导致的易栓症。

3. 鉴别诊断

易栓症的鉴别诊断较为复杂。在确定血栓栓塞症以后，首先需要明确是先天或遗传因素导致还是由于各种获得性因素导致的血栓形成。针对两者的处置方案也是截然不同的。先天因素导致的易栓症，可以通过检测抗凝、凝血及纤溶成分的异常，分析家族成员的患病情况，异常蛋白的基因检测确定诊断。而获得性多有一个原发疾病所导致，往往需要通过相应的检测，以明确血栓栓塞症与原发病的内在联系，以确定诊断。

四、处理方案及基本原则

1. 抗凝治疗

常用的传统抗凝药物包括肝素、低分子量肝素和华法林等，但近年来新型口服抗凝药物如达比加群、利伐沙班等药物也逐步进入临床应用范围。

（1）普通肝素：普通肝素通过抑制凝血酶的生成和灭活已生成的凝血酶等以丝氨酸为活性中心的凝血因子发挥抗凝作用。一般用 5 000 IU，每 8～12 h 1 次，但仍需同步进行血小板计数、APTT 监测或检测肝素含量。

（2）低分子量肝素：低分子量肝素与传统肝素相比，其疗效及出血不良反应相似，但诱发血小板减少的风险更低，常规剂量用药无须监测，并且可用于孕妇。

（3）华法林：华法林是临床最为常用的维生素 K 依赖的凝血因子拮抗剂。华法林具有较好的预防效果，但其缺点是口服受食物和药物的影响明显、起效慢且有导致出血的可能。所以在服药期间必须进行 PT INR 监测。一般可将华法林作为肝素后续长疗程使用，即普通肝素用 1～5 天，两者重叠 3～5 天，达到治疗所需的 INR 值后单用华法林，但需定期进行 PT INR 监测。

（4）新型口服抗凝药物：达比加群通过竞争性抑制凝血酶发挥抗凝作用，利伐沙班、阿哌沙班竞争性结合因子 Xa 活性部位而具有抗凝作用。新型口服抗凝药（凝血酶和因子 Xa 抑制剂），具有药物相互作用少、一般情况下无须实验室监测、不受食物影响及肝脏代谢的限制等优点。使用方便，具有较大的使用潜能，但由于费用昂贵并未得到广泛使用。

2. 溶栓治疗

主要是激活纤溶酶原转变为纤溶酶而溶解纤维蛋白，从而使血栓溶解。但对其利弊仍有争议。大多数患者不经溶栓治疗，1 年后栓塞静脉也能自行开放。临床上使用的溶栓药物主要为链激酶和尿激酶，尿激酶的应用最广泛，其剂量通常为 6 万～40 万 IU/d。一般认为，在发病 1 周内，溶栓治疗效果最佳，病程超过一个月者，疗效明显降低。

3. 手术治疗

（1）深静脉血栓摘除术：手术取栓的适应证是严重髂-股静脉血栓溶栓治疗无效或禁忌者；出现股青肿并可能进一步发生患肢坏疽者；因介入手术或静脉感染导致脓毒性静脉血栓患者。取栓时机越早越好，尽管术后静脉再次血栓的发生率较高，但能一次性取出大量血栓，迅速降低静脉腔内压力，从而快速缓解肢体的水肿，促进盆腔静脉支的建立，尽可能保存深静脉瓣膜的功能。

（2）腔静脉滤器置放术：其目的是预防下肢深静脉的血栓脱落造成肺栓塞。其适应证包括：下肢 DVT 或肺栓塞而抗凝禁忌者；抗凝治疗时，仍有肺栓塞发生者；DVT 或肺栓塞有出血并发症而必须终止抗凝治疗者；肺动脉栓塞取栓术后；其他下腔静脉阻断措施失败，可能造成肺栓塞者。

五、要点及讨论

易栓症(thrombophilia)是指存在抗凝蛋白、凝血因子、纤溶蛋白等遗传性或获得性缺陷,或者存在获得性危险因素而具有高血栓栓塞倾向。易栓症的血栓栓塞类型主要为静脉血栓栓塞症(venous thromboembolism,VTE)。遗传性因素包括抗凝血酶、蛋白C、蛋白S等抗凝蛋白缺陷,纤溶酶原、组织型纤溶酶原激活物、纤溶酶原活化抑制物等纤溶蛋白缺陷,因子 V leiden 突变,凝血酶原 G20210A 突变,凝血酶因子Ⅷ、Ⅸ、Ⅺ水平升高等;获得性因素包括获得性抗凝蛋白缺陷、抗磷脂综合征、手术或创伤、长期制动、高龄、妊娠及产褥期、口服避孕药及激素替代治疗、肿瘤等。

1. 遗传性易栓症的诊断

1) 主要筛查对象

发病年龄较早(<50岁),有VTE家族史,反复发生VTE,下腔静脉、肠系膜静脉、脑、肝、肾静脉等少见部位的VTE;无诱因的特发性VTE,反复不良妊娠(流产、胎儿发育停滞、死胎等);女性口服避孕药后VTE,新生儿暴发性紫癜等。另外,已知存在遗传性易栓症的VTE患者的一级亲属若发生VTE建议进行相应遗传性缺陷检测。

2) 实验室诊断

抗凝蛋白缺陷是中国人群最常见的遗传性易栓症,常规筛查的检测项目包括抗凝血酶、蛋白C和蛋白S的活性。存在抗凝蛋白活性下降的个体,有条件时应进行相关抗原水平的测定,明确抗凝蛋白缺陷的类型。另外,明确导致易栓症的缺陷蛋白后,利用PCR扩增和测序技术对相应蛋白的基因进行突变查找,并调查家系成员突变的携带情况。哈萨克、维吾尔等高加索血统的少数民族人群除了筛查上述抗凝蛋白,还应检测因子 V Leiden 突变和凝血酶原 G20210A 突变。上述检测未发现缺陷的 VTE 患者,建议进一步检测血浆同型半胱氨酸,因子Ⅷ、Ⅸ、Ⅺ和纤溶蛋白缺陷等。

3) 实验室检测时机

在静脉血栓事件的急性期可因抗凝蛋白消耗,出现抗凝蛋白水平的短暂下降,故不推荐在VTE急性期进行抗凝蛋白活性水平的检测。肝素抗凝治疗可能会干扰抗凝血酶活性的检测结果,建议停用肝素24 h以上进行检测。华法林抗凝治疗常伴有蛋白C和蛋白S活性水平的下降,蛋白C和蛋白S活性的检测应在完成口服抗凝治疗,停用华法林至少2周以后进行。抗凝蛋白活性水平的检测还易受某些生理性因素的影响,出现一过性降低,因此,不应仅凭一次实验室检测的结果确诊遗传性抗凝蛋白缺陷,应重复两次检测后的结果进行诊断。

2. 部分获得性易栓症的检测

(1) 抗磷脂综合征:具有下列情况的患者建议接受抗磷脂抗体检测:无诱因的特发性 VTE;年龄<50岁的缺血性脑卒中;复发性病理妊娠(流产、胎儿发育停滞、死胎等);血栓事件伴不能解释的血小板减少和(或)体外依赖磷脂的凝血试验(如 APTT、PT)凝固时间延长。抗磷脂抗体检测包括狼疮抗凝物(LA)、抗心磷脂(aCL)抗体和抗 β_2 糖蛋白 I(β_2 - GP I)抗体。LA 的检测应在抗凝治疗前或停用口服抗凝药至少2周后进行。抗磷脂抗体作为抗磷脂综合征的诊断条件之一,应至少一项抗磷脂抗体两次检测阳性,且两次检测至少间隔12周。

(2) 隐匿性肿瘤:不需要对 VTE 患者进行撒网式的肿瘤筛查,仅在病史、体格检查及辅助检查提示有肿瘤可能性时,再进行肿瘤排查。

(3) 骨髓增殖性肿瘤:推荐腹腔内脏静脉血栓形成(如布加综合征、门静脉血栓等)的患者筛查 JAK2 V617F 基因突变,早期的真性红细胞增多症或特发性血小板增多症除外。

六、思考题

（1）易栓症的遗传性因素包括哪些？

（2）如何合理的选择易栓症实验室诊断的时机？

（3）易栓症抗凝治疗中，如何选择抗凝治疗药物？

七、推荐阅读文献

［1］ Desch K C. Dissecting the genetic determinants of hemostasis and thrombosis ［J］. Curr Opin Hematol，2015,22(5):428 - 436.

［2］ Reitsma P H. Genetics in thrombophilia. An update ［J］. Hamostaseologie，2015,35(1): 47 - 51.

［3］ Daniels P R. Peri-procedural management of patients taking oral anticoagulants ［J］. BMJ，2015,351: h2391.

［4］ Mac Callum P，Bowles L，Keeling D. Diagnosis and management of heritable thrombophilias ［J］. BMJ，2014,349: g4387.

（吴　希　王学锋）

弥散性血管内凝血

一、病历资料

1. 现病史

患者,女性,31 岁,孕 39⁺² 周,因"自然分娩后阴道流血不止 2 小时"就诊。患者入院后自然分娩一活女婴后,发现会阴撕裂,持续阴道流血,患者自诉头晕,尿量减少,皮肤黏膜出现瘀斑,2 小时内阴道累计出血达 1 000 ml,血液不凝。立即查血压 90 mmHg/60 mmHg。追问病史,患者平素月经规律,定期产检,门诊查 B 超提示前置性胎盘。

2. 既往史

既往体健。否认心、肝、肾等疾病史,否认重大外伤史,否认药物过敏史。未去过疫源地,无工业毒物放射物接触史,无吸烟饮酒史,无不洁性交史,无性传播疾病史。26 岁结婚,配偶体健。14 岁初潮,5/33,月经量中,无痛经,白带少,性状正常。母亲患乙肝,1 妹体健,1 子体健,无家族遗传性疾病。

3. 体格检查

T 36.5℃,P 130 次/min,R 19 次/min,BP 90 mmHg/ 60 mmHg。神清,精神萎,面色苍白。全身浅表淋巴结未触及肿大。皮肤黏膜存在片状瘀斑。双侧瞳孔等大等圆,对光反射存在。颈软,气管居中,甲状腺无肿大。双肺呼吸音清晰,未闻及干湿啰音。HR 130 次/min,心律齐,各瓣膜听诊区未闻及异常心音。腹软,轻压痛,无反跳痛,肝脾肋下未及。会阴部检查可见鲜红色液体持续从阴道流出。神经系统检查未见明显异常。

4. 实验室和影像学检查

(1) 血常规:WBC 6.96×10^9/L, N 72%, RBC 3.71×10^{12}/L, Hb 113 g/L, PLT 250×10^9/L。

(2) 肝功能:ALT 19 IU/L, TB 6 μmol/L, DB 1 μmol/L, TP 66 g/L, ALB 36 g/L, TBA 3 μmol/L。

(3) 肾功能:BUN 4 mmol/L, UA 316 μmol/L, Cr 48 μmol/L。

(4) 血型:A 型 RH(+)。

(5) 出凝血相关指标如表 54-1 所示。

表 54 - 1 出凝血相关指标

	Hb g/L	PLT ×10⁹/L	PT s	APTT s	TT s	Fg g/L	FDP mg/L	DD mg/L	AT %
产前	113	250	12	30	18	4.0			
产后 1 h	92	236	16	45	25	2.8	35	13.6	89
产后 3 h	58	174	32	89	32	1.0	40.8	12.3	60

(6) 心电图:窦性心动过速。

二、诊治经过

1. 初步诊断

(1) 弥散性血管内凝血(DIC)。

(2) 边缘性前置胎盘。

(3) 软产道裂伤。

2. 诊治经过

产妇入院后自然分娩一活女婴,体重 2 450 克,Apgar 评分:1,9;5,9。产后会阴撕裂,2 小时内阴道累计出血达 1 000 ml,血液不凝。患者出现血压下降,少尿,皮肤出现片状瘀斑。实验室指标出现凝血功能减弱,血小板和纤维蛋白原进行性减少,纤维蛋白(原)降解产物升高。迅速取出胎盘组织,予会阴撕裂修补术。同时输注新鲜冰冻血浆、冷沉淀 10 IU、凝血酶原复合物,肝素 5 000 IU 缓慢输液泵中推注。出血仍未停止。征得家属同意后行子宫切除。出血逐渐停止。产程中累计出血约 2 640 ml,共输A(+)红细胞悬液 11 单位,新鲜冰冻血浆 800 ml,冷沉淀 10 单位,凝血酶原复合物 600 IU。

3. 最终诊断

弥散性血管内凝血(DIC)。

三、病例分析

1. 病史特点

(1) 女性,31 岁,因"G₂P₁,孕 39⁺² 周入院待产"而入院。

(2) 孕妇平素月经规律,定期产检,B 超筛查发现边缘性前置胎盘,OGTT、甲状腺功能检查均未见明显异常。孕期无头晕头痛等不适。孕 39⁺² 周,胎心监护有反应型。自然分娩胎儿娩出后 2 小时内,产妇阴道出血达 1 000 ml,并出现血压下降,尿量减少,皮肤大片状瘀斑等表现。产程累计出血 2 640 ml。

(3) 实验室检查:顺产后 3 小时 Hb、PLT、Fbg 进行性下降。FDP、D-二聚体进行性升高。

2. 诊断与诊断依据

(1) 诊断:弥散性血管内凝血(DIC)。

(2) 诊断依据:①G₂P₁,孕 39⁺² 周,边缘性前置胎盘;②胎儿娩出后 2 小时内,产妇阴道出血 1 000 ml,血液不凝。出现血压下降,尿量减少,皮肤大片状瘀斑等表现;③APTT、PT 进行性延长,PLT、Fg 进行性下降,D-二聚体增高 4 倍以上,FDP>20 mg/L。

3. 鉴别诊断

(1) 原发性纤维蛋白溶解亢进:该病不罕见,在出血倾向、纤维蛋白原水平低下及纤溶亢进方面与DIC 十分相似,但该病不涉及血小板的活化和下降,无凝血反应的启动和内皮细胞损伤,D-二聚体作为交联纤维蛋白之降解产物,理论上只见于 DIC,该点有重要鉴别诊断价值。

（2）血栓性血小板减少性紫癜:该病以血浆 vWF 裂解酶 ADMATS13 先天或获得性缺乏为基本病因,以血小板血栓形成为主要病理变化,临床上以血小板减少性出血、微血管病性溶血、神经精神症状、发热和肾功能损害为特征,表现与 DIC 有较多相似之处。但该病休克和呼吸衰竭少见,微血管病性溶血重,无凝血及纤溶系统的激活,血浆置换可奏效,检测血浆 ADMATS13 活性及其抑制物有助于鉴别诊断。

（3）抗磷脂综合征(APS):临床上具有反复发作的血栓形成,习惯性流产、血小板减少三大表现,伴随神经症状、肺动脉高压、皮肤表现等,实验室检查可见抗磷脂抗体阳性、抗心磷脂抗体阳性、狼疮样抗凝物质阳性、β2 糖蛋白 1 抗体阳性。

四、处理方案及基本原则

1. 祛除病因
治疗 DIC 的关键,及时取出胎盘等子宫内容物,按摩子宫,使用宫缩剂,必要时可以切除子宫或子宫血管结扎。

2. 抗休克治疗
补充血容量,给氧,监测出血量、生命体征和尿量、血氧饱和度、生化指标等。

3. 修复软产道裂伤
缝合裂伤,消除>3 cm 血肿,恢复子宫解剖位置。

4. 纠正凝血功能障碍
使用新鲜冰冻血浆、冷沉淀、凝血酶原复合物、血小板等补充凝血因子。

5. 抗凝治疗
高凝期尽早使用肝素或低分子量肝素抗凝治疗;消耗性低凝期,在补充血液制剂的同时,可以使用肝素或低分子量肝素抗凝治疗。

五、要点与讨论

DIC 是一种在严重原发病基础上,凝血及纤溶系统被激活,导致全身微血栓形成,凝血因子大量消耗并继发性纤维蛋白溶解亢进为特征的获得性全身性血栓-出血综合征。DIC 并非一独立疾病,而是继发于严重疾病的病理过程。由于血管内皮细胞损伤,血小板活化,凝血反应启动,从而导致弥散于血管内,特别是毛细血管内的微血栓形成。在这一过程中,血小板和凝血因子因大量消耗而减少,继发性纤溶亢进又导致凝血因子大量降解,产生具有抗凝活性的纤维蛋白(原)降解产物,从而引起多脏器栓塞和功能衰竭,广泛严重的全身出血,顽固性休克,微血管病性溶血性贫血。

大多数 DIC 起病急骤,病情复杂,发展迅猛,诊断困难,预后凶险,如不及时识别处理,常危及患者生命,这些特点在产科急性 DIC 表现尤为明显。妊娠高血压综合征、羊水栓塞、胎盘前置、胎盘早剥、死胎滞留及感染性流产等均为产科急性 DIC 的常见病因。

DIC 实验室检查项目繁多,国外 DIC 研究机构通过荟萃分析 5 个独立的临床研究得出结论,诊断项目出现异常的概率由高至低分别为血小板减少、纤维蛋白降解产物增加、PT 延长、APTT 延长、纤维蛋白原降低。血小板减少或进行性下降是诊断 DIC 敏感非特异的指标,FDP 和 D-二聚体是反映继发性纤溶亢进的指标,后者仅为交联纤维蛋白单体的降解产物,对诊断 DIC 特异性更高。但由于在外伤、近期手术、血栓性疾病时,两者皆升高,且 FDP 可经肝脏代谢与肾脏分泌,肝肾功能异常可干扰 FDP 水平。因此这两项指标均不宜作为单独诊断 DIC 的标准。可溶性纤维蛋白单体复合物(SFMC)产生于血管外,外界影响小,理论上是 DIC 中反映凝血酶作用于纤维蛋白原更好的指标。研究证实,其敏感度几乎 100%,特异度高于 D-二聚体,ISTH 在诊断评分系统中建议使用 SFMC 代替 D-二聚体可以增加诊断的特异性。值得注意的是,部分处于高凝期的 DIC 患者 APTT 和 PT 正常或缩短,此时没有明显的出血,但可以出现器官功能受损症状。因此 APTT 和 PT 正常不能排除凝血系统的激活,动态观察凝血指标改变在 DIC 的诊断中尤为重要。纤维蛋白原属于急性时相反应蛋白,尽管持续消耗,但其血浆水平仍可在正常范围,典型的 DIC 病例中,纤维蛋白原降低的敏感度不足 30%,近 60%患者处于正常水平,所以也必须动态监测。

中华医学会血液学分会血栓与止血学组提出的 DIC 诊断标准认为 DIC 必须存在基础疾病,结合临床表现和实验室检查才能做出正确诊断。由于 DIC 是一个复杂和动态的病理变化过程,不能仅依靠单一的实验室检测指标及一次检查结果得出结论,需强调综合分析和动态监测。一般诊断标准包括:

1. 临床表现

(1) 存在易引起 DIC 的基础疾病。

(2) 有下列一项以上临床表现:①多发性出血倾向;②不易用原发病解释的微循环衰竭或休克;③多发性微血管栓塞的症状、体征。

2. 实验检查指标

同时有下列 3 项以上异常:①PLT$<100\times10^9$/L 或进行性下降;②血浆纤维蛋白原含量<1.5 g/L 或进行性下降,或>4 g/L;③血浆 FDP>20 mg/L,或 D-二聚体水平升高或阳性,或 3P 试验阳性;④PT 缩短或延长 3 s 以上,或 APTT 缩短或延长 10 s 以上。

DIC 治疗原则:目前的观点认为,原发病的治疗是终止 DIC 病理过程的最为关键和根本的治疗措施。在某些情况下,凡是病因能迅速去除或控制的 DIC 患者,凝血功能紊乱往往能自行纠正。但多数情况下,相应的治疗,特别是纠正凝血功能紊乱的治疗是缓解疾病的重要措施。

六、思考题

(1) 弥散性血管内凝血的定义是什么?

(2) 弥散性血管内凝血与原发性纤溶亢进、血栓性血小板减少性紫癜和抗磷脂综合征鉴别要点有哪些?

(3) 举例并进行评价弥散性血管内凝血实验室检查项目主要有哪些?

七、推荐阅读文献

[1] 弥散性血管内凝血诊断与治疗中国专家共识(2012 版)[J]. 中华血液学杂志,2012,33(11):978-979.

[2] 陈灏珠,林果为,王吉耀. 实用内科学[M]. 14 版. 北京:人民卫生出版社,2013:2501-2509.

[3] 华克勤,丰有吉. 实用妇产科学[M]. 3 版. 北京:人民卫生出版社,2013:365-377.

[4] Hossain N, Paidas M J. Disseminated intravascular coagulation [J]. Seminars in perinatology, 2013,37(4):257-266.

(应春妹)

糖尿病

一、病历资料

1. 现病史

患者,男性,44岁,因"口干、多饮、多尿10个月,发现血糖升高3天"就诊。患者10月前在无明显诱因下出现口干、多饮,自述饮水次数及胃纳明显增加,排尿次数每日增多3~4次,未予以重视。3天前体检,空腹血糖11.5 mmol/L,尿糖(++++),为进一步诊治入院。起病来,夜眠佳,二便无殊,体重无明显改变。

2. 既往史

否认高血压、心脏病、胰腺炎等病史,否认外伤、手术史。否认过敏史及用药史。否认家族遗传性疾病史及传染性疾病史。吸烟20余年,40支/日;否认饮酒史。

3. 体格检查

T 37℃,P 72次/min,R 18次/min,BP 130 mmHg/85 mmHg,Ht 168 cm,Wt 76.4 kg,BMI 27.1 kg/m²,腰围96 cm,臀围98 cm。神智清,精神可,言语清楚,自主体位。皮肤黏膜无紫绀、黄染。全身浅表淋巴结无肿大。瞳孔等大等圆,对光反射灵敏,双侧鼻唇沟对称,伸舌居中。颈软,甲状腺无肿大。双肺呼吸音清,未及啰音;心律齐,无杂音。腹软,无压痛,无反跳痛,肝脾肋下未及,肾区无叩击痛,移动性浊音(-)。足背动脉搏动(+)。神经系统检查未见异常。

4. 实验室和影像学检查

(1) 血常规:WBC 6.10×.10⁹/L, N 63%, RBC 4.32×10¹²/L, Hb 120 g/L, PLT 184.00×10⁹/L。

(2) 肝肾功能:ALT 19 IU/L, AST 28 IU/L, Cr 71 μmol/L, BUN 6.1 mmol/L, UA 316 μmol/L, eGFR(CKD-EPI公式)111 ml/min/1.73 m²。

(3) 电解质:Na⁺ 138 mmol/L, K⁺ 4.3 mmol/L, Cl⁻ 100 mmol/L, Ca²⁺ 2.17 mmol/L。

(4) 尿常规:尿糖(++++),余无殊。

(5) 24 h尿白蛋白:15 mg/24 h, 24 h尿蛋白:0.02 g/24 h。

(6) 粪常规及隐血无殊。

(7) 血脂:TC 3.93 mmol/L, TG 0.77 mmol/L, LDL-c 2.77 mmol/L, HDL-c 1.05 mmol/L, apoA1 1.1 g/L, apoB 0.9 g/L。

(8) FBG 11.5 mmol/L, HbA1c 11.5%,糖化白蛋白(GA)33.4%,血酮体(KBT)(-),血乳酸(LAC)1.2 mmol/L。抗谷氨酸脱羧酶抗体(GADA)、抗胰岛素抗体(IAA)、抗胰岛细胞抗体(ICA)均阴性。

（9）OGTT 如表 55-1、表 55-2 所示。

表 55-1　精氨酸刺激实验

时间/浓度	0 min	2 min	4 min	6 min
血糖(mmol/L)	8.1	8.8	9.0	9.2
C 肽(ng/ml)	2.13	4.03	4.21	3.72
胰岛素(μU/ml)	6.4	34.4	34.4	23.5

表 55-2　口服糖耐量试验

	0	30 min	60 min	120 min	180 min
血糖(mmol/L)	11.5	13.2	14.4	13.3	9.2
C 肽(ng/ml)	3.32	10.76	11.39	19.75	15.84
胰岛素(μU/ml)	16.2	94.1	121.3	283.3	179.7

（10）cTnT<0.003 ng/ml，氨基末端利钠肽前体(NT-proBNP)108 pg/ml。

（11）甲状腺功能：T_3 2.0 nmol/L，T_4 100 nmol/L，FT_3 4.1 pmol/L，FT_4 15 pmol/L，TSH 3.1 μIU/ml。

（12）ACTH-皮质醇节律如表 55-3 所示。

表 55-3　ACTH-皮质醇节律

采血时间	8:00	16:00	0:00
ACTH(pg/ml)	24.1	9.9	8.6
皮质醇(nmol/l)	503.2	179.2	64.7

（13）其他检查：心电图、X 线胸片、腹部彩超、心脏超声均无殊。颈部彩超：左颈总动脉斑块形成。Hoffman 反射：无延长。眼底检查无殊。

二、诊治经过

1. 初步诊断

糖尿病。

2. 诊疗经过

患者多饮、多食、多尿症状明显，FBG 11.5 mmol/L，HbA1c 11.5%，糖尿病诊断明确；进一步完善检查，胰岛相关自身抗体阴性、甲状腺功能及皮质醇节律正常，结合病史，考虑为 2 型糖尿病。进一步完善糖尿病急、慢性并发症评估。予短期胰岛素强化治疗，短效胰岛素 30 IU/日，早 16 IU、午 6 IU、晚 8 IU，皮下注射；二甲双胍 0.5 g，每日 2 次口服。监测 7 点血糖，调整胰岛素剂量至血糖稳定至控制目标范围内(空腹血糖<7 mmol/L，餐后血糖<10 mmol/L，HbA1c<7%)，6 周～3 个月可根据血糖控制情况停用胰岛素。定期监测血压、血脂、体重及尿白蛋白等。

3. 最终诊断

2 型糖尿病。

三、病例分析

1. 病史特点

（1）男性，44 岁，口干、多饮、多尿 10 个月，发现血糖升高 3 天。

（2）患者无明显诱因下出现口干、多饮、多尿，3 天前体检时发现空腹血糖、尿糖明显升高。

（3）否认既往重大疾病史，有大量吸烟史，否认饮酒史。

（4）体格检查：BMI 27.1 kg/m²，腰臀比 0.98，余无殊。

（5）实验室和影像学检查：FBG 11.5 mmol/L, HbA1c 11.5%。尿糖（＋＋＋＋），尿蛋白、尿白蛋白排泄率正常。肝、肾功能、血脂正常。血酮体（一），血乳酸 1.2 mmol/L。GADA、IAA、ICA 均阴性。甲状腺功能正常。皮质醇节律正常。心电图、X 线胸片、腹部彩超、心脏超声均无殊。颈部彩超：左颈总动脉斑块形成。Hoffman 反射：无延长。眼底检查无殊。

2. 诊断与诊断依据

1）诊断

2 型糖尿病。

2）诊断依据

患者为中年男性，多饮、多食、多尿起病，体重超重，既往有长期大量吸烟史，无家族性糖尿病史，空腹血糖超过 11.1 mmol/L, HbA1c＞6.5%，糖尿病诊断明确。病程中无酮症倾向，胰岛相关自身抗体均阴性，精氨酸刺激试验胰岛素分泌 2～4 min 达峰，较基础升高，但不足 5 倍；口服糖耐量试验显示胰岛素抵抗及高胰岛素血症，且胰岛素分泌高峰后移，因此考虑为 2 型糖尿病。

3）糖尿病并发症评估

（1）急性并发症评估：患者无恶心、呕吐、意识改变等症状，血酮体（一）、血乳酸 1.2 mmol/L，故暂不考虑糖尿病酮症酸中毒、乳酸酸中毒、非酮症性高渗性昏迷等急性并发症。

（2）慢性并发症评估：

① 大血管病变：患者无头晕症状，暂无脑血管病变依据，必要时可行头颅 MRI 检查；患者无胸闷、胸痛，心脏标志物、心电图、心超均无异常，无心血管病变依据，必要时可行冠脉 CT 检查；患者无间歇性跛行及下肢静息痛，暂不考虑下肢动脉病变，但颈动脉彩超提示左颈总动脉斑块形成。

② 微血管病变：患者无双下肢浮肿，24 h 尿蛋白、白蛋白排泄率正常，eGFR 正常，暂无肾脏血管病变依据；患者无视物模糊，眼底检查无糖尿病视网膜病变。

③ 周围神经病变：患者无四肢麻木、感觉异常，Hoffman 反射无延长，故暂不考虑。

④ 皮肤病变：患者无胫前色素沉着、水疱，故暂不考虑。

3. 鉴别诊断

（1）1 型糖尿病：多于青少年起病，胰岛素分泌绝对不足，有自发酮症酸中毒倾向，血清中可有多种胰岛相关自身抗体。该患者中年起病，GADA、IAA、ICA 均为阴性，精氨酸刺激试验及口服糖耐量试验胰岛素较基线有较升高，故 1 型糖尿病诊断依据不足。

（2）特殊类型糖尿病：患者无胰腺炎、胰腺手术等胰腺外分泌疾病史，无家族性遗传性糖尿病史，无特殊药物使用史，故诊断依据不足。

（3）皮质醇增多症：临床多见向心性肥胖、多血质外貌、皮肤紫纹等，患者超重但无其他相关临床表现，皮质醇节律正常，故诊断依据不足。

（4）甲状腺功能亢进：临床表现为高代谢症状，可有多饮、多食，体重下降，甲状腺激素水平升高而促甲状腺激素水平显著降低，可伴有甲状腺自身抗体阳性。患者无怕热、多汗、情绪易激动等其他高代谢症状及交感神经兴奋性升高表现，甲状腺功能正常，故诊断依据不足。

四、处理方案及基本原则

（1）进行有关糖尿病健康宣教，饮食控制、戒烟、适当运动、控制体重。

（2）完善糖尿病并发症评估。

（3）二甲双胍联合短期胰岛素强化治疗，监测血糖、血压、血脂、体重及尿白蛋白，综合控制目标依据中华医学会糖尿病学分会 2013 版糖尿病防治指南。

五、要点及讨论

糖尿病是以胰岛素分泌和（或）作用缺陷为特点的一组以糖代谢紊乱为主要表现的临床综合征。据国际糖尿病联盟统计，2011 年全球糖尿病患者已达 3.7 亿，年医疗花费达 4 650 亿美元，已成为社会广泛关注的医疗问题。

根据病因糖尿病可分为（WHO 1999 年分型体系）：1 型糖尿病、2 型糖尿病、妊娠糖尿病及其他特殊类型糖尿病（包括胰岛 β 细胞功能遗传性缺陷、胰岛素作用遗传性缺陷、胰岛外分泌疾病、其他内分泌系统疾病、药物或化学品所致糖尿病、感染、不常见的免疫介导性糖尿病及其他与糖尿病相关的遗传综合征）。我国患者群以 2 型糖尿病为主，占 90％以上，与遗传易感性、经济发展、生活方式改变、肥胖及超重人群增加、人口老龄化等因素有关。

实验室检测指标在糖尿病的诊断与治疗监测中起相当重要的作用。目前我国糖尿病诊断标准仍采用 WHO 1999 年诊断标准：典型的糖尿病症状（多饮、多食、多尿、体重减轻）伴随机血糖≥诊断标准：典型的糖尿，或 FPG≥7.0 mmol/L，或 OGTT 2 h 血糖≥11.1 mmol/L；如缺乏典型症状，需不同日期复查。糖尿病前期包括空腹血糖受损（IFG）和糖耐量减低（IGT），IFG 诊断标准为 FBG 6.1～<7.0 mmol/L，OGTT 2 h 血糖<7.8 mmol/L 为；IGT 诊断标准为 FBG<7.0 mmol/L，OGTT 2 h 血糖 7.8～<11.1 mmol/L。

HbA1c 反映了人体内 6～8 周的平均血糖水平，2010 年美国糖尿病协会（ADA）推荐 HbA1ccan D 作为糖尿病诊断标准之一，2011 年 WHO 也进一步推荐该诊断标准，但在我国由于实验室间检测结果差异较大、中国人群适用的诊断切点值尚未建立等问题，目前 HbA1c 仍用于糖尿病治疗监测。当患者血红蛋白水平异常或存在异常血红蛋白时，HbA1c 水平不能准确反映体内平均血糖水平，应选择糖化白蛋白等指标进行监测。

OGTT 与精氨酸刺激试验可用于评估胰岛 β 细胞储备功能。1 型糖尿病患者空腹状态及口服葡萄糖或注射精氨酸后，胰岛素及 C 肽分泌水平均低于正常人，甚至缺如；2 型糖尿病患者由于多有胰岛素抵抗，空腹状态胰岛素及 C 肽水平可正常甚至增高，口服葡萄糖或注射精氨酸后胰岛素及 C 肽分泌水平可有增加，但较正常人可有达峰时间延迟及分泌不足现象。C 肽是胰岛素原经酶切形成胰岛素时等分子释放的无生物学活性的肽段，可反映胰岛素分泌情况，且不受外源性胰岛素干扰；但 C 肽体内半衰期较长，不能有效反映胰岛素急性相分泌情况。

长期的高血糖可导致全身血管及周围神经系统损伤，其中视网膜病变、糖尿病足是导致患者致残的重要原因，而心脑血管及肾脏等慢性并发症更是导致患者死亡的重要原因，因此应定期进行眼底检查、周围大血管彩超、尿白蛋白（3～6 个月内 3 次检测结果中有 2 次异常可诊断糖尿病肾病）等检查评估糖尿病慢性并发症，必要时可进行头颅 MRI、冠脉 CT 等。

1 型糖尿病需要终身胰岛素替代治疗。2 型糖尿病治疗首先应改变生活方式，控制饮食，适当运动，戒烟。口服药物治疗首先选用二甲双胍，有效改善胰岛素抵抗，可同时加用促胰岛素分泌剂和（或）α 糖苷酶抑制剂。二、三线药物包括二肽基肽酶Ⅳ抑制剂、噻唑烷二酮类药物、胰岛血糖素样肽Ⅰ受体激动剂等。口服药物治疗效果不佳、出现糖尿病急性并发症、围手术期、严重感染时应使用胰岛素治疗；初诊患者 FPG>11.1 mmol/L 或 HbA1c>9％可使用胰岛素短期强化治疗 6 周～3 个月。2 型糖尿病常合并代谢综合征的其他组分，因进行综合防治，控制目标详见表 55 - 4。

表 55 - 4　型糖尿病综合治疗目标

指标	控制目标	指标	控制目标
血糖(mmol/L)		低密度脂蛋白胆固醇(mmol/L)	
空腹	4.4～7.0	未合并冠心病	<2.6
非空腹	10.0	合并冠心病	<1.8
HbA1c(%)	<7.0	BMI(kg/m^2)	<24
血压(mmHg)	<140/80	尿白蛋白/肌酐比值(mg/mmol 或 mg/g)	
胆固醇(mmol/L)	<4.5	男性	<2.5 或 22.0
高密度脂蛋白胆固醇(mmol/L)		女性	<3.5 或 31.0
男性	>1.0	尿白蛋白排泄率(μg/min 或 mg/d)	<20 或 30
女性	>1.3	主动有氧活动(min/周)	≥)n/
甘油三酯(mmol/L)	<1.7		

六、思考题

(1) 糖尿病的诊断标准与鉴别诊断？

(2) 如何评估糖尿病急、慢性并发症？

(3) 糖尿病的诊治过程有哪些常用的实验室检查？

七、推荐阅读文献

[1] 陈灏珠,林果为,王吉耀.实用内科学[M].14 版.北京:人民卫生出版社,2013:976 - 1022.

[2] American Diabetes Association. Standards of Medical Care in Diabetes-2010 [J]. Diabetes Care，2010,33:S1 - S61.

[3] 中华医学会糖尿病学分会.中国 2 型糖尿病防治指南(2013 年版)[J].中华糖尿病杂志,2014, 6(7):447 - 496.

[4] 中华医学会检验分会,卫生部临床检验中心,中华检验医学杂志编辑委员会.糖尿病诊断治疗中实验室检测项目的应用建议[J].中华检验医学杂志,2010,33(1):8 - 15.

(潘柏申)

案例 56

妊娠期糖尿病

一、病例资料

1. 现病史

患者,女性,28岁,现孕 32^{+3} 周,因"孕 32^{+3} 周,发现血糖升高、血小板下降 4 月"就诊。患者 4 月前定期产检查糖耐量试验(OGTT):6.1 mmol/L - 10 mmol/L - 7.0 mmol/L - 9.9 mmol/L,空腹血糖 8.4 mmol/L,餐后 2 小时血糖 14.3 mmol/L,血红蛋白(Hb)111 g/L,血小板计数(PLT)94×10^9/L。诊断妊娠期糖尿病,予饮食运动控制不佳,空腹血糖控制一般。后多次复查血小板指标,均低于正常值。今孕 32^{+3} 周,拟"G_1P_0,孕 32^{+3} 周,妊娠糖尿病,血小板减少"收入院。

2. 既往史

既往体健。否认心肝肾等疾病史,否认手术及重大外伤史,否认药物过敏史。无吸烟饮酒史,无不洁性交史,无性传播疾病史。13 岁初潮,5/28,月经中量无痛经,白带少,性状正常。父母体健,无家族遗传性疾病。

3. 体格检查

T 37℃,P 80 次/min,R 20 次/min,BP 110 mmHg/ 80 mmHg。神清,精神可。皮肤黏膜无黄染。全身浅表淋巴结未触及肿大。颈软,气管居中,甲状腺随吞咽活动,未扪及肿块。双肺呼吸音清晰。心律齐,各瓣膜听诊区未闻及异常心音。腹圆隆,软,无压痛、无反跳痛,肝脾肋缘下未触及,胎位头位,胎心位置左下腹,胎心 153 次/min,胎动正常,腹围 98 cm,子宫底 30 cm,胎儿估计 2 764 g。阴道:先露头,高位-3,胎膜未破,羊水未见,子宫口未开。骨盆无异常。神经系统检查阴性。

4. 实验室和影像学检查

(1) FBG 9.6 mmol/L,餐后 2 小时血糖 14.8 mmol/L。

(2) 血常规:WBC 3.81×10^9/L, N 49%, RBC 2.73×10^{12}/L, Hb 95 g/L, PLT 47×10^9/L。

(3) 肝功能:ALT 96 IU/L, TB 9 μmol/L, DB 2 μmol/L, TP 69 g/L, ALB 30 g/L, TBA 5 μmol/L。

(4) 肾功能:BUN 4.6 mmol/L, UA 309 μmol/L, Cr 46 μmol/L。

(5) 血型:O 型 RH(+)。

(6) 凝血功能:PT 11 s, Fib 4.7 g/L, APTT 30 s, TT 15 s。

(7) 胎儿彩超常规:胎儿数 1,胎儿方位左枕前(LOA),见胎心胎动,双顶径 95 mm,头围 315 mm,腹围 318 mm,股骨长度 67 mm,肱骨长度 62 mm,胎盘位于后壁,胎盘厚度 29 mm,胎盘成熟度 Ⅱ$^+$,羊水指数:0 - 45 - 36 - 40 mm。

二、诊治经过

1. 初步诊断

（1）妊娠期糖尿病。

（2）血小板减少症。

2. 诊治经过

产妇入院后完善各项检查,因妊娠糖尿病给予三餐前胰岛素短效:早 26 IU,中 22 IU,晚 16 IU,晚 22 点中效:12 IU,现血糖控制尚可。入院 PLT 47×10^9/L,给予甲强龙 40 mg/d 治疗后,PLT 未见明显增高,请血液科医师会诊,行骨髓穿刺提示:骨髓增生活跃,粒红比例减低,巨系增生减低。继续行甲强龙 40 mg/d 治疗,PLT 未见明显增高,同时行丙种球蛋白 20 g/d×5 天治疗,鉴于甲强龙显著的升血糖作用,必须密切监测血糖。孕妇出现 8~10 分钟一阵宫缩,质弱,无阴道流血流液,考虑先兆临产,紧急输注 1 IU 单采血小板,行剖宫产术娩一活女婴,体重 3 140 克,Apgar 评分:1,9;5,9。术后继续降糖、抗炎、促宫缩治疗,恢复好,术后 6 天出院。

三、病例分析

1. 病史特点

（1）女性,29 岁,因"孕 32^{+3} 周,发现血糖升高、血小板下降 4 月"而入院。

（2）OGTT、空腹血糖及餐后 2 小时血糖异常,多次血小板检测结果降低。

（3）既往体健,否认心肝肾等疾病史,否认重大外伤史,否认药物过敏史。

（4）体格检查未见异常。

（5）实验室和影像学检查:FBG 9.6 mmol/L,餐后 2 小时血糖 14.8 mmol/L。PLT 47×10^9/L。胎儿彩超常规:胎儿方位 LOA,见胎心胎动,双顶径 95 mm,头围 315 mm,腹围 318 mm,股骨长度 67 mm,肱骨长度 62 mm,胎盘位于后壁,胎盘厚度 29 mm,胎盘成熟度 Ⅱ$^+$,羊水指数:0-45-36-40 mm。

2. 诊断与诊断依据

（1）诊断:①妊娠期糖尿病,②血小板减少症。

（2）诊断依据:①根据患者 4 月前常规产检时发现血糖升高。产检时 OGTT:6.1 mmol/L-10 mmol/L-7.0 mmol/L-9.9 mmol/L,FBG 8.4 mmol/L,餐后 2 小时血糖 14.3 mmol/L,诊断为妊娠糖尿病。②血小板进行性下降,产检时发现血小板下降,PLT 94×10^9/L,孕 32 周 PLT 47×10^9/L,行骨髓穿刺提示:骨髓增生活跃,粒红比例减低,巨系增生减低,诊断为血小板减少症。

3. 鉴别诊断

1）糖尿病合并妊娠

妊娠前已有糖尿病的患者妊娠,称为糖尿病合并妊娠。妊娠期糖尿病(GDM),通常是妊娠后半期 β 细胞储备功能不足以平衡胎盘激素引起的胰岛素抵抗所致。育龄女性每年定期体检一次,血糖水平正常,无多饮多食多尿,孕期无体重下降等表现,未出现酮症酸中毒表现,不考虑糖尿病合并妊娠。

2）糖尿病酮症酸中毒

由于妊娠期复杂的代谢变化,加之高血糖和胰岛素相对或绝对不足,代谢紊乱进一步发展到脂肪分解加速,血清酮体急剧升高。糖尿病酮症酸中毒对母儿危害较大,不仅是糖尿病孕产妇死亡的主要原因,酮症酸中毒发生在孕早期还有致畸作用,发生在妊娠中晚期易导致胎儿窘迫及胎死宫内。孕妇孕期饮食规律,无恶心呕吐等不适,定期产检,尿常规未提示尿酮体阳性,进一步复查尿常规或血酮体后可排除糖尿病酮症酸中毒。

3) 妊娠期高血压

通过多因素分析发现,早孕期体重指数≥27 kg/m²、孕 20 周前诊断为 GDM、血糖控制差的孕妇易发生子痫前期,可能与代谢综合征有关。育龄女性每年定期体检一次,无高血压病史,孕期定期产检,无血压升高,无头痛头晕心慌胸闷视物模糊等不适,体格检查无水肿,既往体检尿常规提示尿蛋白阴性,不考虑妊娠期高血压。

四、处理方案及基本原则

1. 妊娠期处理

(1) 血糖控制:50%左右的 GDM 患者仅需要控制饮食量与种类即能将血糖维持在正常范围。饮食调整 1～2 周,血糖控制仍不佳,应及时加用胰岛素治疗。

(2) 孕妇及胎儿监护:血、尿糖及酮体测定,眼底检查,肾功能、糖化血红蛋白等测定有助于孕妇安危的判断。孕早、中期采用 B 超或血清甲胎蛋白测定了解胎儿是否畸形,孕 32 周起采用 NST、脐动脉血流测定及胎动计数等判断胎儿宫内安危。

2. 产时处理

(1) 分娩时机:在加强母儿监护、控制血糖的同时,尽量在 38 周后分娩。有下列情况应提前终止妊娠:血糖控制不满意,伴血管病变,合并重度子痫前期,严重感染,胎儿宫内生长受限,胎儿窘迫等。

(2) 分娩方式:GDM 本身不是剖宫产指征。有巨大儿、胎盘功能不良、胎位异常或其他产科指征者,应行剖宫产。阴道分娩时,产程中密切监测宫缩、胎心变化,避免产程延长,应在 12 小时内结束分娩,产程超过 16 小时易发生酮症酸中毒。

3. 新生儿处理

新生儿出生时应留脐血检查血糖,无论体重大小均按早产儿处理。新生儿娩出后 30 分钟开始定时滴服 25%葡萄糖液,防止低血糖、低血钙及高胆红素血症发生。

五、要点与讨论

妊娠时发生或是第一次确诊的任何程度的糖耐量减低称为妊娠期糖尿病(GDM)。GDM 妇女的空腹胰岛素水平并不低,但是第 1 相胰岛素分泌和某一定量血糖刺激的胰岛素分泌反应却降低,OGTT 显示胰岛素分泌延迟,GDM 在妊娠早期胰岛素原水平升高,并持续到产后,因此,GDM 的发生除了胰岛素抵抗外,还有 β 细胞分泌胰岛素功能的损害。

GDM 风险因素的评估应在第一次围产期检查时进行,高危对象尽早筛查,第一次筛查阴性者需要在妊娠 24～28 周之间重检;中危对象在妊娠 24～28 周之间进行筛查;低危对象指年龄低于 25 岁,不属于糖尿病高患病率族群,一级亲属中无糖尿病,体重正常,无糖耐量异常史,无产科预后不良史,无须进行血糖筛查。

OGTT 试验前要求禁食过夜,试验期历时数个小时,实施有一定难度。50 g 葡萄糖负荷试验在妊娠 24～28 周进行,负荷后 1 小时测定血浆或血清葡萄糖,尽快进行检测,可在任何时刻进行,敏感性较高,易推广应用。50 gGCT 试验若 1 h 血糖≥7.8 mmol/L,需进一步做诊断性 OGTT 试验。目前用的两个 GDM 的诊断标准是 75 g - 2 h - OGTT 和 100 g - 3 h - OGTT。这两种 OGTT 检测评价空腹(禁食 8～14 小时)以及负荷后 1 小时和 2 小时血糖水平,100 g 试验还评价 3 小时血糖水平,两个标准都是依据任何两个或两个以上时点值超过为阳性。75 gOGTT 试验诊断的临界值为:空腹及餐后 1、2 小时血糖值分别为:5.1、10.0、8.5 mmol/l。严格的血糖控制可以降低胎儿并发症的风险,但是控制目标过严,母亲有发生低血糖的危险,亦有发生小孕龄婴儿的危险,所以医学营养治疗是 GDM 的中心环节,饮食方案受孕妇体型、体力活动量和体重增加程度的影响。与非糖尿病孕妇相比,GDM 孕妇发生高血压、蛋白尿、水肿、先兆子痫或子痫的概率增高,因此围产期除了控制血糖外,还要监测这些合并症的指标。

妊娠期的高血糖在分娩后即可下降,可停用胰岛素,妊娠时糖尿病发生越早和胰岛素剂量越大的患者,产后完全恢复的可能性越小。出院后血糖升高者应该尽早进行 OGTT 试验,但不需要测定糖化血红蛋白,而且 GDM 患者在产后是发生 2 型糖尿病的高危人群,应该进行干预以延缓或预防糖尿病的发生。

六、思考题

(1) 妊娠期间的糖尿病包括哪两种情况?

(2) 妊娠期糖尿病与糖尿病合并妊娠、糖尿病酮症酸中毒的鉴别要点有哪些?

(3) 妊娠糖尿病筛查的方法主要有哪些?举例并进行评价。

七、推荐阅读文献

[1] 陈灏珠,林果为,王吉耀. 实用内科学[M]. 14 版. 北京:人民卫生出版社,2013:2501 - 2509.

[2] 华克勤,丰有吉. 实用妇产科学[M]. 3 版. 北京:人民卫生出版社,2013:365 - 377.

[3] Eran Ashwal, Moshe Hod. Gestational diabetes mellitus: Where are we now? [J]. Clinica Chimica Acta, 2015,108(1):72 - 77.

(应春妹)

案例 57

甲状腺功能亢进

一、病史资料

1. 现病史

患者,女性,43 岁,因"怕热、多汗、心悸 2 年,活动后呼吸困难 1 月,加重 1 周"就诊。2 年前无诱因下出现怕热、多汗、心悸,伴烦躁易怒、食欲亢进、大便次数增多(3~4 次/天),无畏光、视物模糊、手抖等症状,消瘦不明显。于当地医院就诊,诊断"甲状腺功能亢进"(甲状腺功能检测结果不详),予丙硫氧嘧啶 100 mg,每日 3 次口服,心得安 10 mg,每日 3 次口服。1 月后随访发现肝酶及胆红素升高,遂停用丙硫氧嘧啶,改甲巯咪唑 20 mg,每日 2 次口服,1 天后出现上腹部绞痛而停用,此后仅不规律服用普萘洛尔。1 年前自觉心悸加重,当地医院建议行手术或同位素治疗,患者因担心"手术瘢痕"及"放射线不良反应"而拒绝。1 月前轻微活动后出现呼吸困难,近 1 周自觉加重,伴咳嗽,夜间不能平卧,双下肢水肿,尿量减少,无紫绀、胸痛、咳粉红色泡沫痰,为进一步治疗收住入院。

2. 既往史

否认高血压、糖尿病等病史,否认外伤、手术史。否认过敏史及用药史。否认家族遗传性疾病史及传染性疾病史。月经 $14\frac{5}{30}$,否认痛经史。否认吸烟饮酒史。

3. 体格检查

T 36.8℃,P 90 次/min,R 24 次/min,BP 110 mmHg/80 mmHg。神志清晰,精神尚可,呼吸稍促,自主体位。皮肤黏膜无紫绀、黄染。全身浅表淋巴结无肿大。颈软,甲状腺 Ⅱ 度肿大,质韧,可随吞咽活动,无压痛,未及明显结节、震颤及血管杂音。双肺呼吸音清,未及啰音。心律绝对不齐,S1 强弱不等,三尖瓣区及 2 级收缩期杂音,脉搏短绌。腹软,无压痛,肝脾肋下未及,移动性浊音(一),肝颈静脉回流征(十)。双下肢凹陷性水肿,手震颤(一),病理征(一)。

4. 实验室和影像学检查

(1) 血常规:WBC 6.30×10^9/L, N 58.3%, RBC 3.72×10^{12}/L, Hb 116 g/L, PLT 254.00×10^9/L。

(2) 肝肾功能:ALT 29 IU/L, AST 38 IU/L, Cr 54 μmol/L。

(3) 电解质:Na^+ 144 mmol/L, K^+ 4.3 mmol/L, Cl^- 108 mmol/L。

(4) Glu 6.3 mmol/L。

(5) 血脂:TC 2.73 mmol/L, TG 0.86 mmol/L, HDL - c 0.82 mmol/L, LDL - c 1.6 mmol/L。

(6) 尿常规、粪常规及隐血无殊。

（7）甲状腺功能：T_3 4.9 nmol/L，T_4 219.7 nmol/L，FT_3 22.3 pmol/L，FT_4 79.5 pmol/L，TSH 0.010 μIU/ml，Tg 76.7 ng/ml，TgAb 33.3 IU/ml，TPOAb 152.0 IU/ml，TRAb>40.0 IU/ml。

（8）心脏标志物：cTnT 0.005 ng/ml，NT-proBNP 1 186.0 pg/ml。

（9）心电图：心房颤动伴快速心室率，偶伴心室内差异传导；Ⅱ、Ⅲ、aVF、V4～V6 导联 T 波倒置。

（10）甲状腺彩超提示：双侧甲状腺弥漫性增大，CDFI 显示血流信号极丰富，呈"火海征"。

（11）心脏超声：双房及右室增大伴轻度二尖瓣反流及中度三尖瓣反流，中度肺动脉高压，左心射血分数 63%。

二、诊治经过

1. 初步诊断

甲状腺功能亢进症（Graves 病？），心力衰竭（NYHA Ⅲ级），心房颤动。

2. 诊治经过

根据患者高代谢症候群及交感神经兴奋性升高的表现，结合甲状腺功能检测结果，甲状腺功能亢进症诊断明确。进一步完善检查，结合甲状腺相关自身抗体检测结果及甲状腺彩超表现，考虑 Graves 病。患者甲亢 2 年来一直没有得到有效控制，并发房颤及心力衰竭，予以地高辛 0.125 mg，每日 1 次口服强心；呋塞米 20 mg，每日 2 次口服及螺内酯 20 mg，每日 2 次口服利尿；单硝酸异山梨酯 40 mg，每日 1 次口服扩血管；美托洛尔 25 mg，每日 2 次口服控制心率，科素亚 25 mg，每日 1 次口服改善心肌重构等治疗纠正心力衰竭，患者胸闷等症状明显好转，双下肢水肿消退，夜间可平卧。患者抗甲状腺药物不耐受，有同位素治疗指征，予碳酸锂 0.25 g，每日 3 次口服，完善相关检查排除禁忌证后，行同位素治疗。根据摄碘率检查结果：3 h 80%，24 h 98%，计算口服^{131}I 总剂量为 9 mCi，服药 1 天后甲状腺内大量放射性浓聚，呈"星芒状"改变，余部位未见明显放射性异常浓聚或稀疏缺损。监测心率在 90～100 次/min，一周后复查甲状腺功能：FT_3 10.1 pmol/l，FT_4 31.5 pmol/l，TSH 0.010 μIU/ml。病情好转出院，嘱其一周后停用碳酸锂，余治疗维持不变，一月后随访甲状腺功能、心脏标志物及心脏超声。

3. 最终诊断

甲状腺功能亢进症，Graves 病，甲状腺功能亢进性心脏病，心力衰竭（NYHA Ⅲ级），心房颤动。

三、病例分析

1. 病史特点

（1）女性，43 岁，怕热、多汗、心悸 2 年，活动后呼吸困难 1 月，加重 1 周。

（2）患者 2 年前无明显诱因下出现怕热、多汗、心悸、易烦躁、纳亢、大便次数增加等症状，外院诊断为"甲亢"，予抗甲状腺药物治疗，但因不耐受、不良反应而停用，仅不规律服用普萘洛尔。1 月前出现活动后呼吸困难，近 1 周症状加重，伴咳嗽，夜间不能平卧，双下肢渐进性水肿，尿量减少。

（3）既往无重大疾病史，无吸烟饮酒史。

（4）体格检查：甲状腺Ⅱ度肿大，质韧，可随吞咽活动，无压痛，未及明显结节、震颤及血管杂音；HR 110 次/min，心律绝对不齐，S1 强弱不等，三尖瓣区及 2 级收缩期杂音，脉搏短绌；肝颈静脉回流征（+）；肠鸣音 4 次/min；双下肢凹陷性水肿；手震颤（-）；余无殊。

（5）实验室及影像学检查：T_3 4.9 nmol/L，T_4 219.7 nmol/L，FT_3 22.3 pmol/L，FT_4 79.5 pmol/L，TSH 0.010 uIU/ml，Tg 76.7 ng/ml，TgAb 33.3 IU/ml，TPOAb 152.0 IU/ml，TRAb>40.0 IU/L。NT-proBNP 1 186.0 pg/ml。心电图：心房颤动伴快速心室率，偶伴心室内差异传导；Ⅱ、Ⅲ、aVF、V4～V6 导联 T 波倒置。甲状腺彩超：双侧甲状腺弥漫性增大，血流丰富。心脏超

声:双房及右室增大伴轻度二尖瓣反流及中度三尖瓣反流,中度肺动脉高压。

　　2. 诊断与诊断依据

　　(1) 诊断:甲状腺功能亢进症,Graves病,甲状腺功能亢进性心脏病,心力衰竭(NYHA Ⅲ级),心房颤动。

　　(2) 诊断依据:①功能诊断:患者有心悸、怕热、多汗、多食等高代谢症状,甲状腺功能检测示 TT_4、TT_3、FT_4、FT_3 升高,TSH 降低,故甲状腺功能亢进诊断明确;②定位诊断:患者 TT_4、TT_3、FT_4、FT_3 升高,TSH 降低,故定位在甲状腺;③病因诊断:患者为中年女性,甲状腺肿Ⅱ度肿大,彩超示双侧甲状腺弥漫性增大,血流丰富,TRAb等甲状腺自身抗体阳性,摄碘率升高,考虑Graves病;④甲亢并发症:根据患者心率绝对不齐、心音强弱不等、脉搏短促等体征及心电图提示,房颤诊断明确。患者近1月来出现活动后呼吸困难,近1周加重,伴咳嗽,夜间不能平卧,双下肢渐进性水肿,尿量减少,肝颈静脉回流征(+),NT-proBNP明显升高,心脏超声提示双房及右室增大,符合心力衰竭表现,心功能分级为NYHA Ⅲ级。患者既往无明确高血压、冠心病、心肌炎等病史,心脏超声未提示有心脏瓣膜病,因此考虑为甲状腺功能亢进性心脏病。

　　3. 鉴别诊断

　　(1) 亚急性甲状腺炎:病程早期可有甲状腺功能亢进表现,但摄碘率降低,为甲状腺组织破坏甲状腺激素过多释放入血所致。患者起病前无上呼吸道感染病史,无发热等全身症状,甲状腺无触痛,白细胞计数不高,摄碘率增高,故诊断依据不足。

　　(2) 自主性高功能性甲状腺腺瘤:多为单个甲状腺结节,同位素现象提示"热结节",一般甲状腺相关自身抗体阴性,患者甲状腺彩超提示甲状腺为弥漫性肿大,TRAb 阳性,故诊断依据不足。

　　(3) 结节性甲状腺肿伴甲亢:多见于50岁以上的长期结节性甲状腺肿患者,一般甲状腺相关自身抗体阴性,同位素扫描提示为不规则的放射性浓聚,或一个或多个显著浓聚的热结节,结节间组织几乎没有碘摄入。患者甲状腺彩超提示甲状腺为弥漫性肿大,TRAb 阳性,故诊断依据不足。

四、处理方案及基本原则

　　(1) 甲亢健康宣教,低碘饮食。

　　(2) 强心、利尿、扩血管、控制心室率、改善心肌重构等治疗纠正心力衰竭。

　　(3) 排除禁忌证后行同位素治疗,术后随访甲状腺功能、心脏标志物及心脏超声。

五、要点及讨论

　　甲状腺功能亢进症是由多种原因引起的甲状腺激素分泌增加导致高代谢症候群和交感神经系统兴奋性升高的临床综合征,简称甲亢。Graves病,又称弥漫性毒性甲状腺肿,是甲亢最常见的病因,约占全部甲亢的85%,发病与自身免疫有关,除甲状腺外尚可累及眼外肌及球后组织,表现出甲亢特异性眼征。甲亢的其他病因包括自主性高功能性结节或腺瘤、多结节性甲状腺肿伴甲亢、碘源性甲亢、垂体性甲亢、异位促甲状腺素综合征、卵巢甲状腺肿及破坏性甲状腺毒症(亚急性甲状腺炎、桥本氏甲状腺炎等)。

　　甲亢的常见表现包括怕热、多汗、心悸、食欲亢进、排便次数增加、体重降低、易烦躁,部分患者可伴进行性近端肌萎缩、周期性麻痹(男性多见),少数患者可伴重症肌无力。老年患者高代谢症状可不明显,表现为乏力、厌食、抑郁、消瘦、心悸等(淡漠型甲亢)。甲亢眼征包括眼球突出、眼裂增宽、瞬目减少(Stellwag征)、下视时上眼睑不下落(von Graefe征)、上视时前额皮肤不皱起(Joffroy征)及眼球辐辏不良(Mobius 征)等,浸润性突眼患者可进一步出现球后疼痛、结膜充血水肿、视力受损等。Graves 病患者甲状腺可弥漫性肿大,质中等,无压痛,上下极可及震颤及血管杂音。甲亢可导致心动过速、心排出量增加及心房颤动(占甲亢患者的 10%～15%),长期控制不佳可导致心力衰竭,如患者发病前无基础心脏疾病存在,随甲亢的控制,心功能可恢复。

TSH 是甲状腺功能的首选筛查指标,在甲状腺疾病中的变化较甲状腺激素更为灵敏和特异,一般甲亢患者 TSH 水平显著降低,常低于检测下限,垂体性甲亢 TSH 水平可升高。甲亢患者甲状腺激素水平升高,一般 T_3 的升高较 T_4 升高更为明显。FT_3、FT_4 是甲状腺激素的活性形式,对疾病的诊断较 T_3、T_4 更为灵敏,并且不受甲状腺素结合球蛋白异常的影响。目前甲状腺功能检测主要基于免疫学方法,结果分析时需注意不同分析系统间差异和自身抗体对检测结果潜在干扰的问题。促甲状腺激素刺激抗体(TSAb)是 Graves 病的致病因素,但由于测定方法问题,目前临床上检测总的 TRAb 作为 Graves 诊断的标准之一。Graves 病 TPOAb 和 TgAb 可阳性,但滴度不如桥本氏甲状腺炎高。摄碘率试验不是甲亢诊断的常规指标,但可用于鉴别甲状腺自身功能亢进与破坏性甲状腺毒症,同位素治疗前需行摄碘率试验以计算^{131}I给药剂量。同位素显像可用于鉴别甲状腺结节的性质。

甲亢的治疗主要包括抗甲状腺药物、^{131}I同位素和手术治疗。抗甲状腺药物足量开始治疗,症状消失及甲状腺功能恢复到正常水平后可逐渐减量至最低有效维持剂量,总疗程需 1～1.5 年。抗甲状腺药物平均缓解率为 50%,有较高复发率。抗甲状腺药物的常见不良反应包括皮疹、粒细胞减少、肝脏损伤及血管炎等,治疗期间需注意随访。^{131}I同位素治疗的主要适应证包括:成人 Graves 病甲状腺Ⅱ度以上肿大、抗甲状腺药物治疗失败或不耐受、手术治疗后复发或有手术禁忌证、甲亢性心脏病、老年甲亢、甲亢合并糖尿病或血细胞减少、自主性高功能性结节、毒性多结节性甲状腺肿等。手术治疗的主要适应证包括:中重度甲亢药物治疗无效或停药后复发、结节性甲状腺肿伴甲亢、甲状腺肿大对周围组织有明显压迫、胸骨后甲状腺肿、疑似合并甲状腺癌、儿童甲亢及妊娠期甲亢药物治疗效果不佳。^{131}I同位素治疗及手术治疗的有效率可达 95%,主要并发症为甲减,需定期随访甲状腺功能。此外,β受体阻滞剂可抑制外周 T_4 向 T_3 的转化以及甲状腺激素对心脏的毒性作用,糖皮质激素主要用于浸润性突眼的治疗和甲状腺危象的抢救。

六、思考题

(1) 甲状腺功能亢进症的临床表现?
(2) Graves 病的发病机制?
(3) 甲状腺毒症原因的鉴别?

七、推荐阅读文献

[1] 陈灏珠,林果为,王吉耀. 实用内科学[M]. 14 版. 北京:人民卫生出版社,2013:1261-1272.

[2] 中华医学会内分泌学分会. 甲状腺疾病诊治指南—甲状腺功能亢进症[J]. 中华内科杂志,2007,46(10):876-882.

[3] 中华医学会检验分会,卫生部临床检验中心,中华检验医学杂志编辑委员会. 甲状腺疾病诊断治疗中实验室检测项目的应用建议[J]. 中华检验医学杂志,2012,35(6):484-492.

(潘柏申)

案例 *58*

甲状腺功能减退

一、病历资料

1. 现病史

患者,女性,44 岁,因"进行性乏力、食欲差、眼睑水肿 3 月余"就诊。患者 3 月余前无明显诱因下出现乏力、食欲差、眼睑水肿伴厌油、腹胀,无腹痛、腹泻、黄疸、恶心、呕吐、下肢水肿等症状,遂到当地医院查肝功能:ALT 60 IU/L, AST 79 IU/L,肝炎病毒标志物均阴性。腹部超声提示:轻度脂肪肝。予保肝药物及中药治疗(具体不详)2 月。症状无明显改善,并出现晨起手指关节及颈部僵直、胀痛,活动后可缓解,久坐后自觉双下肢沉重感伴肌肉酸胀痛。遂到我院门诊查甲状腺功能:$FT_3 < 0.4$ pmol/L, FT_4 0.8 pmol/L, TSH>100 μIU/ml。甲状腺超声提示:甲状腺弥漫性病变,右叶见小结节,左叶见钙化灶。拟诊"甲状腺功能减退症"收住入院。病程中感易困、怕冷、注意力下降、皮肤干燥、便秘、体重增加 2 kg。

2. 既往史

否认高血压、心脏病、糖尿病等病史,否认外伤、手术史。否认过敏史及用药史。否认家族遗传性疾病史及传染性疾病史。月经 15 岁初潮,半年前开始月经紊乱,否认痛经史。否认吸烟饮酒史。

3. 体格检查

T 36.2℃,P 60 次/min,R 18 次/min,BP 120 mmHg/80 mmHg。神智清,神情较淡漠,言语尚清,自主体位。颜面轻度浮肿,面色苍白。皮肤黏膜无紫绀、黄染。全身浅表淋巴结无肿大。颈软,气管居中,甲状腺 I 度肿大。双肺呼吸音清,未及啰音。心律齐,各瓣膜区未及病理性杂音。腹软,无压痛,无反跳痛,肝脾肋下未及,肾区无叩击痛,移动性浊音(一)。病理征(一)。

4. 实验室和影像学检查

(1) 血常规:WBC 3.68×10^9/L, N 61.4%, RBC 3.38×10^{12}/L, Hb 95 g/L, PLT 139×10^9/L。

(2) ESR 12 mm/H。

(3) 尿白蛋白/肌酐:15 μg/mg。

(4) 肝肾功能:TP 87 g/L, ALB 55 g/L, ALT 59 IU/L, AST 45 IU/L,余无殊。BUN 4.1 mmol/L, Cr 44μ4 酐 l/L。

(5) 电解质:Na^+ 136 mmol/L, K^+ 3.8 mmol/L, Ca^{2+} 2.83 mmol/L, P^{3+} 0.90 mmol/L。

(6) 血脂:TC 8.19 mmol/L, TG 1.27 mmol/L, HDL-c 1.58 mmol/L, LDL-c 6.03 mmol/L, apoA1 1.68 g/L, apoB 1.24 g/L。

(7) 甲状腺功能:$T_3 < 0.3$ nmol/L, T_4 6.7 nmol/L, $FT_3 < 0.4$ pmol/L, $FT_4 < 0.4$ pmol/L, TSH

>100.0 μIU/ml，Tg 1.1 ng/ml，TgAb 164.5 IU/ml，TPOAb>600.0 IU/ml，TRAb 0.84 IU/L。

(8) CK 506 IU/L，CK-MM 496 IU/L。

(9) SI 15 μmol/L、SF 71.2 ng/ml、Vit B$_{12}$ 699.9 pg/ml，叶酸 8.6 ng/ml。RF 12 IU/ml、ANA（-）。ACTH-皮质醇节律结果如表58-1所示。

表 58-1 ACTH-皮质醇节律

采血时间	8:00	16:00	0:00
ACTH(pg/ml)	24.1	13.7	9.4
皮质醇(nmol/l)	276.6	121.8	70.3

(10) 心电图:窦性心动过缓,HR 54 次/min,QRS 电轴右偏,顺钟向转位,肢体导联低电压,左胸导联低电压。

(11) 甲状腺彩超:甲状腺弥漫性病变,右叶见小结节,左叶见钙化灶。

(12) 心脏超声:心包少量积液,左心射血分数 62%。

二、诊治经过

1. 初步诊断

甲状腺功能减退症。

2. 诊疗经过

患者入院后完善相关检查,根据临床表现,TT$_4$、TT$_3$、FT$_4$、FT$_3$ 水平低下,TSH 升高,甲状腺功能减退诊断明确。患者无甲状腺手术史、抗甲状腺药物及 ^{131}I 同位素治疗史,结合 TPOAb、TgAb 显著升高及甲状腺彩超提示,考虑为桥本氏甲状腺炎。予优甲乐 25 μg,每日 1 次口服,6~8 周后复查甲状腺功能以调整剂量。患者肝酶轻度升高,轻度贫血,TC、LDL-c 及 CK-MM 升高考虑为甲减相关表现,继续随访。

3. 最终诊断

甲状腺功能减退症,桥本氏甲状腺炎。

三、病例分析

1. 病史特点

(1) 女性,44 岁,进行性乏力、食欲缺乏、眼睑水肿 3 月余。

(2) 患者无明显诱因下出现乏力、食欲缺乏、眼睑水肿伴厌油、腹胀,并进行性加重,出现晨起手指关节及颈部僵直、胀痛,活动后可缓解,久坐后自觉双下肢沉重感伴肌肉酸胀痛。病程中感易困、怕冷、注意力下降、皮肤干燥、便秘、体重增加 2 kg。

(3) 既往无重大疾病史,无吸烟饮酒史,月经紊乱半年。

(4) 体格检查:生命体征平稳,神情较淡漠,颜面轻度水肿,面色苍白,甲状腺Ⅰ度肿大,余无殊。

(5) 实验室和影像学检查:Hb 95 g/L, ALT 59 IU/L, AST 45 IU/L；TC 8.19 mmol/L, LDL-c 6.03 mmol/L；T$_3$<0.3 nmol/L, T$_4$ 6.7 nmol/L, FT$_3$<0.4 pmol/L, FT$_4$<0.4 pmol/L, TSH>100.0 μIU/ml, TgAb 164.5 IU/ml, TPOAb>600.0 IU/ml；CK 506 IU/L, CK-MM 496 IU/L；SI、SF、Vit B$_{12}$ 及叶酸正常；皮质醇节律正常；RF 正常、ANA 阴性；心电图:窦性心动过缓,HR 54 次/min, QRS 电轴右偏,顺钟向转位,肢体导联低电压,左胸导联低电压；甲状腺彩超:甲状腺弥漫性病变,右叶

见小结节,左叶见钙化灶;心脏超声:心包少量积液。

　　2. 诊断与诊断依据

　　1)诊断

　　甲状腺功能减退症,桥本氏甲状腺炎。

　　2)诊断依据

　　(1)功能诊断:患者有代谢率减低、交感神经兴奋性下降及黏液性水肿等表现,TT_4、TT_3、FT_4、FT_3 降低,TSH 升高,故甲状腺功能减退诊断明确。

　　(2)定位诊断:患者 TT_4、TT_3、FT_4、FT_3 降低,TSH 升高,故定位在甲状腺。

　　(3)病因诊断:患者无甲状腺手术史、无甲亢药物及放射性碘治疗史,结合 TPOAb、TgAb 显著升高及甲状腺彩超提示,考虑为桥本氏甲状腺炎。

　　3. 鉴别诊断

　　(1)亚急性甲状腺炎:起病前多有上呼吸道感染,起病急骤,发热,甲状腺肿大伴有触痛,血沉增快,白细胞升高等。患者病程较长,起病较隐匿,起病前无上呼吸道感染史,甲状腺无触痛,血沉、白细胞不增高,故诊断依据不足。

　　(2)肝功能损伤:患者肝酶轻度升高,胆红素代谢正常,无肝损药物使用史、大量饮酒史,肝炎病毒标志物阴性,无巨细胞病毒、EB 病毒急性感染等相关表现,考虑为甲减所致,必要时可进一步查自身免疫性肝炎相关抗体以除外自免肝。

　　(3)原发性贫血:甲减可引起轻中度贫血,患者为正细胞正色素性贫血,血清铁、铁蛋白、维生素 B_{12} 及叶酸正常,暂不考虑原发性贫血。

　　(4)肾病综合征:患者有颜面、眼睑水肿、血脂升高,需与肾病综合征鉴别,但患者无蛋白尿、低蛋白血症,肾功能正常,水肿非凹陷性,诊断依据不足。

　　(5)其他自身免疫性疾病:患者有关节及肌肉疼痛,并有晨僵表现,需与类风湿性关节炎、肌炎等自身免疫性疾病相鉴别,患者 RF 正常、ANA 阴性,诊断依据不足。

四、处理方案及基本原则

　　(1)进行甲减健康宣教,控制碘摄入。

　　(2)小剂量开始补充甲状腺激素,随访甲状腺功能调整用药;预防黏液性水肿昏迷。

　　(3)随访血常规、肝功能、血脂、CK、CK－MB 等。

五、要点及讨论

　　甲状腺功能减退症为多种原因引起的甲状腺激素合成、分泌或生物效应不足所致的临床综合征,简称甲减。发病率约为1%,女性多于男性。按起病年龄可分三型:呆小病(起病在胎儿期或新生儿期)、幼年型甲状腺功能减退症(起病于青春发育期前)和成年型甲状腺功能减退症。呆小病常见原因为缺碘(地方性呆小病)、先天性甲状腺发育不全及甲状腺激素合成相关酶缺陷。幼年型及成年型甲减常见原因有自身免疫性损伤(桥本氏甲状腺炎多见)、甲状腺手术切除、甲亢药物或放射性碘治疗后;较少见的原因有下丘脑或垂体功能减退导致促甲状腺激素释放激素或 TSH 分泌不足(中枢性甲减),以及甲状腺激素抵抗综合征。

　　成年型甲减主要表现为代谢率减低和交感神经兴奋性下降,全身多个系统脏器可受累,常见的表现有畏寒、乏力、反应迟钝、记忆力减退、嗜睡、关节疼痛、肌肉酸胀、便秘、体重增加、女性患者月经紊乱等,查体可见皮肤干燥、毛发稀疏、颜面眼睑水肿、贫血貌、胫前非凹陷性水肿、跟腱反射时间延长等,严重者可引起黏液性水肿昏迷。呆小病主要表现为生长发育迟缓和智力低下,可有眼距增宽、鼻梁扁塌、唇厚流涎、舌大外伸、鸭步等特殊面容及体态;幼年型可有身材矮小、智力低下、性发育迟缓等表现。

T_4是甲状腺分泌的主要激素,T_3则主要来源于外周组织对T_4的转化,因此对于原发性甲减的诊断T_3不是必备条件。FT_4是T_4的活性形式,较TT_4能更灵敏地反映甲状腺功能,特别是当患者存在甲状腺素结合球蛋白异常时,TT_4检测结果可受到干扰。TSH是垂体分泌的调节甲状腺功能的重要激素,甲减时TSH明显升高,中枢性甲减TSH降低,TSH水平的异常往往早于甲状腺激素水平的异常。临床上将TSH及FT_4作为筛查和诊断甲减的一线指标。TgAb与TPOAb升高提示甲减病因为甲状腺组织自身免疫性损伤,其中TPOAb对于桥本氏甲状腺炎诊断的灵敏度和特异性较TgAb更高,而在缺碘地区,TgAb有助于从结节性甲状腺肿患者中筛查出自身免疫性甲状腺疾病。目前甲状腺功能检测主要基于免疫学方法,结果分析时需注意不同分析系统间的差异和自身抗体对检测结果潜在干扰的问题。

甲减一般需要终身甲状腺素替代治疗,初始治疗从小剂量开始,4~6周随访甲状腺功能以调整剂量,稳定后可每6~12个月随访甲状腺功能。治疗的目标为症状、体征的消失,TSH(中枢性甲减除外)、TT_4、FT_4维持在正常水平。

六、思考题

(1) 甲状腺功能减退症的临床表现有哪些?

(2) 甲状腺功能减退症的病因诊断思路?

(3) 甲状腺功能减退症的诊治过程有哪些常用的实验室检查?

七、推荐阅读文献

[1] 陈灏珠,林果为,王吉耀.实用内科学[M].14版.北京:人民卫生出版社,2013:1243-1246.

[2] 中华医学会内分泌学分会.甲状腺疾病诊治指南—甲状腺功能减退症[J].中华内科杂志,2007,46(11):967-971.

[3] 中华医学会检验分会,卫生部临床检验中心,中华检验医学杂志编辑委员会.甲状腺疾病诊断治疗中实验室检测项目的应用建议[J].中华检验医学杂志,2012,35(6):484-492.

(潘柏申)

案例 59

甲状旁腺功能亢进

一、病历资料

1. 现病史

患者，女性，65岁，因"腰腿酸痛2年，加重2个月"就诊。患者2年前逐渐出现腰腿酸痛，行走易疲劳，关节活动无障碍，无四肢软瘫、手足抽搐，未予重视。近2月症状加重，伴颈背酸痛及四肢麻木感，全身乏力，长时间站立及行走困难，遂至我院就诊。病程中无外伤及骨折史，否认发热、乏力等其他特殊伴随症状。病程中常觉进食后腹胀，食纳减退明显，有便秘；伴口干、多尿，夜尿2～3次/天；自觉近事记忆减退明显，夜眠较差；近2月体重下降2 kg。

2. 既往史

确诊高血压2年，最高达160 mmHg/80 mmHg，口服氨氯地平5 mg，每日一次，血压控制在130 mmHg/80 mmHg；体检发现胆囊及双肾结石1年余。否认烟酒史，自诉饮食均衡，否认牛奶、钙剂等过量摄入，否认其他用药史。已婚已育，绝经8年。否认家族遗传性疾病史及传染性疾病史。

3. 体格检查

T 37.3℃，P 80次/min，R 16次/min，BP 130 mmHg/90 mmHg。神智清，精神可，言语清楚，自主体位。皮肤黏膜无发绀、黄染。全身浅表淋巴结无肿大。颈软，甲状腺未及肿大。双肺呼吸音清，未及啰音；心律齐，无杂音。腹软，无压痛，肝脾肋下未及，肝肾区无叩击痛，移动性浊音（一）。脊柱无侧弯，无直/间接叩击痛，颈、腰段椎旁肌肉轻压痛，双侧直腿抬高试验阳性。四肢肌张力、肌力、反射正常，感觉系统检查未见异常，病理征（一）。

4. 实验室和影像学检查

(1) 血常规：WBC 5.68×10^9/L，RBC 3.59×10^{12}/L，Hb 110 g/L，PLT 319×10^9/L。

(2) 尿常规：pH 8.0，尿红、白细胞（一），尿蛋白（一）。随机尿钙6.29 mmol/L，尿钙/肌酐比值1.17。

(3) ESR 2 mm/h。

(4) 肝肾功能：ALT 35 IU/L，AST 33 IU/L，AKP 131 IU/L，γ-GT 27 IU/L，TB 13.6 μmol/L，DB 4.3 μmol/L，TP 69 g/L，ALB 42 g/L，GLB 27 g/L，A/G 1.5。BUN 4.9 mmol/L，Cr 59 μmol/L。

(5) 血清蛋白电泳：ALB 62%，α1 2.7%，α2 8.6%，β 10.7%，γ 16.0%。

(6) 电解质：Na^+ 140 mmol/L，K^+ 4.0 mmol/L，Ca^{2+} 2.90 mmol/L，P^{3+} 0.83 mmol/L。

(7) 甲状腺功能：T_4 103.2 nmol/L，T_3 1.4 nmol/L，FT_4 17.0 pmol/L，FT_3 3.9 pmol/L。PTH 731.7 pg/ml，骨钙素178.3 ng/ml，CT<2 pg/ml。皮质醇节律正常。

（8）肿瘤标志物：AFP、CEA、CA19-9、CA125 均正常。

（9）总 25 羟维生素 D 52 nmol/L。

（10）彩超：胆囊结石，胆囊胆泥淤积，双肾结石。

（11）骨骼 X 线：双侧腕骨内见囊状透亮影，颈、腰椎退行性变；颅盖骨可见多发骨质稀疏区伴小囊状骨质缺损改变。

（12）骨密度：骨质疏松。

（13）^{99m}Tc-MDP 甲状旁腺 SPECT/CT 显像及平面显像：甲状旁腺区未见明显占位及放射性异常浓聚灶。

二、诊治经过

1. 初步诊断

甲状旁腺功能亢进，代谢性骨病，高血压病，胆囊结石，双肾结石。

2. 诊疗经过

患者入院后完善 X 线片示骨质疏松，伴腕骨、颅骨囊性骨质吸收改变，实验室检查示：钙 2.90 mmol/L，无机磷 0.83 mmol/L，PTH 731.7 pg/ml，符合甲旁亢表现。予阿法骨化醇 0.25 μg 口服，每日 2 次；美洛昔康 15 mg 口服，每日 1 次，关节酸痛症状略有缓解。进一步完善检查，排除血液及实质器官恶性肿瘤、肾脏疾病等，评估为原发性甲旁亢。查体、彩超、颈胸部 CT、同位素扫描均未提示甲状旁腺异常及异位甲状旁腺组织，排除禁忌后行手术探查，术中见左下甲状旁腺肿大，直径 1 cm，切除后病理证实为甲状旁腺增生。患者术后 48 小时复查：血钙 2.27 mmol/L，磷 1.11 mmol/L，PTH 13.7 pg/ml，恢复可，嘱出院后定期复查血钙、磷及 PTH。

3. 最终诊断

原发性甲状旁腺功能亢进症，左甲状旁腺增生。

三、病例分析

1. 病史特点

（1）女性，65 岁，腰腿酸痛 2 年，加重 2 月。

（2）患者腰腿酸痛，无关节活动障碍、四肢软瘫、手足抽搐，症状逐渐加重，病程中伴腹胀、便秘、多尿、夜尿，记忆力、睡眠受影响。

（3）既往有高血压、胆囊结石、双肾结石病史。饮食均衡，否认牛奶、钙剂等过量摄入。

（4）体格检查：生命体征平稳，颈部触诊未及异常。脊柱无侧弯，无直/间接叩击痛，颈腰段椎旁肌肉轻压痛，双侧直腿抬高试验阳性。四肢肌张力、肌力、反射正常，共济协调，感觉无异常，病理征（-）。

（5）实验室和影像学检查：实验室检查血清钙 2.90 mmol/L，磷 0.83 mmol/L，PTH 731.7 pg/ml。尿 pH 8.0，随机尿钙/肌酐比值 1.17。AKP 131 IU/L，PTH 731.7 pg/ml，血常规、血沉、血清蛋白电泳、皮质醇节律、肿瘤标志物、甲状腺激素水平均正常。X 线示骨质疏松、骨膜下皮质吸收、囊肿样变化。彩超见胆囊及双肾结石。颈胸部增强 CT 及甲状旁腺核素扫描未见异常。

2. 诊断与诊断依据

（1）诊断：原发性甲旁亢，左甲状旁腺增生。

（2）诊断依据：①功能诊断：患者以进行性腰腿酸痛起病，实验室检查示：钙 2.90 mmol/L，无机磷 0.83 mmol/L，PTH 731.7 pg/ml，AKP 131 IU/L，随机尿钙 6.29 mmol/L，尿钙/肌酐比值 1.17。典型高钙、低磷血症，伴 PTH 升高，碱性磷酸酶升高，尿钙排出增多，有骨质疏松、骨质吸收表现，合并胆及双肾结石,支持甲状旁腺功能亢进诊断;②定位诊断:否认特殊饮食、用药史,经病因筛查后排除肾脏疾病,无明确恶性肿瘤依据,考虑原发性甲旁亢可能;③病因诊断:经手术探查发现单个甲状旁腺腺体肿大,切除后病理确诊为甲状旁腺增生。

3. 鉴别诊断

1)高钙血症的鉴别诊断

(1)恶性肿瘤:原因不明的高钙血症必须除外甲状旁腺外实体肿瘤的可能,因肿瘤组织可分泌甲状旁腺激素相关蛋白,与PTH功能相似。这类患者多伴有原发肿瘤相关表现,血PTH正常或降低,切除原发肿瘤后,钙磷代谢可恢复正常。

(2)多发性骨髓瘤:可有骨痛、骨质疏松及破坏,伴有贫血、血沉加快、克隆性免疫球蛋白升高、肾功能损伤、尿本周蛋白阳性、骨髓穿刺涂片见浆细胞比例异常升高,但PTH多正常或降低。

(3)结节病:可有高血钙、高尿钙、低血磷和碱性磷酸酶增高,无骨痛脱钙,血PTH正常或降低,胸部影像学检查可鉴别。

(4)甲状腺功能亢进:约1/6甲亢患者可出现高钙血症,是甲状腺激素提高骨骼重吸收的直接结果,可同时伴有高磷,PTH正常或减低。

2)甲旁亢的鉴别诊断

(1)原发性:由于甲状旁腺腺瘤(癌)或增生引起,诊断需充分排除继发性、三发性甲旁亢。

(2)继发性:各种原因所致的低钙血症,可刺激甲状旁腺增生,从而分泌过多PTH,多见于肾功能不全和骨软化患者,常伴随有低钾血症、活性维生素D水平降低。

(3)三发性:多见于慢性肾病患者,在继发性甲旁亢没有得到有效控制的基础上,甲状旁腺长期受低血钙刺激,部分增生组织转变为腺瘤。

四、处理方案及基本原则

(1)排除禁忌予外科手术,根据探查结果制定甲状旁腺组织切除范围,跟进病理回报。

(2)术后随访血钙、血磷、PTH评估手术效果,如出现低钙可予适当钙剂补充。

五、要点及讨论

甲状旁腺功能亢进为甲状旁腺分泌过多甲状旁腺激素所引起的钙磷代谢失常。主要表现为骨骼改变、泌尿系统结石、高血钙和低血磷等。可分为原发性、继发性、三发性,其中原发性甲旁亢多见于20～50岁成年人,40岁后发病率显著升高,男女比例为1:2～4。甲状旁腺腺瘤约占85%,多为单个;甲状旁腺增生一般表现为4个腺体增生,个别患者表现为单个腺体增生,与腺瘤较难鉴别;由腺癌引起的甲旁亢较为少见,仅占2%以下。少数腺瘤(癌)(6%～10%)可位于胸腺、心包或食管后,且瘤体较小,异位病灶的漏检,可能导致手术治疗失败,故术前应进行颈胸部CT、放射性核素检查等以提高检出率。

原发性甲旁亢常起病缓慢,可累及多个器官,表现多样,主要症状包括代谢性骨病、胆肾结石,可伴有精神改变、消化性溃疡、慢性胰腺炎等。甲旁亢引起的骨病影像表现包括普遍性骨质疏松、局限性骨吸收、囊性改变、骨皮质吸收和由于骨疏松引起的病理性骨折及畸形。X线特征性骨改变多见于头颅、牙硬板、手和骨盆等部位。

PTH促进骨转换,大量分泌状态下可导致骨吸收增加,骨钙释放入血;同时具有促进尿钙吸收、尿磷排泄的功能,并通过促进活性维生素D在肾小管上皮细胞内的转化增强钙的肠道吸收,最终导致高血钙和低血磷。约50%患者在发病早期表现为无症状高钙血症,故无诱因的血清钙多次高于

2.75 mmol/L 或离子钙超过 1.28 mmol/L 应高度怀疑甲旁亢。因血液中 55% 的钙与白蛋白结合,血清总钙水平的"正常"判断须结合血清白蛋白水平进行校正(血清白蛋白每低于正常 1 g,血总钙上调 0.19~0.25 mmol/L),伴低白蛋白血症的患者血清总钙可不高,但离子钙升高。血 PTH 检测是诊断原发性甲旁亢直接而敏感的指标,其升高程度与血钙浓度、肿瘤大小、病情严重度相平行,诊断甲旁亢与手术的符合率达 90% 左右。

原发性甲旁亢原则上应手术治疗,尤其在伴有以下情况时:血清钙≥3 mmol/L,血 PTH 较正常增高 2 倍,肾结石发作活跃,肾功能损伤,代谢性骨病,存在精神症状、难治性消化性溃疡、胰腺炎、严重高血压等。手术过程中应探及甲状腺及其附近可能的异位甲状旁腺部位,必要时还应探查胸腔纵隔。术后 PTH 可迅速恢复正常,血清钙在 24 小时内开始下降,术后 3~5 天内下降至正常低值,甚至出现低钙血症。如术后 3 天血钙仍大于 2.5 mmol/L,则高度提示手术切除不足。对高钙血症较轻微或不能耐受手术的患者,可采用维生素 D 制剂、降钙素等药物治疗。

继发性甲旁亢系各种原因引起的低血钙长期刺激甲状旁腺增生,分泌过多 PTH,如慢性肾功能不全,消化系统疾病和肾脏疾病致维生素 D 吸收不良和生成障碍;妊娠哺乳妇女对钙需要量增加而未得到相应补充等。结合血 PTH 与血钙、尿钙、X 射线检查及临床表现有助于与原发性甲旁亢的鉴别。三发性甲旁亢系在继发性甲旁亢的基础上,甲状旁腺受到持久和强烈的刺激,增生腺体中的一个或几个发展为自主性腺瘤,见于慢性肾功能不全。假性甲旁亢又称异位性甲旁亢,主要由肺、肾、肝、卵巢和胰腺等恶性肿瘤引起,肿瘤分泌甲状旁腺素样多肽物质或溶骨性因子或前列腺素 E 等,刺激破骨细胞,引起高钙血症,常伴有骨吸收,PTH 正常甚至偏低。非原发性甲旁亢在治疗过程中均应以原发疾病治疗为重点,兼顾钙磷代谢及骨病的药物治疗。

六、思考题

(1) 甲状旁腺功能亢进的临床表现是什么?

(2) 如何鉴别原发性、继发性及三发性甲旁亢?

(3) 原发性甲旁亢患者经手术切除治疗后,血 PTH 及钙磷指标变化规律是怎样的?

七、推荐阅读文献

[1] 陈灏珠,林果为,王吉耀. 实用内科学[M]. 14 版. 北京:人民卫生出版社,2013:1246-1250.

[2] 邱明才,戴晨琳. 代谢性骨病学[M]. 北京:人民卫生出版社,2012:146-160.

[3] Melmed S, Polonsky K S, Larsen P R, et al. Williams textbook of endocrinology [M]. 12th edition. The United States of America: Elsevier Medicine, 2011:1237-1367.

(潘柏申)

案例 60

原发性醛固酮增多症

一、病历资料

1. 现病史

患者,女性,58岁,因"反复头晕 10 余年,乏力、四肢麻木 4 年"就诊。患者 10 余年前无明显诱因下感反复头晕,无视物旋转、无听力改变,无恶心、呕吐、胸闷、四肢抽搐等症状,至当地医院检查发现血压升高(160 mmHg/100 mmHg),先后服用氨氯地平、依那普利、硝苯地平、厄贝沙坦、氢氯噻嗪等降血压(具体不详),自诉血压控制在 130~160 mmHg/70~95 mmHg。4 年前无明显诱因下出现全身乏力、四肢麻木,至当地医院检查发现血钾降低(2.5 mmol/L),补钾后上述症状缓解,但患者拒绝住院检查以明确病因。后多次门诊随访血钾在 2.5~3.0 mmol/L。1 周前感症状有所加重,至我院门诊查电解质:Na$^+$ 152 mmol/L, K$^+$ 2.7 mmol/L, Cl$^-$ 103 mmol/L, HCO$_3^-$ 38 mmol/L, AG 11 mmol/L,为进一步诊治收住入院。病程中有嗜睡、腹胀(进食后明显)、膝关节酸胀,偶有心悸,无双下肢水肿,精神睡眠尚可,二便无殊,体重变化不明显等。

2. 既往史

否认心脏病、糖尿病等病史,否认外伤、手术史。否认过敏史及用药史。否认家族遗传性疾病史及传染性疾病史。已婚已育,绝经 2 年。否认吸烟饮酒史。

3. 体格检查

T 37.0℃,P 78 次/min,R 19 次/min,BP 142 mmHg/86 mmHg。神智清,精神可,言语清楚,自主体位。皮肤黏膜无发绀、黄染。全身浅表淋巴结无肿大。瞳孔等大等圆,对光反射灵敏,双侧鼻唇沟对称,伸舌居中。颈软,甲状腺无肿大。双肺呼吸音清,未及啰音;心律齐,无杂音。腹软,无压痛,肝脾肋下未及,肾区无叩击痛,移动性浊音(一)。病理征(一)。

4. 实验室和影像学检查

(1) 血、粪常规及隐血无殊。

(2) 尿常规:比重 1.009,pH 7.0,余无殊。

(3) 肝肾功能、血脂、血糖无殊。

(4) 电解质:Na$^+$ 152 mmol/L, K$^+$ 2.7 mmol/L, HCO$_3^-$ 38 mmol/L。

(5) 动脉血气分析:pH 7.44, PaCO$_2$ 44.0 mmHg, PaO$_2$ 83.0 mmHg, AB 29.9 mmol/L, SB 28.9 mmol/L, BE 5.1 mmol/L。

(6) 血甲氧基肾上腺素 50.9 pg/ml,甲氧基去甲肾上腺素 32.6 pg/ml。三日 24 h 血尿同步电解质、肾素-血管紧张素-醛固酮系统、卡托普利试验及生理盐水抑制试验、促肾上腺皮质激素(ACTH)-皮质醇节律结果如表 60-1～表 60-5 所示。

表 60-1　三日 24 h 血尿同步电解质

	血钾(mmol/L)	尿钾(mmol/24 h)
第一日	2.5	45.8
第二日	2.2	71.0
第三日	2.6	68.2

表 60-2　肾素-血管紧张素-醛固酮系统

	肾素活性(ng/ml/h)	血管紧张素(pg/ml)	醛固酮(ng/dl)	醛固酮/肾素活性
第一日	0.07	58.34	22.28	318.28
第二日	0.02	45.71	19.93	996.5
第三日	0.02	42.52	17.20	860

表 60-3　卡托普利试验

	肾素活性(ng/ml/h)	血管紧张素(pg/ml)	醛固酮(ng/dl)	醛固酮/肾素活性
服药前	0.05	57.74	19.63	392.6
服药后 1 h	0.05	70.6	20.19	403.8
服药后 2 h	0.01	68.27	22.02	2 202

表 60-4　生理盐水抑制试验

	血钾(mmol/L)	肾素活性(ng/ml/h)	醛固酮(ng/dl)	醛固酮/肾素活性
0 h	3.5	0.01	20.02	2 002
4 h	3.0	0.06	16.10	278.3

表 60-5　ACTH-皮质醇节律

采血时间	8:00	16:00	0:00
ACTH(pg/ml)	21.1	12.7	8.4
皮质醇(nmol/L)	286.6	151.8	90.3

(7) 心电图:窦性心动过缓,Ⅱ、Ⅲ、AVF、V3～V6 导联 T 波低平、浅倒置。

(8) 腹部 CT:左侧肾上腺占位,直径约 1.5 cm,边界清,增强后见不均匀强化,腺瘤可能大。

二、诊治经过

1. 初步诊断

高血压、低钾血症原因待查。

2. 诊治经过

患者入院予氨氯地平 5 mg,每日 1 次口服,控制血压在 140 mmHg/80 mmHg 左右。完善相关检查,24 小时血尿同步电解质检查结果提示肾性失钾,血浆醛固酮/肾素活性比值明显升高。补钾(氯化钾缓释片 2 g,每日 3 次口服)后进一步行卡托普利试验及生理盐水抑制试验,醛固酮分泌未受抑制,明确诊断原发性醛固酮增多症,结合腹部 CT 检查结果考虑为肾上腺皮质腺瘤。予螺内酯 80 mg,每日 3 次口服缓解病情,完善术前检查排除禁忌证后,行经腹腔镜左肾上腺切除术,术后病理检查证实为肾上腺皮质腺瘤。

3. 最终诊断

原发性醛固酮增多症,肾上腺皮质腺瘤。

三、病例分析

1. 病史特点

(1) 女性,58 岁,反复头晕 10 余年,乏力、四肢麻木 4 年。

(2) 患者 10 余年前无明显诱因下感反复头晕,检查发现血压 160 mmHg/100 mmHg,口服降压药治疗后血压控制在 130~160 mmHg/70~95 mmHg。4 年前无明显诱因下出现全身乏力、四肢麻木,检查发现血钾 2.5 mmol/L,补钾后症状缓解,多次随访血钾在 2.5~3.0 mmol/L。病程中有嗜睡、腹胀(进食后明显)、膝关节酸胀,偶有心悸。

(3) 既往无重大疾病史,无吸烟饮酒史。

(4) 体格检查:BP 142 mmHg/86 mmHg,余无殊。

(5) 实验室和影响学检查:尿液比重 1.009,pH 7.0。电解质:Na^+ 152 mmol/L,K^+ 2.7 mmol/L,HCO_3^- 38 mmol/L。动脉血气分析:AB 29.9 mmol/L,SB 28.9 mmol/L,BE 5.1。皮质醇节律正常。血甲氧基肾上腺素、甲氧基去甲肾上腺素正常。三日 24 h 血尿同步电解质血钾低于 3.0 mmol/L 时,尿钾>25 mmol/24 h。醛固酮/肾素活性显著增高,醛固酮分泌不受卡托普利及生理盐水抑制。心电图:窦性心动过缓,Ⅱ、Ⅲ、AVF、V3~V6 导联 T 波低平、浅倒置。腹部 CT:左侧肾上腺占位,腺瘤可能大。

2. 诊断与诊断依据

1) 诊断

原发性醛固酮增多症,肾上腺皮质腺瘤。

2) 诊断依据

(1) 功能诊断:患者有高血压、低血钾表现,血压异常早于血钾异常。同步血尿电解质示血钾<3.0 mmol/L 时,24 h 尿钾排泄仍高于 25 mmol。尿液比重偏低,pH 中性。动脉血气分析提示代谢性碱中毒代偿期。醛固酮/肾素活性比值明显升高,血浆醛固酮分泌不受卡托普利抑制,生理盐水输注 4 h 后血浆醛固酮高于 10 ng/dl,故原发性醛固酮增多症诊断明确。

(2) 定位诊断:患者肾素活性下降,醛固酮明显升高,并且不受生理盐水及卡托普利抑制,CT 提示左肾上腺占位,故定位在肾上腺。

(3) 病因诊断:术后病理明确为肾上腺皮质腺瘤。

3. 鉴别诊断

(1) 皮质醇增多症:各种原因引起的肾上腺及其他组织分泌过多皮质醇,其中异位促肾上腺皮质激素综合征及肾上腺皮质癌引起的高血压常伴低血钾,其机制为过多皮质醇可激活盐皮质激素受体。典型者多有向心性肥胖、满月脸、水牛背、皮肤紫纹、多毛等表现。该患者无上述临床表现,皮质醇节律正常,故诊断依据不足。

(2) 嗜铬细胞瘤:肾上腺髓质及其他部位的嗜铬细胞肿瘤分泌过多儿茶酚胺类物质,引起持续性或阵发性高血压,发作时伴心慌、出汗、头痛等症状,儿茶酚胺分泌增多可引起转移性低钾血症。患者血压升高非发作性,不伴心慌、出汗、头痛等症状,血甲氧基肾上腺素及甲氧基去甲肾上腺素水平正常,故诊断依据不足。

(3)先天性肾上腺皮质增生:为11β-羟化酶和17α-羟化酶缺乏引起盐皮质激素样物质产生及堆积导致高血压伴低血钾,影像学上可见双侧肾上腺对称性弥漫增生,起病年龄多较早,往往伴有性发育异常(11β-羟化酶缺乏伴有性早熟、女性男性化,17α-羟化酶缺乏伴有性发育幼稚或假两性畸形)。患者中年起病,无性发育异常,故诊断依据不足。

(4)Liddle综合征:为常染色体显性遗传性疾病,肾小管上皮钠通道激活突变,临床表现酷似原醛,但肾素、管紧张素及醛固酮水平均明显抑制。患者无家族史,血浆醛固酮水平明显升高,故诊断依据不足。

(5)其他继发性醛固酮增多症:如肾源性高血压、失钾性肾炎、肾盂肾炎晚期等,鉴别要点为继发性醛固酮增多症血浆肾素活性增高。原醛的诊断与鉴别诊断思路如图60-1所示。

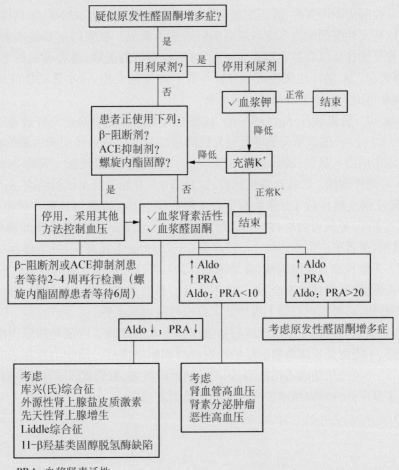

PRA=血浆肾素活性
Aldo=醛固酮
血浆醛固酮水平一般不会超出两侧肾上腺增生患者变化范围
两侧肾上腺增生患者血浆醛固酮水平一般超出基线至少50%

图60-1 原发性醛固酮增多症的诊断及鉴别诊断*

*根据 Clinician's Guide to Laboratory Medicine 3rd Edition 编译

四、处理方案及基本原则

（1）适当补钾，纠正电解质及酸碱平衡紊乱，控制血压。

（2）完善肾素-血管紧张素-醛固酮系统检测、确诊试验及影像学检查，明确醛固酮增多症定位与分型，除外其他导致高血压、低血钾的疾病。

（3）完善术前评估，择期手术治疗。

五、要点及讨论

原发性醛固酮增多症为肾上腺皮质腺瘤（癌）或增生分泌过多醛固酮，并抑制肾素-血管紧张素活性所致的临床综合征，简称原醛。原醛是继发性高血压最常见的原因，在高血压人群中的发病率>10%。按病因可分为：特发性醛固酮增多症、醛固酮腺瘤（癌）、原发性单侧肾上腺增生、家族性醛固酮增多症及异位醛固酮肿瘤，以特发性醛固酮增多症与醛固酮腺瘤最为常见。原醛的主要临床表现为高血压与低血钾伴碱中毒，病程早期往往仅有高血压而血钾正常，随着病情的进展，患者可出现乏力、肢体麻木、暂时性麻痹等低血钾表现。长期肾性失钾可导致肾小管上皮细胞受损、肾小管功能障碍，继发肾盂肾炎等。严重的低钾血症可引起心律失常与横纹肌溶解。

血浆醛固酮（ng/dl）/肾素活性[ng/(ml·h)]比值是高血压患者中筛查原醛最有效的指标，比值≥指标，联合醛固酮>20 ng/dl 的诊断灵敏度及特异性均超过90%。进一步明确诊断的功能实验包括：①口服钠负荷试验：固定钠摄入量（>200 mmol 每天）3 天，取第 3 天早晨至第 4 天的 24 h 尿检测醛固酮，<27.7 nmol/24 h 可除外本病。②盐水输注试验：试验前 1 h 开始静卧至试验结束，8：00～9：30 开始输注生理盐水 2 L，输注前及输注后 4 h 采血检测血浆醛固酮>10 ng/dl 可诊断。③氟氢可的松抑制试验：每 6 小时口服 0.1 mg 氟氢可的松，共 4 天，第 4 天 10：00 坐位采血检测血浆醛固酮>6 ng/dl 可诊断。④卡托普利试验：患者取坐位或站位 1 h 后口服 25～50 mg 卡托普利，并继续保持坐位，在服药前及服药后 1 h 或 2 h 采血检测血浆醛固酮，分泌抑制>30% 可除外本病。前两种试验不适用于严重高血压未得到控制、严重低血钾、肾功能不全、心功能不全及心律失常者。卧立位试验及影像学检查有助于原醛的定位和分型诊断，必要时可行肾上腺静脉采血检测醛固酮水平。

原醛的治疗因根据病因选择手术治疗或药物治疗。手术治疗的适应证包括醛固酮瘤（癌）、单侧肾上腺增生、异位肿瘤、不能耐受长期药物治疗的特发性醛固酮增多症。药物治疗首选醛固酮拮抗剂（螺内酯或依普利酮），此外可使用钠通道拮抗剂、钙离子通道阻断剂、血管紧张素转换酶抑制剂或血管紧张素受体抑制剂等，Ⅰ型家族性醛固酮增多症首选糖皮质激素治疗。

六、思考题

（1）低钾血症的临床表现？

（2）原发性醛固酮增多症的病因分类？

（3）原发性醛固酮增多症的筛查与确认试验？

七、推荐阅读文献

[1] 陈灏珠，林果为，王吉耀. 实用内科学[M]. 14 版. 北京：人民卫生出版社，2013：1146 - 1182.

[2] Funder J W, Carey R M, Fardella C, et al. Case detection, diagnosis, and treatment of

patients with primary aldosteronism: an endocrine society clinical practice guideline [J]. J Clin Endocrinol Metab, 2008,93(9):3266 - 3281.

[3] Nanba K, Tamanaha T, Nakao K, et al. Confirmatory testing in primary aldosteronism [J]. J Clin Endocrinol Metab, 2012,97(5):1688 - 1694.

（潘柏申）

案例 61
嗜铬细胞瘤

一、病历资料

1. 现病史

患者,女性,46岁,因"阵发性血压升高伴头痛、心悸、大汗4年余"就诊。患者于4年前开始出现阵发性血压升高,最高可达260 mmHg/220 mmHg,发作时有头痛、心悸、恶心感、大汗,持续数小时后缓解,缓解期未自行监测血压。查肾上腺增强CT提示右侧肾上腺有一4.7 cm×2.4 cm×4.0 cm占位,考虑嗜铬细胞瘤,甲状腺功能、电解质、血肾素及醛固酮检查均未见明显异常,给予多沙唑嗪缓释片4 mg qd口服,进食尚可,二便无殊,睡眠可。

2. 既往史

传染病史:否认肝炎史。否认结核史。手术史:否认手术史。外伤史:否认外伤史。输血史:否认输血史。过敏史:否认过敏史。预防接种史:预防接种史不详。

3. 体格检查

T 36.8℃,P 84次/min,R 20次/min,BP 156 mmHg/102 mmHg, Ht 160 cm,Wt 56 kg。神志清楚,发育正常,回答切题,全身皮肤黏膜无黄染,无出血点。全身浅表淋巴结无肿大。颈软,无抵抗,颈静脉无怒张,气管居中,甲状腺无肿大。双肺呼吸音清晰,未闻及干、湿性啰音。心律齐,可闻及收缩期杂音;腹软,无压痛,无肌紧张及反跳痛,肝脾肋下未触及,肝肾区无叩击痛,肠鸣音4次/min。双下肢无水肿。神经系统检查未见明显异常。

4. 实验室和影像学检查

(1) 血常规:WBC $9.10×10^9$/L, N 63.8%, RBC $4.12×10^{12}$/L, Hb 112 g/L, PLT $314.00×10^9$/L。

(2) 肝肾功能:ALT 26 IU/L, AST 38 IU/L, Cr 43 μmol/L, Glu 5.1 mmol/L。

(3) 甲状腺功能:TSH 2.34 mIU/L, FT_3 5.14 pmol/L, FT_4 14.32 pmol/L, K^+ 4.5 mmol/L,血浆肾素 1.7 ng/ml,醛固酮 236.4 pg/ml。

(4) 腹部B超:右侧肾上腺占位性病灶。

(5) 肾上腺CT增强:右侧肾上腺有一4.7 cm×2.4 cm×4.0 cm占位,考虑嗜铬细胞瘤。

二、诊治经过

1. 初步诊断

高血压病,嗜铬细胞瘤可能?

2. 诊治经过

入院后完善相关检查,血尿皮质醇、血浆醛固酮及肾素均在正常范围内,血变肾上腺素 54.8 pg/ml,去甲变肾上腺素 2 119.6 pg/ml 显著升高,结合患者阵发性高血压表现及肾上腺增强 CT 结果,嗜铬细胞瘤诊断成立。患者入院时血压控制不佳,给予多沙唑嗪缓释片 4 mg qd 口服,美托洛尔片 25 mg qd 口服控制心率,每日监测卧位及立位血压、心率,可多华逐渐加量至 4 mg tid 口服,美托洛尔片加量至 25 mg bid,随后血压心率控制良好,嘱患者开始高盐饮食扩容,完善术前准备。

3. 最终诊断

嗜铬细胞瘤。

三、病例分析

1. 病史特点

(1) 患者,女,46 岁,因"阵发性血压升高伴头痛、心悸、大汗 4 年余"入院。

(2) 体格检查:发作时血压最高可达 260 mmHg/220 mmHg,伴有头痛、心悸、恶心感、大汗,持续数小时后缓解。

(3) 实验室和影像学检查:血变肾上腺素 54.8 pg/ml,血去甲变肾上腺素 2 119.6 pg/ml 显著升高。肾上腺增强 CT 提示右侧肾上腺 4.7 cm×2.4 cm×4.0 cm 占位,考虑嗜铬细胞瘤。

2. 诊断与诊断依据

诊断:嗜铬细胞瘤。

诊断依据:①患者 4 年前开始出现阵发性血压升高,最高可达 260 mmHg/220 mmHg,发作时有头痛、心悸、恶心感、大汗,持续数小时后缓解;②血变肾上腺素、去甲变肾上腺素显著升高;③肾上腺增强 CT 提示右侧肾上腺 4.7 cm×2.4 cm×4.0 cm 占位,考虑嗜铬细胞瘤。

3. 鉴别诊断

嗜铬细胞瘤的鉴别诊断主要与其他继发性高血压及高血压病相鉴别:

(1) 原发性醛固酮增多症:患者门诊查血浆肾素 1.7 ng/ml,醛固酮 236.4 pg/ml,血浆醛固酮/肾素 <20,暂不考虑该诊断。

(2) 库欣综合征:患者无向心性肥胖、满月脸、紫纹等表现,入院进一步查血尿皮质醇以明确诊断。

(3) 原发性高血压:某些原发性高血压患者呈现高交感神经兴奋性,表现为心悸、多汗、焦虑、心输出量增加。但尿儿茶酚胺是正常的。尤其是在发作时留尿测定儿茶酚胺更有助于除外嗜铬细胞瘤。

四、处理方案及基本原则

(1) 予以药物控制血压,心率。

(2) 完善动态血压监测、心脏超声、心电图等检查明确血压水平及继发性心脏病变情况。

(3) 择期手术切除肿瘤。

五、要点及讨论

嗜铬细胞瘤在高血压患者中患病率为 0.05%～0.2%,发病高峰为 20～50 岁。嗜铬细胞瘤位于肾上腺者占 80%～90%,且多为一侧性;肾上腺外的瘤主要位于腹膜外、腹主动脉旁。多良性,恶性者占 10%。与大部分肿瘤一样,散发型嗜铬细胞瘤的病因仍不清楚。家族型嗜铬细胞瘤则与遗传有关。

本病的临床表现个体差异甚大,突然发生恶性高血压、心衰或脑出血等。嗜铬细胞瘤大约10%在肾上腺外,10%呈恶性,10%为家族性,10%出现于儿童,10%瘤体在双侧,10%为多发性。临床症状及体征与儿茶酚胺分泌过量有关,表现有高血压、头痛、心悸、高代谢状态、高血糖、多汗。实验室检查包括:

1. 血、尿儿茶酚胺及其代谢物测定

(1) 尿中儿茶酚胺、香草基杏仁酸、3-甲氧基肾上腺素(MN)和甲氧基去甲肾上腺素(NMN)及其总和(TMN)均可升高。

(2) 血浆儿茶酚胺测定:血浆儿茶酚胺值在本病持续或阵发性发作时明显高于正常。仅反映取血样即时的血儿茶酚胺水平,故其诊断价值不比发作期24小时尿中儿茶酚胺水平测定更有意义。

2. 肾上腺 CT 扫描为首选

做 CT 检查时,由于体位改变或注射静脉造影剂可诱发高血压发作,应先用 α-肾上腺素能受体阻断剂控制高血压,并在扫描过程中随时准备酚妥拉明以备急需。

定性诊断:嗜铬细胞瘤的诊断是建立在血、尿儿茶酚胺及其代谢物测定的基础上的。定位诊断:利用各种影像学检查可协助对嗜铬细胞瘤进行定位,来指导治疗。①B 超可以检出肾上腺内直径>2厘米的肿瘤,一般瘤体有包膜,边缘回声增强,内部为低回声均质;②CT 是目前首选的定位检查手段。嗜铬细胞瘤在 CT 上多表现为类圆形肿块,密度不均匀,出血区或钙化灶呈高密度,增强扫描时肿瘤实质明显强化,而坏死区无或略有强化。

本病并发症包括

(1) 心血管并发症:儿茶酚胺性心脏病、心律失常、休克。

(2) 脑部并发症:脑卒中、暂时性脑缺血发作(TIA)、高血压脑病、精神失常。

(3) 其他:如糖尿病、缺血性小肠结肠炎、胆石症等。

六、思考题

(1) 嗜铬细胞瘤的临床表现有哪些?

(2) 嗜铬细胞瘤需要与哪些疾病相鉴别?

(3) 实验室检查诊断嗜铬细胞瘤有何新进展?

七、推荐参阅文献

[1] 陈灏珠,林果为.实用内科学[M].12版,北京:人民卫生出版社,2009:1208-1215.

[2] 曾正陪.嗜铬细胞瘤的诊断及其发病机制研究[J].中华内分泌代谢杂志,2005,5:395-397.

[3] Karel Pacak. Pheochromocytoma: a catecholamine and oxidative stress disorder [J]. Endocr Regul, 2011, 45(2): 65-90.

[4] Samuel M. Zuber, Vitaly Kantorovich, Karel Pacak. Hypertension in pheochromocytoma: characteristics and treatment [J]. Endocrinol Metab Clin North Am, 2011, 40(2): 295-311.

(吕　元)

一、病例资料

1. 现病史

患者,女性,22 岁,因"闭经、头痛 4 月余,发现溢乳 1 月余"就诊。患者于 4 个月前无明显诱因下出现闭经,伴有头痛,以左侧颞部胀痛为主,每次持续 30 min,每月连续发作 4～5 天,头痛时有左眼睁眼困难,畏光。3 月前于当地医院就诊,予黄体酮 3 天,2 天后有少量月经,维持 3 天结束。后患者仍旧闭经。1 月前再次就诊,查体挤压乳头有溢乳,诉平时无自行溢乳,污染内衣等情况。给予黄体酮治疗 3 日后,有少量月经。月经第二天行激素检查:泌乳素(PRL)4 258.47 μIU/ml(正常上限 512 μIU/ml),其余性激素正常,甲状腺功能正常(具体报告未见)。垂体 MR 检查,见蝶鞍增大,鞍区异常信号,大小 1.4 cm×2 cm,鞍底骨质吸收,垂体柄右移,肿块向鞍上池生长,视交叉及双侧海绵窦区稍受压,增强后明显均匀强化,考虑垂体腺瘤。为评估内分泌功能完善术前准备入院。患者发病来无视力减退,鼻道异常分泌物,听力下降,无恶心、呕吐、畏寒、怕热、心悸、乏力等表现,自诉今年有缓慢体重增加,有腰胁部银白色条纹增加,近期有食欲下降,进食尚可,二便无殊,睡眠可。

2. 既往史

传染病史:否认肝炎史。否认结核史。手术史:否认手术史。外伤史:否认外伤史。输血史:否认输血史。过敏史:对青霉素过敏。预防接种史:预防接种史不详。月经史:13 岁月经初潮,周期 26 天,每次 7 天,有痛经,量中等。2010 年 2 月后闭经,药物应用后有少量经血。婚育史:未婚未育。

3. 体格检查

T 36.8℃,P 84 次/min,R 14 次/min,BP 100 mmHg/64 mmHg,Ht 165 cm,Wt 78 kg,BMI 28.65 kg/m²。神志清楚,发育正常,全身皮肤黏膜无黄染,无出血点。全身浅表淋巴结无肿大。双侧乳腺对称,无结节,挤压乳头有溢乳。颈软,无抵抗,颈静脉无怒张。气管居中,甲状腺无肿大。双肺呼吸音清晰,未闻及干、湿性罗音。心律齐,未及杂音;腹软,无压痛,无肌紧张及反跳痛,肝脾肋下未触及。双下肢无浮肿,神经系统检查未见明显异常。

4. 实验室和影像学检查

(1)血常规:WBC 6.10×10⁹/L,N 58.9%,RBC 5.12×10¹²/L,Hb 122 g/L,PLT 265.00×10⁹/L。

(2)肝肾功能:ALT 21 IU/L,AST 33 IU/L,Cr 53 μmol/L,Glu 5.6 mmol/L。

(3)激素检查:PRL 4 258.47 μIU/ml(200.87 μg/L),其余性激素正常,甲状腺功能正常。

(4)垂体 MRI 检查见蝶鞍增大,鞍区异常信号,大小 1.4 cm×2 cm,鞍底骨质吸收,垂体柄右移,肿块向鞍上池生长,视交叉及双侧海绵窦区稍受压,增强后明显均匀强化,考虑垂体腺瘤。

二、诊疗经过

1. 初步诊断
垂体瘤,泌乳素瘤可能性大。

2. 诊疗经过
患者入院后完善甲状腺、性腺、肾上腺、生长激素等各项相关检查,泌乳素升高明显,甲状腺、性腺激素,生长激素检查未见明显异常,结合影像学检查考虑泌乳素瘤。请神经外科会诊,手术治疗。

3. 最终诊断
泌乳素瘤。

三、病例分析

1. 病史特点
(1) 患者,女性,22 岁,因"闭经,头痛 4 月余,发现溢乳 1 月"入院。

(2) 体格检查:Ht 165 cm, Wt 78 kg, BMI 28.65 kg/m², 双侧乳腺对称,无结节,挤压乳头有溢乳;

(3) 实验室和影像学检查:PRL 4 258.47 μIU/ml(200.87 μg/L),明显升高,其余性激素正常,甲状腺功能正常,垂体 MRI 检查见蝶鞍增大,鞍区异常信号,大小 1.4 cm×2 cm,鞍底骨质吸收,垂体柄右移,肿块向鞍上池生长,视交叉及双侧海绵窦区稍受压,增强后明显均匀强化,考虑垂体腺瘤。

2. 诊断及诊断依据:
(1) 诊断:泌乳素瘤。

(2) 诊断依据:①患者年轻女性,闭经、头痛 4 月,溢乳一月。查体挤压乳头有溢乳;②实验室检查提示泌乳素显著升高,其余激素水平正常;③垂体 MR 检查见蝶鞍增大,鞍区异常信号,大小 1.4 cm×2 cm,鞍底骨质吸收,垂体柄右移,肿块向鞍上池生长,视交叉及双侧海绵窦区稍受压,增强后明显均匀强化,考虑垂体腺瘤。

3. 鉴别诊断
(1) 空泡蝶鞍综合征:患者闭经有头痛,但泌乳素升高明显,垂体 MRI 见鞍区占位,该诊断不支持。

(2) 颅咽管瘤:多见于儿童及青少年,常发于岸上,可向三脑室,鞍旁、鞍后多处发展,可表现为下丘脑、垂体功能损害,MR 为囊性占位,患者 MR 发现鞍区占位,需考虑该诊断,但患者局部压迫症状外下丘脑、垂体功能无减退表型,明确排除需手术病理。

(3) Rathke's 囊肿:较少见,可引起垂体功能减退,蝶鞍扩大,视交叉受压等症状,但 PRL 上升幅度小,目前临床表现不支持该诊断。

四、处理方案及基本原则

(1) 完善生长激素、肾上腺皮质激素、甲状腺激素、性激素等相关指标,完善附件 B 超,视野检测。

(2) 排除禁忌后行外科手术治疗。

五、要点与讨论

泌乳素瘤是由垂体泌乳素细胞瘤分泌过量泌乳素(PRL)引起的下丘脑-垂体疾病中常见的一种疾病,典型的临床表现有闭经、溢乳、不孕(育)、高泌乳素血症及垂体占位性病变。有临床症状的泌乳素微腺瘤一般不会长成大腺瘤。部分腺瘤有侵袭性,出现腺瘤增大及血 PRL 升高。在垂体功能性肿瘤中发生率占首位。女性发病率高于男性。病因:泌乳素瘤由垂体泌乳素细胞瘤分泌过量泌乳素所致,明确的发病机制不详,一方面可能与下丘脑调节垂体 PRL 细胞方面的功能紊乱有关,另一方面也可能与垂体PRL 分泌细胞原发性内在缺陷有关。

1. 临床表现

(1) 女性泌乳素瘤:见于 20～30 岁女青年,常为微腺瘤。典型临床表现为闭经-乳溢-不育三联征。主要症状在青春期前女性表现为青春期延迟、生长发育迟缓及原发性闭经,青春期后女性表现为经期缩短、经量稀少或过多、月经延迟、性欲减退或缺如、性感丧失、性高潮缺如、交媾痛、流产、不孕等。体征可见乳腺萎缩,阴毛脱落,外阴萎缩、阴道分泌物减少等。

(2) 男性泌乳素瘤:男性泌乳素瘤较大,多向鞍上发展,相对少见。主要临床表现为完全性或部分性性功能减退,如性欲减退、阳痿、男性乳腺发育、男性不育症、精子数目减少等。症状进展缓慢,不易引起重视,就诊时已为晚期,影像学检查多为大腺瘤,神经压迫较明显。体格检查发现青少年患者可出现青春发育停滞、体态异常、乳腺发育和触发泌乳、睾丸细小,成年人可出现胡须稀疏、乳腺发育和触发泌乳、阴毛稀少、睾丸松软。另外还包括:肿瘤压迫症候群如头痛、视觉异常,骨质疏松等。

2. 实验室检查

(1) 基础 PRL 测定血清标本可考虑早上 10 点左右抽取,采血前患者安静休息半小时。血 PRL 基础浓度通常小于 20 μg/L(424 μIU/ml)。结果分析要考虑生理性、药物性因素的影响。血 PRL 在 20 μg/L(424 μIU/ml)以下,可排除高泌乳素血症;20～40 μg/L(424～848 μIU/ml),需要重复测定;20～200 μg/L(424～4 240 μIU/ml),可见于 PRL 瘤,但也可见于其他原因引起的泌乳素升高;大于200 μg/L(4 240 μIU/ml),PRL 瘤的可能性很大。

(2) 其他激素测定:除测定 PRL 外,高度怀疑 PRL 瘤者,还应检测其他垂体激素轴,包括 FSH、LH、睾酮、雌激素、TSH、FT$_3$、FT$_4$、GH、IGF-1、ACTH、血 F 等。

其他辅助检查蝶鞍 CT 和 MRI 显像是普遍使用的影像检查方法,尤其 MRI 优于 CT 而应用更多。

3. 泌乳腺瘤的治疗

泌乳腺瘤的治疗取决于两个因素:肿瘤大小和高 PRL 血症是否引起症状。药物治疗(多巴胺激动剂)为首选,国内主要是溴隐亭治疗,国外有卡麦角林治疗。若药物效果差或有药物抵抗时,可考虑经蝶窦手术治疗。即使大腺瘤合并脑神经压迫症状时也可先试用多巴胺激动剂治疗,有时治疗效果可以很快出现。放疗仅作为辅助治疗。无论何种治疗方案,必须定期监测 PRL。

六、思考题

(1) 泌乳素瘤的临床表现有哪些?

(2) 泌乳素瘤需要与哪些疾病相鉴别?

(3) 实验室检查诊断泌乳素瘤有何新进展?

七、推荐参阅文献

[1] 陈灏珠,林果为. 实用内科学[M]. 12 版,北京:人民卫生出版社,2009:1138-1144.

[2] Steven W. J. Lamberts,Leo J. Hofland. Future treatment strategies of aggressive pituitary tumors [J]. Pituitary,2009,12(3):261-264.

[3] Anthony P. Heaney. Pituitary carcinoma:difficult diagnosis and treatment [J]. J Clin Endocrinol Metab,2011,96(12):3649-3660.

（吕　元）

案例 63

尿崩症

一、病例资料

1. 现病史

患者,男性,19 岁,因"多饮、多尿 1 年余"就诊。患者于 1 年半前无明显诱因下出现小便次数及量明显多于同龄人,咽部干燥欲饮,饮水后缓解。每日饮水约 3～5 L,尿量增多,每日小便 10 次左右,夜尿 1～2 次,夜眠不佳。曾于肾内科就诊,查尿比重 1.002,尿蛋白及肾功能检查正常。后患者症状逐渐加重,每日饮水增至 6～8 L,每日夜尿 4～5 次。

2. 既往史

患者足月剖腹产,无缺氧病史,出生身高体重不详。患者自出生起生长发育与同龄人无异常。16 岁出现晨勃、遗精,17 岁时一年内身高增长约 10 cm,18 岁一年内体重增加约 8 kg。既往有"癫痫"病史。

3. 体格检查

T 37℃,P 87 次/min,R 18 次/min,BP 110 mmHg /65 mmHg。神志清楚,精神一般,Ht 183 cm,Wt 70 kg, BMI 20.9 kg/m²,体形正常,营养佳。无颜面潮红,无满月脸及水牛背。颈软,甲状腺无肿大。双肺呼吸音清,无啰音。心律齐,无杂音。腹软,无压痛。腹部未闻及异常血管杂音。双下肢不肿。四肢肌力、肌张力基本正常。

4. 实验室和影像学检查

(1) 血常规:WBC 5.4×10^9/L, N 41.3‰, RBC 4.1×10^{12}/L, Hb 123 g/L, PLT 230×10^9/L。

(2) 尿液检查:尿比重 1.000,尿 α_1 微球蛋白<0.57 mg/dl,NAG 活性 2.6 IU/L,24 h 尿 α_1 微球蛋白<14.09 mg/dl,24 h 尿微量白蛋白 71.4 mg/24 h, 24 h 尿转铁蛋白<3.6 mg/24 h, 24 h 尿免疫球蛋白 G<11 mg/24 h, 24 h 尿量 3L,尿白蛋白/肌酐 13.76 mg/mmol。

(3) 胰岛素样生长因子(IFG)48 μg/L, TG - Ab<15 IU/ml, TPO - Ab<8 IU/ml, FT₃ 2.98 pmol/L, FT 9.17 pmol/L, TSH 1.29 mIU/L,TT₃ 0.86 nmol/L, β - hCG 1.54 IU/L。

(4) 脑脊液 β - hCG 7.55 IU/L, ACTH 兴奋实验 0 min 血 F 3.82 μg/dl—30 min 血 F 15.49 μg/dl—60 min 血 F 18.53 μg/dl,雌、孕激素均正常,脑脊液常规及生化未见明显异常。

(5) 鞍区 MRI 平扫＋增强:蝶鞍增大,鞍区可见类圆形异常信号,边界清楚,范围约 8.3 mm×9.2 mm×17.1 mm,并见明显"腰"征,信号均匀,T_1W 呈等信号,T_2W 呈中高信号。鞍隔明显抬高,垂体柄增粗样结节。病灶向上突入鞍上池,鞍底下陷,骨质未见破坏。双侧视交叉及双侧海绵窦区均受明显推压。增强:鞍区异常信号灶明显强化,稍有不均。诊断意见:颅内生殖细胞肿瘤可能性大,胶质瘤不除外。

（6）胸片：两肺纹理增多，未见确切活动性病变。

（7）B超：肝胆胰脾肾及甲状腺未见明显异常。

二、诊治经过

1. 初步诊断

尿崩症？

2. 诊治经过

患者入院后完善相关检查，垂体MRI示鞍区异常信号灶，脑脊液 β‐HCG 升高，考虑生殖细胞瘤可能性大，给予诊断性放疗（10 次）；同时给予去氨加压素治疗，早 0.5 片，晚 0.25 片。放疗后复查 MRI 示鞍区异常强化灶有明显缩小，患者多饮多尿乏力症状明显改善，并将去氨加压素剂量减为早 0.25 片，晚 0.25 片。

3. 最终诊断

中枢性尿崩症，脑（鞍上区）生殖细胞瘤。

三、病例分析

1. 病史特点

（1）患者，男，19 岁，因"多饮、多尿 1 年余"入院，慢性病程。

（2）既往有"癫痫"病史。

（3）体格检查未见明显异常。

（4）实验室和影像学检查：尿比重 1.000，脑脊液 β‐hCG 7.55 IU/L，鞍区 MRI 平扫＋增强：鞍区可见类圆形异常信号，边界清楚，范围约 8.3 mm×9.2 mm×17.1 mm，并见明显"腰"征，垂体柄增粗样结节。增强：鞍区异常信号灶明显强化，稍有不均。诊断意见：颅内生殖细胞肿瘤可能性大，胶质瘤不除外。

2. 诊断与诊断依据

（1）诊断：中枢性尿崩症脑（鞍上区）生殖细胞瘤。

（2）诊断依据：患者有多饮多尿的临床表现，如烦渴，饮水量增多，夜尿增加，且 24 小时出入量较大，最高可达 8 L，尿比重最低可达 1.000，且垂体 MR 提示鞍区占位，脑脊液 β‐hCG 升高，放疗后有所缩小，考虑中枢性尿崩可能性较大。

3. 鉴别诊断

（1）颅咽管瘤：颅咽管瘤按病理类型可分为造釉细胞型和鳞状乳头型。造釉细胞型可见于儿童和成人，鳞状乳头瘤仅见成人。典型者表现为垂体内分泌性功能低下，表现为发育停滞，侏儒症，其中 1/3 患者有尿崩症。

（2）鞍结节脑膜瘤：多见于成年人，无内分泌症状，以视力损害为突出表现，视力损害程度与肿瘤的大小不成比例，可有单侧或双眼颞侧偏盲，视乳头呈原发性萎缩。

（3）上皮样囊肿：多发生在颅底及鞍旁，鞍区上皮样囊肿占全部的 3%，主要有视力及视野的缺损，晚期可有视神经萎缩，一般无内分泌症状，少见病例可有性功能障碍、多尿多饮等。

（4）空泡蝶鞍：分为先天性和继发性两类，先天性系鞍隔先天发育不全或缺如，继发者为脑积水、垂体里淋巴炎、腺垂体退化变性、垂体瘤手术或放射治疗所致，临床表现为偏头痛、视力视野障碍、脑脊液鼻漏、垂体功能低下、高泌乳素血症、尿崩症等。

四、处理方案及基本原则

（1）积极纠正多尿：给予去氨加压素控制多尿症状。

（2）治疗原发病脑（鞍上区）生殖细胞瘤：继续进行放疗。

五、要点及讨论

尿崩症（diabetes insipidus，DI）是由于下丘脑-神经垂体病变引起精氨酸加压素（arginine vasopressin，AVP）又称抗利尿激素（antidiuretic hormone，ADH）不同程度的缺乏，或由于多种病变引起肾脏对 AVP 敏感性缺陷，导致肾小管重吸收水的功能障碍的一组临床综合征。前者为中枢性尿崩症（central diabetes insipidus，CDI），后者为肾性尿崩症（nephrogenic diabetes insipidus，NDI）；其中颅内肿瘤是中枢性尿崩症的主要病因之一，生殖细胞瘤是其中较为常见的肿瘤[1]。

生殖细胞瘤的发病率占颅内肿瘤的 0.4%～4.5%，其中位于松果体区的生殖细胞瘤最常见，占 36%～59%。生殖细胞瘤以男性占大多数，男女之比约为 2∶1。本病主要发生在小儿及青少年，以 11～20 岁最常见，幼儿及老年人罕见。

颅内生殖细胞瘤引起的中枢性尿崩症的临床诊断特点：

（1）典型的尿崩症表现为低渗性多尿：尿量超过 2 500 ml/d 或 50 ml/(kg·d)，并伴有烦渴和多饮。夜尿显著增多，尿量一般在 4 L/d 以上，极少数可超过 10 L/d，但也有报道可达 40 L/d。尿比重为 1.000 1～1.000 5，尿渗透压为 50～200 mOsm/L，明显低于血浆渗透压。长期多尿可导致膀胱容量增大，因此排尿次数有所减少。部分性尿崩症患者症状较轻，尿量为 2.4～5 L/d，如限制水分摄入导致严重脱水时，尿比重可达 1.010～1.016，尿渗透压可超过血浆渗透压达 290～600 mOsm/L。如果患者渴觉中枢未受累，饮水未受限制，则一般仅影响睡眠，体力软弱，不易危及生命。如果患者渴觉减退或消失，未能及时补充水分，可引起严重失水、血浆渗透压和血清钠水平明显升高，出现极度软弱、发热、精神症状，甚至死亡。一旦尿崩症合并腺垂体功能减退症时，尿崩症可减轻，糖皮质激素替代治疗后症状可再现或加重。

（2）生殖细胞肿瘤中滋养细胞是一种重要的病理成分，和胎盘滋养细胞一样分泌人绒毛膜促性腺激素（human chofionic gonadotropin，hCG）。含有滋养细胞成分的脑实质内生殖细胞瘤应伴有脑脊液甚至血中 β-hCG 水平的升高，监测脑脊液中 β-hCG 水平有助于脑实质内生殖细胞瘤的诊断[2,3]。

（3）常伴有颅内压增高、视力视野障碍、垂体前叶功能减退等肿瘤压迫症状。

（4）排除其他疾病引起的尿崩症。

颅内生殖细胞瘤引起的中枢性尿崩症的发病机制可能与肿瘤浸润有关：肿瘤起源于神经垂体，早期浸润和破坏垂体后叶引起尿崩症，一直被当作"原发性尿崩症"来对症治疗，直到视力视野损害才被发现为鞍上生殖细胞瘤。多数有尿崩症者皆有消瘦，面色苍白或萎黄，皮肤干燥，发育矮小。因此对多饮多尿患儿不能轻易做出"中枢性尿崩症"的诊断，定期复查是很有必要的。尿崩症患儿在治疗后，患儿仍需口服或注射抗利尿的药物来维持正常生活。

需要指出的是部分颅内生殖细胞瘤常由于 MR 仅表现为：垂体柄增粗，且鞍区垂体柄上小体积的肿瘤，立体定向活检几乎不可能。由于部分生殖细胞肿瘤可分泌 β-hCG 进入脑脊液或血液循环，研究者开始关注是否 β-hCG 的检测对颅内生殖细胞瘤的诊断有所帮助。

1997 年，Mootha 等[2]首先报道了 8 例患者中 3 例脑脊液 β-hCG 升高，但血中均阴性；2012 年 Allen 等[3]在 58 例新诊断的生殖细胞瘤中发现，20 例（34.5%）患者脑脊液中 β-hCG 升高，而血液中水平正常；2 例患者脑脊液和血液中 β-hCG 均升高，仅 1 例患者血 β-hCG 升高但脑脊液中阴性。脑脊

液中 β-hCG 的阳性率为 37.9%,而血液中 β-hCG 的阳性率仅 5.2%。因此威廉姆斯内分泌学(第 12 版)[4]建议将脑脊液和血浆中 β-hCG 的检测作为颅内生殖细胞瘤的辅助诊断指标之一。

六、思考题

(1) 尿崩症的临床表现是什么?

(2) 中枢性尿崩症和肾性尿崩症的鉴别是什么?

(3) 如何通过实验室的检测来鉴别不同原因引起的中枢性尿崩症?

七、推荐阅读文献

[1] 陈灏珠,林果为. 实用内科学[M]. 13 版,人民卫生出版社,2009:1178-1184.

[2] Mootha S L,Barkovich A J,Grumbach M M,et al. Idiopathic hypothalamic diabetes Insipidus,pituitary stalk thickening,and the occult intracranial germinoma in children and adolescents [J]. J ClinEndocrinolMetab,1997,82(5):1362-1367.

[3] Allen J,Chacko J,Donahue B,et al. Diagnostic sensitivity of serum and lumbar CSF bHCG in newly diagnosed CNS germinoma [J]. Pediatr. Blood Cancer,2012,59(7):1180-1182.

[4] Malcolm J. Low. Neuroendocrinology. Williams Textbook of Endocrinology [M]. 12th edition. Sauders Elservier. 104-174.

(吕 元)

案例 64
急性肾上腺皮质功能减退症

一、病例资料

1. 现病史

患者,男性,24岁,因"脾切术后,突发性血压下降"就诊。患者因原发性免疫性血小板减少症(ITP)入院行脾脏切除术治疗。术后第一天,患者自诉烦躁、头痛,后血压突然下降至 96 mmHg/56 mmHg,HR 130 次/min,伴抽搐,急查床旁 B 超检查提示腹腔大量积液,腹腔穿刺可抽出淡红色血性液,未抽出不凝血,予以紧急输红细胞 6 IU,血浆 800 ml 及输液对症支持治疗。患者 6 年前明确诊断为原发性免疫性血小板减少症,遵医嘱服用醋酸泼尼松片 70 mg/d(早 30 mg,中、晚各 20 mg)后血小板维持在正常水平。停药后皮肤出血点及紫癜再次出现,实验室检查提示血小板明显减低,继续服用上述剂量醋酸泼尼松片后,症状明显好转。目前患者用药剂量为,醋酸泼尼松片 70 mg/d(早 30 mg,中、晚各 20 mg)。

2. 既往史

患者既往有高血压病史 1 年余,间断服用硝苯地平片治疗,血压控制情况不详。

3. 体格检查

T 36.8℃,P 130 次/min,R 22 次/min,BP 96 mmHg/56 mmHg。神志清楚,烦躁,皮肤巩膜无黄染,全身皮肤可见散在红色出血点,中下腹部散在有少量瘀斑,部分融合成片。颈软,甲状腺无肿大。双肺呼吸音清,无啰音。心律齐,无杂音。腹软,无压痛,反跳痛,移动性浊音(+)。双下肢无水肿。四肢肌力、肌张力基本正常。病理征(一)。

4. 实验室和影像学检查

(1) 血常规:WBC 9.10×10^9/L, N 68.9%, RBC 4.12×10^{12}/L, Hb 112 g/L, PLT 140×10^9/L, HCT 58%。

(2) 肝肾功能:ALT 32 IU/L, AST 48 IU/L, Cr 62 μmol/L, Glu 3.4 mmol/L。

(3) 电解质:K^+ 6.5 mmol/L, Na^+ 124 mmol/L。

二、诊治经过

1. 初步诊断

①急性肾上腺皮质功能减退? ②ITP,脾脏切除术后;③高血压Ⅰ级,低危。

2. 诊治经过

患者既往有 ITP 病史,长期服用激素治疗,请示上级医师查看患者后考虑肾上腺皮质危象所致,予以泼尼松龙 100 mg 静滴后患者血压逐渐回升,心率逐渐减慢,停止抽搐,此后血压维持在 130 mmHg/80 mmHg 左右,复查血小板 140×10⁹/L;术后第 2 天,患者 HR 110 次/min,血压维持在 150 mmHg/100 mmHg 左右,24 小时尿游离皮质醇(UFC)结果为 40 nmol/24 h,显著下降。考虑患者术后因可疑腹腔出血输注大量红细胞及胶体溶液,患者出现血压升高、心率加快,加上患者既往长期服用激素治疗,易合并水钠潴留,导致出现血管容量明显扩张后血液稀释,予利尿治疗后心率降至 90 次/min,BP 136 mmHg/96 mmHg;病理报告示脾红髓脾窦扩张,可见组织细胞吞噬红细胞现象,形态符合 ITP 脾脏的表现。术后第 7 天,血小板 466×10⁹/L。

3. 最终诊断

①继发性急性肾上腺皮质功能减退;②ITP,脾脏切除术后;③高血压Ⅰ级,低危。

三、病例分析

1. 病史特点

(1) 患者,男,24 岁,脾切术后,突发性血压下降。

(2) 患者既往有原发性免疫性血小板减少症,长期服用激素;有高血压病史。

(3) 体格检查:BP 96 mmHg/56 mmHg,全身皮肤可见散在红色出血点,中下腹部散在有少量瘀斑,部分融合成片,移动性浊音(+)。

(4) 实验室和影像学检查:HCT 58%, PLT 140×10⁹/L, Glu 3.4 mmol/L,电解质:K^+ 6.5 mmol/L,Na^+ 124 mmol/L。

2. 诊断与诊断依据

(1) 诊断:继发性急性肾上腺皮质功能减退。

(2) 诊断依据:①患者有原发性免疫性血小板减少症病史,长期服用激素;②脾切除术后第 1 天,出现休克的症状,患者血压突然下降至 96 mmHg/56 mmHg, HR 130 次/min,伴抽搐,予以氢化泼尼松 100 mg 静滴后症状缓解;③查 24 小时尿游离皮质醇显著降低,有血液浓缩、高钾、低钠等水电解质紊乱的表现。

3. 鉴别诊断

急性肾上腺皮质功能减退症危象病因:

(1) 原有慢性肾上腺皮质功能减退症者病情突然加重:在应激时病情突然加重出现的危象如阿狄森危象,垂体前叶功能减退症危象。

(2) 长期用大剂量肾上腺皮质激素治疗者对发生应激反应差:因长期大剂量应用肾上腺皮质激素,引起下丘脑分泌 CRH(促肾上腺皮质激素释放激素)及垂体分泌 ACTH(促肾上腺皮质激素)受到抑制,使肾上腺皮质萎缩。停用肾上腺皮质激素后一个相当长的时间(可达 1 年以上),下丘脑-垂体-肾上腺轴功能处于低下状态,对应激反应性差。当发生感染、创伤、手术等应激时,如不及时补充较多肾上腺皮质激素,则会发生急性肾上腺皮质功能减退危象。

(3) 华-佛综合征:重症感染败血症时,病原体及其毒素对全身血管内皮细胞及肾上腺组织的直接损害,以及继发弥散性血管内凝血,使肾上腺发生出血性梗死。另有学者认为,在重症感染时脑垂体前叶分泌过多的 ACTH 刺激肾上腺,使受损的肾上腺皮质功能衰竭。此种病理变化临床上以脑膜炎双球菌败血症最常见、也可见于溶血性链球菌、金黄色葡萄球菌、肺炎双球菌、大肠杆菌败血症者。近年来发现流行性感冒、流行性出血热也可发生本综合征。

(4) 新生儿肾上腺出血:由于生产时新生儿窒息,在复苏过程中因拍击等因素引起肾上腺出血。当新生儿有低凝血酶原血症时则更易发生本综合征。

(5) 双侧肾上腺静脉血栓形成:产后妇女或严重烧伤患者由于肾上腺静脉血栓形成,肾上腺血液淤滞,组织缺血、缺氧,最后发生肾上腺缺血性梗死,使肾上腺皮质功能衰竭。

（6）全身出血性疾病：由于全身出血性疾病如血小板减少性紫癜、白血病、血友病、DIC、流行性出血热等,引起肾上腺出血坏死。

（7）抗凝药物过量：近年来由于心血管手术、器官移植手术开展增多,使用抗凝剂机会增多。因抗凝剂剂量过量,如肝素过量等,于用药后1～2周内而引起肾上腺出血,使肾上腺皮质功能衰竭。

四、处理方案及基本原则

（1）急性期可静脉输注氢化可的松琥珀酸钠,好转后用醋酸氢化可的松维持。

（2）积极对症处理：给予补液、抗休克治疗、纠正酸中毒、抗感染、支持疗法等治疗。

五、要点及讨论

急性肾上腺皮质功能减退症又称肾上腺皮质危象,为临床少见、疑难疾病。许多不同的病因如感染、出血、肾上腺切除及慢性肾上腺皮质功能减退者在应激情况下均可突然发展为严重威胁生命安全的急性状态。而且任何接受抑制垂体功能剂量的肾上腺皮质激素治疗、抗凝治疗脓毒败血症以及肿瘤转移均可突然导致肾上腺皮质功能不全,并发生低血容量休克、高血钾、低血钠等可致命的并发症[1]。该病临床前驱症状主要表现为恶心、呕吐、腹泻、虚弱无力、疲劳、腹痛、关节痛、肌肉痉挛、头晕、体重下降、抑郁和心动过缓等非特异症状和如牙眼、伤痕、肘部、膝、掌纹处色素沉着等特异症状[2]。因早期症状不典型,非常容易忽视导致误诊和漏诊。临床诊断主要根据病史、体征及简便快速的实验室检查(低钠血症、高血钾、氮质血症、低血糖、嗜酸细胞增多等)而迅速诊断。只有待病情平稳后才可以进一步探察其肾上腺皮质功,直接测定垂体ACTH和肾上腺皮质醇、醛固酮的分泌和储备功能。

应激反应能够刺激正常的肾上腺分泌皮质醇增多,以适应机体的需要。机体肾上腺皮质功能减退时,不能产生足量的皮质醇,应激反应时分泌的皮质醇不足,产生一系列肾上腺皮质危象,如高热、消化功能紊乱、休克、神志淡漠或躁动不安甚至昏迷等,早期延误治疗时机,可危及生命。病因多为感染、创伤和手术等应激或停服激素而诱发肾上腺皮质功能急性减退。ITP传统的治疗方法是使用糖皮质激素及免疫抑制剂。本例患者长期服用激素,抑制下丘脑-垂体-肾上腺皮质轴功能,导致外源性皮质功能减退,手术、创伤、感染等应激状态时,肾上腺皮质缺乏足量的皮质激素来引起应激反应,产生急性肾上腺皮质危象,严重时危及生命。据报道,原发性肾上腺皮质功能不全引起急性肾上腺皮质危象约9.4%,而继发性皮质功能不全约10.4%[3]。本例患者术后10 h,因忽视了对皮质激素的补充,导致外源性皮质功能不全的加重,出现急性肾上腺皮质危象。因此,对长期服用激素患者,加强围手术期的维护,对突发急症能够及时准确诊断和迅速抢救,抢救同时积极寻找并纠正病因,能够使患者尽快脱离危象[4]。

急性肾上腺皮质危象的救治原则：①维持生命体征的稳定；②补充足量的肾上腺皮质激素；③注意治疗原发病和纠正诱因；④纠正水电解质紊乱和酸碱平衡。急性肾上腺皮质危象病情危急,尤其术后伴有血压下降,腹腔血性积液,极易误诊为脾切除后腹腔出血,如不及时补充足量糖皮质激素,而单纯输血、补液等治疗,生命体征极难维持稳定而进行二次手术,手术应激进一步加重肾上腺危象[5],患者可有生命危险。因此,对长期服用皮质激素患者应加强管理,在有创操作或激素减量后突发高热、呕吐、抽搐、血压下降等表现者,应考虑肾上腺皮质危象。一经确诊,立即给予足量糖皮质激素治疗,病情缓解后逐渐减至维持量,尽量避免肾上腺皮质危象危及患者生命。

六、思考题

(1) 什么是急性肾上腺皮质功能减退症?

(2) 急性肾上腺皮质功能减退症的临床表现有哪些?

(3) 如何治疗急性肾上腺皮质功能减退症?

七、推荐阅读文献

[1] Lee L M, Gumowski J. Adrenocortical insufficiency: a medical emergency[J]. AACN Clin Issues Crit Care Nurs, 1992,3(2):391-30.

[2] 宋雁宾. 急性肾上腺功能不全和甲状腺功能低下导致的低钠血症[J]. 国外医学·护理学分册, 2000,19(12):564-565.

[3] Kazue O, Kzoru N, Satoru S, et al. Risk factors for adrenal crisis in patients with adrenal insufficiency[J]. Endocrine Journal, 2003,50(6):745-752.

[4] Hahner S, Allolio B. Therapeutic management of adrenal insufficiency[J]. Best Pract Res Clin Endocrinol Metab, 2009,23(2):167-179.

[5] 曹卫刚,邱宝安. 创伤应激影响肿瘤发生发展的机制[J]. 医学综述,2012,6(18):830-832.

(吕　元)

案例 65

异位 ACTH 综合征

一、病例资料

1. 现病史

患者,女性,28 岁,因"月经紊乱 1 年,进行性肥胖 4 月,双下肢水肿 2 月"就诊。患者于 1 年前无诱因月经周期延长,最长达 50 天,注射"黄体酮"后来潮,经量少。4 月前进行性肥胖,以面颈背为著,四肢逐渐消瘦,皮肤略变菲薄,上唇小须,面暗红,变得烦躁、易怒,睡眠差。2 月前双下肢出现凹陷性水肿,一天内先后服"氢氯噻嗪",随即四肢抽搐,无意识障碍,持续 1 h 自行缓解,查血钾 2.9 mmol/L,于当地医院利尿消肿及补钾后血钾仍低,最低 1.9 mmol/L,四肢明显乏力。1 周前开始间断性咳嗽,咯少许黄红色黏痰,无发热及呼吸不畅。入院后渐出现明显腰椎疼痛,安静休息、活动及变换体位时均痛。

2. 既往史

无殊。

3. 体格检查

T 36.9℃,P 74 次/min,R 18 次/min,BP 160 mmHg/100 mmHg。Wt 51 kg,Ht 163.0 cm,体重指数 19.20 kg/m²。神清,精神可,满月脸,眉毛浓密,皮肤略暗黑,以面颈四肢伸侧明显,唇上小须,水牛背,向心性肥胖,浅表淋巴结未能扪及,颈软,甲状腺无肿大,听诊右肺中野呼吸音偏低,无干湿啰音,心律齐,未闻及各瓣膜病理性杂音,四肢未见水肿。神经系统检查未见明显异常。

4. 实验室及影像学检查

(1) 血常规:WBC 5.83×10^9/L, N 84.7%, RBC 4.2×10^{12}/L, Hb 124 g/L, PLT 220×10^9/L。

(2) 血电解质:Na^+ 147.8 mmol/L, K^+ 2.76 mmol/L, Ca^{2+} 1.96 mmol/L。

(3) 生化检测:ALB 33.2 g/L。空腹及三餐后 2 h 血糖值范围(mmol/L):6.7～8.2, 9.7～14.3, 11.8～18.6, 10.5～17.8。予短效及中效胰岛素控制血糖。

(4) 甲状腺功能:TSH 0.081 mIU/L, FT_3 2.45 pmol/L, FT_4 13.48 pmol/L。

(5) 痰培养见曲霉菌。ACTH:晨 8:00 ACTH 基础值:1 628.71 ng/L。地塞米松过夜小剂量抑制后,次晨血 ACTH 为 2 071.81 ng/L。

(6) 24 小时尿游离皮质醇 6 259.1 μg/24 h。

(7) 血皮质醇(P):血中皮质醇 8:00 为 1 529.0 nmol/L, 16:00 为 1 522.0 nmol/L, 24:00 为 1 464.0 nmol/L,行过夜小剂量抑制后,次晨血皮质醇为 1 698.0 nmol/L。继续行过夜大剂量抑制后,晨 8:00 皮质醇为 1 554.00 nmol/L。

(8) 血醛固酮(ALD)立卧位值正常。血浆儿茶酚胺值正常。

（9）胸片：右肺中叶片团增高密度影。

二、诊治经过

1. 初步诊断

Cushing 综合征？

2. 诊治经过

根据患者症状、体征、实验室及影像学检查，可明确 Cushing 综合征诊断，因 ACTH 值显著增高，提示 ACTH 依赖型，与肾上腺肿瘤时的 ACTH 值降低不符。且皮质醇的突出增高，不被大剂量地塞米松抑制，所以不能单纯考虑垂体性病变，两参数值的异常增高强烈提示异位 ACTH 综合征可能，需完善肿瘤标志物、常规腹部彩超、肾上腺检查；因胸部病变占其 60％左右，得进一步完成胸部增强 CT 及肿瘤筛查，结果如下：①肿瘤指标：AFP、CEA、CA－125、CYFRA21－1 基本正常，无明确提示。②腹部彩超：未见异常。③中腹 CT：双肾上腺体部及内外支均增粗，密度均匀，轮廓光滑，肝左内叶右前叶钙化灶。④胸部增强 CT：前上纵隔偏左软组织肿块，约 2.1 cm×1.9 cm×1.6 cm，边缘光滑清楚，内后缘靠近升主动脉及主肺动脉，其周围脂肪层清晰，增强后肿块中度强化。右肺上叶前段，左肺上叶尖后段散在斑片、结节影，多系感染，伴右肺上叶前段支气管扩张？或空洞形成？⑤垂体增强 CT：垂体形态大小未见异常。以上结果未见垂体异常，进一步排除依赖垂体 ACTH 的 Cushing 综合征。双肾上腺体均匀增大，轮廓光滑，未见肿瘤显影，考虑为异位来源的 ACTH 引起。前纵隔包块多系原发灶，考虑胸腺占位，以胸腺类癌及胸腺瘤报道较多，鉴于包块边缘光滑、非浸润等特点，胸腺瘤可能性大。遂行"左前纵隔肿瘤切除术"，术中见：左上前纵隔约直径 3 cm 大小肿块，质中硬，类圆形，边界清，包膜完整，左胸内无粘连，胸膜无结节，无胸腔积液。病理诊断：前纵隔胸腺瘤，倾向 A 型。术后检查：1 周内血糖下降至正常。血压监测为(120～130)mmHg/(76～80)mmHg。术后 7 d 复查 ACTH 值降低至：310.51 ng/L。

3. 最终诊断

Cushing 综合征，异位 ACTH 综合征，胸腺瘤。

三、病例分析

1. 病史特点

（1）患者，女性，28 岁，慢性病程，因"月经紊乱 1 年，进行性肥胖 4 月，双下肢水肿 2 月"入院。

（2）患者典型库欣体貌；双下肢凹陷性水肿；月经周期延长；低血钾；伴有咳嗽，咳痰。

（3）既往史无殊。

（4）体格检查：BP 160 mmHg/100 mmHg，HR 70 次/min，Wt 51 kg，Ht 163.0 cm，体重指数 19.20 kg/m²，满月脸，眉毛浓密，皮肤略暗黑，以面颈四肢伸侧明显，唇上小须，水牛背，向心性肥胖，浅表淋巴结未能扪及，听诊右肺中野呼吸音偏低，无干湿鸣音，心律齐，未闻及各瓣膜病理性杂音，四肢未见水肿。

（5）实验室和影像学检查：血 ACTH、皮质醇明显升高；小剂量地塞米松试验不能被抑制，大剂量地塞米松试验不能被抑制；垂体增强 CT 示未见异常；胸部增强 CT 示：前上纵隔偏左软组织肿块，约 2.1 cm×1.9 cm×1.6 cm，边缘光滑清楚，内后缘靠近升主动脉及主肺动脉，其周围脂肪层清晰，增强后肿块中度强化；术后病理示前纵隔胸腺瘤，倾向 A 型。

2. 诊断与诊断依据

（1）诊断：Cushing 综合征，异位 ACTH 综合征，胸腺瘤。

（2）诊断依据：患者有典型的库欣体貌，血 ACTH、皮质醇明显升高；小剂量地塞米松试验不能被抑制,大剂量地塞米松试验不能被抑制;垂体增强 CT 示未见异常;胸部增强 CT:前上纵隔偏左软组织肿块,约 2.1 cm×1.9 cm×1.6 cm,边缘光滑清楚,内后缘靠近升主动脉及主肺动脉,其周围脂肪层清晰,增强后肿块中度强化;术后病理示前纵隔胸腺瘤,倾向 A 型。

　3. 鉴别诊断:

　(1) 依赖垂体 ACTH 的 Cushing 病:最常见,约占 Cushing 综合征的 70%,多见于成人,女性多于男性,儿童、青少年亦可患病。垂体病变最多见者为 ACTH 微腺瘤(直径<10 mm),约见于 80% Cushing 病患者。大部分病例在切除微腺瘤后可治愈;ACTH 微腺瘤并非完全自主性,仍可被大剂量外源性糖皮质激素抑制,也可受 CRH(促 ACTH 释放激素)兴奋。约 10% 患者为 ACTH 大腺瘤,伴肿瘤占位的症状及视交叉受压迫的表现,可有鞍外伸展。少数为恶性肿瘤,伴远处转移。少数患者垂体无腺瘤,而呈 ACTH 细胞增生,可能原因为下丘脑功能紊乱。双侧肾上腺皮质弥漫性增生,主要是产生糖皮质激素的束状带细胞增生肥大,有时分泌雄激素的网状带细胞亦增生。一部分患者呈结节性增生。

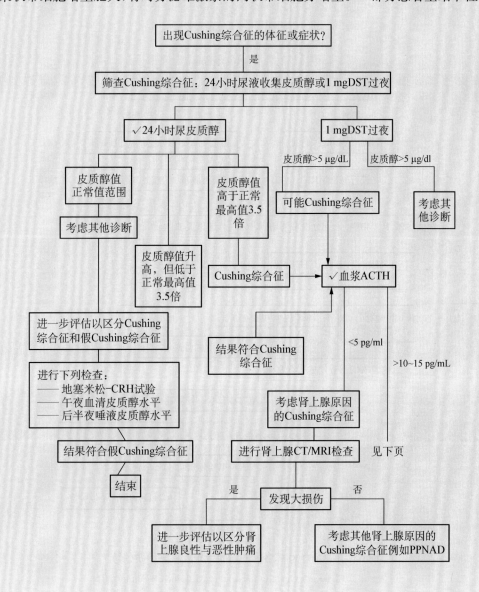

DSTW为地塞米松抑制试验

图 65-1　Cushing 综合征的诊断及鉴别诊断*

注 * 根据 Clinician's Guide to Laboratory Medicine 3rd Edition 编译

（2）异位 ACTH 综合征：垂体以外的肿瘤组织分泌过量有生物活性的 ACTH，使肾上腺皮质增生并分泌过量皮质醇，由此引起的库欣综合征为异位 ACTH 综合征。多种肿瘤可分泌 ACTH。据文献报告，引起异位 ACTH 综合征的最常见原因为肺癌，尤其是小细胞性肺癌，约占 50%，其次为胸腺瘤（10%）。临床显示，异位促肾上腺皮质激素（ACTH）综合征患者血浆 ACTH 水平较垂体肿瘤高，同时因其垂体 ACTH 分泌受到抑制，由垂体外肿瘤产生的 ACTH 一般不被大剂量地塞米松抑制。甲吡酮抑制皮质醇合成时，垂体 ACTH 腺瘤 ACTH 分泌增加，而分泌 ACTH 的异位肿瘤不出现此种反应。促肾上腺皮质激素释放激素（CRH）可刺激大多数垂体腺瘤患者的 ACTH 释放，但在异位 ACTH 综合征患者则无此作用。异位分泌 ACTH 肿瘤检测常依赖于胸腹部 CT 及 MRI。依赖垂体 ACTH 的库欣病患者垂体附近 ACTH 浓度较被稀释的周围静脉中 ACTH 高，故亦可用岩下窦采血检测两者比值（IPS/P）对两种疾病鉴别。

Cushing 综合征的诊断及鉴别诊断如图 65-1、图 65-2 所示。

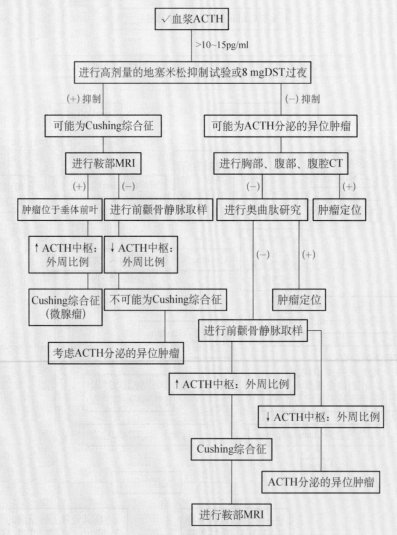

图 65-2 Cushing 综合征的诊断流程及鉴别诊断（续）*

注 * 根据 Clinician's Guide to Laboratory Medicine 3rd Edition 编译

四、处理方案及基本原则

（1）积极处理原发病：行"左前纵隔肿瘤切除术"。

（2）密切关注患者血压、血糖、血钾水平；积极控制感染。

（3）监测患者激素水平：ACTH、皮质醇。

五、要点及讨论

异位 ACTH 综合征是由于垂体以外的肿瘤细胞分泌大量 ACTH，使肾上腺增生并分泌大量皮质醇，产生的相关临床综合征。它属异源内分泌综合征的一种，内分泌症候群可出现于肿瘤早期，甚至肿瘤症状之前，亦可出现于肿瘤晚期。肿瘤的激素分泌一般不受体内因素调节，也不受超生理量外源性激素抑制。肿瘤经有效治疗后激素水平下降。

异位 ACTH 综合征实验室诊断：血 ACTH＞200 ng/L（65％），血皮质醇＞35μg/dl，尿游离皮质醇＞100 μg/dl，地塞米松 8 mg/d 不能抑制 ACTH、皮质醇分泌（但多数支气管类癌可被抑制）。此病例血 ACTH、血尿 CORT 均极其显著的升高，完全失去昼夜节律性变化，且对大剂量外源激素抑制无反应，提示垂体本身无激素分泌亢进，且双侧肾上腺均匀增粗提示其解剖学改变多为继发性而非肾上腺肿瘤，可高度怀疑异位肿瘤的存在。需做多部位肿瘤搜查，以胸部作为重点。但不是所有异位 ACTH 均有 ACTH 值的显著增高，一部分病例 ACTH 值可处于正常上限或正常范围，使诊断率降低，可能与 ACTH 不耐热，测值不稳有关；另外，血皮质醇抑制 ACTH，当血皮质醇很高时，血 ACTH 处于正常值上限即认为有所升高；其次是肿瘤隐性，进展慢，病程长达数年至十几年，与垂体性和肾上腺皮质增生相混淆[1]。因此有明显 Cushing 表现而未发现垂体瘤或肾上腺腺瘤，或垂体瘤伴肾上腺增生者，也应常规作胸部及其他部位肿瘤筛查。

明确异位 ACTH 综合征定性诊断后，明确定位不一定容易，毕宇芳等报告 17 例中，明确定性而未明确定位者占 53％[2]。常规做影像学检查，必要时行静脉插管多点取血寻找较高 ACTH 值，分别从岩下、甲状腺、纵隔、气管、胰腺、双侧肾静脉取血，利于定位。例如：①为确定是否胸腺来源，应取岩部静脉以排除垂体来源，但肿瘤分泌激素如存在间歇性，可使诊断复杂化；②CRH 刺激试验亦常用于与 Cushing 病鉴别，异位者的 ACTH 无反应，Cushing 病的 ACTH 有反应；③在采用两侧岩下窦取血法当时，联合 CRH 和去氨加压素的刺激试验，可使敏感性增高，而特异性不会降低[3]。

手术切除为首选治疗方案，由于胸腺瘤常出现解剖异常，其脂肪组织中可能含有异位胸腺组织，胸腔镜手术虽然能切除胸腺瘤及大部分胸腺组织，但对胸腺上极的清除不够彻底，远期疗效还未确定，因此开放式手术为首选。此病例术后病检示胸腺瘤，倾向 A 型。术后血 ACTH 短期内迅速下降，可有肾上腺皮质功能减退症状，可据实验室检查结合临床表现给予适量皮质类固醇激素渡过肾上腺皮质危象，但皮质激素的补给不须超过两周，或者也可能不须使用。因肾上腺已明显增生，可能出现术后皮质醇仍持续在较高水平，可考虑肾上腺部分切除术。

六、思考题

（1）异位 ACTH 综合征的临床表现有哪些？

（2）如何鉴别依赖垂体 ACTH 的 Cushing 病和异位 ACTH 综合征？

（3）如何通过实验室的检测来鉴别不同原因引起的 Cushing 综合征？

七、推荐阅读文献

[1] 宁光. 异位 ACTH 综合征研究进展[J]. 中国实用内科杂志,2006,26(22):1757-1759.

[2] 毕宇芳,宁光. 17 例异位 ACTH 综合征的前瞻性研究[J]. 上海交通大学学报,2006,26(1):43-47.

[3] Tsagarakis, S, Vassiliadi, D, et al. The application of the combined Corticotropin-releasing hormone plus desmopressin stimulation during petrosal sinus sampling is both sensitive and specific in differentiating patients with cushing's disease from patients with the occult ectopic adrenocorticotropin syndrome [J]. Clinical Endocrinology & Metabolism, 2007, 92(6): 2080-2086.

（吕　元）

案例 66
多囊卵巢综合征

一、病例资料

1. 现病史

患者,女性,28岁,因"婚后4年未孕"就诊。患者平素月经欠规律,7/(28~37)天,量中等,无痛经,经行有血块,经前抑郁,乳房胀痛,无性交痛。4年前结婚,婚后性生活正常,未避孕至今未孕。患者就诊,查性激素提示睾酮偏高,B超检查发现双侧卵巢多个小卵泡,考虑多囊卵巢综合征(PCOS)可能,予口服达英-35药物治疗后,B超监测排卵基本正常,予指导同房仍未受孕。其丈夫精子检查正常。行输卵管造影术及MRI检查,半隔状宫腔,双侧输卵管通而不畅,伴伞端粘连可能,患者现有生育意愿,门诊拟"原发不孕"收入院。

2. 既往史

2008年因"肠炎"行经腹部分肠切除+肠吻合术。否认心肝肾等疾病史,否认输血史和药物过敏史。无吸烟饮酒史,无不洁性交史,无性传播疾病史。14岁初潮,7/(28~37)天,月经中量无痛经,白带性状正常。已婚未育,平时不进行避孕。配偶体健。

3. 体格检查

T 36.6℃,P 77次/min,R 18次/min,BP 102 mmHg/63 mmHg。神清,精神可,多毛,颈背部、腋下、乳房下和腹股沟等处皮肤褶皱部位出现灰褐色色素沉着。全身浅表淋巴结未触及肿大。气管居中,甲状腺随吞咽活动,未扪及肿块。双肺呼吸音清晰。心律齐,各瓣膜听诊区未闻及异常心音。腹圆隆,软,无压痛、反跳痛,肝脾肋缘下未触及,肝肾区无叩痛,移动性浊音阴性。生理反射存在,病理反射未引出。外阴:已婚,阴道畅,宫颈光滑,宫体前位大小正常,无压痛,双侧附件未扪及异常。

4. 实验室和影像学检查

(1) 月经周期第三天激素测定:睾酮(T)1.83 ng/ml,DHEA-S 220.30 μg/dl,FSH 4.97 mIU/ml,LH 19.38 mIU/ml,PRL 11.35 ng/ml,雌二醇(E_2)41.00 pg/ml,AMH 17.05 ng/ml,皮质醇(P)14.1 μg/dl,性激素结合球蛋白(SHBG)55.4 nmol/L,17α-OHP 1.17 ng/ml,INS 8.41 μU/ml,胰岛素释放试验:58.88 μU/ml~114 μU/ml~22.77 μU/ml~12.44 μU/ml。

(2) Glu 4.4 mmol/L,OGTT 8.1 mmol/L - 7.9 mmol/L - 4.6 mmol/L - 3.9 mmol/L。

(3) B超提示子宫质地欠均匀,右卵巢大小37 mm×32 mm×31 mm,卵泡直径4~7 mm,多于12个,左卵巢大小44 mm×35 mm×23 mm,卵泡直径3~5 mm,多于12个。输卵管造影和MRI检查提示半隔状宫腔,双侧输卵管通而极不畅,伴伞端粘连可能。

二、诊治经过

1. 初步诊断

（1）多囊卵巢综合征。

（2）输卵管炎。

（3）肠粘连。

（4）宫腔粘连。

2. 诊治经过

患者入院后完善各项检查，明确血小板、肝肾功能及凝血情况，全麻下行腹腔镜下广泛肠粘连分解术＋双侧输卵管整形＋宫腔镜检查＋宫腔粘连分解术＋通液术，手术顺利，术后恢复好，一般情况可，予出院。出院后补佳乐口服：每日 4 粒×7 天，每日 3 粒×7 天，每日 2 粒×7 天，最后 10 天每日加服达芙通 2 粒，监测排卵，在医生指导下备孕。

三、病例分析

1. 病史特点

（1）女性，28 岁，因"婚后未避孕 4 年未孕"而入院。

（2）患者平素月经欠规律，7/28～37 天，量中等，无痛经，经行有血块，无性交痛。患者睾酮偏高，B 超检查发现双侧卵巢多个小卵泡，考虑多囊卵巢综合征可能，予口服达英-35 药物治疗后 B 超监测排卵基本正常。

（3）2008 年因"肠炎"行经腹部分肠切除＋肠吻合术

（4）体检发现患者多毛，颈背部、腋下、乳房下和腹股沟等处皮肤褶皱部位出现灰褐色色素沉着。

（5）实验室和影像学检查：睾酮（T）1.83 ng/ml，DHEA-S 220.30 μg/dl，FSH 4.97 mIU/ml，LH 19.38 mIU/ml，PRL 11.35 ng/ml，E_2 41.00 pg/ml，AMH 17.05 ng/ml，P 14.1 μg/dl，SHBG 55.4 nmol/L，17α-OHP 1.17 ng/ml，INS 8.41 μU/ml，胰岛素释放试验：58.88 μU/ml-114 μU/ml-22.77 μU/ml-12.44 μU/ml。B 超提示子宫质地欠均匀，右卵巢大小 37 mm×32 mm×31 mm，卵泡直径 4～7 mm，多于 12 个，左卵巢大小 44 mm×35 mm×23 mm，卵泡直径 3～5 mm，多于 12 个。输卵管造影和 MRI 检查提示半隔状宫腔，双侧输卵管通而极不畅，伴伞端粘连可能。

2. 诊断与诊断依据

（1）诊断：①多囊卵巢综合征；②输卵管炎；③肠粘连；④宫腔粘连。

（2）多囊卵巢综合征的诊断依据：①患者年轻女性，结婚后未避孕 4 年仍未孕；②体检发现患者多毛，颈背部、腋下、乳房下和腹股沟等处皮肤皱褶部位出现灰褐色色素沉着；③B 超检查发现双侧卵巢多个小卵泡；④实验室检查显示高雄激素血症。

3. 鉴别诊断

（1）先天性肾上腺皮质增生症：引起雄激素过多的先天性肾上腺皮质增生症（CAH）有 2 种：21-羟化酶缺陷和 11β-羟化酶缺陷。21-羟化酶缺陷占 CAH 总数的 90%～95%，可分为 3 种：失盐性肾上腺皮质增生症，单纯男性化型和非典型肾上腺皮质增生症。其中容易与 PCOS 相混淆的是非典型肾上腺皮质增生症，可以依靠 17-羟孕酮水平的测定进行鉴别诊断，如果血 17-羟孕酮水平小于 2 ng/ml，可排除。

（2）分泌雄激素的肿瘤：有卵巢泡膜细胞瘤、卵巢支持-间质细胞肿瘤、卵巢类固醇细胞肿瘤和肾上腺分泌雄激素的肿瘤。如果存在分泌雄激素的肿瘤，患者体内的雄激素水平会异常升高，通常血睾酮水平超过 3 ng/ml。影像学检查可协助诊断,通常会发现肾上腺或卵巢的包块,确诊依赖手术病理检查。

(3) Cushing 综合征:Cushing 综合征患者也有高雄激素血症,但患者最突出的临床表现是由皮质醇过多引起的,如满月脸和向心性肥胖等。血皮质醇和 ACTH 水平升高可资鉴别。

四、处理方案及基本原则

按照有无生育要求及有无并发症分为基础治疗、并发症治疗及促孕治疗三方面。

(1) 基础治疗:针对 PCOS 患者月经失调、雄激素过多症、胰岛素抵抗及肥胖的治疗,治疗目的为促进排卵功能的恢复,改善雄激素过多的体征,阻止子宫内膜增生病变和癌变,以及阻止代谢综合征的发生。

(2) 并发症治疗:子宫内膜增生病变 PCOS 患者应选用孕激素转化子宫内膜,已发生子宫内膜癌的患者应考虑手术治疗;对已出现糖耐量受损、2 型糖尿病、高血压等的患者,应同时内科就诊。

(3) 促孕治疗:包括药物促排卵、卵巢手术促排卵及生殖辅助技术,一般用于基础治疗后未受孕者,但任何促孕治疗应在纠正孕前健康问题后进行,以降低孕时并发症。

五、要点与讨论

多囊卵巢综合征(PCOS)是常见的妇科内分泌疾病,以长期无排卵和高雄激素血症为基本特征,普遍存在胰岛素抵抗,临床表现异质性,约 50% 的患者超重或肥胖。育龄妇女中 PCOS 的患病率是 5%～10%,而在无排卵性不育症患者中的发病率高达 30%～60%。该疾病的功能紊乱远超出生殖轴,由于存在胰岛素抵抗,常发展为 2 型糖尿病、脂代谢紊乱及心血管疾病等。

PCOS 的确切病因至今尚不是很清楚,现有的研究表明,PCOS 发病与下丘脑-垂体功能障碍、肾上腺皮质功能异常、胰岛素抵抗与高胰岛素血症、卵巢局部自分泌旁分泌调控机制失常、遗传因素、环境因素、高泌乳素血症等因素有关。遗传因素,如肥胖、2 型糖尿病、脂溢性脱发、高血压等家族史密切相关,具有明显的家族聚集性。目前发现可能与 PCOS 发生有关的基因主要有:与甾体激素合成和作用相关的基因,如胆固醇侧链裂解酶 CYP11A 等;与促性腺激素作用和调节相关的基因,如 LH 受体基因;与糖代谢和能量平衡相关的基因,如胰岛素受体基因等。这些基因可出现表达水平或单核苷酸多态性变化,同时 PCOS 也存在某些基因 DNA 甲基化的异常。同时,PCOS 的发生与子宫内环境、出生后的饮食结构、生活方式等也有关,提示 PCOS 可能是遗传与环境因素共同作用的结果。

中华医学会妇产科分会内分泌学组推荐我国采用美国生殖医学会及欧洲人类生殖与胚胎协会对 PCOS 诊断的标准,提出 PCOS 需具备以下三项中的两项,并排除其他疾病时可诊断为 PCOS:稀发排卵及(或)无排卵;雄激素过多的临床体征及(或)生化指标;卵巢多囊改变。但此标准未包含青春期及胰岛素抵抗的诊断内容,因此在中国范围内通过在正常人群按年龄分层对 PCOS 诊断的相关指标的生理值的流行病学调查,可建立相应的评估体系,对 PCOS 及其代谢并发症的早期诊断有重要意义。

PCOS 的实验室检查主要包括雄激素的测定和促性腺激素的测定。临床常规雄激素的检查项目为血清总睾酮及硫酸脱氢表雄酮,目前尚缺乏我国女性高雄激素的实验室诊断标准。促性腺激素测定主要包括 LH 和 FSH 的测定,研究显示 PCOS 患者 LH/FSH 比值>2～3,但这一特点仅见于无肥胖的 PCOS 患者,由于肥胖可抑制 GnRH/LH 脉冲分泌振幅,使肥胖患者 LH 水平及 LH/FSH 比值不升高,故此值不能作为 PCOS 的诊断依据。此外,盆腔的超声检查对 PCOS 具有诊断意义,多囊卵巢超声相的定义为:一个或多个切面可见一侧或双侧卵巢内直径 2～9 mm 的卵泡≥12 个,和(或)卵巢体积≥10 ml(卵巢体积按 0.5×长径×横径×前后径计算)。

值得注意的是，对于育龄期妇女，由于 PCOS 患者普遍存在胰岛素抵抗，故在妊娠期发生妊娠糖尿病、妊娠高血压、先兆子痫、早产及围产期胎儿病死率的风险明显增高，应引起重视。在对 PCOS 患者采用助孕干预前应首先改善孕前状况，包括通过改善生活方式、控制饮食及适当运动以降体重，以及降雄激素、降胰岛素和控制月经周期等医疗干预。

六、思考题

（1）多囊卵巢综合征的处理方案是什么？

（2）多囊卵巢综合征与先天性肾上腺皮质增生症、分泌雄激素的肿瘤和 Cushing 综合征的鉴别要点有哪些？

（3）请举例并进行评价多囊卵巢综合征的诊断主要依靠哪些检查？

七、推荐阅读文献

[1] 陈灏珠，林果为，王吉耀. 实用内科学[M]. 14 版. 北京：人民卫生出版社，2013：2501 - 2509.

[2] 华克勤，丰有吉. 实用妇产科学[M]. 3 版. 北京：人民卫生出版社，2013：365 - 377.

[3] Duncan，W C. A guide to understanding polycystic ovary syndrome(PCOS) [J]. Journal of family planning and reproductive health care，2014，40(3)：217 - 225.

（应春妹）

Klinefelter 综合征

一、病历资料

1. 现病史

患者,男,19 岁,因"双侧睾丸发育不良 9 个月"就诊。患者于 9 个月前发现双侧睾丸发育不良,遂入院就诊,明确诊断。追问患者病史,自诉足月顺产,出生时体重 2.7 kg,出生后按男孩养育,母乳喂养,成绩中等。至青春发育期出现双侧乳房发育,阴茎短小,未出现声音变粗,无喉结突出,无腋毛生长,仅少量阴毛生长,偶有晨勃。

2. 既往史

既往无特殊病史,无性欲及遗精史,父母非近亲结婚,其母孕期无服药史,第 1 胎,顺产,无产伤及窒息等异常。

3. 体格检查

T 36.5℃,P 70 次/min,R 19 次/min,BP 120 mmHg/80 mmHg。Wt 56 kg,Ht 172.5 cm,上部量(cm):71.5,下部量(cm):101,指间距(cm):171。体力较差,智力正常,皮肤白皙,肌肉发育差,语音尖细,女性化举止,视力、嗅听觉正常,发际较低,无须及无腋毛,无喉结,甲状腺无肿大;双侧乳房轻度发育,可扪及乳腺小叶,无硬结及无溢乳;阴毛稀少呈女性分布,外生殖器幼稚型,睾丸无触痛,质韧,其中左侧 2.5 cm×1.5 cm×1.2 cm,右侧 2.2 cm×1.5 cm×1.3 cm,提睾反射左侧减弱,右侧正常。

4. 实验室和影像学检查

(1) 性激素:T 1.56 nmol/L, E_2 37 pg/ml, P 0.3 nmol/L, LH 49 IU/L, FSH 65.1 IU/L, PRL 43.5 μg/L(4.0~15.2 μg/L);HCG 激发试验:阴性。

(2) 精液常规:无精子;甲状腺功能正常。

(3) 皮质醇水平及节律正常。

(4) 染色体:47,XXY。

(5) X 线摄片:骨龄及骨质结构正常。

(6) CT 检查:垂体及肾上腺 CT 检查示正常。

二、诊治经过

1. 初步诊断

(1) Klinefelter 综合征。

（2）高泌乳素血症。

2. 诊治经过

患者经染色体等相关检查后，明确诊断为 Klinefelter 综合征给予十一酸睾酮注射液 250 mg 肌内注射，1 次/4 周进行治疗。

3. 最终诊断

Klinefelter 综合征伴高泌乳素血症。

三、病例分析

1. 病史特点

（1）男性，19 岁，发现双侧睾丸发育不良 9 个月。

（2）既往无特殊病史，无性欲及遗精史。

（3）体格检查：体力较差，语音尖细，女性化举止，视力、嗅听觉正常，无须及腋毛，无喉结；男性双侧乳房发育；阴毛稀少呈女性分布，外生殖器幼稚型，睾丸小而硬。

（4）实验室和影像学检查：T 1.56 nmol/L，LH 49 IU/L，FSH 65.1 IU/L，PRL 43.5 μg/L；精液常规：无精子；染色体：47，XXY。

2. 诊断与诊断依据

（1）诊断：Klinefelter 综合征伴高泌乳素血症。

（2）诊断依据：①症状和体征：皮肤白皙，肌肉发育差，语音尖细，女性化举止，无须及腋毛，无喉结；双侧乳房轻度发育，阴毛稀少呈女性分布，外生殖器幼稚型，睾丸无触痛，质韧，双侧睾丸发育不良，该患者具有特征性的临床表现；②实验室检查发现患者高促性腺激素，低睾酮，高度怀疑其患 Klinefelter 综合征；③染色体分析，核型为 47，XXY 可确诊；④催乳素值高于男性正常水平，伴高泌乳素血症。

3. 鉴别诊断

（1）部分性或完全性雄激素抵抗综合征：患者染色体核型为正常男性型（46，XY），性腺为功能正常的睾丸，常表现为女性外形或男性女性化。

（2）睾丸损伤所致的高促性腺激素性功能减退：可通过有无外伤、病毒感染等相关病史排除。

（3）Kallman 综合征：两者临床表现相似，前者还伴有嗅觉丧失或减退，促性腺激素明显减低，染色体检查核型正常，可与之鉴别。

（4）隐睾症所致的性腺功能减退症：查体可见患侧阴囊内无睾丸，可通过 B 超，CT 等检查相鉴别。

四、处理方案及基本原则

该病主要采用睾酮替代治疗，通过现代辅助生殖技术，可使部分患者达成生育后代的愿望，对于成年患者出现的各种并发症，如代谢综合征，糖尿病，骨质疏松，心理及精神疾病等也应给予积极的治疗。

五、要点与讨论

克兰费尔特综合征（Klinefelter Syndrome）又称克氏综合征、先天性睾丸发育不全、睾丸曲细精管发育不全、原发性小睾丸综合征，是一种性染色体异常所致的原发性性腺功能减退症，常合并甲状腺功能异常、二尖瓣脱垂、葡萄糖耐量异常或糖尿病等。Klinefelter 综合征在活产男婴中的发病率为 1/660，是导致男性不育最常见的遗传学病因，占无精子症患者的 11% 及男性不育患者的 4%。

Klinefelter 综合征典型的临床表现包括：

（1）睾丸小而硬，生精障碍，外生殖器及第二性征发育不全，不育，男性乳房发育，身高较高，下肢过长，学习认知功能障碍，神经心理发育异常等。

（2）可伴有多种出生缺陷，如隐睾、尿道下裂、腹股沟疝、腭裂等，成年后易发生各种并发症，如糖尿病、肥胖、代谢综合征、骨质疏松等。

（3）实验室检查可见低睾酮和高促性腺激素，染色体核型常为 47,XXY，其他少见的核型和嵌合体有 46,XY/47,XXY 嵌合型、48,XXYY、48,XXXY、49,XXXXY 等，对于 Klinefelter 综合征缓则，X 染色体越多，其临床症状越明显。

典型的 Klinefelter 综合征患者病理学和胚胎学特点是输精管的玻璃样变性，生精细胞和睾丸间质细胞的畸形。输精管的玻璃样变可发生在青春期中期。超声检查发现在青春期中期双侧睾丸体积增长到大约 6 ml，随后减低，到成人期小于 6 ml。青春期开始，FSH、LH 和睾酮的水平是正常的，随后 FSH、LH 水平开始增高，睾酮水平减低。研究发现，在成年患者中，睾酮、胰岛素样因子、生精抑制素 B 和抗苗勒氏管激素的水平降低，而 FSH、LH、17 - b 雌二醇和性激素结合蛋白水平升高。

目前，针对胎儿期 Klinefelter 综合征患儿的影像学或血清学筛查手段尚不成熟，只有通过绒毛膜活检或羊水穿刺等有创操作获得胎儿组织细胞后进行染色体核型分析才能明确诊断，因此只有极少数的患儿在出生前得到诊断。患儿在新生儿期及婴儿期多无异常表现，故此期的诊断率也较低，但当患儿表现出某些遗传缺陷时，医生应考虑该病可能，行染色体检查，即可明确诊断。由于成年 Klinefelter 综合征常伴有并发症的发生，医生应结合患者临床表现和实验室检查明确诊断提高患者并发症诊出率。

由于 Klinefelter 综合征的核型具有多样性，绝大多数患者核型为 47,XXY，极少数为 48,XXXY、49,XXXXY，大约 15％的患者为具有两个或更多细胞系的嵌合体，其中常见的有 46,XY/47,XXY、46,XX/47,XXY，因此会出现不同患者的表型具有差异性，虽大部分依靠传统细胞遗传学技术能够诊断，但单一技术应用于 Klinefelter 综合征诊断仍存在一定局限性。目前有大量研究表明可联合应用多种遗传学与分子生物学技术诊断 Klinefelter 综合征。如可通过甲基化 PCR 方法设计特异的甲基化引物可检测出双 X 染色体；荧光原位杂交技术（fluorescence in situ hybridization，FISH）可根据检测位点的不同采用不同的 FISH 探针帮助 Klinefelter 综合征的诊断。新的实验技术多荧光原位杂交技术（M - FISH）可以实现检测复杂染色体重排及染色体的微小畸变。

Klinefelter 综合征的治疗是一项涉及多学科的复杂工作，语言治疗师、儿科、内分泌科、泌尿外科、全科医生、生育专家、心理医生等都应参与其中。目前主要采用睾酮替代治疗，睾酮制剂的给药途径包括口服、经皮吸收、肌肉注射、舌下含服等，临床常用肌肉注射，而在剂量及治疗时间上尚有争议，有作者建议终身治疗以防止代谢综合征，糖尿病，肥胖，骨质疏松等的发生，但目前没有循证医学的支持。对于不育的治疗，近年来出现的微创精子提取技术（TESE）提高了精子检出率，结合卵细胞胞质内单精子注射（ICSI）技术进行体外受精，可提高活产率。多数患者存在语言发育落后及学习障碍，应及时给予特殊教育和指导以提高生活质量。另外，对于患者心理及精神疾病，也应当给予积极的治疗。

六、思考题

（1）除了 Klinefelter 综合征外，还有哪些常见的染色体异常导致的性发育异常疾病？

（2）应行哪些实验室检查有效诊断 Klinefelter 综合征患者并发症？

（3）有哪些现代辅助生殖技术可帮助这类患者达成生育后代的愿望？

七、推荐阅读文献

［1］廖二元. 内分泌学［M］. 北京：人民卫生出版社，2007.

［2］焦阳，李小英. Klinefelter 综合征的诊疗现状及进展［J］. 中华内分泌代谢杂志，2013，29(3)：增录 1-4.

［3］Groth K A，Skakkebæk A，Høst C，et al. Clinical review：Klinefelter syndrome-a clinical update［J］. J Clin Endocrinol Metab，2013，98(1)：20-30.

（李　智）

一、病例资料

1. 现病史

患者,女,20 岁,因"反复面部红斑 1 年,多关节肿痛半年余"就诊。患者于 1 年前光照后反复出现红色皮疹,主要分布于左侧上眼睑、面颊部,呈蝶翼样分布,无瘙痒、破溃。于当地医院就诊,考虑为"湿疹",予以"抗过敏"治疗后红疹逐渐消退。半年前无明显诱因出现手、腕、膝、踝关节肿痛,为非对称性,游走性,双手主要累及掌指关节,伴双上肢肌肉酸痛,抬举困难。近 2 个月以来,患者多关节肿痛明显,并出现两次唇部黏膜溃疡。

2. 既往史

患者平素体健,否认高血压、糖尿病史,否认肝炎、结核等传染病史,否认消化性溃疡及消化道出血史,否认外伤史,否认手术史,否认输血史,否认食物及药物过敏史。

3. 体格检查

T 36.3℃,P 78 次/min,R 17 次/min,BP 118 mmHg/78 mmHg。患者神志清楚,精神欠佳,检查合作,自主体位。呼吸平稳,皮肤巩膜无黄染,浅表淋巴结未触及肿大。颈软,气管居中,甲状腺无肿大。颜面部可见蝶形红斑,浅表淋巴结未及肿大。双肺呼吸音清,未闻及干湿啰音,HR 78 次/min,心律齐,心界无明显扩大,各瓣膜听诊区未闻及杂音,腹平软,无压痛及反跳痛,肝肾区无叩击痛,双下肢无水肿。四肢关节有压痛,活动尚可,无畸形,四肢肌力、肌张力未见异常。神经系统检查未见明显异常。

4. 实验室和影像学检查

(1) 血常规:WBC $2.8×10^9$/L, N 63.5%, RBC $4.13×10^{12}$/L, Hb 98 g/L, PLT $100×10^9$/L。

(2) ESR 110 mm/h。

(3) 尿常规:尿蛋白(+),尿红细胞(+),尿沉渣镜检红细胞(RBC)10~20 个/HP,24 h 尿蛋白定量 0.32 g/d。

(4) 粪常规+OB:(-)。

(5) 肝肾功能:ALB 27.8 g/L, ALT 40 IU/L, Cr 135 μmol/L。

(6) 自身抗体:ANA(+++),dsDNA(+++),抗 Sm 抗体(+++),抗 RNP 抗体(+++),抗 Rib-P(+++)。

(7) 补体:C3 0.34 g/L, C4 0.02 g/L。

(8) RF(-)。

(9) 心电图:窦性心律。

（10）X线胸片：双肺纹理增粗。

二、诊治经过

1. 初步诊断
系统性红斑狼疮。

2. 诊治经过
入院后立即给予口服甲泼尼龙片 40 mg，1 次/日，吗替麦考酚酯胶囊 0.75 g，2 次/日，羟氯喹 0.2 g，2 次/日，白芍总苷胶囊 0.6 g，3 次/日，辅以阿法迪三软胶囊 0.5 μg，1 次/晚，氨基酸钙片 600 mg，1 次/晚，奥克肠溶胶囊 20 mg，1 次/日进行支持治疗。待患者病情平稳，症状好转后出院，出院后甲泼尼龙片继续服用 8 周，然后逐渐减量，每 1～2 周减 10%，直至最小剂量（每日 0.5 mg/kg）作维持治疗，并辅以补钙、护胃等支持治疗。

3. 最终诊断
系统性红斑狼疮。

三、病例分析

1. 病史特点
（1）女性，20 岁，反复面部红斑 1 年，多关节肿痛半年余。

（2）患者 1 年前光照后反复出现左侧上眼睑、面颊部蝶形的红色皮疹，半年前无明显诱因出现手、腕、膝、踝关节肿痛，为非对称性、游走性，双手主要累及掌指关节，伴双上肢肌肉酸痛，近 2 个月以来出现两次唇部黏膜溃疡。

（3）既往无高血压、糖尿病、消化道出血史，无食物及药物过敏史。

（4）体格检查：颜面部蝶形红斑，全身未见其他部位红疹，四肢关节有压痛，活动尚可，无畸形，四肢肌力、肌张力未见异常。

（5）实验室和影像学检查特点：WBC 2.8×10^9/L，N 63.5%，RBC 4.13×10^{12}/L，Hb 98 g/L，PLT 100×10^9/L；ESR 110 mm/h；尿常规：尿蛋白（+），尿红细胞（+），尿沉渣镜检红细胞（RBC）10～20 个/Hp，24 h 尿蛋白定量 0.32 g/d；自身抗体检测：ANA（+++），dsDNA（+++），抗 Sm 抗体（+++），抗 RNP 抗体（+++），抗 Rib-P（+++）。

2. 诊断与诊断依据
（1）诊断：系统性红斑狼疮。

（2）诊断依据：①症状和体征：青年女性，以晒后出现面部红斑起病，后反复出现多关节肿痛，为非对称性、游走性，双手主要累及掌指关节，伴双上肢肌肉酸痛，抬举困难，并出现两次唇部黏膜溃疡。查体颜面部蝶形红斑，四肢关节有压痛，活动尚可，无畸形；②实验室检查：血常规三系减少，血沉增快，尿常规示尿蛋白、镜下血尿，血肌酐轻度升高，自身抗体：ANA、dsDNA、抗 Sm 抗体、抗 RNP 抗体、抗 Rib-P 抗体均呈强阳性；补体 C3、补体 C4 均下降；③根据 1997 年美国风湿病学会（ACR）提出的系统性红斑狼疮分类诊断标准，诊断明确。

3. 鉴别诊断
（1）面部红斑的鉴别诊断。

① 关节病型银屑病：颜面部有皮疹、红斑，也可出现双膝关节及双小腿肌肉轻触痛。但该患者关节处无鳞屑样皮损，故可排除。

② 紫癜性肾炎：该患者虽有关节疼痛，皮疹呈对称性，有血尿等表现，但全身无紫癜，无腹痛腹泻等

胃肠道症状,可基本排除。

(2) 根据患者的病史特点,针对可能引起关节肿痛的相关疾病进行鉴别诊断。

① 类风湿关节炎:中老年多发,以对称性多关节肿痛为主要表现,主要累及双手、腕、肘关节,伴晨僵,晚期出现关节畸形,类风湿因子阳性。该患者青年女性,有手、腕、膝、踝关节肿痛,但为非对称性,无关节畸形,类风湿因子阴性,暂不考虑。

② 骨性关节炎:中老年多发,为退行性变,主要累及膝、髋关节负重关节,负重诱发,休息改善,关节超声示关节退行性变,大多数患者血沉正常,血清 RF 阴性。该患者青年女性,关节痛主要为手、腕等小关节,可通过行关节超声予以排除。

③ 感染性疾病:患者一般发病前有发热、咳嗽、咳痰等感染症状,可出现关节炎症,主要表现为关节红、肿、热、痛,多为非对称性,查血常规白细胞、CRP、血沉升高明显,抗感染治疗有效,但无自身免疫指标阳性及补体降低。该患者无发热等感染征象,入院查血常规三系降低,血沉升高,自身免疫指标强阳性,补体降低,故可排除因感染而引起的关节疼痛。

④ 肿瘤性疾病:中老年多发,累及骨关节,可致关节肿痛,影像学检查有助于诊断。该患者青年女性,有多关节痛症状,完善肿瘤指标检查及影像学检查未见明显异常,患者无腹痛、咳嗽、咳痰等肿瘤占位性病变表现,暂不考虑。

⑤ 强直性脊柱炎:多见于男性青壮年,以非对称的下肢大关节炎为主,极少累及手关节。可有家族史,95%以上患者 HLA-B27 阳性,血清 RF 阴性,目前暂不考虑本病。

四、处理方案及基本原则

(1) 一般治疗:注意休息,避免阳光暴晒和紫外线照射,谨慎服用易诱发 SLE 的药物。

(2) 给予糖皮质激素及免疫抑制剂联合治疗,同时辅以抗皮疹、非甾体抗炎药,补钙,护胃等治疗。患者病情平稳后糖皮质激素可逐渐减量,每 1~2 周减 10%,直至最小剂量(每日 0.5 mg/kg)作维持治疗,其余辅助对症支持治疗应继续维持。

五、要点及讨论

系统性红斑狼疮(systemic lupus erythematosus,SLE)是一种涉及许多系统和脏器的自身免疫性疾病,由于细胞和体液免疫功能障碍,产生多种自身抗体,可累及皮肤、浆膜、关节、肾及中枢神经系统等,并以自身免疫为特征,患者体内存在多种自身抗体,不仅影响体液免疫,也影响细胞免疫,补体系统亦有变化。由于发病原理在于免疫复合物的形成和沉积,因此免疫学实验室检查辅助早期诊断的意义不可小视。

1. SLE 的自身抗体检测

血中存在多种自身抗体是 SLE 的特点,目前以抗核抗体(ANA)和抗核抗体谱检查为主。抗核抗体是一组将自身真核细胞的各种细胞核成分作为靶抗原的自身抗体的总称,主要是 IgG,目前多用间接免疫荧光法检测。在 SLE 病情活动时 ANA 几乎 100% 阳性,敏感性较高,所以抗核抗体检测是 SLE 的最佳筛查试验(见图 68-1)。但其特异性较差,不能单独作为 SLE

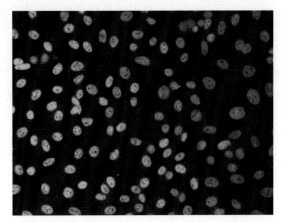

图 68-1　荧光显微镜下所见抗核抗体强阳性表现,所呈现核型为颗粒型(Hep2 细胞)

的诊断标准。ANA 阳性者要进一步检测各亚类 ANA 抗体对明确诊断、临床分型、病情观察、预后及治疗评价都具有意义。

抗核抗体谱则包括抗双链 DNA(dsDNA)、Sm、SS-A、SS-B、Scl-70、Jo-1 等 15 种亚类 ANA 的检测。与 SLE 相关的主要包括 dsDNA、Sm 等。抗 Sm 抗体对 SLE 的诊断特异性高,几乎可达 100%,故而称为本病的特异性抗体。对于不典型、轻型或早期病例,按 SLE 标准不足确诊者,若抗 Sm 抗体阳性,结合其他表现也可确诊。SLE 患者缓解后 Sm 抗体仍然存在,所以,在回顾性诊断中 Sm 抗体具有一定意义。有研究认为 Sm 抗体阳性也是发生肾病的特异性标志之一。但 Sm 阳性率不高,仅在约 30%SLE 中出现,因此需要其他相关抗体配合检查。

抗双链 DNA(dsDNA)抗体对诊断的特异性也较高,高浓度的抗 dsDNA 抗体几乎仅见于 SLE,其他结缔组织性疾病患者抗 dsDNA 虽然也可出现阳性,但此类患者一般是 SLE 重叠综合征。抗 dsDNA 抗体主要与疾病活动性和肾脏损害密切相关,抗体效价随病情缓解而下降,因此抗 dsDNA 的检测对于 SLE 的诊断和治疗监控极为重要。由于在 SLE 缓解期抗 dsDNA 可转阴或滴度减低,因此单次测定结果阴性,不能除外 SLE。

除上述特异性的两种自身抗体外,SLE 患者血中还可检测到多种其他自身抗体,多数患者体内可检测到核小体抗体、组蛋白抗体;30%左右的 SLE 患者体内存在 SSA 抗体,因而也容易出现干燥综合征的症状。

2. 与 SLE 有关的其他实验室检查

除了与病因相关的免疫学检查之外,其他实验室辅助诊断也十分重要。SLE 患者常表现为全血细胞减少,血沉异常增快。在 SLE 活动时,存在能破坏红细胞的自身抗体,造成红细胞和血红蛋白量下降。这时网织红细胞可以升高>5%,临床上患者可出现轻度黄疸。肾损害者有不同程度的尿常规异常,如蛋白尿、血尿。血浆蛋白测定可见球蛋白增高,白/球蛋白比例倒置,血胆固醇增高,严重肾损害者血中尿素氮和肌酐升高。同时由于大量补体成分参与了自身免疫反应,而机体一时还来不及制造补充,补体 C3 和 CH_{50}(总补体)降低。补体对疾病的诊断和病情活动的判断都有很大帮助,SLE 患者经过治疗后血清中原来含量降低的补体逐步恢复正常,这说明该治疗是有效的。反之,如补体含量持续下降,则说明病情活动加重。

六、思考题

(1) 系统性红斑狼疮的诊断标准是什么?

(2) 患者出现关节疼痛如何与其他关节疼痛引起的疾病相鉴别?

(3) 如何通过实验室的检验项目诊断系统性红斑狼疮?

七、推荐阅读文献

[1] 陈灏珠,林果为,王吉耀主编. 实用内科学[M]. 14 版,北京,人民卫生出版社,2013 年 2072-2082.

[2] 陈盛. 自身抗体检查有助于 SLE 早期诊断和病情判断[J]. 中国全科医生,2012,(12):32-35.

[3] 焦银生,李会娟. 系统性红斑狼疮实验室检查研究进展[J]. 临床误诊误治,2015,(3):109-112.

(刘　魏　仲人前)

案例 *69*
干燥综合征

一、病例资料

1. 现病史

患者,女性,47岁,因"反复口干、眼干3年,伴右侧下颌肿痛2月"就诊。患者于3年前无明显诱因出现口干,唾液明显减少,吞咽食物需频繁饮水,同时有眼干、眼红、畏光、异物感、分泌物增多等症状。2月前自扪右侧下颌持续肿大伴触痛,并出现多个口腔溃疡,牙齿呈片状脱落。追问病史,患者2年前开始出现全身游走性关节疼痛,可忍受。冬天遇冷水出现双手发麻刺痛,变暖后症状消失。

2. 既往史

患者5年前体检发现血清丙氨酸氨基转移酶(ALT)持续升高,诊断为"慢性肝炎",长期保肝治疗无效,否认高血压、糖尿病史,否认结核病史,否认消化性溃疡及消化道出血史,否认外伤史,否认手术史,否认输血史,否认食物及药物过敏史。

3. 体格检查

T 36.5℃,P 80次/min,R 20次/min,BP 128 mmHg/90 mmHg。患者神志清,精神可。皮肤巩膜无黄染,浅表淋巴结未扪及。全身皮肤略显干燥,泪囊欠湿润,右侧腮腺轻度肿大,压痛,口唇干燥,口腔黏膜见多个溃疡,舌质干燥,有裂纹,牙齿脱落,龋齿。双肺呼吸音清,未闻及干湿啰音,心律齐,心界无明显扩大,各瓣膜听诊区未闻及杂音,腹稍膨隆,肝大肋下1 cm,可触及,脾可触及边缘,无压痛及反跳痛,肝肾区无叩击痛,双下肢无水肿。四肢关节无明显压痛,四肢肌力、肌张力未见异常。神经系统检查未见明显异常。

4. 实验室和影像学检查

(1) 血常规:WBC 7.61×10^9/L, N 70.5%, RBC 4.31×10^{12}/L, Hb 145 g/L, PLT 220×10^9/L。

(2) ESR 55 mm/h。

(3) 尿常规:尿 pH 7.5,尿蛋白(+),尿红细胞计数 18.9/μl,尿白细胞计数 5.6/μL。

(4) 粪常规+OB:(—)。

(5) 肝肾功能:TB 17 mol/L, DB 8.6 mol/L, IB 8.4 mol/L, ALB 48 g/L, ALT 178 IU/L, AST 111 IU/L, AKP 425 IU/L, γ-GT 185 IU/L, Cr 100 μmol/L。

(6) 血电解质:K^+ 3.5 mmol/L, Na^+ 137 mmol/L, Ca^{2+} 2.26 mmol/L。

(7) 乙型肝炎病毒指标:HBsAg(—),HBsAb(+)。

(8) 自身抗体:抗 SS-A 抗体(+),抗 SS-B 抗体(+),ANA(+),dsDNA(—),抗 Sm 抗体(—),抗中性粒细胞胞质抗体(ANCA)(—)。

（9）自身免疫性肝炎相关抗体：抗线粒体抗体 AMA－M2（＋），其余（－）。

（10）类风湿因子（RF）（－）。

（11）免疫球蛋白 IgG 78.6 g/L，IgM 5.5 g/L，补体 C3 0.907 g/L，补体 C4 0.163 g/L。

（12）唾液腺 ECT：颌下腺不显影，双侧腮腺显影，双侧腮腺放射性排泄延迟，口腔放射性出现时间延长，酸性刺激后口腔放射性未见增强。

（13）眼科检查：滤纸试验（Schirmer）（＋）（均＜5 mm/10 min）、角膜染色（＋）、泪膜破裂试验（＋）。

（14）唇腺活检：无淋巴细胞浸润。

（15）颈部腮腺及淋巴结超声：右侧腮腺小结节，右侧颌下结节，颏下见淋巴结。

（16）腹部超声：肝、脾轻度肿大，肾脏无明显异常。

（17）心电图：窦性心律。

（18）X 线胸片：未见明显异常。

二、诊治经过

1. 初步诊断

干燥综合征。

2. 诊治经过

入院后立即给予口服甲泼尼龙片 40 mg，1 次/日，吗替麦考酚酯胶囊 0.75 g，2 次/日，羟氯喹 0.2 g，2 次/日，白芍总苷胶囊 0.6 g，3 次/日，氯化钾缓释片 0.8 g，3 次/日，阿法迪三软胶囊 0.5 μg，1 次/晚，氨基酸钙片 600 mg，1 次/晚，奥克肠溶胶囊 20 mg，1 次/日。待患者病情平稳，症状好转后出院，出院后甲泼尼龙片继续服用 8 周，然后逐渐减量，每 1～2 周减 10%，直至最小剂量（每日 0.5 mg/kg）作维持治疗。

3. 最终诊断

干燥综合征。

三、病例分析

1. 病史特点

（1）女性，47 岁，反复口干、眼干 3 年，伴右侧下颌肿痛 2 月。

（2）患者于 3 年前出现口干，唾液明显减少，吞咽食物须频繁饮水，同时有眼干、眼红、畏光、异物感、分泌物增多等症状。2 月前自扪右侧下颌持续肿大伴触痛，并出现多个口腔溃疡，牙齿脱落。

（3）既往有慢性肝炎病史，长期保肝治疗无效。无高血压、糖尿病、消化道出血史，无食物及药物过敏史。

（4）体格检查：全身皮肤略显干燥，泪囊欠湿润，右侧腮腺轻度肿大，压痛，口唇干燥，口腔黏膜见多个溃疡，舌质干燥，有裂纹，牙齿脱落，龋齿。腹稍膨隆，肝大肋下 1 cm 可触及，脾可触及边缘。

（5）实验室和影像学检查特点：ESR 55 mm/h。自身免疫抗体：抗 SS－A 抗体（＋）、抗 SS－B 抗体（＋），ANA（＋）。自免肝相关抗体：抗线粒体抗体 AMA－M2（＋）。血清 IgG 78.6 g/L，IgM 5.5 g/L。唾液腺 ECT 示：颌下腺不显影，双侧腮腺显影，双侧腮腺放射性排泄延迟，口腔放射性出现时间延长，酸性刺激后口腔放射性未见增强。眼科检查：滤纸试验（Schirmer）（＋）（均＜5 mm/10 min）、角膜染色（＋）、泪膜破裂试验（＋）。唇腺活检无淋巴细胞浸润。颈部腮腺及淋巴结超声：右侧腮腺小结节，右侧颌下结节，颏下见淋巴结。腹部超声：肝、脾轻度肿大，肾脏无明显异常。

2. 诊断与诊断依据

(1) 诊断：干燥综合征。

(2) 诊断依据：①症状和体征：患者中年女性，以口干、眼干等腺体分泌减少起病，并伴有腮腺肿痛，龋齿，全身游走性关节疼痛和雷诺现象。查体示全身皮肤略显干燥，右侧腮腺轻度肿大，压痛，口唇干燥，舌质干燥，有裂纹，牙齿脱落，龋齿。肝、脾轻度肿大；②实验室检查：自身抗体（＋）、抗 SS－A 抗体（＋）、抗 SS－B 抗体（＋），免疫球蛋白升高。眼科检查：滤纸试验（Schirmer）（＋）、角膜染色（＋）、泪膜破裂试验（＋）。唾液腺 ECT：颌下腺不显影，双侧腮腺显影，双侧腮腺放射性排泄延迟，口腔放射性出现时间延长，酸性刺激后口腔放射性未见增强。颈部腮腺及淋巴结超声：右侧腮腺小结节，右侧颌下结节，颏下见淋巴结。

3. 鉴别诊断

(1) 根据患者的病史特点，需排除因非自身免疫病引起的口干、眼干。

① 糖尿病：以高血糖为特征的代谢性疾病，临床主要表现为多饮、多尿、多食及消瘦的"三多一少"表现，实验室检查血糖、尿糖升高，糖化血红蛋白升高，血清胰岛素及 C 肽水平下降。糖尿病患者的自身免疫抗体、免疫球蛋白水平一般无明显异常。通过上述临床表现及实验室检查可基本排除。

② 药物性口干：通常服用某些药物引起的不良反应，一旦停药后症状消失，且不会引起自身免疫抗体、免疫球蛋白水平异常。患者无明确服药史及药物过敏史，故暂不考虑。

(2) 针对原发性干燥综合征，还应与以下疾病进行鉴别诊断。

① 系统性红斑狼疮：此病患者多表现为光过敏，面部蝶形红斑，关节疼痛等临床表现，但口干、眼干不适表现较少，且症状较轻。通过实验室检查可予以排除。

② 类风湿关节炎：中老年多发，以对称性多关节肿痛为主要表现，主要累及双手、腕、肘关节，伴晨僵，晚期出现关节畸形，类风湿因子阳性。该患者以口干、眼干等腺体分泌减少起病，虽有全身关节疼痛，但无关节畸形，类风湿因子阴性，暂不考虑。

四、处理方案及基本原则

本病目前尚无根治方法。主要是采取措施改善症状，控制和延缓因免疫反应而引起的组织器官损害的进展，以及继发性感染。

(1) 保持口腔清洁，勤漱口，减少龋齿和口腔继发感染的可能。

(2) 眼干可给予人工泪液滴眼以减轻眼干症状并预防角膜损伤。

(3) 肌肉、关节痛者可用非甾体类抗炎药（NSAIDS）。

(4) 低血钾症：纠正低钾血症的麻痹发作可采用静脉补钾（氯化钾），待病情平稳后改口服钾盐液或片剂。

(5) 系统损害者应以受损器官及严重度而进行治疗：对合并有神经系统、肾小球肾炎、肺间质性病变、肝脏损害、血细胞低下尤其是血小板降低、肌炎等则要给予肾上腺皮质激素治疗。对于病情进展迅速者可合用免疫抑制剂如环磷酰胺、硫唑嘌呤等。

五、要点及讨论

干燥综合征（sjogren's syndrome，SS）是一种侵犯外分泌腺（唾液腺和泪腺等）及以高度淋巴细胞浸润破坏为特征的慢性系统性自身免疫性疾病，临床除有唾液腺和泪腺受损功能下降而出现口干、眼干外，尚有腺体外其他器官的受累而出现多系统损害的症状，表现为肝功能的损害，关节的疼痛，肾小管酸中毒,低血钾,龋齿等。该病例患者既往有"慢性肝炎"病史,而长期保肝治疗无效,考虑肝损害的原因与干燥综合征直接累及肝内小胆管或是合并自身免疫性肝炎所致。为了明确诊断,除了临床表现外,检查特征性比较强的抗 SSA、SSB 抗体等自身抗体对干燥综合征的诊断意义尤其重要。其中,抗 SSB 抗体在本病的阳性率较抗 SSA 抗体低,但是抗 SSB 抗体在其他的风湿免疫疾病中的阳性率非常低,所以对于诊断干燥综合征有特异性。

临床上检测抗可提取核抗原(extractable nuclear antigen,ENA)抗体谱的方法较多,早期常用的方法有双向免疫扩散(double immunodiffusion,DID)、对流免疫电泳(countercurrent immunoelectrophoresis,CIE),但敏感性和特异性较低。目前临床检测最常用的方法有免疫印迹技术(immunoblotting technique,IBT)。IBT 属于膜载体酶免疫技术,其固相载体为吸附有抗原的醋酸纤维膜。由于 IBT 不需纯化单个抗原,并可在同一载体上做多项抗原分析,灵敏度高、特异性强、操作简便,是目前各临床实验室广泛采用的检测抗 ENA 抗体谱的方法。此外本病有些患者还可出现抗核抗体阳性,类风湿因子阳性。90%以上的患者有高丙种球蛋白血症,其特点是多克隆性且强度高。

总而言之,自身抗体的检测是诊断干燥综合征的重要标志,目前认为对这些自身抗体的联合检测将使更多的干燥综合征患者得到早期诊断和正确治疗。

六、思考题

(1) 干燥综合征的诊断标准是什么?

(2) 患者以口干、眼干等腺体分泌减少起病,临床上还应与哪些疾病鉴别?

(3) 如何通过实验室的检验项目诊断干燥综合征?

七、推荐阅读文献

[1] 陈灏珠,林果为,王吉耀. 实用内科学[M]. 14 版. 北京,人民卫生出版社,2013:2105-2107.
[2] 全国卫生专业专业技术资格专家委员会. 临床医学检验技术[M]. 北京,人民卫生出版社,2013:556-568.

(刘 魏 仲人前)

案例 70

自身免疫性肝病

一、病例资料

1. 现病史

患者,女性,60 岁,因"眼黄、尿黄 1 年,加重伴乏力 3 月余"就诊。患者于 1 年前无明显诱因出现眼黄,小便颜色加深,呈浓茶色,3 月前眼黄、尿黄加重伴皮肤黄染,全身瘙痒,乏力,食欲缺乏,持续性下腹部闷胀不适,间断恶心感,尤其进食油腻食物时明显。无发热,无腹痛、腹泻,无反酸、嗳气,无黑便和陶土样大便。近半年来体重下降约 5 kg。

2. 既往史

患者 35 年前怀孕时有胆汁淤积综合征病史。否认高血压、糖尿病史,否认肝炎、结核病史,否认消化性溃疡及消化道出血史,否认外伤史,否认手术史,否认输血史,否认食物及药物过敏史。

3. 体格检查

T 36.5℃,P 68 次/min,R 18 次/min,BP 120 mmHg/72 mmHg。患者神志清,精神欠佳。全身皮肤黏膜轻度黄染,无蜘蛛痣,浅表淋巴结未及肿大,巩膜中度黄染。双肺呼吸音清,未闻及干湿啰音。心律齐,心界无明显扩大,各瓣膜听诊区未闻及杂音。腹平软,未见胃肠型及蠕动波,肝脾肋下未及,无压痛及反跳痛,肝肾区无叩痛,移动性浊音阴性,双下肢不肿。四肢肌力、肌张力未见异常。神经系统检查未见明显异常。

4. 实验室和影像学检查

(1) 血常规:WBC 3.9×10^9/L,N 66%,RBC 4.31×10^{12}/L,Hb 120 g/L,PLT 70×10^9/L。

(2) 尿常规、粪常规+OB:(一)。

(3) 凝血功能:APTT 30 s,PT 22 s,Fib 1.8 g/L。

(4) 肝肾功能:TB 337 μmol/L,DB 210.6 μmol/L,IB 126.4 μmol/L,ALB 38 g/L,ALT 76 IU/L,AST 100 IU/L,AKP 525 IU/L,γ-GT 707 IU/L,Cr 100 μmol/L。

(5) 血脂指标:TG 5.31 mmol/L。

(6) 血电解质:K^+ 4.8 mmol/L,Na^+ 142 mmol/L,Ca^{2+} 2.30 mmol/L。

(7) 病毒性肝炎指标:HBsAg(一),HBsAb(一),甲肝、丙肝、戊肝指标:抗-HAVIgM(一),HCVAb(一),抗-HEVIgM(一)。

(8) 肿瘤标志物:AFP 5 ng/ml,CEA 1.8 ng/ml。

(9) 免疫球蛋白:IgG 16.5 g/L,IgM 3.5 g/L。

(10) 自身抗体:ANA(+)。

（11）自身免疫性肝病相关抗体：抗线粒体抗体 AMA - M2（＋），抗可溶性酸性核蛋白抗体（sp100）（＋），AMA（－），LKM（－）。

（12）腹部超声：肝光点略增粗，形态欠规则，包膜欠光滑；慢性肝损害可能；脾 128 mm×47 mm，稍大。

（13）心电图：窦性心律。

（14）X 线胸片：未见明显异常。

二、诊治经过

1. 初步诊断

自身免疫性肝病（原发性胆汁性肝硬化）。

2. 诊治经过

患者入院后立即给予口服熊去氧胆酸 0.25 g，1 次/日，同时给予促肝细胞生长素等保肝降酶退黄治疗。患者黄疸逐渐消退，复查肝功能渐趋好转，一般情况较好，予以出院继续保肝治疗。

3. 最终诊断

自身免疫性肝病（原发性胆汁性肝硬化）。

三、病例分析

1. 病史特点

（1）女性，60 岁，眼黄、尿黄 1 年，加重伴乏力 3 月余。

（2）患者 1 年前出现眼黄，小便颜色加深，呈浓茶色，3 月前眼黄、尿黄加重伴皮肤黄染，全身瘙痒，乏力，食欲缺乏，持续性下腹部闷胀不适，厌油腻，恶心。

（3）既往有胆汁淤积综合征病史。无高血压、糖尿病，无肝炎、消化道出血史，无食物及药物过敏史。

（4）体格检查：全身皮肤黏膜轻度黄染，无蜘蛛痣，巩膜中度黄染。腹平软，未见胃肠型及蠕动波，肝脾肋下未及，无压痛及反跳痛，肝肾区无叩痛，移动性浊音阴性，双下肢不肿。

（5）实验室和影像学检查特点：肝肾功能异常，TB 337 μmol/L, DB 210.6 μmol/L, IB 126.4 μmol/L, ALB 38 g/L, ALT 76IU/L, AST 100 IU/L, AKP 525 IU/L, γ - GT 707 IU/L, Cr 100 μmol/L。自身抗体指标异常，ANA（＋），抗线粒体抗体 AMA - M2（＋），抗可溶性酸性核蛋白抗体（sp100）（＋），AMA（－），LKM（－）。腹部超声：肝光点略增粗，形态欠规则，包膜欠光滑；慢性肝损害可能；脾 128 mm×47 mm，稍大。

2. 诊断与诊断依据

（1）诊断：自身免疫性肝病（原发性胆汁性肝硬化）。

（2）诊断依据：①症状和体征：患者中年女性，表现为慢性进行性胆汁淤积，主要表现为眼黄、尿黄、皮肤发黄，伴瘙痒，乏力，食欲缺乏，腹胀，恶心。既往有胆汁淤积综合征病史。查体示全身皮肤粘膜轻度黄染，巩膜中度黄染；②实验室检查：血常规：白细胞、红细胞、血小板三系减少。凝血功能示 PT 时间延长，Fib 降低。肝肾功能：总胆红素升高，以直接胆红素升高为主，ALT 和 AST 升高，AKP 和 γ - GT 显著升高。血脂示高胆固醇血症。免疫球蛋白 IgG、IgM 升高。ANA（＋），AMA - M2（＋），sp100（＋）。腹部超声示慢性肝损害可能，脾稍大。

3. 鉴别诊断

原发性胆汁性肝硬化需与其他胆汁淤积性肝病进行鉴别：

（1）原发性硬化性胆管炎：男性多见，常伴溃疡性结肠炎，AMA 阴性或弱阳性，肝组织活检提示小胆管增生性纤维化及洋葱状的胆管纤维化，胆管造影具有诊断价值。

（2）肝结节病：临床及组织学表现有时难以与 PBC 鉴别，也可有皮肤瘙痒。AKP 升高，但是肝结节病 75% 患者 Kveim-Siltzbach 试验阳性，AMA 阴性。组织病理肉芽肿病变更突出且胆管损伤较轻，胸部 X 线检查可发现肺部结节病改变。患者无上述病理改变，故不考虑该疾病。

（3）淤积型药物性肝病：曾有服用肝损性药物史，多出现在服药后 4～6 周，急性起病，停药后可缓解。AMA 阴性，肝组织活检提示汇管区单个核细胞浸润，偶有嗜酸性细胞浸润，肉芽肿和脂肪变性。患者无药物服用史，故上述诊断不成立。

（4）肝炎后肝硬化：患者常为男性，大部分患者有慢性肝病史；黄疸为肝细胞性，肝肿大不明显。血清胆固醇正常或降低，AKP 和 GGT 无明显升高。AMA（－），病毒性肝炎标志物阳性。该患者无肝病史，肝炎指标均阴性，而自免肝抗体阳性，故可排除此病。

四、处理方案及基本原则

（1）一般治疗：适当休息，补充脂溶性维生素 K。

（2）给予熊去氧胆酸治疗 PBC，辅以促肝细胞生长素等保肝降酶退黄治疗。

五、要点及讨论

自身免疫性肝病是一类病因尚不十分明确，但均具有一定的自身免疫基础的非化脓性炎症性肝病，根据受累的主要肝细胞类型不同可分为两大类：肝细胞受累的自身免疫性肝炎（autoimmune hepatitis，AIH）以及胆管细胞受累的自身免疫性胆管病，后者具有胆汁淤积的表现，又包括原发性胆汁性肝硬化（primary biliary cirrhosis，PBC）、原发性硬化性胆管炎（primary sclerosing cholangitis，PSC）以及自身免疫性胆管炎（autoimmune cholangitis，AIC）。

2009 年美国肝病研究学会（American Association for the Study of Liver Diseases，AASLD）与 2010 年欧洲肝病研究学会（European Association for the Study of the Liver，EASL）推荐的 PBC 诊断标准：①存在胆汁淤积的生化学证据，主要是碱性磷酸酶（AKP）升高；②抗线粒体抗体（AMA）阳性；③组织学上存在非化脓性破坏性胆管炎以及小叶间胆管破坏的表现。满足以上 3 条标准中的 2 条即可诊断 PBC。

1. 抗线粒体抗体

抗线粒体抗体（anti-mitochondrial antibodies，AMA）是一种无种属特异性和器官特异性的自身抗体，是 PBC 诊断的主要检测项目。迄今为止，发现线粒体上存在 9 种自身抗原（M1～M9），其中 M2 亚型对 AMA 诊断 PBC 的特异性最高，而其他亚型 PBC 的特异性不如 M2 亚型。临床上采用间接免疫荧光法检测总的 AMA，用大鼠胃及肾组织冷冻切片抗原基质，与待检血清共孵育，洗涤后加入荧光标记的抗人 IgG 抗体反应，用荧光显微镜观察（见图 70-1）；此外，酶联免疫吸附法（ELISA）法可检测 AMA-M2；免疫印迹法可检测 M2、M4、M9，在临床上也较为常用。间接免

图 70-1　线粒体抗体阳性的荧光显微镜下表现

疫荧光法最为经济简便,但有一定的局限性,易受其他自身抗体的干扰,灵敏度、特异性低,而且不能分型。联合使用免疫荧光分析、亚型抗原特异性的酶免方法、免疫印迹法可以提高 AMA 临床应用的特异性,对 PBC 与 AIH 疾病的诊断、鉴别诊断和治疗提供帮助。

2. 自身免疫性肝病的其他自身抗体

另一类自身抗体,抗核抗体(ANA)在许多研究中已证明 ANA 是诊断 PBC 的重要标志。大约 50%左右的 PBC 患者也能检测到 ANA 阳性,其常见荧光模式包括斑点型、多核点型、核周型和抗着丝粒型。一般认为,多核点型 ANA 和核周型 ANA 具有 PBC 疾病相关性。多核点型 ANA 的靶抗原是核体复合物,主要包括 Sp100、早幼粒细胞性白血病(PML)抗原、微小泛素相关修饰因子(SUMO)以及新近确定的 Sp140。核周型 ANA 的靶抗原是核孔复合物和核膜。其中核孔复合物主要包括 gp210 和 p62,核膜蛋白是核纤层蛋白 B 受体(LBR)。抗 gp210、抗 Sp100 抗体可以作为判断预后好坏的特异性标志物。实验室通过免疫荧光法联合使用特异性的酶免方法、免疫印迹法可以提高自身抗体临床应用的特异性。

自身抗体的检测是诊断自身免疫性肝病的重要标志,目前认为对这些自身抗体的联合检测将使更多的自身免疫性肝病患者得到早期诊断和正确治疗。

六、思考题

(1) 原发性胆汁性肝硬化的诊断依据是什么?

(2) 原发性胆汁性肝硬化需与哪些其他胆汁淤积性肝病进行鉴别?

(3) 如何通过实验室的检验项目诊断原发性胆汁性肝硬化?

七、推荐阅读文献

[1] 陈灏珠,林果为,王吉耀.实用内科学[M].14 版.北京.人民卫生出版社,2013 年:2086-2095.

[2] 王仲霞,王立福,白云峰.61 例原发性胆汁性肝硬化主要症状、实验室检查指标及病理分析[J].传染病信息,2011,10(3):332-334.

(刘　魏　仲人前)

案例 71

自身免疫性甲状腺炎
（桥本甲状腺炎）

一、病例资料

1. 现病史

患者，女性，45岁，因"乏力1年，伴甲状腺肿大半年"就诊。患者于1年前无明显诱因出现乏力，怕冷，食欲减退，脱发，记忆力下降，月经量增多，无胸闷、气急，无头晕、黑矇，无腹胀、便秘，无全身水肿，当时未予以重视。半年前发现甲状腺无痛性肿大，无呼吸困难及吞咽困难，无声音嘶哑。近1年来体重无明显变化。

2. 既往史

患者否认高血压、糖尿病史，否认肝炎、结核等传染病史，否认消化性溃疡及消化道出血史，否认外伤史，否认手术史，否认输血史，否认食物及药物过敏史。其母亲患有甲状腺疾病（具体种类不详）。

3. 体格检查

T 36.2℃，P 58次/min，R 18次/min，BP 118 mmHg/70 mmHg。患者神志清楚，精神差。双侧眼睑无肥厚，双侧眼球无突出，甲状腺Ⅱ志肿大，双侧可及多枚结节，最大约1.0 cm，质地较硬，活动度可，无压痛。颈软，无抵抗。双肺呼吸音清，未闻及干湿啰音，HR 58次/min，心律齐，心音有力，各瓣膜听诊区未闻及杂音，腹平软，无压痛及反跳痛，肝肾区无叩痛，双下肢无水肿。双手平举未见震颤，四肢关节无明显压痛，四肢肌力、肌张力未见异常。神经系统检查未见明显异常。

4. 实验室和影像学检查

（1）血常规：WBC 7.8×10^9/L，N 66.5%，RBC 4.2×10^{12}/L，Hb 98 g/L，PLT 220×10^9/L。

（2）肝肾功能：ALT 23 IU/L，AST 29 IU/L，Cr 89 μmol/L，Glu 6.7 mmol/L。

（3）尿常规、粪常规＋OB：（－）。

（4）血、尿电解质：K^+ 4.7 mmol/L，Na^+ 137 mmol/L，Ca^{2+} 2.67 mmol/L；尿液钠（Na^+）/钾（K^+）150/55（mmol/L）。

（5）甲状腺功能：T_3 1.42 nmol/L，T_4 101.70 nmol/L，FT_3 3.93 pmol/L，FT_4 16.91 pmol/L，TSH 6.65 mIU/L。

（6）甲状腺抗体：TPO-Ab 589.8 IU/L，TG-Ab 211.7 IU/ml，TSHR-Ab 0.3 IU/L，TG 0.04 ng/ml。

（7）PCT 1.19 pg/ml。

（8）甲状腺超声：双侧甲状腺实质回声增粗，分布不均，可见散在的小片状低回声区，呈网络状。

（9）甲状腺核素扫描：甲状腺增大但摄碘减少，分布不均，呈"冷结节"表现。

（10）心电图：窦性心动过缓。

（11）X线胸片：无明显异常。

二、诊治经过

1. 初步诊断

亚临床型甲减，桥本氏甲状腺炎。

2. 诊治经过

入院后立即给予静脉注射甲强龙 500 mg，1 次/日激素冲击治疗，静推呋塞米针 20 mg，1 次/日利尿，口服铝碳的镁片（达喜片）0.5 g，2 次/日、西咪替丁片 0.4 g，2 次/日保护胃黏膜，氨基酸钙片 600 mg，1 次/晚补钙治疗，冲击治疗 3 天。同时予口服左甲状腺素钠片（优甲乐）12.5 μg，1 次/日改善甲状腺功能。

3. 最终诊断

亚临床型甲减，桥本氏甲状腺炎。

三、病例分析

1. 病史特点

（1）女性，45 岁，乏力 1 年，伴甲状腺肿大半年。

（2）患者于 1 年前出现乏力，怕冷，食欲减退，脱发，记忆力下降，月经量增多。半年前发现甲状腺无痛性肿大。

（3）既往无高血压、糖尿病、消化道出血史，无食物及药物过敏史。其母亲患有甲状腺疾病。

（4）体格检查：P 58 次/min，双侧眼睑无肥厚，双侧眼球无突出，甲状腺 II 双肿大，双侧可及多枚结节，最大约 1.0 cm，质地较硬，活动度可，无压痛。颈软，无抵抗，气管位置居中。双手平举未见震颤。

（5）实验室和影像学检查特点：甲状腺功能轻度异常，T_3 1.42 nmol/L，T_4 101.70 nmol/L，FT_3 3.93 pmol/L，FT_4 16.91 pmol/L，TSH 6.65 mIU/L。甲状腺抗体异常，抗甲状腺过氧化物酶抗体（TPO-Ab）589.8 IU/L，抗甲状腺球蛋白抗体（TG-Ab）211.7 IU/ml，TSH 受体抗体（TSHR-Ab）0.3 IU/L，甲状腺球蛋白（TG）0.04 ng/ml。甲状腺超声：双侧甲状腺实质回声增粗，分布不均，可见散在的小片状低回声区，呈网络状。甲状腺核素扫描：甲状腺增大但摄碘减少，分布不均，呈"冷结节"表现。

2. 诊断与诊断依据

（1）诊断：亚临床型甲减，桥本氏甲状腺炎。

（2）诊断依据：①症状和体征：患者中年女性，慢性病程，隐匿起病。以乏力开始，伴随怕冷，食欲减退，脱发，记忆力下降，月经量增多等甲减表现，随后甲状腺呈弥漫性、无痛性肿大。查体甲状腺 II 和肿大，双侧可及多枚结节，最大约 1.0 cm，质地较硬，活动度可，无压痛；②实验室检查：甲状腺功能检查提示 TSH 升高，同时 TPO-Ab，TG-Ab 明显升高；③影像学检查：甲状腺超声可见双侧甲状腺实质回声增粗，分布不均，可见散在的小片状低回声区，呈网络状。甲状腺核素扫描可见甲状腺增大但摄碘减少，分布不均，呈"冷结节"表现。

3. 鉴别诊断

（1）结节性毒性甲状腺肿：甲状腺呈结节性肿大，放射性核素扫描可见核素分布不均，增强、减弱呈灶状分布,但结节性甲状腺肿患者的甲状腺功能通常正常,甲状腺自身抗体滴度减低或正常,临床少见甲减,故可排除。

(2) Graves 病:肿大的甲状腺质地通常较软,抗甲状腺抗体滴度较低,但也有滴度高者,两者较难区别,如果血清 TR-Ab 阳性,或伴有甲状腺相关性眼病,或伴有胫前黏液性水肿,对诊断 Graves 病十分有利,必要时可行细针穿刺细胞学检查。

(3) 甲状腺癌:自身免疫性甲状腺炎出现结节样变,质地较硬时,难与甲状腺癌鉴别,应检测降钙素和甲状腺抗体,甲状腺癌的降钙素水平明显升高,而抗体滴度一般正常,甲状腺功能也正常。可通过甲状腺细针穿刺细胞学检查(FNAC)或手术切除活检以明确诊断。

四、处理方案及基本原则

目前对于进展至亚临床甲减的桥本氏甲状腺炎患者,通常采用甲状腺素(左旋甲状腺素片)补充治疗,以维持下丘脑垂体甲状腺轴功能处于正常状态。但补充剂量对于桥本氏甲状腺炎患者自身免疫的致病过程的直接作用较小,因此还应着眼于纠正免疫功能的紊乱,可短期应用糖皮质激素来缓解症状。

五、要点及讨论

1. 桥本氏甲状腺炎简述

桥本氏甲状腺炎又称慢性淋巴细胞性甲状腺炎,是最常见的自身免疫性甲状腺疾病。桥本氏甲状腺炎是公认的器官特异性自身免疫疾病,可同时伴有其他自身免疫性疾病,并可以成为内分泌多腺体自身免疫综合征的一个组成成分,即伴有甲减、1 型糖尿病、甲状旁腺功能减退、肾上腺皮质功能减退症等。桥本甲状腺炎发病机制至今尚未完全明确。目前认为桥本甲状腺炎是遗传和环境因素共同作用的结果。主要的原因是 T 淋巴细胞亚群的功能失衡,特别是抑制性 T 淋巴细胞的遗传缺陷,使其正常抑制 B 淋巴细胞形成自身抗体的作用消失,由此导致甲状腺自身抗体的形成。

2. 甲状腺相关自身抗体

桥本氏甲状腺炎血清中可出现针对甲状腺组织的特异性抗体,包括抗甲状腺过氧化物酶抗体(TPO-Ab)、抗甲状腺球蛋白抗体(TG-Ab)等。当甲状腺功能正常时,血清 TPO-Ab 和 TG-Ab 滴度显著增高是最有意义的唯一诊断标准,属于桥本氏甲状腺炎的隐性期。甲状腺滤泡破坏,出现亚临床甲减期(血清 TSH 升高,FT$_4$ 正常),最后发展为临床甲减(血清 TSH 升高,FT$_4$ 减低)。研究发现 TPO-Ab 的滴度与甲状腺淋巴细胞浸润的程度密切相关。TG-Ab 与 TPO-Ab 有相同的意义,TPO-Ab 阳性率高于 TG-Ab。

(1) 抗甲状腺过氧化物酶抗体(TPO-Ab):TPO-Ab 升高可见于 90% 的慢性桥本氏甲状腺炎以及 70% 的突眼性甲状腺肿患者。TPO-Ab 增高的程度与疾病的程度无关系。随着疾病的延长或缓解,可恢复正常。如在疾病的缓解期再度出现 TPO-Ab 的升高,即有恶化可能。

(2) 抗甲状腺球蛋白抗体(TG-Ab):在 60%~70% 的桥本氏甲状腺炎和原发性黏液性水肿的患者中可有 TG-Ab 升高,也有 20%~40% 的 Graves 病患者 TG-Ab 升高。

(3) 促甲状腺素受体抗体(TR-Ab):TR-Ab 是一组抗甲状腺细胞膜上 TSH 受体的自身抗体,在 95% 的 Graves 患者血清中可检出,有助于 Graves 病的诊断及预后评估。

甲状腺抗体的检测是诊断自身免疫性甲状腺炎的重要标志,目前对这些抗体的联合检测将使更多的自身免疫性甲状腺炎患者得到早期诊断。

六、思考题

(1) 自身免疫性甲状腺炎的临床诊断标准?

(2) 临床上自身免疫性甲状腺炎应与哪些甲状腺疾病相鉴别?

(3) 如何通过实验室的检验项目诊断自身免疫性甲状腺炎?

七、推荐阅读文献

［1］陈灏珠,林果为.王吉耀.实用内科学［M］.13 版,北京,人民卫生出版社,2013 年:1039 - 1040.

［2］徐红翠,桥本氏甲状腺炎实验室检查新进展［J］,医学信息,2011,24(1):264 - 264.

［3］徐冬岩,于波,刘锐,等.甲状腺自身抗体联合检测在 Graves 病和桥本氏甲状腺炎中的诊断意义［J］.中国实验诊断学,2010,14(9).

（刘　魏　仲人前）

一、病例资料

1. 现病史

患者,女性,58岁,因"反复双手多关节疼痛3年,加重1月"就诊。患者于3年前无明显诱因反复出现双手多关节疼痛,呈持续性,主要位于掌指关节、近端指间关节,关节肿痛明显,伴有晨僵,持续约半小时。3年来患者症状反复,且逐渐加重,双手关节畸形,向尺侧偏斜,功能下降。多次在当地医院就诊,给予抗炎止痛处理,症状无明显缓解。1月前,患者再次出现上述症状,关节疼痛不能耐受,生活不能自理。

2. 既往史

患者平素体健,否认高血压、糖尿病史,否认肝炎、结核病史,否认消化性溃疡及消化道出血史,否认食物及药物过敏史。外婆、母亲均患有类风湿关节炎。

3. 体格检查

T 37.5℃,P 78次/min,R 18次/min,BP 140 mmHg/90 mmHg。患者神志清楚,表情痛苦,检查合作,自主体位。全身无皮疹,浅表淋巴结未及肿大。双肺呼吸音稍粗,未闻及明显干湿啰音,心律齐,各瓣膜听诊区未闻及杂音,腹软,无压痛及反跳痛,肝肾区无叩击痛,双下肢无水肿。双侧足背动脉可触及,四肢肌力5级,肌张力正常,病理征未引出。双手畸形,有天鹅颈样改变,双侧关节肿胀,皮温稍高,有压痛,屈曲及背伸活动受限。

4. 实验室和影像学检查

(1) 血常规+CRP:WBC 6.7×10^9/L, N 60%, RBC 3.9×10^{12}/L, Hb 120 g/L, PLT 223×10^9/L, CRP 24.8 mg/L。

(2) 肝肾功能:未见明显异常。

(3) 尿常规、粪常规+OB:(一)。

(4) ESR 80 mm/h。

(5) RF 1 430 IU/ml。

(6) 自身抗体检测:ANA 1:80(+), ANA 1:40(+), CCP(+), dsDNA(一)。

(7) 关节超声:双手第二掌指关节滑膜炎伴骨侵蚀。

二、诊治经过

1. 初步诊断

类风湿关节炎。

2. 诊治经过

患者入院后立即给予口服双氯芬酸钠缓释胶囊 75 mg,2 次/日,甲氨蝶呤 7.5 mg,1 次/周,来氟米特片 10 mg,1 次/日,泼尼松片 30 mg,1 次/日。患者症状明显缓解。

3. 最终诊断

类风湿关节炎。

三、病例分析

1. 病史特点

(1) 女性,58 岁,反复双手多关节疼痛 3 年,加重 1 月。

(2) 患者 3 年来反复出现双手多关节持续性疼痛,主要位于掌指关节、近端指间关节,伴有晨僵,约半小时后可缓解。近 1 月来关节疼痛加重,生活不能自理。

(3) 既往无高血压、糖尿病、消化道出血史,无食物及药物过敏史。患者的外婆、母亲均患有类风湿关节炎。

(4) 体格检查:双手畸形,有天鹅颈样改变,双侧关节肿胀,皮温稍高,有压痛,屈曲及背伸活动受限。

(5) 实验室和影像学检查特点:CRP 24.8 mg/L,ESR 80 mm/h,RF 1 430 IU/ml,均显著升高。ANA 1:80(+),ANA 1:40(+),抗 CCP 抗体(+)。关节超声显示"双手第二掌指关节滑膜炎伴骨侵蚀"。

2. 诊断与诊断依据

(1) 诊断:类风湿关节炎。

(2) 诊断依据:① 症状和体征:老年女性,慢性起病,慢性病程。患者反复出现双手多关节疼痛,呈持续性,主要为掌指关节、近端指间关节,并伴有晨僵,持续约半小时。双手畸形,有天鹅颈样改变,双侧关节肿胀,皮温稍高,有压痛,屈曲及背伸活动受限;②实验室检查:血沉增快,C 反应蛋白升高,类风湿因子、抗核抗体、抗 CCP 抗体均阳性;③关节超声示双手第二掌指关节滑膜炎伴骨侵蚀。

3. 鉴别诊断

根据患者的病史特点,针对可能引起关节疼痛的相关疾病进行鉴别诊断。

(1) 骨性关节炎:本病为退行性骨关节炎,多见于 50 岁以上老年人。主要累及膝、髋关节负重关节,负重诱发,休息改善,大多数患者血沉正常,血清 RF 阴性。X 线可见关节间隙狭窄、软骨下骨硬化,目前暂不考虑本病。

(2) 痛风性关节炎:本病多见于中年男性,常表现为关节炎反复急性发作,好发部位为第一趾关节,也可侵犯膝、踝、肘、腕及手关节。本病患者血清自身抗体阴性,而血尿酸水平大多增高,慢性重症者可在关节周围和耳廓等部位出现痛风石。该患者无尿酸增高,无趾关节疼痛,暂不考虑。

(3) 风湿性关节炎:多见于青少年,四肢大关节游走性肿痛,很少出现关节畸形。关节外症状包括发热、咽痛、心肌炎、皮下结节、环形红斑。血清抗链球菌溶血素(ASO)升高,血清 RF 阴性。该患者双手小关节疼痛并伴有畸形,无关节外表现,故可初步排除。

(4) 强直性脊柱炎:多见于男性青壮年,以非对称的下肢大关节炎为主,极少累及手关节。可有家族史,95% 以上患者 HLA - B27 阳性,血清 RF 阴性,故暂不考虑本病。

(5) 系统性红斑狼疮:部分患者手指关节肿痛为首发症状,且 RF 阳性。然而本病的关节病变较轻,一般为非侵蚀性,而关节外系统性症状如蝶形红斑、脱发、蛋白尿等较突出。血清 ANA、dsDNA 抗体等多种自身抗体阳性。该患者无上述典型表现,不支持此诊断。

四、处理方案及基本原则

（1）一般治疗：急性发作期应注意休息，关节制动。

（2）应迅速给予非甾体类抗炎药（NSAIDs）缓解疼痛和炎症；尽早使用慢作用抗风湿药（DMARDs），以减少或延缓骨破坏，一般首选甲氨蝶呤和来氟米特。

（3）糖皮质激素（泼尼松）能迅速减轻关节疼痛、肿胀，在关节炎急性发作，或伴有心、肺、眼和神经系统等器官受累的重症患者使用，剂量视病情而调整。

（4）防止关节破坏，保护关节功能，最大限度地提高患者的生活质量，是最高目标。

（5）还可适时给予阿法骨化醇、碳酸钙补钙，骨肽促进骨骼修复等对症治疗。

五、要点及讨论

类风湿关节炎（rheumatoid arthritis, RA）是一种主要累及周围关节的多系统、炎症性自身疾病，其临床表现为受累关节疼痛、肿胀、功能下降，病变呈持续、反复发作过程，病理为慢性滑膜炎侵及下层的软骨和骨，造成关节破坏。RA 的诊断依靠病史、临床表现、实验室和影像学检查等，而实验室检测对RA 的确诊、治疗及预后有着举足轻重的意义。

目前对类风湿关节炎的实验室检查主要有以下几项：

（1）血常规：血象可有轻至中度贫血，在本病早期、活动期或重症患者多有外周血小板明显升高，而晚期或 Felty 综合征患者则表现为血小板减少。嗜酸性粒细胞增多是类风湿关节炎伴严重全身性并发症的象征。

（2）急性时相反应物：血沉（ESR）是一种操作简便、重复性好的急性时相反应指标。本病活动期ESR 一般增快，缓解后下降。C 反应蛋白（CRP）急性时相反应蛋白，能很好反映本病病情的指标，它与病情活动指数晨僵时间、关节疼痛和肿胀指数、血沉与血红蛋白密切相关，活动期上升，病情缓解则下降。CRP 水平与骨质破坏的发生发展呈正相关，血沉则不能反映骨质破坏。

（3）类风湿因子（RF）：一种抗人或动物 IgG 分子 Fc 片段抗原决定簇的抗体，是以变性 IgG 为靶抗原的自身抗体。RF 是 RA 患者中常见的自身抗体，60%～70%的活动期患者血清中可出现。散射比浊法是近年来使用较多的一种 RF 测定方法，是实验室筛查 RA 的首选项目，其操作基本自动化，重复性较好。但 RF 存在特异度和敏感度较差的缺点，对临床的早期诊断和治疗有着重大的影响。

（4）抗环瓜氨酸肽（CCP）抗体：抗 CCP 抗体是近年来发现对 RA 具有特异性的抗体。瓜氨酸肽存在于 RA 患者关节的滑膜组织中，而正常人关节则不含此肽，沉积在 RA 患者关节滑膜组织上的瓜氨酸肽是其产生自身免疫应答的主要靶抗原。抗 CCP 抗体有较高的敏感度和特异度，对于预测关节炎发展为早期 RA 以及关节的破坏有一定的意义。

（5）抗角蛋白（AKA）抗体：抗 AKA 抗体可在 RA 早期出现，高滴度的 AKA 抗体与疾病严重程度和活动性相关。目前 RF、抗 CCP 抗体、抗 AKA 抗体三者联合检测特异度可达到 100%，可作为疾病确诊的重要依据，特别适用于 RF 阴性或临床表现不典型的患者。

六、思考题

（1）类风湿关节炎的临床表现是什么？

（2）患者急性期出现双手多关节疼痛如何与其他关节疼痛引起的疾病相鉴别？

（3）如何通过实验室的检验项目来鉴别不同原因引起的关节疼痛？

七、推荐阅读文献

[1] 陈灏珠,林果为,王吉耀.实用内科学[M].14 版.北京:人民卫生出版社,2013 年:1495-1515.

[2] 汪薇,张利方,石丽萍,等.类风湿关节炎实验室联合检测的临床应用价值[J].国际检验医学杂志,2014,35(5):634-635.

（刘　魏　仲人前）

案例 *73*
强直性脊柱炎

一、病例资料

1. 现病史

患者,女性,65 岁,因"反复腰背部伴髋关节酸痛 5 年,加重 2 年"就诊。患者于 5 年前无明显诱因出现腰背部疼痛伴髋关节酸痛症状,晨起后伴关节僵硬,活动后症状缓解,无发热、无皮疹、无心慌、胸闷、无腹痛、腹泻,无四肢麻木。2 年前于外院就诊,行相关检查(具体不详),均未见明显异常。自行服用泼尼松 5 mg/日,病情好转,1 年前起皮下注射蛙鱼降钙素改善钙盐代谢,注射一个半月后症状无明显缓解,自行停用。半年前因腰部疼痛加重在外院行腰椎 MRI 显示脊柱骨裂,自行停用激素。今为进一步治疗来院就诊,门诊以强直性脊柱炎可能收入院。患者自患病以来,精神状态良好,体重无明显变化,饮食正常,大、小便正常,睡眠无异常。

2. 既往史

患者平素体健,否认高血压病史,否认糖尿病史,否认高血脂病史,否认结核、肝炎等传染病史,10 年前外伤后不慎出现脊柱压缩性骨折(L_4),保守治疗后好转,否认手术史,否认输血史,否认食物及药物过敏史。无吸烟、饮酒史。

3. 体格检查

T 36.7℃,P 80 次/min,R 19 次/min,BP 140 mmHg/70 mmHg。神志清晰,正常面容。胸廓对称无畸形,无胸骨压痛,呼吸运动正常。双肺呼吸音清,未闻及干湿性啰音。心律齐,未闻及明显病理性杂音。腹平软,腹部无压痛及反跳痛,无肌卫,未及包块,肝脾肋下未及,墨菲征阴性,移动性浊音阴性。背部畸形,四字试验阳性,肢体抬高试验阳性,腰椎活动度、墙枕距查体不配合,关节无红肿,双下肢无水肿。四肢肌力、肌张力未见异常,双侧股二、三头肌腱反射正常,双侧 Hoffmann 征阴性,Babinski 征阴性,Kernig 征阴性。

4. 实验室和影像学检查

(1) 三大常规:WBC $8.30×10^9$/L, N 71.1%, RBC $4.36×10^{12}$/L, Hb 116 g/L, PLT $226×10^9$/L,粪尿常规(一)。

(2) CRP 4.32 mg/L, ESR 45 mm/h。

(3) 生化及电解质检查:ALT 45 IU/L, AST 30 IU/L, FBG 5.8 mmol/L, CK 91 IU/L, Ca^{2+} 2.68 mmol/L, P^{3+} 1.18 mmol/L。

(4) RF<10.1 IU/ml

(5) 免疫球蛋白:IgG 11.7 g/L, IgA 3.64 g/L, IgM 0.44 g/L。

(6) PTH 31.51 ng/L，PCT 0.50 ng/L，25-羟基维生素 D_3 60.53 mmol/L。

(7) 自身抗体检查：ds-DNA 2.24 IU/ml，HLA-B27（＋），ANA（－），抗-CCP 抗体（－），GPI（－）。

(8) 结核菌素试验：（－）。

(9) 腰椎 CT（2 年前）：腰 3 椎体上缘凹陷；腰 4 陈旧骨折；腰椎退行性改变。

(10) 腰椎 X 片（2 年前）：双侧骶髂关节炎所致关节强直，累及 $L_{4/5}$、L_5/S_1，椎下关节骨质破坏或融合；腰椎退行改变。L_5 椎体下缘 Schmorl 结节；L_5 右侧横突及骶骨之间假关节形成。

(11) 骨密度检查：骨质疏松。

(12) 腰椎 X 片（现在）：L_5 椎体 1 度滑脱；腰椎退行性改变伴骨质疏松，L_5 右侧横突骶化；$L_{3、4}$ 椎体上缘终板塌陷，终板炎？

二、诊治经过

1. 初步诊断

强直性脊柱炎。

2. 诊治经过

患者入院后完善常规检查，结合患者体格检查和骶髂关节影像学检查结果，诊断为强直性脊柱炎，患者骨密度检查发现有骨质疏松，遂给予骨化三醇胶丸（罗盖全）0.25 胶丸，1 次/日口服、氨基酸钙片 600 mg，1 次/日口服补充钙质。患者进一步排除生物制剂禁忌后决定行生物制剂治疗（依那西普）。治疗后病情稳定出院门诊随诊。

3. 最终诊断

强直性脊柱炎，骨质疏松。

三、病例分析

1. 病史特点

(1) 女性，65 岁，反复腰背部伴髋关节酸痛，晨起后伴关节僵硬，活动后症状缓解，共 5 年，加重 2 年。

(2) 患者平素体健，10 年前外伤后不慎出现脊柱压缩性骨折（腰 4），保守治疗后好转，否认手术史，否认输血史，否认食物及药物过敏史。无吸烟、饮酒史。

(3) 体格检查：T 36.7℃，P 80 次/min，R 19 次/min，BP 140 mmHg/70 mmHg。背部畸形，四字试验阳性，肢体抬高试验阳性，腰椎活动度、墙枕距查体不配合，关节无红肿，双下肢无水肿。

(4) 实验室和影像学检查特点：CRP 4.32 mg/L，RF＜10.1 IU/ml，ESR 45 mm/h，ds-DNA 2.24 IU/ml，HLA-B27 阳性，抗核抗体阴性，抗 CCP 抗体阴性。钙 2.68 mmol/L，磷 1.18 mmol/L，甲状旁腺素 31.51 ng/L，PCT 0.50 ng/L，25 羟基维生素 D_3 60.53 mmol/L。CT（2 年前）检查：腰 3 椎体上缘凹陷，腰 4 陈旧骨折，腰椎退行性改变。腰椎 X 片：腰 5 椎体 1 度滑脱；腰椎退行性改变伴骨质疏松，腰 5 右侧横突骶化；腰 3、4 椎体上缘终板塌陷，终板炎？骨密度检查：骨质疏松。

2. 诊断与诊断依据

(1) 诊断：强直性脊柱炎，骨质疏松。

(2) 诊断依据：①症状和体征：患者腰背部伴髋关节酸痛，晨起僵直，活动后缓解；背部畸形，四字试验阳性，肢体抬高试验阳性；②实验室检查：CRP 4.32 mg/L，RF＜10.1 IU/ml，ESR 45 mm/h，ds-DNA 2.24 IU/ml，HLA-B27（＋）；③影像学检查：提示双侧骶髂关节炎导致强直。骨密度检测提示骨质疏松。

3. 鉴别诊断

该患者为 HLA-B27 阳性强直性脊柱炎,发病晚,需要和以下疾病进行鉴别:

(1) 腰椎间盘突出症:常有负重扭伤史,急性腰痛和一侧坐骨神经痛,活动时加重,受累椎体棘突旁压痛,坐骨神经行径压痛,活动时加重,直腿抬高试验阳性。X 线检查示脊柱侧弯,腰椎生理前凸消失,椎间隙前窄后宽或狭窄,椎体后唇样骨质增生等。无明显疲劳感、消瘦、发热等全身表现,血沉和 CRP 正常。该患者腰痛活动后减轻,腰椎 X 线片和 CT 检查也未见腰椎间盘突出表现,故排除。

(2) 类风湿性关节炎:多见于中老年女性,常有手指晨僵现象>6 周,为对称性多关节炎,以掌指关节及近端指间关节等小关节为主,多不累及骶髂关节,如脊柱受累可侵犯颈椎,可有类风湿皮下结节。实验室检查多有 RF 水平升高,抗 CCP 抗体阳性等。该患者病变主要累及腰椎及骶髂关节,且 RF、抗 CCP 抗体均为阴性,故排除。

(3) 结核性脊柱炎:可有肺、淋巴结结核的原发灶,伴结核中毒症状,常侵犯第 10 胸椎至第 1 腰椎,有背痛、驼背、脊髓压迫症等。X 线检查见椎体边缘模糊,椎间隙变窄,骨质破坏,椎体变形,可有脊柱旁冷性脓肿阴影,骶髂关节常为单侧受累,无韧带骨赘。抗结核治疗有效。该患者无发热、盗汗等结核中毒症状;无肺部炎症,结核菌素试验阴性,故可暂时排除。

(4) 弥漫性特发性骨肥厚综合征:多见于中老年男性,早期无症状,随病情发展出现脊柱及周围关节疼痛和僵硬。脊柱强直以胸椎段为主,不发生于骶髂关节,脊椎骨突关节无侵蚀。ESR 正常,HLA-B27 阴性。该患者为老年女性,病变累及腰椎及骶髂关节,ESR 升高,HLA-B27 阳性,不符合。

(5) 髂骨致密性骨炎:多见于中青年女性。主要表现为慢性腰骶部疼痛,劳累后加重,有自限性。典型 X 线表现为髂骨沿骶髂关节中下 2/3 部位有明显的骨硬化区,呈三角形者尖端向上,密度均匀,不侵犯骶髂关节面,界限清楚,骶骨侧骨质及关节间隙正常。该患者腰痛活动后缓解,病变累及腰椎及骶髂关节,影像学检查结果与之不符,故排除。

四、处理方案及基本原则

(1) 非甾体类抗炎药能改善患者的腰背部疼痛和晨僵,减轻关节肿胀和疼痛及增加活动范围。

(2) 生物制剂是目前治疗强直性脊柱炎等脊柱关节疾病的最佳选择,有条件者应尽量选择。抗肿瘤坏死因子-α(TNF-α)拮抗剂包括依那西普(etanercept)、英夫利西单抗(infliximab)和阿达木单抗(adaliraumab)等,治疗强直性脊柱炎总有效率达 50%～75%。

(3) 其他药物如柳氮磺吡啶等,可改善强直性脊柱炎的关节疼痛、肿胀和发僵。外科治疗可以改善患者关节间隙狭窄、强直和畸形。

五、要点及讨论

强直性脊柱炎(ankylosing spondylitis, AS)是一种慢性炎症性疾病,主要侵犯骶髂关节、脊柱骨突、脊柱旁软组织及外周关节,并可伴发关节外表现,严重者可发生脊柱畸形和强直。已证实,AS 的发病和人类白细胞抗原(HLA)-B27 密切相关,并有明显家族聚集倾向。我国人群 HLA-B27 的阳性率约为 2%～7%,我国 AS 患者的 HLA-B27 的阳性率高达 90%左右。对 HLA-B27 在 AS 诊断中的意义长期以来均有争论。目前一般认为,HLA-B27 阳性有利于更多地考虑 AS 的诊断;然而,约 10% AS 患者 HLA-B27 阴性。因此,单凭 HLA-B27 阳性不能诊断 AS,而 HLA-B27 阴性也不能排除 AS。AS 的病理性标志和早期表现之一为骶髂关节炎;脊柱受累晚期的典型表现为竹节样改变。外周关节的滑膜炎在组织学上与类风湿关节炎难以区别,但肌腱末端病为本病的特征之一。

　　AS 的诊断目前采用较多是 1984 年修订的 AS 纽约标准：①下腰背痛持续至少 3 个月，疼痛随活动改善，但休息不减轻；②腰椎在前后和侧屈方向活动受限；③胸廓扩展范围小于同年龄和性别的正常值；④双侧骶髂关节炎Ⅱ～Ⅳ级，或单侧骶髂关节炎Ⅲ～Ⅳ级。如患者具备并④分别附加①～③条中的任何一条可确诊为 AS。

　　AS 尚无根治方法，但是患者如能及时诊断及合理治疗，可以达到控制症状并改善预后。应通过非药物、药物和手术等综合治疗，缓解疼痛和僵硬，控制或减轻炎症，保持良好的姿势，防止脊柱或关节变形，必要时矫止畸形关节，以达到改善和提高患者生活质量的目的。

六、思考题

（1）强直性脊柱炎典型的临床症状？

（2）HLA－B27 在诊断强直性脊柱炎中的作用？

（3）HLA－B27 阴性强直性脊柱炎诊断和鉴别诊断要点？

七、推荐阅读文献

[1] 陈灏珠，林果为，王吉耀.实用内科学[M].14 版.北京：人民卫生出版社，2013 年：2625－2630.

[2] Lee Goldman，Andrew I. Schafer. Goldman's Cecil Medicine [M]. 24ᵀᴴ Edition. ELSEVIER. 2012：1690－1696.

[3] 中华医学会风湿病学分会.强直性脊柱炎诊断及治疗指南[J].中华风湿病杂志，2010：14(8)：557－559.

（沈　茜）

成人 Still 病

一、病历资料

1. 现病史

患者,女性,52 岁,因"反复发热伴全身皮疹、多关节疼痛 1 年余"就诊。患者于 2013 年 8 月无明显诱因出现晨起发热,体温波动在 38.5~39.6℃,伴畏寒、寒战、四肢乏力、关节胀痛以及全身散在皮疹,皮疹呈多形性,无瘙痒。当地医院就诊查 WBC 15.2×10⁹/L,N 74.3%,予以抗感染治疗(具体用药不详)后效果欠佳,加用地塞米松后体温降至 37.6℃,停药后病情反复。2014 年 9 月至我院呼吸科就诊,查血 WBC 16.3×10⁹/L,N 88%,铁蛋白>20 000 μg/L,肝功能提示 ALT 升高,ESR 110 mm/h,骨穿提示感染性骨髓像。考虑成人 Still 病,先后给予糖皮质激素 40 mg、80 mg、120 mg 等静滴,症状控制不明显,肝酶升高。再给予甲强龙 240 mg 不明天,后减量至 160 mg,应用一月后患者病情控制可,后逐渐将激素减量至 80 mg 后,患者自行停药。2015 年 3 月,患者再次出现畏寒发热,全身皮疹伴四肢乏力及关节疼痛来我院就诊,门诊以"成人 still 病"收入院。

患者自患病以来,精神状态一般,体重下降 2 kg,饮食正常,大、小便正常,睡眠欠佳。

2. 既往史

患者平素体健,否认高血压病史,否认糖尿病史,否认高血脂病史,否认结核、肝炎等传染病史,否认外伤史,否认手术史,否认输血史,否认食物及药物过敏史。

3. 体格检查

T 39.2℃,P 102 次/min,R 25 次/min,BP 120 mmHg/80 mmHg。神志清晰,呼吸稍急促。全身皮肤可见散在皮疹,呈多形性。皮肤无黄染,巩膜无黄染,无颈静脉怒张,无血管蜘蛛痣,浅表淋巴结无肿大,双肺呼吸音清,未闻及干湿啰音,心律齐,心浊音界无扩大,未闻及明显病理性杂音。腹平软,腹部无压痛及反跳痛,无肌卫,未及包块,肝脾肋下未及,墨菲征阴性,腹部叩诊呈鼓音,移动性浊音阴性,肠鸣音正常,双下肢无水肿。四肢关节无红肿和畸形,肌力和肌张力未见异常。神经系统检查未见明显异常。

4. 实验室和影像学检查

(1) 血常规＋CRP:WBC 15.6×10⁹/L,N 80.3%,Hb 113 g/L,RBC 3.24×10¹²/L,PLT 212×10⁹/L,CRP 70.83 mg/L。

(2) 尿常规:尿隐血(＋＋),白细胞酯酶(＋),尿葡萄糖(－),尿蛋白质(＋)。

(3) 肝肾功能:TB 7 μmol/L,ALB 56 g/L,GLB 38 g/L,ALT 73 IU/L,AST 35 IU/L,γ - GT 302 IU/L,LDH 366 IU/L,BUN 4.9 mmol/L,UA 310 μmol/L,AKP 239 IU/L。

(4) 乙肝病毒标志物:HBsAg(－),HBsAb(＋)。

（5）ESR 88 mm/h。

（6）血清特定蛋白：PCT 0.121 ng/ml，SF＞2 000.00 μg/L，血清免疫球蛋白 IgG 14.90 g/L，IgA 3.47 g/L，IgM 1.10 g/L，IgE 130.00 IU/ml，补体 C3 1.44 g/L，补体 C4 0.24 g/L。

（7）RF 20 IU/ml。

（8）24 小时尿蛋白定量：245 mg/24 h。

（9）自身抗体检测：（—）。

（10）胸部 CT（平扫）：两肺各叶未见明显异常密度影。双侧支气管通畅，诸肺叶血管、支气管走行自然。纵隔内、左肺门及脊柱左侧旁可见数枚短径小于 1 cm 的淋巴结。心轴未见明显异常。双侧胸腔无积液，胸膜无增厚。纵隔内、左肺门及脊柱左侧淋巴结肿大。

（11）腹部超声：肝、胆、胰、脾、双肾声像图未见明显异常。

（12）心脏彩超：心脏结构、功能未见明显异常。

二、诊治经过

1. 初步诊断

成人 Still 病。

2. 诊治经过

入院后完善相关检查，给予甲强龙 60 mg 静滴，甲氨蝶呤 10 mg，1 次/周，辅以补钙护胃等治疗。经过一周治疗，患者病情平稳，一般情况可，无畏寒发热。复查：ESR 38 mm/h，CRP 15.13 mg/L，SF＞2 000.00 μg/L，ALT 43 IU/L，γ-GT 102 IU/L，血常规：WBC 7.9×10⁹/L，N 70.3%，Hb 123 g/L，RBC 4.14×10¹²/L，PLT 342×10⁹/L。均较入院时明显下降。治疗改为：泼尼松片 60 mg，1 次/日，甲氨蝶呤 10 mg，1 次/周，叶酸片 5 mg，1 次/周（服甲氨蝶呤后一天），骨化三醇胶丸（罗盖全）0.25 胶丸，1 次/日，埃索美拉唑镁肠溶片 40 mg，1 次/日，氨基酸钙片 600 mg，1 次/日。患者共治疗 9 天后出院。

3. 最终诊断

成人 Still 病。

三、病例分析

1. 病史特点

（1）患者 52 岁，女，病程较长，急性起病。

（2）主要表现为反复发热，体温波动在 38.5～39.6℃，伴咽痛、畏寒、寒战、四肢乏力、关节胀痛及全身可见散在皮疹，呈多形性，无瘙痒。

（3）否认高血压病史、糖尿病史、高血脂病史、结核、肝炎等传染病史；否认外伤史、手术史、输血史、食物及药物过敏史。

（4）体格检查：T 39.2℃，P 102 次/min，R 25 次/min，BP 120 mmHg/80 mmHg。全身皮肤可见散在皮疹，呈多形性。四肢关节无红肿和畸形，肌力和肌张力未见异常。

（5）实验室和影像学检查特点：血常规：WBC 15.6×10⁹/L，N 80.3%，CRP 70.83 mg/L，PCT 0.121 ng/ml，SF＞2 000.00 μg/L，ALT 73 IU/L，γ-GT 302 IU/L，AKP 239 IU/L。ESR 88 mm/h，RF 20 IU/ml，24 小时尿蛋白定量 245 mg/24 h，自身抗体阴性。胸部 CT：纵隔内、左肺门及脊柱左侧淋巴结肿大。

2. 诊断与诊断依据

（1）诊断：成人 Still 病。

（2）诊断依据：①症状与体征：患者为中老年女性，起病主要表现为反复发热伴全身皮疹关节痛；②血常规提示白细胞升高，中性粒细胞比例升高，ESR 加快，ALT、γ-GT 升高，血清铁蛋白明显升高，CRP 升高，RF 阴性，自身抗体阴性，骨穿提示感染性骨髓象；③影像学检查：纵隔内、左肺门及脊柱左侧淋巴结肿大；④患者抗感染治疗无效，使用糖皮质激素后症状缓解。

3. 鉴别诊断

成人 Still 病的临床表现多样，不具特异性。因此，鉴别诊断的范围较宽，包括感染性疾病、肿瘤及自身免疫性疾病，在诊断成人 Still 病之前必须先排除这些疾病。

（1）感染性疾病：患者出现畏寒发热，四肢关节疼痛等症状。白细胞总数、中性粒细胞百分比及 CRP 也升高；骨穿提示感染性骨髓象。因此，须与感染性疾病做鉴别诊断。成人 Still 病往往反复出现发热、皮疹等症状，持续时间较长。如果症状持续时间超过 3 个月，则排除病毒感染的可能。可以采用血培养、细菌培养和降钙素原检测在发病早期对细菌感染的鉴别诊断尤其有帮助。在本病例中由于血清降钙素原检测正常，故没有采用细菌培养等病原学进一步的检查。同时，患者发病初期，曾用抗生素抗感染治疗，疗效不佳。

（2）血液系统恶性疾病：部分血液系统恶性疾病可产生相似的临床症状和体征，如白血病、淋巴瘤、成血管细胞性淋巴结病等。在临床表现上成人 Still 病出现发热和皮疹等症状，且白细胞和中性粒细胞明显升高，并常伴有淋巴结肿大。故需要对血液系统的部分恶性疾病做鉴别诊断，血液学检查有助于区分这些疾病，必要时需行骨髓穿刺及淋巴结活检进行鉴别诊断。

（3）系统性风湿免疫性疾病：患者为中老年女性，出现畏寒发热，四肢关节疼痛等症状。白细胞总数、中性粒细胞百分比升高。CRP 和 ESR 也升高；应考虑有无其他系统性风湿免疫性病的可能。可进一步检查血清抗核抗体，ENA，抗中性粒细胞胞浆抗体，RF，CCP 抗体和 24 小时尿蛋白等。本病例患者血清 RF 正常，自身抗体均为阴性，24 小时尿蛋白轻度增高，血清免疫球蛋白无升高，补体水平无降低。因此基本可排除系统性风湿免疫性病。

（4）周期性发热综合征（periodic fever syndrome，PFS）：该疾病具有复发性和周期性发热，持续时间少则 2~8 天，多则 2~4 周；多系统炎症，滑膜、浆膜及（或）眼、皮肤等炎症表现；具有自限性。实验室检查：白细胞总数和中性粒细胞的比例显著升高，CRP 的水平也显著升高；感染性病原学检查和自身抗体检查均阴性。在本病例的这个年龄段中，尤其要注意家族性地中海热、TNF 受体相关的周期性综合征（TRAPS）。这些患者常有重要的家族史（很强的家族聚集性）、特征性的临床表现、在很多病例中，可通过对 MEFV 基因分析来确诊。

四、处理方案及基本原则

以非甾体抗炎药、类固醇和免疫抑制剂，如硫唑嘌呤、环磷酰胺、甲氨蝶呤等，控制患者的病情。辅以对症治疗。

五、要点及讨论

成人 still 病是一种病因不明的临床表现多样化的综合征。几乎所有患者均有高热，大多数患者在病程中出现皮疹和（或）关节疼痛、关节炎；半数以上患者有明显咽痛，其他临床表现有肝脾、淋巴结肿大、肝功能异常及肌痛。目前，国际上尚无统一的诊断标准，临床上使用的诊断标准主要为：美国风湿病协会（ARA）标准、Cush 标准（1977 年，美国）和 Yamaguchi 诊断标准（1992 年，日本）。主要条件和次要条件包括：①发热≥39℃；②关节痛/炎；③皮疹；④白细胞计数≥$10×10^9$/L；⑤咽痛；⑥淋巴结大和（或）

脾大;⑦肝功能异常;⑧RF和抗核抗体阴性。

成人still病与其他系统性风湿免疫病不同,没有特异性的实验室检查指标和变化指标。多数患者白细胞总数及中性粒细胞明显增高,在疾病活动期有中、轻度贫血,反应性血小板增多很常见。如果患者出现血象三系均减少就要警惕成人still病合并噬血细胞综合征,需要及时地运用免疫抑制治疗。绝大多数病例有ESR和CRP的增高,但抗核抗体、RF等自身抗体阴性。多至四分之三患者肝功能异常,且与发热和关节炎加重相平行。

目前血清铁蛋白、糖基化铁蛋白作为诊断和疾病活动期的标志物受到广泛关注。铁蛋白是一种急性反应相蛋白,与炎症反应的过程密切相关。铁蛋白由单核-巨噬细胞系统产生,IL-1系,TNF-系和IL-6可促进铁蛋白的产生。成人Still病患者血清铁蛋白水平比其他自身免疫性或炎症性疾病明显升高。多数研究认为,铁蛋白如果超过1 000清铁蛋白,或正常上限的5倍,则提示成人Still病。血清铁蛋白的水平与疾病活动有关,当疾病进入缓解期后铁蛋白下降至正常。临床上,血清铁蛋白升高也见于其他疾病如肝病(血色病、Gaucher's病)、感染、恶性疾病(白血病、淋巴瘤),特别是噬血细胞综合征患者血清铁蛋白也会显著增高。因此,血清铁蛋白水平对成人Still病的诊断价值也是有限的。在成人Still病糖基化铁蛋白是比铁蛋白更具特异性的标志物。在正常人中50%~80%的铁蛋白是糖基化的,可保护其免受蛋白水解酶的水解。在炎症性疾病中,糖基化的饱和导致其糖基化部分降至20%~50%。这个现象在成人Still病中很普遍,患者的糖基化铁蛋白通常降至20%或更低。然而,目前尚无商品化的糖基化铁蛋白检测试剂盒供临床使用。

六、思考题

(1) 成人Still病主要的临床表现有哪些?

(2) 成人Still病主要和哪些疾病进行鉴别诊断?如何鉴别?

(3) 成人Still病实验室检查的主要改变有哪些?

(4) 如何应用实验室检查结果进行鉴别诊断?

七、推荐阅读文献

[1] 菲尔斯坦,粟占国,唐福林.凯利风湿病学[M].北京:北京大学医学出版社,2011.

[2] 于孟学.风湿科主治医师1 053问[M].北京:中国协和医科大学出版社,2010.

(沈 茜)

案例 75

痛风

一、病历资料

1. 现病史

患者,男性,52 岁,因"间断下肢多关节红肿痛 20 年,加重 7 天"就诊。患者无明显诱因左脚第一跖趾出现关节红、肿、热、痛 20 余年,自行使用药膏局部止痛后症状好转,便未予重视,未进行相关诊治。后双脚第一跖趾关节红肿痛反复发作,约每年发作 2~3 次,并逐渐出现双脚踝、脚背、双膝关节及左手第二掌指关节红肿热痛,查血尿酸升高(具体不详),当地医院诊断为"痛风",予地塞米松静滴、秋水仙碱对症治疗后症状好转。5 月前,患者再次出现双下肢关节红肿热痛,伴发热,轻度畏寒,体温 38.5℃,自行服用"安乃近"后体温下降,伴双上肢肘部以下及双下肢大腿以下乏力、麻木,有蚁行感,受热后有皮肤瘙痒,无皮疹,伴有双膝关节活动受限、下蹲困难、休息后加重,活动后好转。遂于当地医院就诊,查"血UA 624 μmol/L,Cr 193 μmol/L,胱抑素 C 2.84 mg/L,ESR 83 mm/h,CRP 30.3 mg/L;诱发电位:右腓总神经运动波幅下降",予秋水仙碱及营养神经、活血等治疗,症状稍缓解。为求进一步诊治遂来我院,门诊查血尿酸升高,拟"痛风"收住院。

自发病以来,精神状态良好,体力情况一般,食欲食量良好,睡眠情况良好,体重无明显变化,大便正常,小便正常。

2. 既往史

一般健康状况良好,无肝炎、结核、伤寒等传染病史,无高血压、糖尿病等慢性病史,否认手术史。20 年前因外伤致右肩关节脱臼,目前右肩关节上举困难。无输血史、无食物、药物过敏史,预防接种史不详。

3. 体格检查

T 36.0℃,P 70 次/min,R 18 次/min,BP 130 mmHg/80 mmHg。神志清晰,呼吸平稳。双肺叩诊清音,双肺呼吸音正常,未闻及干湿性啰音。心律齐,心浊音界无扩大,未闻及明显病理性杂音。腹平软,腹部无压痛及反跳痛,无肌卫,未及包块,肝脾肋下未及,移动性浊音阴性,肠鸣音正常。关节无红肿,双下肢无水肿。脊柱正常生理弯曲,四肢活动自如,无畸形,双下肢无水肿。四肢肌力、肌张力未见异常。左手第二掌指关节、双膝关节、双踝关节、双脚第一跖趾关节有压痛,无明显红肿,双膝关节屈曲活动受限,右肩关节上举受限,双下肢轻度水肿。

4. 实验室和影像学检查

(1) 血常规＋CRP:WBC 10.08×10^9/L,N 84.6%,Hb 90 g/L,PLT 171×10^9/L,CRP 70.7 mg/L。

（2）粪尿常规：红细胞 25 个/μl，白细胞 500 个/μl，余均阴性，粪常规未见异常。

（3）肝肾功能及血电解质：ALT 42 IU/L，AST 28 IU/L，BUN 11.3 mmol/L，Na$^+$ 144 mmol/L，K$^+$ 4.3 mmol/L，Cl$^-$ 102 mmol/L，Glu 5.4 mmol/L，Cr 224 μmol/L，UA 0.65 mmol/L。

（4）Cys - C 2.90 mg/L。

（5）免疫球蛋白及补体：IgG 17.4 g/L，IgA 2.37 g/L，IgM 1.5 g/L，补体 C3 1.12 g/L，IgE 460 IU/ml，补体 C4 0.25 g/L。

（6）ASO 41.7 IU/L、RF 22.6 IU/ml、抗 CCP 抗体<25 RU/ml。

（7）乙型肝炎病毒血清学标志物均阴性。

（8）ESR 72 mm/h。

（9）自身抗体谱检查均阴性（-）。

（10）X 线检查（胸部正位片、双手正位、双脚正位、双膝关节正侧位、胸腰段正侧位）：心肺膈未见明显异常；短管状骨骨质疏松，右侧腕骨间隙变窄；腰椎退行性变；双膝关节正侧位未见明显异常。左足第一跖趾关节旁团块状阴影（尿酸晶体沉淀）。

（11）超声（腹部、关节）检查：肝囊肿；胆囊、胰腺、脾脏未见异常。双肾盂积水伴双侧输尿管上端扩张；右肾结石；前列腺增生；前列腺结节，考虑增生性结节；残余尿阳性；双侧膝关节积液，双侧膝关节退行性病变；左足第一跖趾关节内滑膜增生、晶体沉淀。

二、诊治经过

1. 初步诊断

痛风，痛风性关节炎，痛风性肾病。

2. 诊治经过

入院后完善相关检查，明确目前病变情况，予泼尼松 20 mg，2 次/日口服预防痛风发作，予秋水仙碱 0.5 mg，1 次/日口服，给予腺苷钴胺肌肉注射改善四肢麻木感，予丹参多酚酸盐、灯盏花素活血，前列地尔改善微循环，奥美拉唑护胃等支持治疗。辅助检查心电图：窦性心律，ST 段压低（Ⅰ，avL）。骨密度：骨质疏松。实验室检查：尿 UA 1.24 mmol/L，尿蛋白 0.18 g/L，尿量 1 200 ml，WBC 10.08×10^9/L，N 75%，Hb 96 g/L；血 UA 0.49 mmol/L。入院第三天行双膝关节穿刺抽液术，向关节腔注射透明质酸钠 20 mg。入院第四天治疗改为：泼尼松减为 5 mg，2 次/日口服预防痛风发作，予别嘌醇片控制血尿酸，予可多华改善前列腺增生，监测血压，继续予营养神经、改善微循环、护胃等支持治疗。

3. 最终诊断

痛风，痛风性关节炎，痛风性肾病，骨质疏松症，前列腺增生。

三、病例分析

1. 病史特点

（1）老年男性，慢性起病，治疗史明确，病程较长。

（2）患者于 20 年前无明显诱因出现左脚第一跖趾关节红、肿、热、痛，反复发作，约每年发作 2～3 次，并逐渐出现双脚踝、脚背、双膝关节及左手第二掌指关节红肿热痛，予对症治疗后症状好转。5 月前，患者再次出现双侠膝关节红肿热痛，伴发热，四肢乏力、麻木、皮肤瘙痒、血尿酸和肌酐升高，予"秋水仙碱"治疗后症状稍缓解。

（3）查体：T 36.0℃，P 70 次/mim，BP 130 mmHg/80 mmHg。脊柱四肢无畸形，左手第二掌指关节、双膝关节、双踝关节、双脚第一跖趾关节有压痛，无明显红肿，双膝关节屈曲活动受限，右肩关节上举受限,双下肢轻度水肿。

(4) 实验室和影像学检查特点:血 UA 0.65 mmol/L, Cr 224 μmol/L, UA 8.3 mmol/L。血常规 WBC 10.08×10^9/L, N 84.6%, Hb 90 g/L, ESR 72 mm/H, CRP 70.7 mg/L, IgG 17.4 g/L, ANA 阴性,RF 22.6 IU/ml,抗 CCP 抗体<25RU/ml。X 线检查:短管状骨骨质疏松,右侧腕骨间隙变窄;腰椎退行性变;左足第一跖趾关节旁团块状阴影(尿酸晶体沉淀)。超声关节检查:双侧膝关节积液,双侧膝关节退行性病变;左足第一跖趾关节内滑膜增生、晶体沉淀。

2. 诊断与诊断依据

(1) 诊断:痛风、痛风性关节炎、痛风性肾病、骨质疏松症、前列腺增生。

(2) 诊断依据:①患者老年男性,有长期饮酒史,慢性起病,病程较长;②患者间断下肢多关节红肿 20 年,加重伴四肢乏力 5 月,予秋水仙碱等药物治疗后症状稍缓解;③查体示左手第二掌指关节、双膝关节、双踝关节、双脚第一跖趾关节有压痛,无明显红肿,双膝关节屈曲活动受限;④实验室检查示:血尿酸、肌酐升高。影像学检查示:右侧腕骨间隙变窄;左足第一跖趾关节旁团块状阴影(尿酸晶体沉淀)。超声关节检查:左足第一跖趾关节内滑膜增生、晶体沉淀。

3. 鉴别诊断

(1) 类风湿关节炎:有发热、关节疼痛等表现,有 3 个或 3 个以上的关节炎、对称性关节炎、类风湿结节,但多以小关节为主,晨僵明显,可伴有关节功能明显减退。实验室检查可有 RF 阳性和抗 CCP 抗体阳性等,活动期血沉增快、CRP 升高等,抗核抗体谱多阴性。

(2) 风湿性多肌痛:广泛性颈、肩胛带、背部及骨盆疼痛,但根据血沉快,多见于 60 岁以上老人,滑膜活检示炎性改变,对激素敏感等特征可以加以鉴别。

(3) 骨性关节炎:本病多见于 50 岁以上老年人,关节痛不如类风湿关节炎明显,以累及负重关节如膝髋关节为主,血沉增快不明显,RF 阴性。

(4) 退行性骨关节病:可累计远端指间关节,多见于老年人,X 线改变为骨质增生。

(5) 化脓性关节炎:受累关节多为下肢大关节,不对称,局部红、肿、热、痛,有全身中毒症状,血尿酸不高。

(6) 假性痛风性关节炎(焦磷酸盐或炭灰石结晶):老年患者、膝关节等为主的发作性炎症,关节影像学检查有软骨钙化表现。

四、处理方案及基本原则

(1) 采用非甾体抗炎药物、秋水仙碱和糖皮质激素等迅速有效地缓解和消除急性发作症状。

(2) 采用抑制尿酸生成药别嘌醇和促尿酸排泄药物等纠正高尿酸血症,促使组织中沉积的尿酸盐晶体溶解,并防止新的晶体形成,从而逆转和治愈痛风。

(3) 治疗其他伴发的相关疾病。

五、要点及讨论

痛风(gout)是一种单钠尿酸盐沉积所致的晶体相关性关节病,与嘌呤代谢紊乱及(或)尿酸排泄减少所致的高尿酸血症直接相关。因此,高尿酸血症是痛风发病最为重要的病理生理机制。临床表现主要有血尿酸水平升高、反复发作的急慢性关节炎、痛风性肾病、肾结石等。目前临床上对急性痛风的诊断依然采用 1977 年美国风湿病学会(ACR)的分类标准:①关节液中有特异性尿酸结晶;②用化学方法或偏振光显微镜证实痛风石中含尿酸盐结晶;③具备以下 12 项(临床、实验室、X 线表现)中 6 项,a. 急性关节炎发作＞1次；b. 炎症反应在1天内达高峰；c. 单关节炎发作；d. 可见关节发红；e. 第一跖趾关节疼痛或肿胀；f. 单侧第一跖趾关节受累；g. 单侧跗骨关节受累；h. 可见痛风石；i. 高尿酸血症；j. 不对称关节内肿胀（X线证实）；k. 无骨侵蚀的骨皮质下囊肿（X线证实）；l. 关节炎发作时关节液微生物培养阴性。

（1）血清尿酸检测：血清尿酸检测在痛风的诊断中起到了非常重要的作用，目前临床上常采用酶法测定。由于血尿酸受多种因素影响，所以血尿酸的成年男性正常参考范围为210～416 μmol/L，女性正常参考范围为150～357 μmol/L，绝经期后接近男性。当血尿酸＞416 μmol/L时即为高尿酸血症，应考虑存在痛风的可能性。

（2）尿酸的测定：目前多采用酶法检测。低嘌呤饮食5天后，24 h尿酸排泄量＞600 mg为尿酸生成过多型（约占10%）；＜300 mg提示尿酸排泄减少型（约占90%），在正常饮食情况下，24小时尿酸排泄量则以800 mg进行区分。这项检查可初步判定高尿酸血症的生化分型，有助于降尿酸药物选择及判断尿路结石的性质。对那些有痛风家族史、年龄较轻、血尿酸水平明显升高、伴有肾结石的患者更为必要。大约1/3的痛风患者可出现肾脏病变，主要表现为慢性尿酸盐肾病、尿酸性尿路结石等。尿常规、肾功能检查可以辅助诊断。

（3）别嘌醇与HLA-B*58：01基因：别嘌醇为治疗痛风或高尿酸症常用的药物，其治疗效果一直为临床所认可。然而，该药可引起严重的皮肤反应，包括如Stevens-Johnson综合征（SJS）和中毒性表皮坏死松解症（toxic epidermal necrolysis，TEN）等，发生率大约为0.1%～0.4%。SJS/TEN是公认的最为严重的皮肤系统不良反应，主要引起皮肤剥脱和黏膜的破坏，还会累积到器官系统。SJS的病死率约为1%～5%，TEN的病死率则达到20%～30%。分子诊断学和免疫学研究提示与别嘌醇引起的皮肤严重不良反应相关联的是人类白细胞抗原（HLA）-B*58：01等位基因。目前，国际上多种有关痛风诊治指南均认定HLA-B*58：01是别嘌醇严重皮肤反应的最大危险因素和特异性基因标志物。HLA-B*58：01在不同种族间分布存在差异性，中国汉族人和泰国人该等位基因频度较高，达到8%～10%左右。如果携带该基因，使用别嘌醇发生SJS/TEN的风险将增加数百倍。ACR推荐在使用别嘌醇前对于高风险人群中筛查HLA-B*58：01，高风险人群包括中国汉族人和泰国人种；如果检测为阳性则不要开具别嘌醇，推荐使用替代药物治疗。临床药物基因组学实施联盟（Clinical Pharmacogenetics Implementation Consortium）2015年发布的HLA基因型和别嘌醇配量指南（2015更新版）中也强烈推荐别嘌醇禁用于HLA-B*58：01基因阳性患者。

六、思考题

（1）痛风的诊断依据是什么？鉴别诊断有哪些？

（2）痛风患者的诊断和鉴别诊断应做哪些检查？各有什么临床意义？

七、推荐阅读文献

［1］（美）菲尔斯坦，粟占国，唐福林. 凯利风湿病学［M］. 北京：北京大学医学出版社，2011年：1120-1142.

［2］陈灏珠，林果为，王吉耀. 实用内科学［M］. 14版. 北京：人民卫生出版社，2013年：2635-2640.

［3］中华医学会风湿病学分会. 原发性痛风诊断和治疗指南［J］. 中华风湿病杂志，2011；15（6）：410-413.

（沈　茜）

多发性肌炎和皮肌炎

一、病历资料

1. 现病史

患者,女性,58 岁,因"四肢近端无力、皮疹 2 年余"就诊。患者于 2013 年 2 月无明显诱因出现近端指间关节、掌指关节肿胀,伴足背及颜面部水肿,于当地医院就诊,未明确原因。3 月中旬逐渐出现对称性四肢近端肌肉无力,出现抬臂、上楼梯、抬头困难,眶周、前胸、肩背部可见紫红色皮疹,甲床可见不规则增厚,手指遇冷可见变白、变紫、变红,并出现活动后胸闷、气短,双手近指、掌指关节肿痛。于当地医院就诊,给予支持治疗,症状无缓解。2013 年 4 月 15 日到我院就诊,查血清肌酸激酶(CK)升高(2 272 IU/L),肌电图提示肌源性损伤,门诊以"皮肌炎"收入院。

患者自患病以来,精神状态一般,体重无明显变化,饮食正常,大、小便正常,睡眠欠佳。

2. 既往史

一年前血液检查发现血糖、血脂升高(不详),目前饮食控制后,血糖控制尚可。同时发现血压升高,具体不详,目前口服拜新同 30 mg qd 控制血压,立普妥 10 mg/每晚餐时服,以控制血脂血压。平素无头晕、头痛。否认冠心病病史,否认结核、肝炎等传染病史,否认外伤史,15 年前有过阑尾炎切除史。诉有青霉素过敏史,预防接种史不详。

3. 体格检查

T 36.6℃, P 78 次/min, R 18 次/min, BP 120 mmHg/80 mmHg。神志清晰,呼吸平稳。皮肤巩膜无黄染,眶周、前胸、肩背部可见紫红色皮疹,甲床可见不规则增厚,手指遇冷可见变白、变紫、变红。未见血管蜘蛛痣。浅表淋巴结未扪及肿大。双肺呼吸音清,未闻及干湿啰音,心律齐,心浊音界无扩大,未闻及明显病理性杂音。腹平软,腹部无压痛及反跳痛,无肌卫,未及包块,肝脾肋下未及,墨菲征阴性,移动性浊音阴性,肠鸣音正常,双下肢无水肿。全身肌肉压痛明显,上肢近端及远端肌力 3 级,下肢近端肌力 4 级、远端肌力 5 级。四肢感觉无异常、关节无红肿和畸形,肌张力及腱反射未见异常,病理征未引出。

4. 实验室检查和影像学检查

(1) 血常规＋CRP:WBC 12.8×10^9/L, N 59.4%, Hb 127 g/L, RBC 3.55×10^{12}/L, PLT 209×10^9/L, CRP 0.42 mg/L。

(2) ESR 47 mm/h。

(3) 凝血常规:PT 12.2 s,正常对照时间 13.6 s, INR 0.92, APTT 34.5 s, TT 18.0 s。

(4) 肝肾功能:DB 1 μmmol/L, IB 7 μmmol/L, TP 68 g/L, ALB 42 g/L, GLB 26 g/L, A/G 1.62, PA 171 mg/L, ALT 9 IU/L, AST 17 IU/L, γ-GT 14 IU/L, LDH 201 IU/L, CK 2 272 IU/L,

Glu 4.6 mmol/L，BUN 6.0 mmol/L，AKP 58IU/L。

（5）血脂系列：TC 5.13 mmol/L，TG 1.54 mmol/L，HDL 1.36 mmol/L，LDL 2.55 mmol/L

（6）免疫球蛋白＋补体：血清 IgG 13.3 g/L，血清 IgA 2.6 g/L，血清 IgM 0.81 g/L，补体 C3 0.67 g/L，补体 C4 0.112 g/L，血清 IgE 5.0 IU/ml。

（7）T 细胞亚群分析：CD3 77.2%，CD4 51.6%，CD5 77.4%，CD8 30.3%，CD4/CD8 1.7%，CD19 6.1%。

（8）自身抗体检测：（一）。

（9）CT（腰腹部）：腰椎检查示腰骶椎退行性改变，$L_{4/5}$、L_5/S_1 椎间盘突出，相应椎管继发性狭窄。

（10）超声（腹部）：肝、胆、胰、脾、双肾声像图未见明显异常；超声（常见心脏）：心脏结构、功能未见明显异常。

（11）心电图：窦性心律，心电图属正常范围内。

（12）肌电图：提示肌源性损伤。

二、诊治经过

1. 初步诊断

皮肌炎。

2. 诊治经过

入院后完善相关检查。2013 年 4 月 16 日给予甲强龙 80 mg 静滴/日，辅以护胃、抗骨质疏松治疗，多烯磷脂酰胆碱胶囊（易善复）、水飞蓟宾葡甲胺（西利宾胺）、异甘草酸镁注射液（天晴甘美）护肝治疗。经过两周治疗，患者病情平稳，一般情况可，无畏寒发热，神志清楚，睡眠饮食尚可。5 月 3 日甲强龙减至 60 mg 静滴/日。5 月 14 日复查肝功能基本正常，当天予环磷酰胺 0.4 g 静滴/日。5 月 16 日治疗改为：泼尼松 65 mg，1 次/日口服；环磷酰胺 0.8 g，1 次/月至 2013 年 12 月 3 日。2014 年开始改为环磷酰胺 0.8 g，1 次/2 月，累计 10.8 g。出院时患者乏力、皮疹症状明显好转。患者共住院 30 天后出院。

3. 最终诊断

皮肌炎。

三、病例分析

1. 病史特点

（1）患者 58 岁，女，亚急性起病。

（2）主要表现为骨骼肌受累现象，对称性四肢近端肌肉无力，出现抬臂、上楼梯、抬头困难。

（3）否认结核、肝炎等传染病史；否认外伤史、手术史、输血史、食物及药物过敏史。

（4）体格检查：眶周、前胸、肩背部可见紫红色皮疹，甲床可见不规则增厚，手指出现雷诺现象，遇冷可见变白、变紫、变红。全身肌肉压痛明显，上肢近端及远端肌力 3 级，下肢近端肌力 4 级、远端肌力 5 级。四肢感觉无异常、关节无红肿和畸形，肌张力及腱反射未见异常，病理征未引出。

（5）实验室检查和其他辅助检查特点：WBC 12.8×10^9/L，N 59.4%。ESR 47 mm/h。CRP 0.42 mg/L，CD8 30.3%，CK 2 399 IU/L，血清补体 C3 0.67 g/L，补体 C4 0.112 g/L。自身抗体阴性。肌电图提示肌源性损伤。

2. 诊断与诊断依据

（1）诊断：皮肌炎。

（2）诊断依据：①症状与体征：患者为中老年女性，亚急性发病，起病主要表现为骨骼肌受累现象，对称性四肢近端肌肉无力,出现抬臂、上楼梯、抬头困难;②出现典型性眶周、前胸、肩背部可见紫红色皮疹,甲床可见不规则增厚,手指出现雷诺现象;四肢近端和远端肌力出现不同程度的降低;③血常规提示白细胞轻度升高,CK 明显升高,补体 C3 和补体 C4 下降;④肌电图提示肌源性损伤。

3. 鉴别诊断

多种疾病可引起皮肤和肌肉病变。如果有典型的皮疹和肌无力表现,皮肌炎一般不难诊断。但是在诊断皮肌炎前必须先排除以下疾病。

(1) 系统性红斑狼疮(SLE):SLE 常有皮损,其皮损以颧颊部水肿性蝶形红斑,指(趾)节伸面暗红斑和甲周为中心的水肿性紫红斑等为主。SLE 为多系统病变,以累及肾脏为主,而皮肌炎以累及肢体近端肌肉为主,声音嘶哑和吞咽困难比较常见,可表现为轻度肌痛或肌无力。血清 CK 水平等正常或轻度升高,抗双链 DNA 抗体或抗 Sm 抗体阳性。皮肌炎肌无力明显,肌电图呈肌源性损害,肌活检呈特殊病理改变,可表现为肌纤维变性及坏死。肾损害少见。血清 CK 明显升高,抗 Jo-1 抗体可呈阳性,抗双链 DNA 抗体或抗 Sm 抗体阴性。

(2) 系统性硬皮病:皮肌炎的后期病变,如皮肤硬化,皮下脂肪组织中钙质沉着,组织学上也可见结缔组织肿胀,硬化、皮肤附近萎缩等,但在系统性硬皮病初期,有雷诺氏现象,颜面和四肢末端肿胀、硬化以后萎缩为其特征、肌肉病变方面皮肌炎初期病变即已显著,为实质性肌炎,而在系统性硬皮病中肌肉病变通常在晚期出现,且为间质性肌炎可作鉴别。

(3) 风湿性多肌痛症:通常发生在 40 岁以上,上肢近端发生弥漫性疼痛较下肢为多,伴同全身乏力,患者不能明确表示疼痛是来自肌肉还是关节;无肌无力,由于失用可有轻度消瘦,血清 CK 值正常,肌电图正常或轻度肌病性变化。

(4) 嗜酸性肌炎:其特征为亚急性发作肌痛和近端肌群无力,血清 CK 水平可增高,肌电图示肌病变化,肌肉活检示肌炎伴嗜酸性细胞炎性浸润,有时呈局灶性变化,为嗜酸性细胞增多综合征病谱中的一个亚型。

四、处理方案及基本原则

皮肌炎临床表现多样且因人而异,治疗方案应遵循个体化的原则。

(1) 糖皮质激素是目前治疗皮肌炎的首选药物,但激素用法尚无统一标准,激素用药 1~2 个月后症状开始改善,然后逐渐减量,减量应遵循个体化原则,减药过快出现病情复发,则须重新加大剂量控制病情。

(2) 免疫抑制剂,如甲氨蝶呤、硫唑嘌呤、环孢霉素、环保酰胺等用以控制病情。

(3) 辅以对症治疗。

五、要点及讨论

皮肌炎是一组以四肢近端肌肉受累为突出表现的异质性疾病,主要累及横纹肌,可伴有或不伴有多种皮肤损害,也可伴发各种内脏损害。皮肌炎可见于成人和儿童,女性多于男性,常呈亚急性起病,在数周至数月内出现对称性的四肢近端肌肉无力,仅少数患者可急性起病。常伴有全身性的表现,如乏力、厌食、体重下降和发热等。目前临床上对皮肌炎的诊断仍然采用 1972 年 Bohan/Peter 建议的诊断标准,主要包括:

(1) 对称性近端肌无力表现。肢前肌和颈前伸肌对称性无力,持续数周至数月,伴或不伴食道或呼吸道肌肉受累。

(2) 肌肉活检异常：肌纤维变性、坏死，细胞吞噬、再生、嗜碱性变性，核膜变大，核仁明显，筋膜周围结构萎缩，纤维大小不一，伴炎症渗出。

(3) 血清肌酶升高：如 CK、醛缩酶、丙氨酸氨基转移酶、门冬氨酸氨基转移酶。

(4) 肌电图示肌源性损害。肌电图有三联征改变：即时限短、小型的多相运动电位；纤颤电位，正弦波；插入性激惹和异常的高频放电。

(5) 典型的皮肤损害。眶周皮疹，眼睑呈淡紫色，眶周水肿。Gottron 氏征：掌指及近端指间关节背面的红斑性鳞屑疹。膝、肘、踝关节、面部、颈部和上半身出现的红斑性皮疹。

确诊皮肌炎应符合第 (5) 条加 (1)~(4) 条中的任何 3 条，拟诊皮肌炎应符合第 (5) 条及 (1)~(4) 条中的任何 2 条，可疑皮肌炎应符合第 (5) 条及第 (1)~(4) 条中的任何 1 条标准。

皮肌炎的实验室检查包括血清酶学检查、免疫学检查、肌电图检查、肌肉活检等。肌电图检查对皮肌炎诊断而言，是一项敏感但非特异性的指标。90% 的活动性患者可出现肌电图异常，约 50% 的患者可表现为典型三联征改变，另外 10%~15% 的患者肌电图检查可无明显异常，少数患者即使有广泛的肌无力，而肌电图检查也只提示有脊柱旁肌肉的异常。另外，晚期患者可出现神经源性损害的表现，呈神经源性和肌源性的混合相表现。

皮肌炎患者可有轻度贫血、白细胞计数增高；部分患者可出现血清 IgG 升高、补体水平降低。急性期患者血清 CK 明显升高，可高达正常上限的 50 倍以上，升高的程度与肌肉损伤的程度平行，CK 水平的改变常先于肌力和肌电图的改变，少数患者活动期 CK 水平也可以正常。肌肉损伤时可出现血中肌红蛋白水平升高，肌红蛋白含量的高低可估测疾病的急性活动程度。当出现急性广泛的肌肉损害时，患者可出现肌红蛋白尿。

皮肌炎患者体内存在大量的自身抗体，目前将这些自身抗体的分为肌炎特异性自身抗体 (MSAs) 和肌炎相关性抗体两类。MSAs 主要包括抗氨基酰 tRNA 合成酶抗体 (ARS)、抗信号识别颗粒抗体 (SRP) 和抗 Mi-2 抗体三大类。其中 ARS 抗体有针对组氨酸 (Jo-1)、苏氨酸等十余种抗体。Jo-1 抗体最常见也最有临床意义，阳性率约 10%~30%。抗 ARS 抗体阳性的患者常有发热、肺间质病变、关节炎、雷诺现象等。肌炎相关性抗体主要为抗核抗体 (ANA)、类风湿因子 (RF) 等。约 60%~80% 的患者 ANA 阳性、约 20% 的患者 RF 阳性，抗 PM-1/PM-Scl 抗体阳性率为 8%~12%，亦可见于与硬皮病重叠的病例。

六、思考题

(1) 皮肌炎的主要临床表现有哪些？

(2) 皮肌炎的诊断标准和鉴别诊断有哪些？

(3) 皮肌炎的应做哪些检查？各有什么临床意义？

七、推荐阅读文献

[1] (美) 菲尔斯坦, 栗占国、唐福林. 凯利风湿病学 [M]. 北京：北京大学医学出版社, 2011.

[2] 中华医学会风湿病学分会中华医学会风湿病学分会. 多发性肌炎和皮肌炎诊断及治疗指南 [J]. 中华风湿病学杂志, 2010, 14(12): 828-831.

(沈 茜)

韦格纳肉芽肿

一、病例资料

1. 现病史

患者,男性,58 岁,因"反复咳嗽、咳痰、痰中带血 4 月"就诊。患者 4 月前无明显诱因出现咳嗽、咳痰、痰中带血,为鲜红色血丝。至当地医院就诊查胸部 CT 检查提示"双肺多发结节,肺癌可能",进一步行肺穿刺活检检查提示"增生的纤维和胶原结缔组织,局部可见坏死,另见少量的脂肪组织"。考虑诊断为"双肺炎症",给予抗感染、增强免疫治疗(具体用药不详)。患者自觉咳嗽、咳痰好转,但出现右眼视力下降,来我院门诊就诊,行支气管镜及刷检提示支气管黏膜炎性改变,未查见恶性细胞;自身免疫相关指标检查显示抗胞浆型中性粒细胞抗体(cANCA)阳性,抗蛋白酶 3 抗体(PR₃)IgG 大于 200 RU/ml。

2. 既往史

吸烟 40 年,每天 40 支,吸烟指数 1 600 年支,否认药物滥用史,否认家族性遗传和传染病史。

3. 体格检查

T 36.5℃,P 80 次/min,BP 120 mmHg/80 mmHg,R 18 次/min。神志清,精神尚可。眼睑无水肿,结膜未见异常,皮肤巩膜无黄染。双肺呼吸音清,双肺未闻及干湿啰音,未闻及胸膜摩擦音。HR 80 次/min,律齐,心音正常无杂音。腹平坦柔软,无压痛、反跳痛,未及包快,移动性浊音阴性。脊柱生理弯曲正常,四肢活动自如。双侧肱二、三头肌腱反射未见异常,双侧膝、跟腱反射未见异常,病理征(一)。

4. 实验室和影像学检查

(1) 血常规:WBC 14.59×10⁹/L, N 91.7%。

(2) ESR 16 mm/h, CRP 5.90 mg/L。

(3) RF<20 IU/ml, ASO<20 IU/ml。

(4) 补体 C3、补体 C4 正常。

(5) 自身抗体指标:cANCA(+),PR3 IgG>200 RU/ml。

(6) 胸部 CT 提示:双肺多发结节。

(7) 肺穿刺活检:增生的纤维和胶原结缔组织,局部可见坏死,另见少量的脂肪组织。

二、诊治经过

1. 初步诊断

韦格纳肉芽肿。

2. 诊治经过

患者入院后完善相关常规检查,复查胸部 CT 提示右上肺,中肺结节影,双下肺陈旧灶,双侧胸膜增厚。眼科会诊:视力 1.0,眼底见网膜平伏。结合之前病理,诊断为韦格纳肉芽肿,给予环磷酰胺 1 g 冲击治疗。

3. 最终诊断

韦格纳肉芽肿。

三、病例分析

1. 病史特点

(1) 男性,58 岁,反复咳嗽、咳痰、痰中带血 4 月。

(2) 无明显诱因出现咳嗽、咳痰、痰中带血 4 月,为鲜红色血丝。

(3) 既往无饮酒,毒物接触史。吸烟 40 年,每天 40 支,吸烟指数 1 600 年支。

(4) 体格检查:T 36.5℃,P 80 次/min,BP 120 mmHg/80 mmHg,R 18 次/min。神志清,精神尚可。眼睑无水肿,结膜未见异常,皮肤巩膜无黄染。双肺呼吸音清,双肺未闻及干湿啰音,未闻及胸膜摩擦音。HR 80 次/min,律齐,心音正常无杂音。腹平坦柔软,无压痛、反跳痛,未及包块,移动性浊音阴性。脊柱生理弯曲正常,四肢活动自如。双侧肱二、三头肌腱反射未见异常,双侧膝、跟腱反射未见异常,病理征(一)。

(5) 实验室和影像学检查:抗胞质型中性粒细胞抗体(cANCA)(+),抗蛋白酶 3 抗体(PR₃)IgG 大于 200 RU/ml。WBC 14.59×10⁹/L,N 91.7%;ESR:16 mm/H。复查胸部 CT 提示右上肺,中肺结节影,双下肺陈旧灶,双侧胸膜增厚。

2. 诊断与诊断依据

(1) 诊断:韦格纳肉芽肿。

(2) 诊断依据:①症状和体征:患者以咳嗽、咳痰起病,痰中带血,给予抗感染治疗,自觉有所好转,但出现视力下降。查体无特殊;②实验室诊断:cANCA(+),PR₃ IgG>200 RU/ml。WBC 14.59×10⁹/L,N 91.7%;ESR 16 mm/H;③复查胸部 CT 提示右上肺,中肺结节影,双下肺陈旧灶,双侧胸膜增厚。肺穿刺和支气管镜刷检提示炎性改变,可见坏死。

3. 鉴别诊断

患者以咳嗽、咳痰,痰中带血为首发症状,胸部 CT 提示双肺多发结节,需要和以下肺部常见疾病作鉴别诊断。

(1) 肺结核:该患者亚急性起病,咳嗽、咳痰,痰中带血,CT 提示双肺多发结节,符合肺结核表现。但该患者无全身中毒症状,无发热,无盗汗,肺穿刺活检检查提示"增生的纤维和胶原结缔组织,局部可见坏死,另见少量的脂肪组织",支气管镜及刷检提示支气管黏膜炎性改变,未查见恶性细胞。未见典型结核干酪坏死性肉芽肿,抗酸染色未查见结核杆菌,T-SPOT 检查阴性,故排除。

(2) 肺癌:患者为中老年男性,吸烟史 1 600 年支,咳嗽、咳痰,痰中带血起病,胸部 CT 检查提示"双肺多发结节,肺癌可能"。但肺穿刺活检和支气管镜刷检均未查见恶性细胞。患病以来一般情况尚可,激素和环磷酰胺冲击治疗有效,故排除该诊断。

患者咳嗽、咳痰,痰中带血起病,抗胞质型中性粒细胞抗体(cANCA)阳性(+),抗蛋白酶 3 抗体(PR₃)IgG>200 RU/ml,还需要和以下疾病鉴别。

(1) 变应性肉芽肿性血管炎:常有哮喘,嗜酸性粒细胞增多和血管炎表现,胸片上可见迁移性或暂时性肺浸润,病理检查可见血管周围有嗜酸性粒细胞浸润,该患者病理检查结果不支持该诊断,故排除。

(2) 显微镜下多血管炎(MPA):是一种主要累及小血管的系统性坏死性血管炎,可侵犯肾脏、皮肤和肺等脏器的小动脉、微动脉、毛细血管和小静脉。常表现为坏死性肾小球肾炎和肺毛细血管炎。累及肾脏时出现蛋白尿、镜下血尿和红细胞管型。ANCA 阳性是 MPA 的重要诊断依据,60%～80% 为髓过氧化物酶(MPO)- ANCA 阳性,荧光检测法示核周型(p)- ANCA 阳性,胸部 X 线检查在早期可发现无特征性肺部浸润影或小泡状浸润影,中晚期可出现肺间质纤维化。该患者主要累及肺部,免疫检测为抗胞质型中性粒细胞抗体(cANCA)(+),抗蛋白酶 3 抗体(PR$_3$)IgG>200 RU/ml,故排除。

四、处理方案及基本原则

(1) 完善相关检查,了解有无其他系统受累(肾脏,五官等)。

(2) 支持治疗同时行环磷酰胺冲击治疗。

五、要点及讨论

韦格纳肉芽肿(Wegener's granulomatosis,WG)是一种肉芽肿性坏死性血管炎,主要累及上、下呼吸道,大多数病例出现肾损伤。韦格纳肉芽肿病因不明,一些研究表明其具有一定的遗传倾向,在小样本患者中发现 HLA - DR1 和 HLA - DRw$_7$ 阳性率较高。一些研究显示韦格纳肉芽肿可能和感染有关,鼻炎、鼻窦炎常是首发症状,常可分离到致病细菌(如金黄色葡萄球菌)。PR$_3$ - ANCA 抗体与韦格纳肉芽肿有关,但该抗体与疾病发生发展的关系仍不清楚。临床研究显示 PR$_3$ - ANCA 抗体对韦格纳肉芽肿具有高度特异性(90%～97%)。ANCA 增强了中性粒细胞的活化、脱颗粒、呼吸爆发,以及黏附和破坏内皮细胞。内皮细胞可能也是 ANCA 的直接靶点,PR$_3$ 存在于培养的未治疗患者内皮细胞胞质中,用 TNF -养刺激,导致 PR$_3$ 向细胞表面时间依赖性地移位。韦格纳肉芽肿患者自身反应性 PR$_3$ 特异性 T 细胞比例较对照组更高。PR$_3$ 自身反应性 T 细胞在 ANCA 的产生、疾病活动和肉芽肿病变发病机制中的作用有待进一步研究。

韦格纳肉芽肿的临床诊断要点:

(1) 临床表现多样,可累及多系统。典型的韦格纳肉芽肿有三联征:上呼吸道、肺和肾病变。

(2) PR$_3$ - ANCA 高滴度阳性,免疫荧光检测法示胞质型(c)- ANCA 阳性(见图 63 - 1)。PR$_3$ - ANCA 对诊断韦格纳肉芽肿具有很高的特异性(90%～97%),在活动期韦格纳肉芽肿中敏感性可达 90%,在缓解期达 40%,其他常见的实验室指标包括白细胞增高,正细胞正色素性贫血、血小板增高和血沉增快等均非理想的诊断和疾病活动指标。

(3) 典型的韦格纳肉芽肿炎性病理改变包括坏死、肉芽肿改变和血管炎。但只有 1/6 的病理标本存在血管炎、坏死和肉芽肿性炎症病理三联征。

(4) 激素和细胞毒药物治疗有效,排除其他 ANCA 阳性相关疾病。

为了有效治疗韦格纳肉芽肿,应及时准确诊断,认识其临床多样性和疾病严重性,密切监测疾病的活动,

图 77 - 1　c - ANCA 在荧光显微镜下的表现(猴肝细胞,乙醇固定)。

积极治疗并发症。激素和细胞毒药物(甲氨蝶呤,环磷酰胺)仍是治疗的主要方案,其他新的生物制剂如TNF 抑制剂和利妥昔单抗(抗人 CD$_{20}$ 抗体)在治疗韦格纳肉芽肿中的疗效还不确切,需要更大规模的临

床研究。

六、思考题

(1) 韦格纳肉芽肿的常见临床表现?

(2) 蛋白酶3和抗中性粒细胞抗体在诊断韦格纳肉芽肿中的作用和局限?

(3) 肺部症状为韦格纳肉芽肿首发症状时如何与其他肺部疾病(结核、炎症和肿瘤)鉴别?

七、推荐阅读文献

[1] 陈灏珠,林果为,王吉耀. 实用内科学[M]. 14 版. 北京:人民卫生出版社,2013 年:2625 - 2630.

[2] Lee Goldman. Andrew I. Schafer. Goldman's Cecil Medicine [M]. 24TH Edition. ELSEVIER,2012:1690 - 1696.

[3] 中华医学会风湿病学分会. 韦格纳肉芽肿病诊断和治疗指南[J]. 中华风湿病学杂志,2011,13 (3):194 - 196.

(沈　茜)

案例 78

结节病

一、病历资料

1. 现病史

患者,男性,50岁,因"干咳2月余,胸痛3天"就诊。患者于2月前无明显诱因出现咳嗽,为干咳,伴咽痒,盗汗,无发热,外院行胸片示"左下肺纹理模糊",自服化痰止咳药物,症状缓解不明显。3天前出现咳嗽时胸痛,无咯血、呼吸困难、发热。门诊胸部平扫CT示"双肺见弥漫性分布小结节及斑片状影,考虑恶性可能,细支气管肺泡癌? 双肺门增大,纵隔淋巴结增大,转移不除外;双侧胸腔积液"。为进一步诊治,门诊拟"双肺弥漫性病变待查"收治入院。追问病史,患者近1月体重下降5 kg。

2. 既往史

患者既往有慢性咽炎史,长期吸烟史(吸烟30余年,10支/天,未戒)。否认高血压、糖尿病史,否认肝炎、结核等传染病史,否认消化性溃疡及消化道出血史,否认外伤史,否认手术史,否认输血史,否认食物及药物过敏史。

3. 体格检查

T 36.5℃,P 76次/min,R 20次/min,BP 120 mmHg/85 mmHg。神志清,精神尚可。眼睑无水肿,结膜未见异常,皮肤巩膜无黄染。双肺呼吸音粗,双肺未闻及明显干湿啰音,未闻及胸膜摩擦音。心律齐,心音正常无杂音。腹软,无压痛、反跳痛,未及包块,移动性浊音(一)。脊柱生理弯曲正常,四肢活动自如。神经系统检查未见明显异常。

4. 实验室和影像学检查

(1) 血常规:WBC 6.48×10^9/L, N 75.6%, RBC 4.10×10^{12}/L, Hb 115 g/L, PLT 256×10^9/L。

(2) 肝肾功能:未见明显异常。

(3) 尿常规、粪常规+OB:(一)。

(4) 血气分析(未吸氧):pH值7.434, PaO_2 70.4 mmHg, $PaCO_2$ 37.3 mmHg, SaO_2 94.1%。

(5) ESR 19 mm/h。

(6) 肿瘤标记物:CA125 179.5 IU/ml, CYFRA21-1 3.36 ng/ml。

(7) sACE 76 IU/L。

(8) 自身抗体检测:抗核抗体(ANA)、可提取的核抗原(ENA)抗体谱、抗中性粒细胞质抗体(ANCA)均阴性(一)。

(9) 微生物学检查:多次痰找结核菌,痰培养均阴性;抗结核抗体阴性;结核菌素试验(PPD)阴性;结核感染T细胞(T-SPOT.TB)检测阴性。

二、诊治经过

1. 初步诊断

双肺弥漫性病变待查,细支气管肺泡癌?

2. 诊治经过

为进一步查找双肺弥漫性病变的原因,进行了一系列的检查,肺功能为限制性通气功能障碍,弥散量减低。全身骨扫描未见骨转移图像,头颅 MRI 未见明显异常。PET - CT 检查:双肺多发斑片实变、微结节及粟粒结节,代谢活性明显增高,首先考虑良性,如感染性病变,肺癌待除外;右侧锁骨上窝、纵隔及双肺门、肺内、双侧内乳及腹主动脉周围多发代谢活性增高的淋巴结,反应性增生可能,转移待除外。气管镜检查为气管支气管炎性表现,未见新生物,右中叶开口轴膜结节样不平;于右肺上叶后段、左肺上叶尖后段灌洗液涂片找结核杆菌,灌洗液培养,细胞学检查均阴性;左上叶后段刷片:未见恶性细胞;右中叶活检:少量淋巴样细胞浸润;右上叶经纤维支气管镜肺活检(TBLB):可见上皮样肉芽肿,未见坏死,并见脱落的纤毛柱状上皮,考虑结核或结节病。考虑肺结节病可能性大,给予糖皮质激素治疗(32 mg/d),同时给予止咳化痰治疗,患者干咳、胸痛症状缓解,2月后复查 CT,示双肺弥漫性病变明显吸收。sACE 24 IU/L,恢复正常。

3. 最终诊断

肺结节病。

三、病历分析

1. 病史特点

(1) 男性,50 岁,干咳 2 月余,胸痛 3 天。

(2) 患者无明显诱因出现咳嗽,为干咳,伴咽痒,盗汗,无发热,自服化痰止咳药物症状缓解不明显。3 天前出现咳嗽时胸痛,近 1 月体重下降 5 kg。

(3) 既往慢性咽炎史,长期吸烟史。

(4) 实验室检查:肿瘤标记物:CA125 179.5 IU/ml, CYFRA21 - 1 3.36 ng/ml;ESR 19 mm/h;sACE 76 IU/L;抗核抗体(ANA)、可提取的核抗原(ENA)、抗中性粒细胞质抗体(ANCA)均阴性;多次结核菌痰培养均阴性;抗结核抗体阴性;PPD 试验阴性;T - SPOT.TB 检测阴性。灌洗液涂片找结核杆菌,灌洗液培养,细胞学检查均阴性。

(5) 影像学检查:胸部 CT 平扫示:双肺见弥漫性分布小结节及斑片状影。PET - CT 检查:双肺多发斑片实变、微结节及粟粒结节,代谢活性明显增高,首先考虑良性,如感染性病变,肺癌待除外;右侧锁骨上窝、纵隔及双肺门、肺内、双侧内乳及腹主动脉周围多发代谢活性增高的淋巴结,反应性增生可能,转移待除外。

(6) 气管镜病理结果:气管镜下为气管支气管炎性表现,未见新生物,右中叶开口轴膜结节样不平;左上叶后段刷片:未见恶性细胞;右中叶活检:少量淋巴样细胞浸润;右上叶经纤维支气管镜肺活检(TBLB):可见上皮样肉芽肿,未见坏死,并见脱落的纤毛柱状上皮,考虑结核或结节病。

(7) 糖皮质激素治疗有效。

2. 诊断和诊断依据

(1) 诊断:肺结节病。

(2) 诊断依据:①症状和体征:无明显诱因出现咳嗽 2 月余,自服化痰止咳药物症状缓解不明显。

咳嗽时胸痛,近1月体重下降5 kg;②CT 示:双肺见弥漫性分布小结节及斑片状影,双肺门增大,纵隔淋巴结增大,双侧胸腔积液;③肿瘤标志物阴性;多次痰找结核菌,痰培养均阴性;sACE 升高;④PET-CT 结果首先考虑良性病变;⑤病理结果提示为结核或结节病;⑥糖皮质激素治疗有效。

3. 鉴别诊断

(1)肺癌:肺癌以咳嗽、咳痰、间断痰中带血、消瘦为主要临床表现,多见单侧肺门淋巴结肿大,癌肿和肿大的纵隔、肺门淋巴结都可形成块,晚期多融合一起;纤维支气管镜可见新生物,病理可见肿瘤细胞,与该病不符。

(2)肺结核:结核病患者多数可有低热、盗汗等中毒症状;纵隔、肺门淋巴结结核多为单侧淋巴结肿大,结节病双侧淋巴结对称性肿大;结核病 PPD 及结核抗体多为强阳性,而结节病多为阴性;结核病的病变在低倍镜下表现为大小不等的结节,相互融合的现象较为明显,有大小不等的干酪样坏死区,有时抗酸染色能找到结核菌,而结节病在镜下表现为病变内有多数大小形态较一致、均匀分布的上皮样细胞构成的结节,不融合,无干酪样坏死,结节内可见朗格汉斯细胞或多核巨细胞,结节间可见无细胞成分的玻璃样物质。

(3)淋巴瘤:淋巴瘤患者也可有胸内淋巴结受累、浅表淋巴结肿大,但临床表现多有发热、消瘦、贫血、肝脾大,并可有明显纵隔压迫症状。X线胸片常见单侧或双侧不对称的肺门淋巴结肿大,肿大的纵隔淋巴结巨块充满前上纵隔区域。组织活检是主要的鉴别方法。

(4)肺部真菌感染:肺部真菌感染也可形成多个结节状病灶和肉芽肿性病变,但病变区可检测到真菌菌丝和孢子,PAS 染色呈阳性。

四、处理方案及基本原则

(1)首选肾上腺皮质激素,长期服用糖皮质激素应严密观察激素的不良反应,其次可选用氯喹、甲氨蝶呤、硫唑嘌呤等治疗。

(2)辅以止咳化痰药。

(3)凡能引起血钙、尿钙增高的药物如维生素 D,列为禁忌。

五、要点及讨论

结节病是一种原因不明的以非干酪样坏死性肉芽肿为病理特征的系统性疾病,常侵犯肺、双肺门及纵隔淋巴结,也可累及皮肤、眼及浅表淋巴结等全身多个器官。目前病因不明,诊断较困难,常被误诊为结核病、淋巴瘤等。

1. 结核病的临床诊断

我国于1989年对结节病的临床诊断作了以下规定:由于结节病属多脏器疾病,其症状随受累脏器而不同。在我国从临床角度来看诊断结节病应注意除外结核病或合并结核病,也应排除淋巴系统肿瘤或其他肉芽肿性疾病。

(1)胸片显示双侧肺门及纵隔对称性淋巴结肿大(偶见单侧肺门淋巴结肿大),伴或不伴有肺内网状、结节状、片状阴影。

(2)组织活检证实或符合结节病(注:取材部位为浅表肿大的淋巴结、纵隔肿大淋巴结、支气管内膜结节、前斜角肌脂肪垫淋巴结、肝穿刺或肺活检等)。

(3)Kveim-Siltzbach 试验阳性反应。

(4)血清血管紧张素转换酶(sACE)活性升高(接受激素治疗或无活动性的结节病患者可在正常范

围)。

(5) 5 IU PPD 试验或结核菌素试验为阴性或弱阳性反应。

(6) 高血钙、高尿钙症,碱性磷酸酶增高,血浆免疫球蛋白增高,支气管肺泡灌洗液中淋巴细胞及其亚群的检查结果可作为诊断结节病活动性的参考。有条件的单位可作 67Ga 放射性核素扫描,以了解病变侵犯的范围和程度,具有(2)、(3)或(2)、(4)条件者可诊断为结节病;第(1)、(5)、(6)条为重要的参考指标;注意综合诊断,动态观察。

2. 结节病的血液学检查

活动进展期可有白细胞减少、贫血、血沉增快。约有 1/2 左右的患者血清球蛋白部分增高,以 IgG 增高者多见。血浆白蛋白减少。血钙增高,血清尿酸增加,血清碱性磷酸酶增高。血清血管紧张素转化酶(sACE)活性在急性期增加,对诊断有参考意义,血清中白介素-2 受体($IL_{-2}R$)和可溶性白介素-2 受体($sIL_{-2}R$)升高,对结节病的诊断有较为重要的意义。也可以 α_1-抗胰蛋白酶、溶菌酶、β_2-微球蛋白(β_2-MG)、血清腺苷脱氨酶(ADA)、纤维连结蛋白(Fn)等升高,在临床上有一定参考意义。

结节病的确诊仍依赖于组织学病理检查,结节病的病理学特征为肉芽肿形成。这些肉芽肿由被单核细胞、淋巴细胞和成纤维细胞包围的巨噬细胞、组织细胞以及多形核巨细胞组成。在结节病患者的肺泡灌洗液中可发现大量的 Th1 样细胞因子,如 IL_{-2}、TNF-α 和 INF-γ 过表达,表明该病中过度的免疫应答,T 淋巴细胞和巨噬细胞的相互作用造成了肉芽肿的形成。

六、思考题

(1) 肺结节病需与哪些疾病相鉴别?

(2) 判断结节病活动性的指标有哪些?

七、推荐阅读文献

[1] 葛均波,徐永健.内科学[M].8 版.人民卫生出版社,2013 年:93-96.

[2] 石赟,贺正一,刘颖.以双肺弥漫病变为表现的肺内结节病 1 例报告[J].山西医科大学学报,2012,43(12):963-965.

[3] 徐作军.结节病[J].实用诊断与治疗杂志,2006,20(3):161-164.

(李　智)

案例 79
肝豆状核变性

一、病历资料

1. 现病史

患者,男性,55岁,因"进行性皮肤巩膜黄染2月余"就诊。患者2月余前无明显诱因下出现皮肤巩膜黄染,伴轻度乏力,无恶心、呕吐、尿色加深、皮肤瘙痒等症状,外院查肝功能相关指标显示 ALT 88 IU/L, AST 103 IU/L, γ-GT 178 IU/L。遂于外院就诊,予以保肝药物治疗(具体不详),半月后皮肤巩膜黄染症状较前呈进行性加重,复查肝功能示 ALT 86 IU/L, AST 110 IU/L, γ-GT 140 IU/L。现为求进一步诊治,至我院就诊,门诊拟"肝损待查"收治入院。

追问病史,患者两年前体检曾发现肝功能轻度异常(具体不详)伴脂肪肝,未正规治疗。患者此次发病来,二便可,睡眠佳,食欲差,体重无明显变化。

2. 既往史

否认肝炎、肺结核等传染病史。无高血压病史,有高胆固醇血症及高甘油三酯血症病史,平时服用"阿托伐他汀"控制血脂,否认糖尿病史。否认输血史和手术外伤史。10年前有乙型肝炎疫苗接种史。否认到病毒性肝病流行地史,否认与肝病患者接触史,无吸烟史,自诉偶因应酬少量饮酒,折算酒精摄入量<20 g/d。家族史:其父有高血压、糖尿病史,否认肿瘤、肝病家族史。

3. 体格检查

T 36.8℃,P 96次/min,R 15次/min,BP 126 mmHg/70 mmHg。神志清,精神可。皮肤巩膜明显黄染,四肢及颜面部未见明显皮疹、出血点。颈软,无抵抗。双肺呼吸音清,未及明显干湿啰音。心律齐,心音有力,无杂音。腹隆,无压痛,肝肾区无叩痛,未见腹壁静脉曲张,未及明显包块,无明显压痛及反跳痛,肝肋下2指,脾肋下未及,移动性浊音阴性。四肢肌力、肌张力正常。计算力正常,定向力正常;左侧K-F环可疑阳性,双手平举可见细微震颤,余神经系统查体未见明显阳性体征。

4. 实验室和影像学检查

(1) 血常规:WBC $8.30×10^9$/L, N 71.1%, RBC $4.36×10^{12}$/L, Hb 116 g/L, PLT $326×10^9$/L。

(2) 肝肾功能:ALT 99 IU/L, AST 105 IU/L, γ-GT 165 IU/L, TG 3.15 mmol/L, TC 7.26 IU/L, FBG 5.8 mmol/L, TB 45.2 μmol/L, DB 33.8 μmol/L。

(3) 肝炎病毒学指标:乙肝两对半:HBsAb(+), HBcAb(+), HAV-Ab(-), HCV-Ab(-), HEV-Ab(-)。

(4) 肿瘤标志物:AFP、CEA、CA19-9均阴性。

(5) 心电图、X线胸片:均无明显异常。

二、诊治经过

1. 初步诊断

（1）肝功能损害（肝豆状核变性首先考虑）。

（2）高胆固醇血症、高甘油三酯血症。

2. 诊治经过

患者入院后予以低铜饮食，同时进一步完善各项辅助检查（铜代谢指标、头颅 MRI 等），患者青霉素皮试呈阴性反映，遂立即予以 D-青霉胺 0.5 g，每日三次，口服，以与血液及组织中过量的铜络合从尿中排出。并予以硫化钾 30 mg，每日三次，口服，使铜在肠道形成不溶性的硫化铜而排出体外。同时积极保肝退黄治疗（甘利欣、思美泰、易善复等）。入院后检查结果示：铜代谢指标：铜蓝蛋白 34 mg/L，铜 3.09 μmol/L。头颅 MRI：双豆状核 T_1WI 等信号，T_2WI/FLAIR 低信号，周边为高信号；脑桥、两侧桥臂、中脑异常信号，T_1WI 低信号，T_2WI/FLAIR 高信号，边缘清晰，病灶周围没有水肿区，没有占位效应。首先考虑"肝豆状核变性"。从而进一步确证了"肝豆状核变性"的诊断。

3. 最终诊断

（1）肝豆状核变性。

（2）高胆固醇血症、高甘油三酯血症。

三、病例分析

1. 病史特点

（1）患者，男性，55 岁，因"进行性皮肤巩膜黄染 2 月余"入院。

（2）患者 2 月余前出现皮肤巩膜黄染，伴轻度乏力，无恶心、呕吐、尿色加深、皮肤瘙痒等症状，外院查肝功能相关指标显示：ALT 88 IU/L，AST 103 IU/L，γ-GT 178 IU/L，均明显升高。

（3）患者有高胆固醇血症及高甘油三酯血症病史，平时服用"阿托伐他汀"控制血脂。

（4）体格检查：T 36.8℃，P 96 次/min，BP 126 mmHg/70 mmHg，R 15 次/min。皮肤巩膜明显黄染，腹隆，肝肋下 2 指，脾肋下未及，移动性浊音阴性，左侧 K-F 环可疑阳性，双手平举可见细微震颤。

（5）实验室检查特点：ALT 99 IU/L，AST 105 IU/L，γ-GT 165 IU/L，TG 3.15 mmol/L，TC 7.26 IU/L，FBG 5.8 mmol/L，TB 45.2 μmol/L，DB 33.8 μmol/L；铜蓝蛋白 34 mg/L，铜 3.09 μmol/L。

（6）影像学检查（头颅 MRI）：双豆状核 T_1WI 等信号，T_2WI/FLAIR 低信号，周边为高信号；脑桥、两侧桥臂、中脑异常信号，T_1WI 低信号，T_2WI/FLAIR 高信号，边缘清晰，病灶周围没有水肿区，没有占位效应。首先考虑"肝豆状核变性"。

2. 诊断与诊断依据

（1）肝豆状核变性：患者因"进行性皮肤巩膜黄染 2 月余"入院，体检皮肤巩膜明显黄染，腹隆，肝肋下 2 指，脾肋下未及，移动性浊音阴性，左侧 K-F 环可疑阳性，双手平举可见细微震颤。实验室检查：ALT 99 IU/L，AST 105 IU/L，γ-GT 165 IU/L，TG 3.15 mmol/L，TC 7.26 IU/L，FBG 5.8 mmol/L，TB 45.2 μmol/L，DB 33.8 μmol/L；铜蓝蛋白 34 mg/L，铜 3.09 μmol/L。头颅 MRI 首先考虑"肝豆状核变性"。故该诊断首先考虑。

（2）高胆固醇血症、高甘油三酯血症：患者有高胆固醇血症及高甘油三酯血症病史，平时服用"阿托伐他汀"控制血脂，入院后查 TG 3.15 mmol/L，TC 7.26 IU/L，故诊断成立。

3. 鉴别诊断

肝豆状核变性的临床表现复杂多样，差异巨大，临床上应重点和以下三类疾病相鉴别：

（1）急慢性肝炎、肝硬化：肝豆状核变性发病年龄小，转氨酶仅轻度升高，而且有铜代谢紊乱的相关检验异常，肝炎相关病毒学指标往往为阴性。而急慢性肝炎、肝硬化多为肝炎病毒感染后所引起，肝炎相关病毒学指标往往为阳性，肝硬化者腹部 B 超或 CT 常会提示相关影像学表现，临床上也会出现典型的肝掌、蜘蛛痣、腹水等体征。

（2）如果病变以纹状体损害为主时，需要与小舞蹈病鉴别：小舞蹈病具有风湿病的类似临床表现，如发热、血沉加快、类风湿因子或抗链球菌溶血素"O"异常等，通常无角膜 K-F 环，血清铜蓝蛋白不降低。

（3）与帕金森病鉴别：帕金森病发病年龄较大，多在 60 岁以上；锥体外系针状和体征多不对称；无小脑损害体征，无角膜 K-F 环以及铜代谢异常的实验室检查。

四、处理方案及基本原则

（1）饮食治疗：避免进食含铜高的食物如小米、荞麦面、糙米、豆类、坚果类、薯类、菠菜、茄子、南瓜、蕈类、菌藻类、干菜类、干果类、软体动物、贝类、螺类、虾蟹类、动物的肝脏和血、巧克力、可可。某些中药，如龙骨、牡蛎、蜈蚣、全蝎等。

（2）药物治疗：以驱铜药物为主，驱铜及阻止铜吸收的药物主要有两大类药物，一是络合剂，能强力促进体内铜离子排出，如青霉胺、二巯丙磺酸钠、三乙烯-羟化四甲胺、二巯丁二酸等；二是阻止肠道对外源性铜的吸收，如锌剂、四硫钼酸盐等。

（3）对症治疗：有震颤和肌强直时可用苯海索口服，对粗大震颤者首选氯硝西泮。肌张力障碍可用苯海索、复方左旋多巴制剂、多巴胺受体激动剂，还可服用氯硝西泮、硝西泮、巴氯芬，局限性肌张力障碍药物治疗。有舞蹈样动作和手足徐动症时，可选用氯硝西泮、硝西泮、氟哌啶醇，合用苯海索。对于精神症状明显者可服用抗精神病药奋乃静、利培酮、氟哌啶醇、氯氮平，抑郁患者可用抗抑郁药物。护肝治疗药物也应长期应用。

（4）手术治疗：对于有严重脾功能亢进者可行脾切除术，严重肝功能障碍时也可以考虑肝移植治疗。

五、要点及讨论

肝豆状核变性（hepatolenticular degeneration，HLD）是一种常染色体隐性遗传性铜代谢障碍疾病。1912 年 Wilson 首先描述，因而又称 Wilson 病（WD）。主要病理改变是豆状核及肝硬化，临床上表现为进行性加剧的以锥体外系症状为主的脑损害，以肝硬化为主的肝损害，以血尿、蛋白尿等肾脏受损以及角膜色素环等症状、体征，部分患者可以血液、骨关节、肌肉、肾脏、内分泌方面的症状起病。本病患病率为 0.5～3/10 万，我国较多见。

1. 肝豆状核变性的发病机理

本病致病基因 ATP7B 定位于 13q14.3，其 cDNA 长 4 233 bp，编码的蛋白质产物是一种铜转运 P 型 ATP 酶（WD 蛋白），主要在肝脏表达。ATP7B 基因突变影响两种主要的铜排泄途径：①将铜转运至铜蓝蛋白前体合成铜蓝蛋白（CP）；②将铜经小管膜转运至胆汁并进行排泄。这两种排铜途径受损使血 CP 水平降低、低胆汁铜排泄、铜在肝、神经等组织中沉积引起损害。

2. 肝豆状核变性的四条诊断标准

①肝病史或肝病征/锥体外系体征；②血清 CP 显著降低或及肝铜增高；③角膜 K-F 环阳性；④有

家族史。符合①②③或①②④为确诊 HLD;符合①③④为很可能典型 HLD;符合②③④为很可能症状前 HLD;如符合 4 条中的两条为可能的 HLD。图 79 - 1 提供了该病诊断的思路。

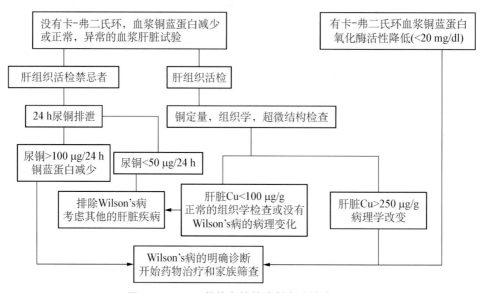

图 79 - 1　肝豆状核变性的诊断方法的建立 *

注 * :根据 Clinician's Guide to Laboratory Medicine 3rd Edition 编译

3. 肝豆状核变性的常规检查

(1) 血清铜蓝蛋白(CP)检测:血清 CP 是由肝脏合成的一种急性期反应蛋白。典型的 HLD 患者均有血 CP 水平降低,但血 CP 在其他情况下也可出现降低,如肾病和肠道疾病引起的蛋白营养不良、其他原因引起的终末期肝病及一些少见的神经系统疾病等。血 CP 降低也可见于铜缺乏症(如 Menkes 病)及 CP 基因突变所致的 CP 缺乏症。血 CP<200 mg/L(<20 mg/dl)是诊断 HLD 的重要指标之一。血 CP<50 mg/L 是诊断 HLD 的有力证据。轻、中度增高的患者则需进一步分析。血 CP 正常并不能排除 HLD。

(2) 血清铜:HLD 患者体内铜负荷过多,然而其血清铜水平通常反而降低。但 HLD 伴严重肝损者血清铜可正常,在急性肝衰竭的患者甚至可出现血清铜明显升高,但血 CP 水平却是降低的。因此,有学者提出将非 CP 结合铜作为诊断 HLD 的指标。非 CP 结合铜一般是根据血清铜和血 CP 计算得出,参考范围<15 μg/dl,通常 HLD 患者非 CP 结合铜>25 g/L。

(3) 尿铜:24 h 尿铜总量对 HLD 的诊断和治疗监测非常有价值。24 h 尿铜可间接反映血清非 CP 结合铜的水平。正常人 24 h 尿铜<100 μg,一般有临床症状的 HLD 患者,其 24 h 尿铜>100 μg。若 24 h 尿铜>40 g 则提示 HLD 可能,需进一步检查,以明确诊断。

(4) 肝脏检查:可有血清转氨酶、胆红素的升高或/和白蛋白的降低;肝脏彩超显示肝实质呈星光点征、结节征、树枝光带征、岩层征或弥漫性损害改变;肝脏病理早期表现为脂肪增生和炎症,之后为肝硬化改变。

(5) 血尿常规:HLD 患者有肝硬化伴有脾功能亢进时其血常规可出现血小板、白细胞或/和红细胞的减少;尿常规镜检下可有微量蛋白尿、血细胞等异常。

(6) 肝铜含量:正常情况下肝铜含量很少超过 50 μg/g 肝干重。肝铜含量≥250 μg/g 肝干重是 HLD 的最佳诊断指标。然而,该指标灵敏度不高。但 HLD 晚期阶段,铜在患者肝内的分布常不均匀,少数患者可因肝穿刺的部位铜较少而出现肝铜含量正常的情况。如其肝铜含量<40～50 μg/g 肝干重,一般可排除 HLD。对有活动性肝炎或有 HLD 其他临床表现的患者,如肝铜含量为 70～250 μg/g

肝干重,则需进一步检查以明确诊断。

(7) 基因诊断:到目前为止,已发现 300 多种基因突变,但并非每个基因突变都会致病。ATP7B 的常见突变有明显的种族差异性,HLD 基因型与表型的关系仍不易界定,因为大部分患者为复合杂和突变;仅有少数患者为纯和突变。虽然 HLD 基因型与表型的关系仍不明确但对任何临床及生化检查难以确定的疑似 HLD 患者均应进行 ATP7B 全基因测序突变分析。对已查明突变患者的直系亲属,HLD 的筛查可应用单倍型分析或特定突变分析。

(8) 双眼 K-F 环检查:由于铜在角膜后弹力层沉积,大部分患者可见 K-F 角膜环(Kayser-Fleischer corneal ring),绝大多数见于双眼,个别见于单眼,神经系统受累患者均可出现,较明显的 K-F 环肉眼即可见,有时需通过裂隙灯才可检出。但角膜 K-F 环并不是 HLD 患者所特有,慢性胆汁淤积性肝病及新生儿胆汁淤积也可出现角膜 K-F 环,但这些疾病很容易从临床表现上与 HLD 相鉴别。

(9) 脑影像学检查:MRI 比 CT 特异性更高,约 80% 的脑型患者、50% 的肝型患者 MRI 表现为豆状核(特别是壳核)、尾状核、中脑、脑桥、丘脑、小脑、额叶皮质呈 T_1 加权像和 T_2 加权像高信号,或壳核、尾状核在 T_2 加权像呈高低混杂信号,还可有不同程度的脑沟增宽、脑室加大等脑萎缩改变。

(10) 电生理检查:①脑电图:有研究显示对 HLD 患者行脑电图检查 37% 有异常;并发现以脑症状为主的脑型 HLD 患者,脑电图多正常或轻度异常;以肝脏损害为主的腹型或肝型 HLD 患者的脑电图多为中度到重度异常。脑电图检查有助于对有癫痫发作的 HLD 进行诊断;②脑干听觉诱发电位(BAEP):HLD 患者可出现 BAEP 异常,有一定的辅助诊断价值;③肌电图:有报道脑型或骨-肌型 HLD 患者行肌电图检查可出现异常。

六、思考题

(1) 肝豆状核变性的主要临床表现是什么?

(2) 肝型的肝豆状核变性需要与其他哪些疾病进行鉴别诊断?

(3) 铜在人体内的代谢过程是怎样的,肝豆状核变性时体内铜的代谢出现了怎样的紊乱,如何通过实验室检查来诊断肝豆状核变性?

七、推荐阅读文献

[1] 陈灏珠,林果为,王吉耀. 实用内科学[M]. 12 版. 北京:人民卫生出版社,2013:2803-2805.

[2] Bandmann O, Weiss KH, Kaler SG. Wilson's disease and other neurological copper disorders [J]. Lancet Neurol, 2015,14(1):103-113.

[3] Wu F, Wang J, Pu C, et al. Wilson's disease: a comprehensive review of the molecular mechanisms [J]. Int J MolSci, 2015,16(3):6419-6431.

[4] Santra G, Paul R, Choudhury PS, et al. Haemolyticanaemia as first manifestation of Wilson's disease: a report of two cases [J]. J Assoc Physicians India, 2014,62(10):55-57.

(沈立松　周鑫昀)

案例 *80*

重症肌无力

一、病历资料

1. 现病史

患者,女性,63岁,因"右侧眼睑下垂1月"就诊。患者1个月前无明显诱因下出现右眼睑下垂,晨轻暮重,伴复视,无头晕、头痛,无口角歪斜,无恶心、呕吐,无肢体麻木,无黑矇,无言语含糊、饮水呛咳,无吞咽困难,无四肢抽搐、无意识丧失、无大小便失禁等情况。后患者逐渐出现咀嚼食物乏力,双上肢抬举重物无力,手指精细活动未受影响,无胸闷、无吞咽困难、无饮水呛咳。为进一步治疗,门诊拟"重症肌无力"收治入院。

2. 既往史

否认高血压、糖尿病病史。否认肝炎、结核、伤寒等传染病史。否认食物、药物过敏史。否认长期大量吸烟饮酒史。否认药物滥用史。否认手术外伤史。母亲有高血压、糖尿病,否认家族性遗传病史。

3. 体格检查

T 36.9℃,P 90 次/min,R 18 次/min,BP 135 mmHg/85 mmHg。神志清,言语清晰,定向定时正常,计算能力正常。右侧上眼睑位于3～9钟点位,左侧上眼睑位于2～10钟点位,右眼外展露白2 mm,余方向眼球活动不受限,无眼震,无凝视,双侧瞳孔等大等圆,直径3 mm,对光反射存在,双侧额纹对称,双侧鼻唇沟对称,示齿居中,伸舌不偏。咽反射(＋)。下颌反射(－),掌颏反射(－),转颈及耸肩正常。颈软,克氏征、布氏征阴性。四肢肌张力正常,双上肢近端肌力Ⅳ级、远端肌力Ⅴ级,下肢肌力Ⅴ级。双侧肱二头肌反射(＋＋),肱三头肌反射(＋＋),桡反射(＋＋),膝反射(＋＋),跟腱反射(＋＋)。双侧Babinski 征阴性,双侧 Chaddock 征阴性,双侧 Oppenheim 征阴性,双侧 Gordon 征阴性,双侧 Hoffmann 征阴性。双侧面部及肢体针刺觉对称无减退。位置觉及运动觉正常,闭目难立征(－)。双侧指鼻试验、跟膝胫试验正常。直线行走正常。

4. 实验室和影像学检查

(1) 血常规:WBC 8.20×10⁹/L, N 71.4%, RBC 4.24×10¹²/L, Hb 125 g/L, PLT 255× 10⁹/L。

(2) 肝肾功能及粪尿常规:未见明显阳性发现。

(3) 右侧眼睑疲劳试验:(＋)。

二、诊治经过

1. 初步诊断

重症肌无力。

2. 诊治经过

患者入院后完善相关检查,结果显示:乙酰胆碱受体抗体(+),新斯的明试验(+)。胸部 CT 示:右肺上叶小结节影。诊断为重症肌无力(Ⅱa 型)。予以溴吡斯的明片 60 mg 口服,每 8 小时 1 次;泼尼松片 5 mg 口服,每天一次。患者症状逐渐缓解,好转后出院。

3. 最终诊断

重症肌无力(Ⅱa 型)。

三、病例分析

1. 病史特点

(1) 女性,63 岁,右侧眼睑下垂 1 月。

(2) 1 月前患者无明显诱因下出现右眼睑下垂,晨轻暮重,伴复视,后患者逐渐出现双上肢抬举重物无力。

(3) 既往无高血压、糖尿病、手术外伤、饮酒、毒物接触史。

(4) 体格检查:右侧上眼睑位于 3～9 钟点位,左侧上眼睑位于 2～10 钟点位,右眼外展露白 2 mm。四肢肌张力正常,双上肢近端肌力Ⅳ级、远端肌力Ⅴ级,下肢肌力Ⅴ级。

(5) 实验室和影像学检查:乙酰胆碱受体抗体(+),右侧眼睑疲劳试验(+),新斯的明试验(+)。胸部 CT 示:右肺上叶小结节影。

2. 诊断与诊断依据

(1) 诊断:重症肌无力(Ⅱa 型)。

(2) 诊断依据:①症状和体征:1 月前患者无明显诱因下出现右眼睑下垂,晨轻暮重,伴复视,后患者逐渐出现双上肢抬举重物无力。右眼睑下垂、双上肢近端肌力减退之体征。②实验室检查:乙酰胆碱受体抗体(+)。③其他特殊检查:右侧眼睑疲劳试验(+),新斯的明试验(+)。

3. 鉴别诊断

(1) Lambert-Eaton 综合征:患者为老年女性,出现以近端受累为主的肌无力需与本病鉴别。但该病男性患者居多,以下肢无力为主,脑神经支配的肌肉很少受累,且有短暂用力收缩后肌力反而增强的特点,故与该患者不符合。

(2) 多发性肌炎:也可表现为肌肉乏力,但多有肌肉压痛、肌酶明显升高的特点,且无晨轻暮重现象,新斯的明用药无反应。故与该患者症状及药物试验结果不符合。

(3) 眶内、眶后感染:如海绵窦综合征、眶上裂、眶尖综合征,是由于海绵窦血栓炎症,副鼻窦炎的蔓延引起,患者有睑、球结膜充血、水肿,瞳孔扩大,眼球突出、视力障碍等,该患者无此感染史,无此相应体征,诊断不成立。

(4) 眼肌型肌营养不良症:易与单纯眼型重症肌无力混淆,但前者隐匿起病,青年男性多见,症状无波动,病情逐渐加重,抗胆碱酯酶药治疗无效。

四、处理方案及基本原则

(1) 注意事项:避免使用地西泮、氨基糖苷类抗生素等易加重重症肌无力病情的药物,注意避免感染等引发症状加重的因素。

(2) 胆碱酯酶抑制剂:溴吡斯的明片 60 mg 口服,每 8 小时 1 次。

(3) 激素治疗:泼尼松片 5 mg 口服,每天一次。

五、要点及讨论

重症肌无力是一种神经-肌肉接头传递障碍的获得性自身免疫性疾病。女性多于男性,任何年龄均可发病,但有两个发病年龄高峰:一是 20～40 岁,女性多见;另一是 40～60 岁,男性多见,多合并胸腺瘤。感染、精神创伤、过度疲劳、妊娠、分娩等为常见的诱因。

1. 重症肌无力发病机制

重症肌无力发病机制为体内产生的乙酰胆碱受体抗体(AchR-Ab),在补体参与下与乙酰胆碱受体产生免疫应答,破坏了大量的乙酰胆碱受体,不能产生足够的终板电位,导致突触后膜传递障碍而产生肌无力。

2. 重症肌无力的临床诊断特点

重症肌无力的临床诊断特点:①某些特定的横纹肌群表现出具有波动性和易疲劳性的肌无力症状,通常眼外肌受累最常见,晨轻暮重;②疲劳试验阳性;③抗胆碱酯酶药物试验阳性;④低频重复电刺激、单纤维肌电图试验阳性;⑤血清乙酰胆碱受体抗体(AchR-Ab)阳性;⑥合并胸腺瘤者胸腺影像学检查阳性。

3. 重症肌无力危象

重症肌无力危象是指重症肌无力患者病情突然加重以至危及生命的症状表现,主要包括以下三种。

(1) 肌无力危象是指因患者本身病情加重或治疗不当引起呼吸肌无力导致的严重的呼吸功能不全状态,常有反复感染、劳累、酸中毒或不规则用药病史等因素引起。

(2) 胆碱能危象除上述肌无力危象症状外,还有胆碱酯酶药物过量的临床表现,如呕吐、腹泻、瞳孔缩小、多汗、流涎、心率变慢、肌肉震颤、痉挛、焦虑、失眠、意识不清、描搐、昏迷等。

(3) 反拗现象:难以区别危象性质而又不能用停药或加大药物剂量改善症状者。

4. 临床诊断依据

根据 2012 年出版的重症肌无力诊断和治疗中国专家共识,其临床诊断依据包括:

(1) 临床特征:某些特定的横纹肌群肌力表现出波动性和易疲劳性,通常以眼外肌受累最常见,肌无力症状晨轻暮重,持续活动后加重,经休息后缓解。

(2) 药理学特征:肌肉注射胆碱酯酶抑制剂甲基硫酸新斯的明后,以改善最显著时的单项绝对分数计算相对评分,各单项相对评分中有 1 项阳性者,即为新斯的明试验阳性。

(3) 电生理学特征:低频 RNS 检查发现波幅递减 10% 以上;SFEMG 测定的"颤抖"增宽,伴有或不伴有阻滞。

(4) 血清学特征:可检测到乙酰胆碱受体抗体(AChR-Ab)或抗—抗骨骼肌特异性受体酪氨酸激酶(MuSK)抗体。在(1)的基础上,具备(2)和/或(3),及(4),可确定诊断。

5. 治疗时注意事项

首先应注意避免感染等引发症状加重的因素。避免使用地西泮、氨基糖苷类抗生素等易加重重症肌无力病情的药物。可使用胆碱酯酶抑制剂抑制乙酰胆碱的水解,激素抑制自身免疫反应。合并胸腺瘤者可进行胸腺切除或放疗。对于重症肌无力危象和难治性重症肌无力可采取血浆置换。免疫球蛋白可作为辅助治疗缓解病情。

六、思考题

(1) 重症肌无力的分型有哪些?

(2) 重症肌无力的实验室检查有哪些?

(3) 重症肌无力危象有哪些类型?

七、推荐阅读文献

[1] 贾建平,崔丽英,王伟,等.神经病学[M].6版.北京:人民卫生出版社,2008:360-365.

[2] 中国免疫学会神经免疫学分会,中华医学会神经病学分会神经免疫学组.重症肌无力诊断和治疗中国专家共识[J].中国神经免疫学和神经病学杂志,2012,19(6):401-408.

(沈立松 卞炳贤)

案例 81

低钾性周期性麻痹

一、病历资料

1. 现病史

患者,男,40岁,因"肌肉疼痛2个月,加重伴无力1日"就诊。患者2个月前开始出现间断性肌肉疼痛,一周数次,多出现在晚上,数分钟后能自行缓解。入院前一日晚出现轻度弥漫性肌痛。晨起自觉下肢痉挛,疼痛剧烈,下地行走困难、步态不稳。平卧后仍然感觉弥漫性的肌肉疼痛,并伴随四肢无力,麻木,进而无法再次起身,遂由家人送至医院就诊。追问病史,患者过去1年中偶尔出现视力模糊、间歇性左手腕疼痛及轻微的震颤,近1月体重下降3.2 kg。

2. 既往史

3月前诊断为男性乳房发育症,既往有雄激素源性脱发、脂溢性皮炎;否认高血压、糖尿病病史,但胃口佳,偏好高碳水化合物饮食。否认过敏史、否认长期大量吸烟饮酒史、否认药物滥用史。母亲患有糖尿病和高脂血症,父亲有高血压,2个兄妹患有甲状腺疾病。

3. 体格检查

T 37.3℃,P 80 次/min,R 16 次/min,BP 146 mmHg/72 mmHg。患者神志清,精神欠佳,言语清楚,无法直立。双侧鼻唇沟对称,伸舌居中,甲状腺Ⅱ°肿大,表面光滑,无触痛,随吞咽上下移动。颈软,无抵抗。双肺呼吸音清,未闻及明显干湿啰音。律齐,心音有力,无杂音。腹软,无压痛,肝肾区无叩痛。双手平举可见震颤。双下肢肌力 3$^+$级,肌张力正常,双上肢肌力、肌张力正常。共济运动协调。感觉系统检查未见异常,双侧肱桡肌反射、膝反射、踝反射消失,病理征(一)。

4. 实验室和影像学检查

(1) 血常规:WBC 9.20×10^9/L, N 70.4%, RBC 4.24×10^{12}/L, Hb 125 g/L, PLT 300×10^9/L。

(2) 血清电解质:Na$^+$ 140.4 mmol/L, K$^+$ 1.92 mmol/L, Cl$^-$ 108 mmol/L。

(3) 肝肾功能:ALT 63 IU/L, AST 36 IU/L, ALB 35 g/L, TP 55 g/L, CK 52 IU/L, Cr 40 μmol/L,Glu 6.3 mmol/L。

(4) 尿液 Na$^+$ 96 mmol/L, K$^+$ 9.5 mmol/L。

(5) 心电图:窦性心动过速伴非特异性的 ST-T 段和 T 波的变化。

(6) X线胸片:无明显异常。

二、诊治经过

1. 初步诊断

(1) 低钾血症。

（2）周期性麻痹？

2. 诊治经过

患者入院后立即给予静脉氯化钾补液（10%氯化钾30～40 ml加入生理盐水1 000 ml静脉滴注），患者症状缓解。15小时后复查血钾：4.1 mmol/L，尿液钠（Na$^+$）/钾（K$^+$）180/39.5（mmol/L）。随后就患者低钾的原因进行了一系列诊断性的实验室检查，结果显示：FT$_3$ 9.0 pmol/L，FT$_4$ 53.8 pmol/l，TSH 0.009 μIU/L，TPO-Ab＞1 000 IU/ml，TG-Ab＜20 IU/ml，TR-Ab 3 IU/ml。血清毒物检测阴性。甲状腺核素扫描显示甲状腺弥漫性肿大，放射性核素高度浓聚。诊断为甲状腺功能亢进伴周期性麻痹，并予丙硫氧嘧啶100 mg口服，一日3次。

3. 最终诊断

低钾性周期性麻痹，甲状腺功能亢进。

三、病例分析

1. 病史特点

（1）男性，40岁，肌肉疼痛2月，加重伴无力1日。

（2）患者肌肉疼痛呈发作性，多在晚间出现，数分钟可自行缓解。此次疼痛加重伴肌肉麻木无力。

（3）既往无糖尿病、饮酒、毒物接触史、高热量饮食伴体重下降，3月前诊断为男性乳房发育症，既往有雄激素源性脱发、脂溢性皮炎。

（4）体格检查：P 80次/min，BP 146 mmHg/72 mmHg，甲状腺Ⅱ°肿大，手平举可见震颤。双下肢肌力3$^+$级，双侧肱桡肌反射、膝反射、踝反射消失，病理征（一）。

（5）实验室和影像学检查：K$^+$ 1.92 mmol/L，FT$_3$ 9.0 pmol/L，FT$_4$ 53.8 pmol/L，TSH 0.009 μIU/L，TPO-Ab＞1 000 IU/ml，TG-Ab＜20 IU/ml，TR-Ab 3 IU/ml。心电图：窦性心动过速伴非特异性的ST-T段和T波的变化。甲状腺核素扫描显示甲状腺弥漫性肿大，放射性核素高度浓聚。

2. 诊断与诊断依据

（1）诊断：低钾性周期性麻痹，甲状腺功能亢进。

（2）诊断依据：① 症状和体征：患者食欲旺盛，近1月体重下降3.2 kg，收缩期高血压，脉压差大，甲状腺Ⅱ°肿大，双手平举有震颤。发作时双下肢肌力下降，双侧肱桡肌反射、膝反射、踝反射消失；既往诊断为男性乳房发育症；②甲状腺功能检查提示FT$_3$、FT$_4$显著升高，TSH明显降低，伴有TSH受体抗体明显升高，发作时血清钾明显降低，补充后迅速恢复；③心电图提示窦性心动过速，甲状腺核素扫描显示甲状腺弥漫性肿大，放射性核素高度浓聚。

3. 鉴别诊断

（1）周期性肌肉无力、麻痹的鉴别诊断。

① 多发性肌炎：急性或亚急性起病。以对称性近端肌无力开始，急性期外周血白细胞计数增高，稳定期则正常。血沉可增快。血清肌酸激酶（CK）与乳酸脱氢酶（LDH）在病情活动时明显增高。患者肌肉无力主要以双下肢为主，此次急性发作白细胞计数计CK值均正常，暂不考虑。

② 格林-巴利综合征：临床上常表现为进行性上升性对称性麻痹、四肢软瘫，以及不同程度的感觉障碍。脑脊液检查蛋白升高，细胞数不高或轻度升高呈"蛋白-细胞分离"，血清钾正常。患者没有感觉异常，且血清钾浓度异常偏低，与该疾病不符。

③ 急性脊髓炎：临床表现为急性起病，起病时可有低热、病变部位神经根痛，肢体麻木乏力和病变节段束带感；亦可无其他任何症状而直接发生麻痹，通常伴有排尿障碍。患者没有上述感觉异常及排尿障碍，故不考虑该疾病。

（2）根据患者的病史特点，提示继发于低钾血症引起的周期性麻痹可能性最大，需进一步对可能引起低钾血症的相关疾病进行鉴别诊断。

① 家族性低钾性周期性麻痹：此病是一种常染色体显性遗传疾病，是由编码及细胞膜离子通道基因变异所引起的，致病基因位点是 1q31-31。20～40 岁男性好发，发作时临床表现病病例类似，需排除其他继发性周期性麻痹后才能做出该诊断。

② 醛固酮增多症：由于肾上腺皮质发生病变从而分泌过多的醛固酮，导致水钠潴留，血容量增多，肾素-血管紧张素系统的活性受抑制，临床表现为高血压、低血钾为主要特征的综合征。低血钾主要由于醛固酮促进尿钾排泄过多所致，患者可有肌肉无力、麻痹、软瘫，甚至吞咽和呼吸困难，心电图示低血钾表现。但本患者既往没有高血压史，发作时尿钾不低，需要进一步进行血浆醛固酮、肾素活性等明确。

③ 皮质醇增多症：由多种病因引起的以高皮质醇血症为特征的临床综合征，患者主要表现为满月脸、多血质外貌、向心性肥胖、痤疮、紫纹、高血压、继发性糖尿病和骨质疏松等。皮质醇潴钠排钾是引起高血压和低血钾的原因。但患者没有典型的外貌特征，尿钾不低，故不支持该诊断。

四、处理方案及基本原则

(1) 积极纠正低钾：患者发作时存在明显低血钾，故及时补充钾盐有助于改善症状。

(2) 治疗原发病甲状腺功能亢进：患者周期性麻痹是继发于甲状腺功能亢进，故因积极治疗原发病，控制甲亢。

五、要点及讨论

甲状腺功能亢进是导致低钾血症的主要原因之一。导致低钾血症的原因可以是机体总钾量丢失而引起的钾缺乏；也可以是由于钾离子转移至细胞内或体液量过多而导致钾离子稀释，而机体总钾量不缺乏。甲状腺功能亢进伴周期性麻痹的发病率为 1.90%～8.80%，以青壮年男性多见，男女之比为 70：1～100：1。发病年龄为 20～51 岁，系甲状腺功能亢进高发年龄。

1. 甲状腺功能亢进伴周期性麻痹的临床诊断特点

(1) 典型的周期性麻痹发作，不同程度的双下肢或四肢软瘫，发作时血清钾离子水平降低。随着低钾血症的加重，肌无力加重。低血钾可能导致患者消化道平滑肌麻痹，引起肠麻痹，表现为腹胀，排气、排便减少。低血钾还可能引起心肌细胞兴奋性和传导性的异常，引起心律失常。

(2) 甲状腺功能亢进所特有的高代谢症候群及血清 T_3、T_4 及 TSH 水平异常。

(3) 补钾治疗后症状明显改善，而且周期性麻痹不再复发。

(4) 排除其他疾病引起的低血钾。

2. 周期性麻痹的发病机制和处理原则

甲状腺功能亢进伴周期性麻痹的发病机制目前尚不十分清楚，可能与自身免疫性疾病导致钾代谢紊乱有关。甲状腺激素具有利尿作用，无论对正常人还是黏液性水肿患者都很明显。甲亢患者由于大剂量的甲状腺激素导致的利尿作用，机体内的电解质排泄增加，并可使大量的钾转入细胞内。甲亢患者体内超生理量的甲状腺激素还能促进蛋白质分解，使尿中的钾离子排出增多，导致血清钾降低而导致低钾血症而诱发麻痹。

对低钾性麻痹患者，尤其反复发作，补钾后症状好转的青年患者，一定常规做甲状腺功能检测以免误诊。同时有效的抗甲亢治疗是保证疗效的关键。有明确甲亢病史的患者，如合并其他急性疾病需输注葡萄糖和糖皮质激素时，一定要注意及时补钾，因为糖皮质激素可促使肾脏排钾，导致低血钾而诱发周期性麻痹。再者，葡萄糖代谢和钾离子联系密切，当细胞向组织间液摄取葡萄糖以合成糖原时，就有一定量的钾离子随之进入细胞内,如果滴注葡萄糖时(特别是高渗葡萄糖),没有补充足量钾盐,就会使低血钾加重。

六、思考题

(1) 低钾性周期性麻痹的临床表现有哪些?

(2) 患者急性期发作时的肌肉麻痹、无力症状如何与其他神经肌肉性疾病相鉴别?

(3) 如何通过实验室的检测来鉴别不同原因引起的继发性低钾性周期性麻痹?

七、推荐阅读文献

[1] 陈灏珠,林果为,王吉耀. 实用内科学[M]. 12 版. 北京:人民卫生出版社,2013:2737 - 2738.

[2] Rhee E P, Scott J A, Dighe A S. Case 4 - 2012. A 37 - year-old man with muscle pain, weakness, and weight loss [J]. N Engl J Med, 2012, Feb 9;366(6):553 - 60.

(沈立松 邓 琳)

案例 82

格林-巴利综合征

一、病历资料

1. 现病史

患者,女性,50岁,因"四肢乏力伴感觉障碍1周"就诊。患者1周前双下肢远端开始出现活动乏力,很快加重并向近端发展,伴手套-袜子样感觉异常,逐渐波及双上肢,3天前出现双眼闭合不全、口不能闭紧、言语不清、面部麻木僵硬。目前可缓慢站立,自行走路,但速度慢,自觉无力。进一步追问,患者2周前有呼吸道感染症状,自服抗生素治疗(具体不详)后症状稍有缓解。

2. 既往史

否认高血压、糖尿病病史。否认肝炎、结核、伤寒等传染病史。否认食物药物过敏史。否认长期大量吸烟饮酒史。否认药物滥用史。30年前行阑尾炎手术。父亲有高血压、糖尿病,母亲体健,否认家族性遗传病史。

3. 体格检查

T 37.0℃,P 80次/min,R 18次/min,BP 130 mmHg/70 mmHg。神志清,精神欠佳,言语含糊,定向定时正常,计算能力正常。双眼活动自如,无眼震,无凝视,双侧瞳孔等大等圆,直径3 mm,对光反射存在,面部无表情,双侧额纹消失,双眼不能闭严、双侧鼻唇沟变浅,咽反射(+)。下颌反射(一),掌颏反射(一),转颈及耸肩正常。颈软,克氏征、布氏征阴性。四肢肌张力正常,四肢远端肌力Ⅳ级,四肢近端肌力Ⅴ⁻级。双侧肱二头肌反射(+),肱三头肌反射(+),桡反射(+),膝反射(+),跟腱反射(+)。双侧 Babinski 征阴性,双侧 Chaddock 征阴性,双侧 Oppenheim 征阴性,双侧 Gordon 征阴性,双侧 Hoffmann 征阴性。四肢针刺觉对称减退。位置觉及运动觉减退,闭目难立征(一)。双侧指鼻试验、跟膝胫试验正常。直线行走正常。

4. 实验室和影像学检查

(1) 血常规:WBC 7.20×10⁹/L, N 70.4%, RBC 4.24×10¹²/L, Hb 125 g/L, PLT 300×10⁹/L。

(2) 粪尿常规及肝肾功能:未见明显异常。

(3) 肌电图检查:正中神经、尺神经、胫神经、腓肠神经均损害。

(4) 心电图及胸片:未见明显异常。

二、诊治经过

1. 初步诊断

周围神经病变。

2. 诊治经过

患者入院后进行营养神经治疗(甲钴胺、维生素 B₁、鼠神经生长因子),并完善相关检查(脑脊液检查、F 波和 H 反射等),结果显示:脑脊液检查蛋白 1.42 g/L,糖 3.54 mmol/L,氯化物 125 mmol/L,白细胞计数 0.5×10⁶/L,红细胞未见;F 波和 H 反射消失。诊断为格林-巴利综合征,予丙种球蛋白 22.5 g静滴×5 天。

3. 最终诊断

格林-巴利综合征。

三、病例分析

1. 病史特点

(1) 女性,50 岁,四肢乏力伴感觉障碍 1 周。

(2) 1 周前患者四肢开始出现活动乏力伴感觉异常,3 天前患者开始出现双侧周围性面瘫。

(3) 既往无高血压、糖尿病、饮酒、毒物接触史。30 年前行阑尾炎手术。

(4) 体格检查:T 37.0℃,P 80 次/min,R 18 次/min,BP 130 mmHg/70 mmHg。面部无表情,双侧额纹消失,双眼不能闭严、双侧鼻唇沟变浅。四肢肌张力正常,四肢远端肌力Ⅳ级,四肢近端肌力Ⅴ⁻级。四肢针刺觉对称减退。

(5) 实验室和影像学检查:脑脊液检查蛋白 1.42 g/L,糖 3.54 mmol/L,氯化物 125 mmol/L,WBC 0.5×10⁶/L,红细胞未见。肌电图检查:正中神经、尺神经、胫神经、腓肠神经均损害。F 波和 H 反射消失。

2. 诊断与诊断依据

(1) 诊断:格林-巴利综合征。

(2) 诊断依据:①症状和体征:1 周前患者四肢开始出现活动乏力伴感觉异常,3 天前患者开始出现双侧周围性面瘫。追问病史,患者 2 周前有呼吸道感染症状。双侧周围性面瘫体征、四肢肌力减退、感觉障碍;②脑脊液检查蛋白 1.42 g/L,糖 3.54 mmol/L,氯化物 125 mmol/L,WBC 0.5×10⁶/L,红细胞未见,呈蛋白-细胞分离现象;③肌电图检查发现正中神经、尺神经、胫神经、腓肠神经均损害;F 波和 H 反射消失。

3. 鉴别诊断

(1) 脊髓灰质炎:起病时多有发热,肌肉瘫痪多为节段性,可不对称,无感觉障碍,脑脊液蛋白和细胞均增多。

(2) 糖尿病周围神经病变:患者急性起病,既往无糖尿病病史,故不考虑。

(3) 急性脊髓炎:急性表现为上运动神经元(痉挛性)瘫,锥体束征阳性,传导束型感觉障碍和括约肌功能障碍,脑脊液蛋白和细胞均正常或轻度增高。

(4) 多发性肌炎:可表现为四肢肌无力,但多以近端肌肉为主,四肢明显酸痛。

四、处理方案及基本原则

(1) 一般护理:患者存在双侧周围性面瘫,注意饮食及饮水呛咳,必要时可使用鼻饲。

(2) 营养神经:患者存在周围神经损害,可使用营养神经药物。

(3) 丙种球蛋白的应用:无免疫球蛋白过敏或先天性 IgA 缺乏症等禁忌证者,成人按 0.4/kg/d 计算,连用 5 天。

五、要点及讨论

格林-巴利综合征(Guillian-Barré syndrome,GBS)主要损害为多数脊神经根、周围神经和累及脑神经的脱髓鞘及小血管周围淋巴细胞小巨噬细胞的炎性、自限性、自身免疫性疾病。GBS 最常见的亚型为急性炎性脱髓鞘多神经根神经病变(AIDP)和急性运动性轴索神经病(AMAN),其次为 Miller Fisher 综合征(MFS),以眼肌麻痹、共济失调及深部肌腱反射消失为特征。总体来说,GBS 的临床病程、严重程度和结局具有高度各异性。

1. GBS 的临床诊断特点

(1) 病前 1~3 周有感染史。

(2) 急性或亚急性起病。

(3) 对称性四肢弛缓性瘫痪。

(4) 双侧周围性面瘫。

(5) 轻微末梢感觉障碍。

(6) 脑脊液蛋白-细胞分离现象。

(7) F 波或 H 反射延迟或消失,神经传导速度减慢。

2. 发病机制

大多数患者在发病前有感染史,如上呼吸道感染或肠道感染,由于病原体(病毒、细菌)的某些组分与周围神经髓鞘的某些组分相似,机体免疫系统发生了错误识别,产生自身免疫性 T 细胞和自身抗体,对周围神经组分发生免疫应答,引起周围神经脱髓鞘。有研究表明,约 2/3 的患者报告在 GBS 发病前有呼吸系统或胃肠道感染的症状。近半数的 GBS 患者可发现存有某种特异性的前驱感染,而 1/3 的感染由空肠弯曲杆菌引起。其他可引起 GBS 相关前驱感染的病原体有:巨细胞病毒、EB 病毒、肺炎支原体、流感嗜血杆菌和 A 型流感病毒。当空肠弯曲杆菌感染后,产生抗体与特异性神经节苷脂交互反应,而这一抗体在非复杂性空肠弯曲杆菌性胃肠炎时并不产生,但交互反应性抗体只在易感个体中产生。

3. 诊断标准

根据 2010 年出版的中国格林巴利综合征诊治指南中的诊断标准:

(1) 常有前驱感染史,呈急性起病,进行性加重,多在 2 周左右达高峰。

(2) 对称性肢体和延髓支配肌肉、面部肌肉无力,重症者可有呼吸肌无力,四肢腱反射减低或消失。

(3) 可伴轻度感觉异常和自主神经功能障碍。

(4) 脑脊液出现蛋白-细胞分离现象。

(5) 电生理检查提示远端运动神经传导潜伏期延长、传导速度减慢、F 波异常、传导阻滞、异常波形离散等。

(6) 病程有自限性。

4. GBS 的亚型、临床表现和相关抗体

AMAN 患者常有血清抗 GM1a、GM1b、GD1a 和 GalNAc-GD1a 神经节苷脂抗体。MFS 患者或 MFS-GBS 重叠综合征的患者常有抗 GD1b、GD3、GT1a 和 GQ1b 神经节苷脂抗体,这与共济失调和眼肌麻痹有关(见表 82-1)。

表 82-1 各 GBS 亚型相关特点

GBS 亚型	主要临床表现	NCS 结果	抗体[1]
AIDP	感觉运动型 GBS,常有颅神经功能缺损伴自主功能障碍	脱髓鞘性多发性神经病	多种[2]
AMAN	纯运动型 GBS,颅神经受累罕见	轴索多发性神经病,感觉动作电位正常	GM1a, GM1b, GD1a, GalNAc-GD1a
AMSAN	类似重度的 AMAN,但累及感觉纤维,引起感觉缺损	轴索多发性神经病,感觉动作电位降低或缺如	GM1, GD1a
咽-颈-臂变异型	主要为口咽、面部、颈部和肩部肌肉无力	多数患者正常,有时可见上肢异常,多数为轴索型	GT1a>GQ1b>>GD1a
MFS	共济失调,眼肌麻痹,反射消失	多数患者正常,感觉传导分离性改变,可能出现 H 反射	GQ1b, GT1a

注释:1:抗体主要为 IgG,也可为 IgM 和 IgA;2:抗体在发病机制中的作用未明。

5. 脑脊液检查在 GBS 中的作用

疑似 GBS 的患者常行腰椎穿刺检查,当需要排除其他诊断而非确诊 GBS 时,此检查尤为重要。脑脊液中蛋白水平增高而细胞计数正常(称为蛋白-细胞分离),是 GBS 的特征性标志。但必须有蛋白-细胞分离才能诊断为 GBS,这一观念是错误的,仅有 64% 的 GBS 患者可见该现象。约有 50% 的患者,在四肢无力发病后的头 3 天可见脑脊液蛋白水平升高,发病第一周后在 80% 的患者中可见蛋白水平增高。当脑脊液细胞计数 >50 个 / μl 时,可排除 GBS 的可能性,考虑为软脑膜恶性肿瘤、淋巴瘤、巨细胞病毒脊髓神经根炎、HIV 多发性神经病和脊髓灰质炎等其他诊断。若脑脊液中蛋白水平正常,由于蛋白-细胞分离并非为诊断 GBS 所必须,不推荐做重复腰椎穿刺。此外,可能由于渗漏或无菌性脑膜炎,高剂量 IVIG 治疗可增加脑脊液中的蛋白水平和细胞计数,此时重复性腰椎穿刺的结果可能会干扰诊断。

6. 检测抗神经节苷脂抗体

尽管 GBS 的发病机制中涉及抗神经节苷脂抗体,但其在诊断中的作用还未确定。一般而言,特异性抗体的滴度较低,意味着检测的阴性预测值也较低,因此阴性结果并不能排除 GBS 的可能性。此外,检测的阳性预测值的意义有限,因为其他疾病也会出现抗神经节苷脂抗体。但抗 GQ1b 抗体,至少90% 的 MFS 患者可出现该抗体;抗 GM1 和抗 GD1a IgG 抗体也常见于 AMAN 患者;这些抗体的检测有助于诊断。抗神经节苷脂抗体的检测方法正在迅速发展,在不久的未来会出现敏感性和特异性更高的检测方法。

7. GBS 的治疗

激素曾经是治疗格林-巴利综合征的主要药物,但是近些年来认为该种治疗方法存在争议,多项报道认为其无效。目前治疗格林-巴利综合征疗效比较肯定的有两种,一是血浆置换;二是免疫球蛋白。主要是封闭致病性因子的产生环节和作用环节,促进受损的神经髓鞘再生,疗效肯定。

六、思考题

(1) 格林巴利综合征的临床特点有哪些?

(2) 什么是脑脊液蛋白-细胞分离现象?

(3) 格林巴利综合征的分型有哪些?

七、推荐阅读文献

[1] 贾建平,崔丽英,王伟. 等. 神经病学[M]. 6 版. 北京:人民卫生出版社,2008:346-348.

[2] 中华医学会神经病学分会神经肌肉病学组,中华医学会神经病学分会肌电图及临床神经电生理学组,中华医学会神经病学分会神经免疫学组. 中国吉兰. 巴雷综合征诊治指南[J]. 中华神经科杂志,2010,43(8):583-586.

(沈立松　卞炳贤)

一、病历资料

1. 现病史

患者,女性,51 岁,因"反复上腹疼痛 2 月,恶心呕吐 2 天"就诊。患者于两月前无明显诱因下出现上腹部疼痛,为持续隐痛,同时出现前胸部同性状疼痛,腰部、四肢疼痛不明显,部位游走不定,伴乏力、轻微恶心,无呕吐,期间间断性腹泻,为黄褐色稀水样便,频率不定,无黏液脓血便,无里急后重,无明显反酸嗳气。2 天前,患者无明显诱因下出现恶心呕吐,呕吐物为胃内容物,无呕血黑便,无心前区压榨性疼痛,无腹痛腹泻,遂至医院治疗,进一步追问病史,患者平素神萎,食欲缺乏,夜尿多,近半年体重下降近 5 kg。

2. 既往史

既往有高血压,糖尿病史,规律服药,否认药物食物过敏史,否认毒物接触史,否认吸烟饮酒史、否认输血史。父母亲均有高血压糖尿病史,无兄弟姐妹,否认其他家族遗传病史。

3. 体格检查

T 36.8℃,P 88 次/min,R 22 次/min,BP 152 mmHg/74 mmHg。轻度贫血貌,皮肤无黄染、皮疹和出血点。一般情况差,神萎,对答尚切题,全身浅表淋巴结未触及,双侧鼻唇沟对称,伸舌居中。颈软,无抵抗,未触及甲状腺。前胸壁胸骨下段压痛,上腹剑突下压痛明显。双肺呼吸音清。心,律齐,未闻及杂音及心包摩擦音。腹软,未触及包块,无反跳痛,肝肾区无叩击痛。双下肢无水肿,双足背动脉搏动存在。神经系统检查未见明显异常。

4. 实验室和影像学检查

(1) 血常规:WBC 10.02×10^9/L, N 77.9%, RBC 2.84×10^{12}/L, Hb 90 g/L, PLT 172×10^9/L。

(2) ESR 120 mm/h。

(3) 生化检查:TP 65 g/L, ALB 28 g/L, GLB 67 g/L, A/G 0.4, BUN 16.5 mmol/L, Cr 254 μmol/L, AKP 45 IU/L。血清电解质:Na^+ 142.3 mmol/L, K^+ 3.52 mmol/L, Cl^- 100.1 mmol/L, Ca^{2+} 3.96 mmol/L, P^{3+} 1.16 mmol/L,心肌酶谱正常。

(4) 心电图:窦性心动过速,ST-T 改变。

(5) CT 检查:CT 胸腹盆平扫,发现有弥漫性破坏性骨质异常,呈现虫蚀溶骨性病变。

二、诊治经过

1. 初步诊断

(1) 高钙血症。

(2) 肾功能不全。

(3) 贫血。

(4) 多发性骨髓瘤待诊。

2. 诊治经过

患者入院后立即予心电监护,记录 24 小时出入水量,给予补液(10%氯化钾 30 ml 加入生理盐水 1 000 ml 静滴,生理盐水水化 2 L),1 升生理盐水静滴后呋塞米 20 mg 静推;地塞米松 10 mg 静推,帕米膦酸二钠 90 mg 加入 500 ml 生理盐水静滴,降钙素 4 mg 肌注,降钙素 100 μg 肌注,甲氧氯普胺 10 mg 肌注,奥美拉唑 20 mg 口服,患者症状缓解。同时严密观察患者生命体征、电解质平衡等情况。24 小时后复查血钙:2.84 mmol/L,因患者短期内体重下降,前胸壁胸骨下段压痛,上腹剑突下压痛明显,入院查球蛋白升高,白球比例倒置,血沉高,CT 提示虫蚀溶骨性病变,高度怀疑多发性骨髓瘤,进一步检查 PTH 6.3 pg/ml(0.67 pmol/L),甲功全套除反 T_3(rT_3)158.60 ng/dL,余项目正常,LDH 366 IU/L,尿本周氏蛋白(一),血固定电泳:IgA(+),kappa(+),血 IgA 12.00 g/L,Kappa 轻链 7.16 g/L,Lamda 轻链 0.55 g/L;尿 Kappa 轻链 46.90 mg/L,尿 Lamda 轻链 3.69 mg/L,24 小时尿蛋白定量 1.53 g/24 h。TEG:纤维蛋白原水平 77.0 deg,血小板活性 77.2 mm,凝血综合指数 3.6,提示高凝状态,肿瘤标记物正常。骨髓穿刺和活检,骨髓组织浆细胞占 95%,骨髓抽吸液涂片浆细胞占 36%。B 超提示:①双侧腋下及双侧腹股沟淋巴结肿大;②双甲状旁腺未探及异常。全身骨扫描示"胸椎及双侧多根肋骨病变,肿瘤骨转移不能排除"。诊断为多发性骨髓瘤伴高钙血症,贫血,肾功能不全,行 DVd 方案化疗。

3. 最终诊断

(1) 多发性骨髓瘤(IgA k 型　伴高钙血症)。

(2) 贫血。

(3) 肾功能不全。

三、病例分析

1. 病史特点

(1) 女性,51 岁,反复上腹疼痛 2 月,恶心呕吐 2 天。

(2) 患者为中老年女性,病情进展较快,2 月前起病,以上腹部疼痛、乏力、消瘦、恶心呕吐为主要表现。查体:患者呈贫血貌、前胸壁胸骨下段压痛,上腹剑突下压痛明显。入院后血常规提示贫血,血钙明显升高。肾功能提示急性肾功能损害,患者球蛋白升高,A/G 比例倒置,CT 提示虫蚀溶骨性病变,考虑多发性骨髓瘤可能。初步诊断为"高钙血症原因待查,多发性骨髓瘤可能"。

(3) 既往有高血压,糖尿病病史,余无殊。

(4) 体格检查:轻度贫血貌,前胸壁胸骨下段压痛,上腹剑突下压痛明显。未触及甲状腺,余无殊。

(5) 实验室和影像学检查:ESR 120 mm/h,TP 65 g/L,ALB 28 g/L,A/G 0.4,BUN 16.5 mmol/L,Cr 254 μmol/L,AKP 45 IU/L。Ca^{2+} 3.96 mmol/L,P^{3+} 1.16 mmol/L。心肌酶谱正常。PTH 6.3 pg/ml(0.67 pmol/L),甲功全套除反 RT_3,其余项目正常,LDH:366 IU/L,尿本周氏蛋白(一)。血固定电泳:IgA(+),kappa(+),血 IgA 12.00 g/L,Kappa 轻链 7.16 g/L,Lamda 轻链 0.55 g/L;

Kappa 轻链 46.90 mg/L,尿 Lamda 轻链 3.69 mg/L,24 小时尿蛋白定量 1.53 g/24 h。TEG:纤维蛋白原水平 77.0 deg,血小板活性 77.2 mm,凝血综合指数 3.6,提示高凝状态。肿瘤标记物正常,骨髓穿刺和活检,骨髓组织浆细胞占 95%,骨髓抽吸液涂片浆细胞占 36%。心电图:窦性心动过速,ST-T 改变。CT 检查:胸腹盆平扫,发现有弥漫性破坏性骨质异常,呈现虫蚀溶骨性病变。B 超提示①双侧腋下及双侧腹股沟淋巴结肿大;②双甲状旁腺未探及异常。全身骨扫描示"胸椎及双侧多根肋骨病变,肿瘤骨转移不能排除"。

2. 诊断与诊断依据

(1) 诊断:多发性骨髓瘤(IgA k 型　伴高钙血症);贫血;肾功能不全。

(2) 诊断依据:①症状和体征:患者反复上腹疼痛,恶心呕吐,查体轻度贫血貌,前胸壁胸骨下段压痛,上腹剑突下压痛明显;②临床检验:患者球蛋白高,白球比例倒置,PTH 6.3 pg/ml(0.67 pmol/L)降低,尿本周氏蛋白(-),血固定电泳:IgA(+),kappa(+),血 IgA 12.00 g/L,Kappa 轻链 7.16 g/L,Lamda 轻链 0.55 g/L,尿 Kappa 轻链 46.90 mg/L,尿 Lamda 轻链 3.69 mg/L,24 小时尿蛋白定量 1.53 g/24 h,LDH、血沉升高,TEG 提示血液高凝状态,血钙升高,24 小时尿蛋白定量 1.53 g/24 h,Hb 提示轻度贫血,尿素氮,肌酐提示肾功能不全,骨髓穿刺和活检,骨髓组织浆细胞占 95%,骨髓抽吸液涂片浆细胞占 36%;③影像学检查:CT 胸腹盆平扫,发现有弥漫性破坏性骨质异常,呈现虫蚀溶骨性病变。B 超示:双侧甲状旁腺未探及异常。全身骨扫描示"胸椎及双侧多根肋骨病变,肿瘤骨转移不能排除"。至此诊断明确。

3. 鉴别诊断

(1) 肿瘤性高钙血症的鉴别诊断(非 PTH 依赖性)。

文献报道,大约 15%～20%的肿瘤患者会发生高钙血症,发生率与病种有关。在骨髓瘤及乳腺癌患者中发生率最高(约 40%),其次是非小细胞肺癌,也见于结肠癌、前列腺癌及小细胞肺癌。该患者肿瘤标志物正常,影像学检查未发现其他肿瘤。

(2) 非肿瘤性高钙血症的鉴别诊断(PTH 依赖性)。

根据患者的病史特点,提示继发于 MM 的高钙血症可能性最大,需进一步对可能引起非肿瘤性高钙血症的相关疾病进行鉴别诊断。

① 原发性甲状旁腺机能亢进症:主要因甲状旁腺肿瘤或主细胞增生导致 PTH 分泌增多,临床以高血钙,低血磷,高尿钙症候群及骨病变和(或)肾结石为主征。原发性甲旁亢患者骨吸收和骨形成速度均加速,处于高转换状态,因此反映骨吸收指标血清(浆)TRAP、尿 HOP,尿(血)NTX、ICTP、crosslap,尿 NTX 与 iPTH 及甲旁亢的症状平行;反映骨形成指标血 OC、ALP(B-ALP)、PICP 均有不同程度升高。但在恶性肿瘤相关性高钙血症患者中,由于其骨组织存在独有的特征,即骨吸收与骨形成脱偶联,骨吸收的增加不伴随骨形成的增加,因此,此类患者骨吸收指标是高的,而骨形成指标是低的,这一特点有助益于与高 PTH 分泌高钙血症患者的鉴别。

② 甲亢:甲状腺激素促使骨吸收增加导致高血钙,长期延误治疗者可出现骨质疏松和压缩性骨折,与 PTH 被抑制有关。

③ 家族性低尿钙性高钙血症:本症是常染色体显性遗传病,因位于第 3 号染色体长臂的钙受体基因突变所致。甲状旁腺对正常的钙抑制效应不敏感,PTH 分泌增加,肾小管钙回吸收增加,导致低尿钙性高钙血症。常表现为无症状性高钙血症,新生儿即可出现甲旁亢表现,父母血钙多异常。

图 83-1 显示了有关高钙血症的鉴别流程。

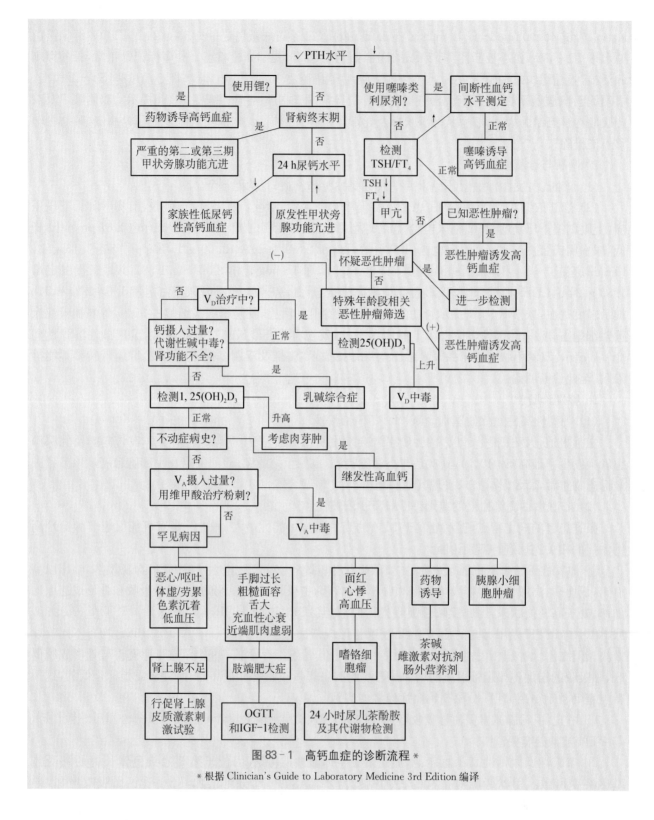

图83-1 高钙血症的诊断流程*

*根据 Clinician's Guide to Laboratory Medicine 3rd Edition 编译

四、处理方案及基本原则

（1）积极降低血钙水平：水化、利尿和早期使用特异性的降低血钙药物,停止使用减少尿钙排泄的药物以及减少肾血流的药物（非甾体抗炎药和 H_2 受体拮抗剂）,保护肾功能,鼓励患者活动以减少骨钙的吸收,危急状态下,也可做透析治疗。

（2）治疗原发病多发性骨髓瘤：患者高血钙症是继发于 MM,故因积极治疗原发病,提高机体免疫力。

五、要点及讨论

恶性肿瘤是引起高钙血症的一大原因,在临床实践中,对于肿瘤引起的高钙血症不容忽视。

恶性肿瘤致高钙血症的发生率为 $15\% \sim 20\%$。其发病率与病种相关,多发性骨髓瘤和乳腺癌患者中发病率最高,也常见于头颈部鳞癌、非小细胞肺癌、肾癌和宫颈癌;少见于前列腺癌、小细胞肺癌、胃癌和大肠癌。血清钙在 3.75 mmol/L 以上可发生高钙危象,处理不当将危及生命,应早期诊断并紧急治疗。

肿瘤性高钙血症的临床诊断特点:

（1）高血钙的临床表现可累及多系统,常见消化系统表现为食欲减退、恶心、呕吐、顽固性便秘、腹痛等;还可合并胃溃疡、胰腺炎。神经系统表现为倦怠、无力、肌张力减弱、肌萎缩、平衡及步态异常。心血管系统表现为心动过缓、心律失常、Q-T 间期缩短。泌尿系统表现为多尿、肾结石、肾钙化、肾功能衰竭。骨骼系统表现有骨痛、骨质疏松、骨纤维变性、骨囊性变。此外,还可有肾脏、心肌、胃、甲状腺等广泛转移性钙化以及精神症状如急躁、抑郁、注意力不集中、性格改变,甚至昏迷、抽搐。

（2）高钙血症是一种症状,尽可能找出引起高钙血症的原发疾病,纠正高钙血症的同时针对原发疾病进行治疗才能收到良好治疗疗效。

肿瘤相关的高钙血症发病机制尚不完全清楚,目前认为有 4 种与发病有关的因素:①甲状旁腺激素相关蛋白,例如许多肿瘤（如肺鳞癌、肾癌、卵巢癌、子宫内膜癌和乳腺癌）释放甲状旁腺激素相关蛋白,与甲状旁腺激素相似作用于破骨细胞和肾脏,引起血钙升高,这是肿瘤高钙血症的最常见原因;②细胞因子,原发或转移瘤（如乳腺癌、骨髓瘤和淋巴瘤）可以产生细胞因子促进破骨细胞释放钙离子,从而引起血钙升高,许多可溶性破骨细胞活化因子都可以诱发骨的重吸收,这种机制常伴随有骨转移;③维生素 D_3,部分淋巴瘤介导 $1,25$-二羟维生素 D_3 合成增加,通过促进胃肠道钙吸收和增加破骨细胞活性使血钙升高;④异位甲状旁腺激素分泌极少见,有资料显示,除甲状旁腺癌外,异位甲状旁腺激素不是引起癌症高钙血症的常见原因。上述一种或多种因素可能同时参与了高钙血症的形成。

六、思考题

（1）肿瘤性高钙血症的临床表现有哪些?

（2）如何鉴别高钙血症的原发性疾病?

（3）如何通过实验室的检测来鉴别不同病因引起的高钙血症?

七、推荐阅读文献

[1] 陈灏珠,林果为,王吉耀. 实用内科学[M]. 12 版. 北京:人民卫生出版社,2013:2737-2738.

[2] Stewart A F, Clinical practice. Hypercalcemia associated with cancer. [J]. N Engl J Med, 2005,352(4):373-379.

（范列英　谭　琪）

案例 84

低钙血症

一、病历资料

1. 现病史

患者,男性,20岁,因"突发意识障碍,伴肢体抽搐1h"就诊。患者家属诉患者1h前无明显诱因下突发歪倒在地,双眼大睁,瞳孔变大,牙关紧闭,呼之不应,同时伴双侧上下肢抽搐,持续约10 min后停止,停止后患者反应迟钝,不能对答切题,过程中患者无口吐白沫,无大小便失禁。家属紧急将患者送入我院,约30 min到院时患者神志清楚,自诉发病前感乏力、头昏、心慌,对晕倒后情况不能回忆,门诊以"晕厥原因待查"收住院。进一步追问病史,患者既往无类似发作病史,近1月无明显诱因下常感末端手指麻木,休息后症状可缓解,平素神清,精神可,胃纳可,二便正常,近期体重无明显变化。

2. 既往史

平素体健,既往史无特殊。

3. 体格检查

T 36.5℃,P 105 次/min,R 23 次/min,BP 105 mmHg/70 mmHg。神清,对答尚切题,双侧瞳孔D3.0 mm,光反射存在,口角无歪斜,伸舌居中,定向力可,皮肤、黏膜无黄染,无皮疹和出血点。全身浅表淋巴结未触及。颈软,无抵抗,未触及甲状腺。心律齐,余未及异常,肺未闻及异常,腹部未触及异常。双下肢无水肿。四肢肌张力正常,双上肢肌力5级,双下肢4级,Chvostek征(+),其他病理征未引出,四肢腱反射减弱。

4. 实验室和影像学检查

(1) 血常规:WBC $4.10×10^9$/L, N 46%, RBC $4.54×10^{12}$/L, Hb 123 g/L, PLT $258×10^9$/L。

(2) 生化检查:ALT 10 IU/L, AST 22 IU/L, BUN 5.2 mmol/L, Cr 77 μmol/L, TP 45 g/L, AKP 42 IU/L, LDH 246 IU/L, CK 425 IU/L。血清电解质:Na^+ 140.3 mmol/L, K^+ 3.44 mmol/L, Ca^{2+} 1.78 mmol/L, P^{3+} 2.02 mmol/L, Mg^{2+} 0.81 mmol/L,心肌酶谱正常。

(3) 心电图:窦性心动过速,Q-T间期0.43 s,T波尖,肢体导联低电压。

(4) CT检查:头颅CT平扫提示颅内广泛性钙化灶。

(5) 甲状腺超声:未见明显异常。

二、诊治经过

1. 初步诊断

晕厥原因待查。

2. 诊治经过

患者入院后立即予卧床休息,高钙低磷饮食,给予顿服 10% 氯化钾 10 ml,10% 葡萄糖酸钙 10 ml 缓慢静脉注射,口服碳酸钙 1 g bid,患者症状缓解。严密观察患者生命体征、监测血钙、血磷调整用量。2 h 后复查血钙:2.44 mmol/L,因患者以晕厥抽搐发病,伴末端手指麻木,Chvostek 征(+),低血钙,高血磷,头颅 CT 平扫提示颅内广泛性钙化灶,进一步检查 PTH 1.2 pg/ml,甲功全套正常,自身免疫抗体检查无明显异常,25-羟维生素 D 8.81 ng/ml,尿钙 5.8 mg/24 h,尿磷 18.8 mg/24 h,脑电图及脑地形图未见明显异常。诊断为甲状旁腺功能减退症伴低钙血症。

3. 最终诊断

甲状旁腺功能减退症伴低钙血症。

三、病例分析

1. 病史特点

(1) 男性,20 岁,突发意识障碍伴肢体抽搐 1 h。

(2) 患者为青年男性,起病快,以突然晕厥抽搐发病,近期末端手指常感麻木,查体 Chvostek 征(+),入院后化验检查提示低血钙,高血磷,考虑甲状旁腺功能减退症可能。初步诊断为"晕厥原因待查,甲状旁腺功能减退症伴低钙血症可能"。

(3) 既往史无殊。

(4) 体格检查:四肢肌张力正常,双上肢肌力 5 级,双下肢 4 级,Chvostek 征(+),其他病理征未引出,四肢腱反射减弱。

(5) 实验室和影像学检查:血常规、肝肾功能正常。LDH 246 IU/L,CK 425 IU/L。血清电解质:Ca^{2+} 1.78 mmol/L,P^{3+} 2.02 mmol/L,心肌酶谱正常。进一步检查 PTH 1.2 pg/ml,甲功全套正常,自身免疫抗体检查无明显异常,25 羟维生素 D 8.81 ng/ml,尿钙 5.8 mg/24 h,尿磷 18.8 mg/24 h,脑电图及脑地形图未见明显异常。心电图:窦性心动过速。头颅 CT 平扫提示颅内广泛性钙化灶。甲状腺超声:未见明显异常。脑电图及脑地形图未见明显异常。

2. 诊断与诊断依据

(1) 诊断:甲状旁腺功能减退症伴低钙血症。

(2) 诊断依据:①症状和体征:患者青年男性,起病快,突然晕厥抽搐发病,近期末端手指常感麻木,查体 Chvostek 征(+);②临床检验:化验检查提示患者肝肾功能正常,白蛋白正常范围,纠正后离子钙水平仍低,高血磷,PTH 1.2 pg/ml 明显降低,甲功全套正常,自身免疫抗体检查无明显异常,25 羟维生素 D 8.81 ng/ml,尿钙 5.8 mg/24 h,尿磷 18.8 mg/24 h;③头颅 CT 平扫,提示颅内广泛性钙化灶。甲状腺超声:未见明显异常。脑电图及脑地形图未见明显异常,可进一步行甲状旁腺核素显像明确甲状旁腺功能。

3. 鉴别诊断

根据患者的病史特点,提示甲状旁腺功能减退症引发的低钙血症可能性最大,需进一步对低钙血症的相关疾病进行鉴别诊断。图 84-1、图 84-2 及表 84-1 显示了低钙血症的诊断及鉴别诊断思路。

(1) 假性甲状旁腺功能减退症(pseudo-hypoparathyroidism):是一种具有甲状旁腺功能减退症的症状和体征的遗传性疾病,又称 Albright 遗传性骨营养不良;本症主要是靶器官(骨和肾)对甲状旁腺激素失敏,甲状旁腺增生,血中甲状旁腺素增加,而临床表现为甲状旁腺功能减退;典型病例还有独特的骨骼和发育缺陷,该患者无特殊面貌及体征,故不考虑该诊断。

(2) 维生素 D 缺乏:这是低钙血症的重要也是常见原因之一,维生素 D 缺乏可以是由于饮食摄入不足或由于肝胆疾病和肠道疾病吸收减少,维生素 D 缺乏伴有低钙血症和严重低磷血症,可以发生肌无

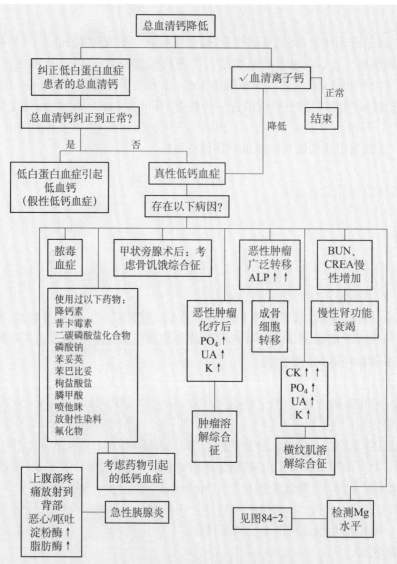

图 84-1 低钙血症的诊断及鉴别诊断 *

注 * 根据 Clinician's Guide to Laboratory Medicine 3rd Edition 编译

力,疼痛和典型骨畸形,结合该患者病史不考虑该诊断。

（3）肾小管疾病:包括由于肾毒素远端肾小管酸中毒,由于肾异常丢失钙和减少肾脏转换活性维生素 D3 可引起严重低钙血症。镉损害近端小管和影响维生素 D 转换,尤其可引起低钙血症。软骨病同样可发生在肾小管病变,仍可以主要由于伴有慢性酸中毒,该患者无毒物接触史,不考虑该诊断。

（4）肾脏衰竭:由于直接肾细胞损害,以及肾脏排磷降低引起高磷血症。因而减少 $1,25(OH)_2D_3$ 形成导致低钙血症,该患者肾功能正常,故不考虑该诊断。

（5）低钾镁血症:镁缺乏是由于肠道吸收不良或饮食中镁缺乏造成,可引起低钙血症。相对 PTH 缺乏或终末器官对 PTH 不敏感可因缺镁而发生,导致血浆钙浓度<0.5 mmol/L,可补充镁改善 PTH 水平和肾保留钙,该患者虽此次血镁正常低值,但患者血钾难纠正,应密切关注患者血镁变化情况,不能排除低钾镁血症。

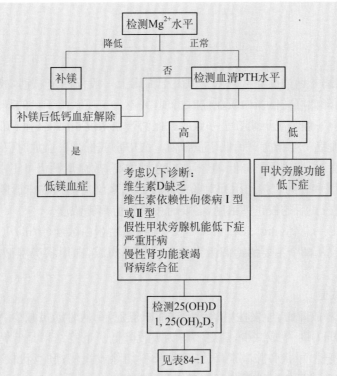

图84-2 低钙血症的诊断及鉴别诊断(续)*

注 * 根据 Clinician's Guide to Laboratory Medicine 3rd Edition 编译

表84-1 低钙血症的诊断及鉴别诊断(续)*

诊断	磷	PTH	25(OH)D	1, 25(OH)$_2$D$_3$
维生素D缺乏	↓	↑	↓	↓/N/↑
严重肝病	↓	↑	↓	↓/N/↑
慢性肾衰	↑	↑	N	↓
肾病综合征	↓	↑	↓	↓/N
假性甲状旁腺功能低下综合征	↑	↑	N	↓
维D依赖Ⅰ型佝偻病	↓	↑	N/↑	↓
维D依赖Ⅱ型佝偻病	↓	↑	N/↑	↑

注 * 根据 Clinician's Guide to Laboratory Medicine 3rd Edition 编译

四、处理方案及基本原则

(1) 急性期治疗:积极升高血钙水平,手足抽搐发作时的处理:10％葡萄糖酸钙 10～20 ml 静脉内缓慢注射,必要时 1～2 h 后重复注射。

(2) 间歇期的治疗:高钙低磷饮食;补充钙剂:长期口服钙剂,每日服用钙元素 1～2 g;维生素 D 制剂:单用钙剂不佳时,需加用维生素 D 制剂。注意患者血液钙磷镁的变化,维持电解质平衡。

(3) 病因治疗:积极针对患者甲状旁腺减退症进行治疗,密切注意患者甲状腺及甲状旁腺功能。该患者甲状旁腺减退症诱因及类型尚不清楚,需行影像学等检查进一步明确诊断。

五、要点及讨论

低钙血症是指血清离子钙浓度异常减低。但由于临床上一般仅测定总钙,故总钙水平低于正常也称为低钙血症。血总钙降低可在低蛋白质血症时出现,并不一定反映离子钙的降低,因此血钙降低不一定和离子钙降低一致,但一般情况下两者是一致的。血清蛋白浓度正常时,血钙低于 2.2 mmol/L 时称为低钙血症,所以低钙血症一般指游离钙低于正常值。酸中毒或低蛋白血症时仅有蛋白结合钙降低;反之,碱中毒或高蛋白血症时,游离钙虽降低,但蛋白结合钙增高,故血清钙仍可正常。正常血清离子钙浓度主要是由 PTH 对肾脏和骨的直接作用和对肠的间接作用来维持的。临床诊断低钙血症时的总钙浓度必须是经血清白蛋白校正后的校正钙浓度,必要时可测定游离钙浓度。

校正钙浓度(mg/dl)=总钙(mg/dl)−0.8×[4.0−血清白蛋白浓度(g/dl)]。

临床发现低钙,建议从两个主要的钙调激素缺乏去寻找病因,即甲状旁腺激素缺乏和维生素 D 缺乏或羟化障碍。

1. 甲状旁腺功能减退

(1) 甲状旁腺激素释放障碍:原发性甲状旁腺功能减退症,钙从骨动员减少,肾重吸收钙减少,尿磷排出减少,同时 $1,25(OH)_2D_3$ 生成减少,随之小肠钙吸收降低。最终结果是低钙血症和高磷血症。还应考虑特发性(自身免疫性)甲状旁腺激素释放障碍;外科切除或损伤;肝豆状核变性;功能性甲状旁腺激素释放障碍;低镁血症;术后暂时性甲状旁腺激素释放障碍等。

(2) 甲状旁腺激素功能障碍(激素抵抗)。

(3) 假性甲状旁腺功能减退。

2. 甲状旁腺激素功能正常或增高

靶器官功能障碍如肾功能不全、小肠吸收不良、急性或慢性胰腺炎、成骨细胞性转移瘤和维生素 D 缺乏或抵抗。这一类型中,尽管 PTH 分泌正常或增高,但受体对其不感受或甲状旁腺素原转化为甲状旁腺素的过程发生障碍,低钙血症仍可发生,此类患者往往伴随继发性甲状旁腺功能亢进。

3. 其他原因导致的低钙血症

氟中毒、大量输入枸橼酸抗凝血、碱中毒、成骨性骨转移、长期癫痫发作、革兰阴性菌脓毒血症和中毒性休克等。

综上所述,甲状旁腺激素(PTH)在调节血钙和血磷水平中起着关键作用,未经治疗的甲状旁腺功能减退症患者,由于 PTH 生成不足,其血钙水平很低,而血磷高于正常水平,其典型的临床表现为感觉异常和肌肉痉挛,肌肉痉挛疼痛和类似癫痫发作。

甲状旁腺功能减退症,无论是传统的内科药物治疗,还是甲状旁腺移植治疗、基因治疗以及干细胞治疗,都不能达到满意疗效。钙剂与维生素 D 的治疗仅能控制症状,如何获得钙磷代谢的平衡调节目前仍是一大难题,治疗稍不当有发生尿路结石与肾功能损害的风险。基因治疗以及干细胞治疗目前尚停留在动物及体外实验阶段,在过去几年里进行的 PTH 研究证明,PTH 替代治疗对于甲状旁腺功能减退症是一种有效的治疗。但它的半衰期很短,只有大约 1 h,一项最新研究显示,新型重组人甲状旁腺素[rhPTH]能使半数以上患者每日服用钙和活性维生素 D 的剂量降低至少 50%,同时维持血钙水平正常,将来有望应用于甲状旁腺功能减退症治疗上。

六、思考题

(1) 低钙血症的鉴别诊断?

(2) 如何鉴别低钙血症的原发性疾病?

（3）机体钙磷镁代谢之间的关系？

七、推荐阅读文献

［1］陈灏珠,林果为,王吉耀. 实用内科学［M］.12 版. 北京：人民卫生出版社,2013：2737 - 2738.

［2］Mark Stuart Cooper, Review. Management of acute hypocalcemia. ［J］. 2015,21 Jan, pp 297 - 301.

（范列英　谭　琪）

案例 85

高钾血症

一、病历资料

1. 现病史

患者,女性,68岁,因"反复抽搐6月,加重伴乏力3天"入院。患者家属述患者3年前无明显诱因下出现活动后心慌气急,至外地医院就诊诊断为"冠心病",具体治疗及用药过程不详。6月前患者无明显诱因下出现抽搐,无意识丧失,入外院检查肾功能正常,血钾6.5 mmol/L,外院降血钾及其他对症治疗好转后出院。近6个月以来,患者反复发作抽搐,有时伴意识短暂性丧失,在我院就诊2次,肾功能正常,血钾两次检测分别为6.2 mmol/L及7.0 mmol/L,经对症治疗后好转出院。3天前患者因劳累后再次出现抽搐,伴乏力,感心慌气急,无黑矇昏厥,无胸闷胸痛,无咳嗽咳痰,无大小便失禁,夜间不能平卧。遂至我院就诊,患者此次发病以来神萎,食欲缺乏,大小便如常,近期体重无明显变化。

2. 既往史

既往有高血压病史20余年,既往用药史不详。近3年来一直服用培哚普利8 mg qd+螺内酯10 mg qd控制血压,平素未监测血压。否认糖尿病等其他慢性疾病病史。否认过敏史、否认长期大量吸烟饮酒史、否认药物滥用史。父母亲均患有糖尿病和高血压。

3. 体格检查

T 37.2℃,P 54次/min,R 24次/min。BP 180 mmHg/120 mmHg。神萎,慢性病容貌,颈静脉充盈。皮肤、黏膜无黄染,无皮疹和出血点。全身浅表淋巴结未触及。颈软,无抵抗,未触及甲状腺。双肺呼吸音清,未闻及干湿啰音。心律齐,心界稍向左扩,各瓣膜区听诊未闻及异常心音。腹软,无压痛反跳痛,肝脾肋下未触及,肝肾区无叩击痛。双下肢水肿(++),神经系统检查未见异常。

4. 实验室和影像学检查

(1) 血常规:WBC 13.2×10^9/L, N 91.2%, RBC 4.50×10^{12}/L, Hb 129 g/L, PLT 183×10^9/L。

(2) 生化检查:BUN 8.6 mmol/L, Cr 102 μmol/L, UA 242 μmol/L, TP 31.8 g/L;电解质:K^+ 6.68 mmol/L, Ca^{2+} 1.32 mmol/L; Glu 5.6 mmol/L。

(3) 尿常规:比重1.020,隐血(+++),白细胞酯酶(+++),蛋白(+++),镜检:WBC(+)/Hp, RBC 1~5/Hp。

(4) 心电图:窦性心动过缓(54次/min),左房肥大,QT间期延长,V1~V3 T波高尖。

二、诊治经过

1. 初步诊断

（1）高钾血症（原因待查）。

（2）泌尿系统感染。

（3）原发性高血压（3级　极高危）。

（4）冠状动脉粥样硬化性心脏病（NYHA Ⅳ级）

2. 诊治经过

患者入院后立即予心电监护，监测血钾情况，记24小时出入量，立即静推10％葡萄糖酸钙10 ml，10 min内推注完，10％ GS 500 ml加入12 IU胰岛素及10％葡萄糖酸钙10 ml ivgtt，呋塞米20 mg静推，左氧氟沙星0.5 g qd ivgtt抗感染。嘱低钾饮食，阳离子交换树脂1 g bid po，硝酸甘油125 ml ivgtt降血压。2 h后复查血钾4.6 mmol/L，血压158 mmHg/104 mmHg，考虑患者临床反复出现高钾血症，与肾功能改变极不平行，进一步加做醛固酮，结果正常。患者24 h尿量正常范围。头颅CT示：腔隙性脑梗，考虑患者长期同时服用ACEI类药物及螺内酯，高度怀疑药物相关性高钾血症。停目前口服降血压药，停螺内酯，继续监测患者血钾情况。

3. 最终诊断

（1）高钾血症（药物相关性高钾血症可能性大）。

（2）泌尿系统感染。

（3）原发性高血压（3级　极高危）。

（4）冠状动脉粥样硬化性心脏病（NYHA Ⅳ级）。

（5）腔隙性脑梗。

三、病例分析

1. 病史特点

（1）患者老年女性，因"反复抽搐6月，加重伴乏力3天"入院。

（2）患者慢性心衰，夜间不能平卧，反复发作抽搐，有时伴意识短暂性丧失，每次入院查肾功能在正常范围，血钾均出现不同程度升高。

（3）既往有高血压病史，近3年来一直服用培哚普利8 mg qd＋螺内酯10 mg qd控制血压，平素未监测血压。

（4）体格检查：BP 180 mmHg/120 mmHg，神萎，慢性病容貌，颈静脉充盈。双肺呼吸音清，P 54次/min。腹部未触及明显异常，双下肢水肿（＋＋）。

（5）实验室和影像学检查：血常规：WBC 13.2×10⁹/L，N 91.2％，RBC 4.50×10¹²/L，Hb 129 g/L，PLT 183×10⁹/L；生化检查：BUN 8.6 mmol/L，Cr 102 μmol/L，UA 242 μmol/L，TP 31.8 g/L；电解质：K^+ 6.68 mmol/L，Ca^{2+} 1.32 mmol/L；Glu 5.6 mmol/L；醛固酮正常范围；尿常规：比重1.020，隐血（＋＋＋），白细胞酯酶（＋＋＋），蛋白（＋＋＋），镜检：WBC（＋）/HP，RBC 1～5/HP；心电图：窦性心动过缓（54次/min），左房肥大，QT间期延长，V1～V3 T波高尖。头颅CT：腔隙性脑梗。

2. 诊断与诊断依据

（1）诊断：高钾血症（药物相关性高钾血症可能性大）；泌尿系统感染；原发性高血压（3级　极高危）；冠状动脉粥样硬化性心脏病（NYHA Ⅳ级）；腔隙性脑梗。

（2）诊断依据：①症状和体征：患者老年女性，以反复抽搐为主要临床表现症状。慢性心衰，因劳累后再次出现抽搐，伴乏力，感心慌气急，夜间不能平卧，反复发作抽搐，有时伴意识短暂性丧失。每次入院查血钾均出现不同程度升高。既往有高血压病史，体检 BP 180 mmHg/120 mmHg，近 3 年来一直服用培哚普利及螺内酯控制血压。查体患者双下肢水肿(＋＋)；②实验室和影像学检查：患者抽血过程顺利，标本无溶血，排除假性血钾升高。血常规：WBC 13.2×10⁹/L，N 91.2%；血电解质：K⁺ 6.68 mmol/L；血糖、醛固酮正常范围；尿常规提示泌尿系统感染；影像学检查：心电图：窦性心动过缓(54 次/min)，左房肥大，QT 间期延长，V1～V3 T 波高尖。头颅 CT：腔隙性脑梗。

3. 鉴别诊断

根据患者的病史特点，提示由于 ACEI 类药物和螺内酯合用导致的高钾血症可能性最大，需进一步对可能引起高钾血症的相关疾病进行鉴别诊断。

(1) 首先要除外由于溶血、血浆分布差异等原因所致的假性高钾血症，并除外实验室检测导致的误差，该患者心电图呈现典型高血钾症表现，结合患者病史不予考虑。

(2) 低肾素性低醛固酮症：成年患者常有糖尿病、高血压和肾功能异常，血液学检查常显示为不同程度的高氯血症酸中毒、肾素活性及醛固酮浓度降低。结合该患者病史，该患者醛固酮正常范围，可进一步查肾素等相关指标排除诊断。

(3) 其他引起高钾血症的内分泌疾病，如肾上腺皮质功能减退症：可有全身不适、无精打采、乏力、食欲减退、体重减轻、头晕和体位性低血压等。皮肤黏膜色素沉着是慢性原发性肾上腺皮质减退症特征性的表现。有时常合并其他自身免疫性疾病，该患者临床表现虽有乏力等症状，但患者无既往史，没有典型的外貌特征，不支持该诊断。

四、处理方案及基本原则

(1) 积极降低高血钾：予高渗葡萄糖＋胰岛素、葡萄糖酸钙、阳离子交换树脂等措施积极降低血钾，防止高血钾引发心脏骤停。钙，胰岛素，葡萄糖和碳酸氢钠，都是临时性的措施。过量的钾，只有树脂结合剂，透析，或肾排泄增加才能确切排出，待患者血钾降至正常后根据患者综合情况再继续拟定后续治疗方案，必要时可行急诊血液透析降低血钾。

(2) 积极寻找高钾血症病因：考虑患者临床反复出现高钾血症，与肾功能改变极不平行，排除假性高钾血症，糖尿病及其他内分泌疾病导致的高钾血症，考虑患者长期同时服用 ACEI 类药物及螺内酯，高度怀疑药物相关性高钾血症，可行停药后试验性诊断。

五、要点及讨论

钾离子是人体内最重要的离子之一，近 98% 的钾离子在细胞内，其浓度梯度的维持依赖于由钠和钾激活的三磷酸腺苷酶(Na＋/K＋ATP 酶)泵功能。高钾血症定义为血钾水平≥5.5 mmol/L，高血钾症是一种潜在威胁生命的疾病，结合患者病史、临床检验结果及心电图表现不难诊断。高钾血症的诊断及其鉴别流程如图 85－1、图 85－2 所示。

随着药物联合使用的增多，药物相关性高钾血症的发生越来越引起临床的重视，近年来，血管紧张素转换酶抑制剂(ACEI)与螺内脂在联合治疗心力衰竭或高血压等疾病中发生严重高钾血症的病例时有发生。ACEI 类药物长期服用会促使钾离子排泄减少，如患者联合服用保钾利尿剂，更易发生高钾血症，若患者长期联合用药，应定期监测肾功能、血钾，警惕高血钾的发生。高血钾可致猝死型心律失常，故一旦发现血钾升高需立即处理，积极对症治疗后需积极寻找病因才能巩固临床治疗效果。

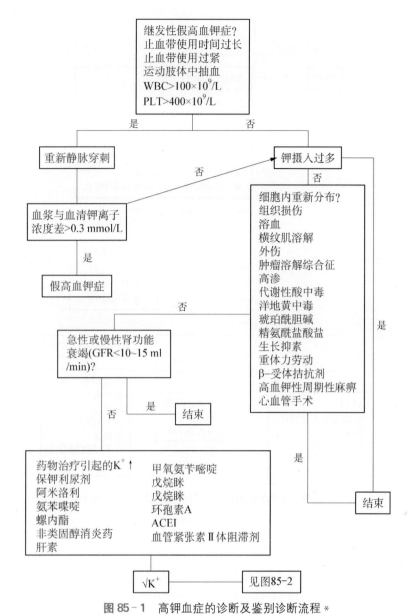

图 85-1　高钾血症的诊断及鉴别诊断流程 *

注 * 根据 Clinician's Guide to Laboratory Medicine 3rd Edition 编译

六、思考题

(1) 高血钾症紧急处理原则及其相关机制是什么？

(2) 高钾血症的临床鉴别诊断？

(3) 实验室检测哪些因素会影响血钾及如何保证血钾检测结果的可靠性？

七、推荐阅读文献

[1] 陈灏珠,林果为,王吉耀.实用内科学[M].12 版.北京:人民卫生出版社,2013:2737 - 2738.

[2] 隋旭涛.血管紧张素转换酶抑制剂和安体舒通联用发生高钾血症的临床分析[J].中华老年医学杂志,2004,23(5):310 - 31

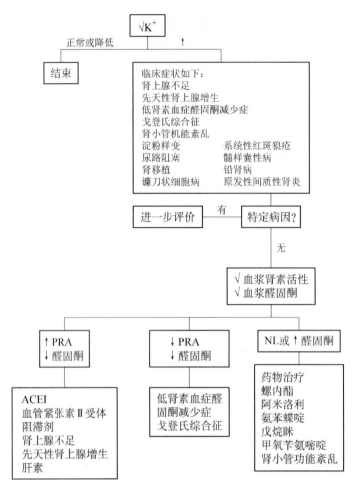

图 85‐2　高钾血症的诊断及鉴别诊断流程(续)*

注 * 根据 Clinician's Guide to Laboratory Medicine 3rd Edition 编译

（范列英　谭　琪）

低钾血症

一、病历资料

1. 现病史

患者,女性,30岁,因"乏力1年,进行性加重3天"就诊。患者1年前开始无明显诱因常感乏力,晨起明显,偶伴头晕头痛、胸闷心悸,偶感四肢麻木,双上肢轻微震颤,休息数分钟后可自行缓解。无腹痛腹胀,无恶心呕吐,无黑矇昏厥。3天前患者晨起后自觉乏力加重,伴四肢无力、麻木感,行动缓慢,整个头部钝性持续性疼痛,休息后不能缓解,遂至医院就诊。进一步追问病史,患者平素饮食一般,睡眠可,二便正常,近1年体重无明显变化。

2. 既往史

既往否认高血压病史,否认其他慢性疾病病史,否认药物食物过敏史,否认毒物接触史,否认吸烟饮酒史、否认输血史。父母亲均有高血压病史,无兄弟姐妹,否认其他家族遗传病史,预防接种史不详。

3. 体格检查

T 36.4℃,P 98次/min,R 23次/min,BP 185 mmHg/112 mmHg。精神软,对答切题,全身浅表淋巴结未触及,伸舌居中。颈软,无抵抗,未触及甲状腺。心肺未及明显异常。腹软,无压痛及反跳痛,未触及包块,肝肾区无叩击痛。双下肢无水肿。双上肢肌力Ⅳ级,双下肢肌力Ⅲ级,腱反射减弱,病理征未引出。

4. 实验室和影像学检查

(1) 血常规:WBC $7.8×10^9$/L,N 70.2%,Hb 146 g/L,PLT $288×10^9$/L。

(2) 肝肾功能正常;甲状腺功能正常。

(3) 血气分析:pH 7.36,二氧化碳结合力正常。

(4) 血清电解质:Na^+ 140.3 mmol/L,K^+ 2.32 mmol/L,Cl^- 101.1 mmol/L,同步尿钾68.6 mmol/L。

(5) 心电图:T波低平,出现U波,T-U波融合。

(6) X光检查:胸片未见明显异常。

二、诊治经过

1. 初步诊断

(1) 低钾血症(原因待查)。

（2）高血压。

2. 诊治经过

患者入院后予卧床休息，心电监护，记录 24 小时出入水量，监测血压，给予补液（10% 氯化钾 30 ml 加入 5% GS 1 000 ml 静滴），口服 10% 氯化钾 10 ml，科素亚 1 粒 po，硝酸甘油 1 支＋5% GS 500 ml ivgtt，2 h 后复查血钾 3.08 mmol/L，BP 165 mmHg/102 mmHg，患者降压补钾效果不佳，考虑患者初发病即以高血压低血钾为特征，同步尿钾 68.6 mmol/L，提示患者存在尿路失钾；进一步查血尿醛固酮，8 时卧位醛固酮为 383.3 pmol/L，体位刺激试验：立位 12 时 85.2 pmol/L；24 小时尿醛固酮排出量：68.7 nmol/24 h，血浆肾素活性 0.22 pg/ml，血管紧张素 Ⅱ 17.3 pg/ml；尿 pH 6.85；血皮质醇 8 Am 卧位值为 135 μg/L（70～220 μg/L），尿游离皮质醇为 68.2 μg/24 h（20～90 μg/24 h）。结合上述检查，高度怀疑患者为原发性醛固增多症患者，肾上腺高分辨 CT 示：右侧肾上腺腺瘤，1.3 cm×1.6 cm。至此诊断为原发性醛固酮增多症（右侧肾上腺醛固酮瘤），内科治疗效果不佳，考虑行右侧醛固酮瘤切除术。

3. 最终诊断

原发性醛固酮增多症（右侧肾上腺醛固酮瘤）。

三、病例分析

1. 病史特点

（1）患者青年女性，以"乏力 1 年，进行性加重 3 天"起病。

（2）患者初发呈现高血压、低血钾的特征。乏力一年，期间未就诊，怀疑低血钾已存在一段时间。患者饮食可，大小便正常，不考虑摄入不足及胃肠道丢失过多引起的低钾，检验提示肾性失钾，高度怀疑内分泌系统疾病导致的低钾血症，初步诊断为"低钾血症原因待查，继发性高血压"。

（3）既往史无殊。

（4）体格检查：BP 185 mmHg/112 mmHg。精神软，未触及甲状腺。双上肢肌力 Ⅳ 级，双下肢肌力 Ⅲ 级，腱反射减弱，病理征未引出。余无殊。

（5）实验室和影像学检查：血常规：WBC 7.8×10⁹/L，N 70.2%，Hb 146 g/L，PLT 288×10⁹/L。肝肾功能正常；血气分析：pH 7.36，二氧化碳结合力正常；血清电解质：Na^+ 140.3 mmol/L，K^+ 2.32 mmol/L，Cl^- 101.1 mmol/L；进一步查血尿醛固酮，8 时卧位醛固酮为 383.3 pmol/L，体位刺激试验：立位 12 时 85.2 pmol/L；24 小时尿醛固酮排出量：68.7 nmol/24 h，血浆肾素活性 0.22 pg/ml，血管紧张素 Ⅱ 17.3 pg/ml。尿 pH 6.85；血皮质醇 8 Am 卧位值为 135 μg/L（70～220 μg/L），尿游离皮质醇为 68.2 μg/24 h（20～90 μg/24 h）。心电图 T 波低平，出现 U 波，T-U 波融合。高分辨 CT：右肾上腺腺瘤，1.3 cm×1.6 cm。

2. 诊断与诊断依据

（1）诊断：原发性醛固酮增多症（右侧肾上腺醛固酮瘤）。

（2）诊断依据：①症状和体征：患者初发呈现高血压、低血钾的典型特征，内科降压补钾治疗效果不佳。②临床检验及影像学检查：血气分析：pH 7.36，二氧化碳结合力正常；血清 K^+ 2.32 mmol/L 降低，同步尿钾 68.6 mmol/L 升高；进一步查血尿醛固酮，8 时卧位醛固酮为 383.3 pmol/L 升高，体位刺激试验：立位 12 时 85.2 pmol/L；24 小时尿醛固酮排出量：68.7 nmol/24 h，血浆肾素活性 0.22 pg/ml，血管紧张素 Ⅱ 17.3 pg/ml。尿 pH 6.85；血皮质醇 8 Am 卧位值为 135 μg/L（70～220 μg/L），尿游离皮质醇为 68.2 μg/24 h（20～90 μg/24 h）。高分辨 CT：右侧肾上腺腺瘤，1.3 cm×1.6 cm。至此诊断明确。

3. 鉴别诊断

该患者临床症状表现为典型的高血压、低血钾，主要与高血压、低血钾的疾病进行鉴别诊断。

（1）肾小管酸中毒：因远端肾小管管腔与管周液间氢离子浓度建立障碍和/或近端肾小管对碳酸

氢根离子重吸收障碍而引起的酸中毒，称为肾小管酸中毒。远端型肾小管酸中毒为肾小管泌氢功能障碍，引起肾远曲小管的 H^+-Na^+ 交换减少，Na^+-K^+ 交换增多，肾小管回吸收钾减少，尿钾排出增加，氢离子潴留，碱性尿，代谢性酸中毒，高尿钾，低血钾。近端型为 HCO_3^- 回吸收障碍，尿 HCO_3^- 排出增多，致代谢性酸中毒，可出现近端肾小管多种吸收功能障碍。该可进一步行 $CaCl_2$ 负荷试验排除该病。

（2）Barter 综合征：为血管对血管紧张素 II 的反应性降低，继发性肾素-血管紧张素-醛固酮分泌增多，伴有肾小球旁器增生，患者血压一般正常。Bartter 综合征的病理机制尚不清楚，结合该患者病史及检验结果不考虑。

（3）失钾性肾病：往往是间质性肾损害如肾盂肾炎、尿路感染等引起髓质的周围纤维组织增生，导致肾小管功能减退，常伴有失水、失钠、失钾等。患者无肾间质损害病史，肾功能正常，不考虑该诊断。

（4）低钾性周期性麻痹：以周期性发作的骨骼肌迟缓性瘫痪为特点，以低血钾性常见，可发生于任何年龄，但以青壮年发病较多，男性多于女性，结合患者病史除外该诊断。

（5）甲亢合并周期性麻痹：甲亢合并周期性麻痹，在周期性麻痹发作时可使血钾转移至细胞内，而致低血钾，但非持续性低血钾，且伴有甲状腺功能亢进的症状。患者无相关临床症状，甲功正常，故不考虑该诊断。

（6）Cushing 综合征：患者无满月脸水牛肩等外貌特征，血尿皮质醇正常范围，不考虑该疾病。

四、处理方案及基本原则

（1）积极控制血压，补钾，保护患者肾功能，注意酸碱平衡及电解质平衡。

（2）治疗原发病右侧肾上腺醛固酮瘤：患者一系列症状符合醛固酮瘤的临床表现，考虑一元论解释患者症状，该病内科治疗效果差，手术切除术往往可达满意疗效。

五、要点及讨论

原发性醛固酮增多症是肾上腺皮质的球状带自主分泌醛固酮导致的以高血压、低血钾为主要表现的一种内分泌疾病，男女患病率无明显差别，临床上以产生醛固酮的肾上腺皮质腺瘤为最常见原因，占 80%～90%，还有特发性增生和腺癌引起。高血压常是原醛的首发症状，常发生在低血钾前数年，多为中等程度的升高，也有少数患者血压正常，目前血浆肾素和血浆醛固酮的比值（Ald/renin ratio，ARR）作为筛选指标，发现在高血压人群中原醛的发生率高达 5%～15%，半数以上为醛固酮瘤。原醛的高血浆醛固酮促使肾小管远端重吸收钠、排出钾增加导致高血压、低血钾的同时促进肾脏排出大量 Ca^{2+} 和 Mg^{2+}，严重时可并发代谢性碱中毒；2008 年原醛症指南推荐在 ARR 增高的患者中，再选择下述 4 中实验之一并根据结果作为确诊或排除的依据：①口服钠负荷试验；②盐水输注试验；③氟氢可的松抑制试验；④卡托普利试验。高分辨率肾上腺 CT 扫描可发现几毫米大小的肿瘤并提高肾上腺腺瘤的诊断阳性率。由于对该疾病的认识不断提高，使得现在原醛的检出率越来越高，同时给我们的治疗提出了更大的挑战。

低钾血症是指血清钾浓度<3.5 mmol/L 的一种病理生理状态，钾缺乏是指机体总钾量的丢失。体内 98% 的钾分布在细胞内，血清钾仅占总量 0.3%，浓度为 3.5～5.5 mmol/L。肾脏是钾的主要排泄器官，肾小球滤液中的钾几乎全部在近端肾小管再吸收，尿中排出的钾主要是远端肾小管在醛固酮调节下重新分泌的。低钾血症主要靠生化学检查确定诊断，其临床诊断思路可从以下几方面考虑：

1. 询问病史

有无引起钾丢失的原因：

（1）有无钾摄入减少史，如昏迷、消化道梗阻、长期厌食、禁食等。

（2）有无经胃肠道及皮肤丢失史，如呕吐、腹泻、胃肠引流、造瘘、透析、大面积烧伤、腹腔引流、高热等。

（3）有无使用特殊性药物，如利尿剂、泻药、减肥药、糖皮质激素、胰岛素、钙剂、甘露醇、大量输注葡萄糖、高渗糖、β受体激动剂、补钠过多等，有无过多过快补液而没补钾。

（4）有无贫血。

（5）有无慢性肾脏疾病或恶性高血压、肝硬化腹水、心衰。

（6）有无低钾血症相关家族病史。

（7）若上述情况均不存在，则需要进一步鉴别肾脏疾病和内分泌疾病引起的肾性失钾。

2. 查甲状腺功能，排除甲状腺问题引起的低钾

3. 查血醛固酮水平

（1）血醛固酮减少或无明显变化，则需考虑是否存在类醛固酮增多的情况如 cushing 综合征、liddle 综合征、11β-羟化酶、17α-羟化酶缺陷等疾病。

（2）血醛固酮升高，则进入下一步检查。

4. 查血浆肾素活性

（1）如果肾素活性降低，结合患者有高血压、血管紧张素降低，则考虑原发性醛固酮增多症可能，进一步完善肾上腺 B 超或 CT 或 MR（排除醛固酮瘤），以及完善赛庚啶试验（排除特发性醛固酮增多症）。

（2）如果肾素活性升高，则考虑继发性醛固酮增多症，继续进入下一步检查。

5. 检查血气分析、电解质、尿常规

（1）根据血钾、血钠、血氯均，尿钙，尿镁，血气分析等综合指标的改变，鉴别 Batter 综合征，Gitelman 综合征，Fanconi 综合征等临床罕见疾病。

（2）血钾降低，代谢性碱中毒，高血压，发病年龄为儿童或青少年，血浆肾素、醛固酮明显升高，考虑肾素瘤或肾动脉狭窄可能，继续完善肾上腺 CT（MR）及肾动脉彩超检查。

（3）血钾降低，血氯升高，代谢性酸中毒，阴离子间隙（AG）正常，尿 pH 上升（>5.5），Ⅱ型严重时尿 pH<5.5，考虑肾小管酸中毒可能。原发性肾脏疾病和继发性肾脏疾病均可出现肾小管酸中毒，所以还需进一步完善相关检查，比如甲状旁腺功能、自身免疫抗体等。

图 86-1、图 86-2 显示了低钾血症的诊断及鉴别诊断流程。

综上所述，对于低血钾患者，一般需完善的检查包括：尿常规、电解质、肾功能、血气分析、甲状腺功能、肾素、血管紧张素、醛固酮、血浆皮质醇、自身免疫抗体、甲状旁腺功能、垂体 CT（MR）、肾上腺 B 超（CT 或 MR）、肾动脉彩超，还有其他相关疾病的检查。临床工作中不可能每一位患者均做这些检查，应根据现有检查提示的信息再去完善下一步检查。积极寻找发生低钾血症的病因，积极治疗原发疾病才能最终纠正低钾血症，取得更加有效的治疗效果。

六、思考题

（1）低钾血症的鉴别诊断？

（2）原发性醛固酮增多症如何分型？

（3）如何通过实验室的检测来鉴别不同病因引起的低钾血症？

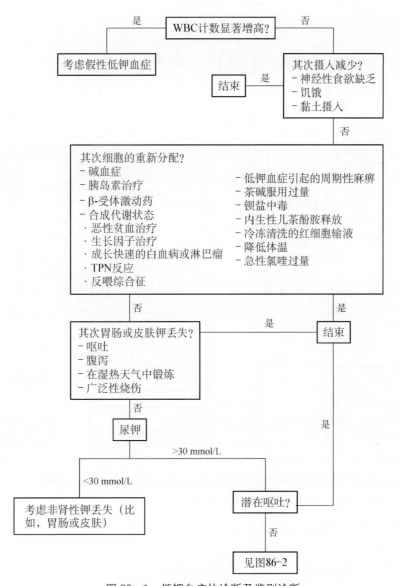

图 86-1 低钾血症的诊断及鉴别诊断 *

注 * 根据 Clinician's Guide to Laboratory Medicine 3rd Edition 编译

七、推荐阅读文献

[1] 陈灏珠,林果为,王吉耀. 实用内科学[M]. 12 版. 北京:人民卫生出版社,2013:2737-2738.

[2] Chui C, Review. Periodic drop thumb, hypokalemia and adrenal adenoma. r. [J]. Med Princ Pract. 2014;23(1):80-2. doi:10.1159/000351573.

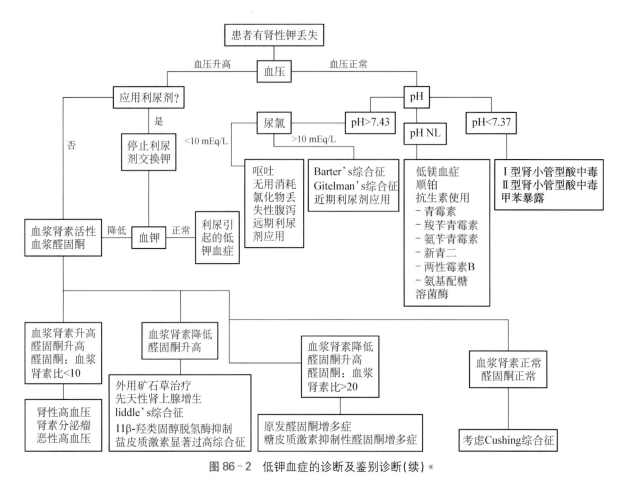

图86-2 低钾血症的诊断及鉴别诊断(续) *

注 * 根据 Clinician's Guide to Laboratory Medicine 3rd Edition 编译

（范列英 谭 琪）

案例 87

乳酸性酸中毒

一、病历资料

1. 现病史

患者,男性,52 岁,因"恶心、呕吐 1 天"就诊。患者于 1 天前无明显诱因下出现恶心、呕吐,呕吐物为胃内容物,无烂苹果味,非喷射性,无呕血黑便,无黑矇昏厥,无心前区压榨性疼痛,无腹痛腹泻,伴食欲不振、腹胀,感心慌、胸闷,无心悸胸痛,无发热,无咳嗽咳痰。平卧休息后未见好转,感头晕,遂至我院就诊。进一步追问病史,患者 4 年前在外院诊断为 2 型糖尿病,开始服用二甲双胍(500 mg tid),未监测血糖。近 1 周常感尿频,无尿急尿痛,平素精神可,纳可,夜尿多,大便正常,近半年体重无明显变化。

2. 既往史

既往否认其他慢性疾病病史,否认药物食物过敏史,否认毒物接触史,否认吸烟饮酒史、否认输血史。父母亲均有糖尿病史,无兄弟姐妹,否认其他家族遗传病史。

3. 体格检查

T 37.3℃,P 108 次/min,R 24 次/min,BP 96 mmHg/61 mmHg。嗜睡,对答不切题,轻度脱水貌,皮肤弹性差,全身浅表淋巴结未触及,双侧鼻唇沟对称,伸舌居中。颈软,无抵抗,未触及甲状腺。双肺呼吸音清。心律齐,未闻及杂音及心包摩擦音。腹软,未触及包块,无反跳痛,肝肾区无叩击痛。双下肢无水肿,双足背动脉搏动存在。神经系统检查未见明显异常。

4. 实验室和影像学检查

(1) 血常规:WBC $11.23×10^9$/L, N 92%, RBC $4.0×10^{12}$/L, Hb 136 g/L, PLT $212×10^9$/L。

(2) ESR 15 mm/h, CRP 0.8 mg/L。

(3) 尿常规:WBC(+)/HP, RBC 0~3/HP, pH 6.5,相对密度 1.014,蛋白质(+),葡萄糖(+++),酮体(+),白细胞(+++);粪常规正常。

(4) 血生化检查:ALB 42 g/L, ALT 15 IU/L, Glu 10.37 mmol/L, BUN 14.6 mmol/L, Cr 445 μmol/L, K^+ 4.87 mmol/L, Na^+ 139.7 mmol/L, Cl^- 93.4 mmol/L。

(5) HbA1c 9.0%。

(6) 血气分析:pH 7.19, LAC 8 mmol/L, $PaCO_2$ 39 mmHg, PaO_2 77 mmHg, HCO_3^- 14.5 mmol/L,标准碳酸氢盐 14.7 mmol/L,阴离子间隙 19.3 mmol/L,标准碱剩余 -12.1 mmol/L, SpO_2 89%。

(7) 心电图示:窦性心动过速,T 波倒置,ST-T 改变。

(8) X 光检查:胸部 X 片未见明显异常。

二、诊治经过

1. 初步诊断

（1）2 型糖尿病伴乳酸酸中毒（二甲双胍相关性可能）。

（2）泌尿系统感染。

（3）肾功能不全。

2. 诊疗经过

患者入院后密切观察生命体征，记录 24 小时出入水量，监测血糖 bid，考虑患者乳酸性酸中毒与口服二甲双胍有关，停二甲双胍，予糖尿病饮食，胰岛素泵降血糖。患者尿常规提示泌尿系统感染，给予左氧氟沙星 0.5 g qd 静滴抗感染。患者脱水貌，给予迅速补液 10 ml 氯化钾＋5％ GS 500 ml＋优泌林 8 IU 静滴 6 瓶，补液量共 3 000 ml。患者血气分析提示乳酸酸中毒，给予 5％碳酸氢钠 25 ml 缓慢静滴补碱，美兰 20 mg＋NS 500 ml ivgtt，促进乳酸转变为丙酮酸。2 h 后复查血气提示：pH 7.26，HCO$_3^-$ 24.2 mmol/L，LAC 6.3 mmol/L，停止补碱，复查患者血钾 4.0 mmol/L。患者生化检查示肾功能不全，补液过程中密切注意患者心肾功能、24 小时尿量、血糖及血钾变化情况。若患者对钠水潴留不能耐受，乳酸酸中毒和肾功能状况进一步恶化，可用不含乳酸根的透析液进行血液或腹膜透析。

3. 最终诊断

（1）2 型糖尿病伴乳酸酸中毒（二甲双胍相关性）。

（2）泌尿系统感染。

（3）肾功能不全。

三、病例分析

1. 病史特点

（1）患者中年男性，以"恶心、呕吐 1 天"入院。

（2）患者初起以恶心、呕吐起病，查体：呈轻度脱水貌、皮肤弹性差。入院后查血常规提示细菌感染，尿常规血气分析提示乳酸性酸中毒并泌尿系统感染，考虑患者长期服用双胍类药物，此次发病伴感染，考虑药物性乳酸性酸中毒可能性大，患者肾功能检查提示肾功能不全，既往无相关病史，初步诊断为"2 型糖尿病伴乳酸性酸中毒（二甲双胍相关性）；泌尿系统感染；急性肾功能不全"。

（3）既往史无殊。

（4）体格检查：嗜睡，对答不切题，轻度脱水貌，皮肤弹性差，双下肢无水肿，双足背动脉搏动存在。神经系统检查未见明显异常。余无殊。

（5）实验室和影像学检查：血常规：WBC 11.23×10^9/L，N 92％，RBC 4.0×10^{12}/L，Hb 136 g/L，PLT 212×10^9/L。ESR 15 mm/h，CRP 0.8 mg/L；尿常规：WBC（＋）/HP，RBC 0～3/HP，pH 6.5，相对密度 1.014，蛋白质（＋），葡萄糖（＋＋＋），酮体（＋），白细胞（＋＋＋）；粪常规正常。血生化：Glu 10.37 mmol/L，BUN 14.6 mmol/L，Cr 445 μmol/L，K$^+$ 4.87 mmol/L，Na$^+$ 139.7 mmol/L，Cl$^-$ 93.4 mmol/L。HbA1c 9.0％。血气分析提示酸中毒，乳酸增多；心电图示：窦性心动过速，T 波倒置，ST－T 改变。

2. 诊断与诊断依据

（1）诊断：2 型糖尿病伴乳酸酸中毒（二甲双胍相关性）；泌尿系统感染；急性肾功能不全。

（2）诊断依据：①症状和体征：患者恶心呕吐，查体：呈轻度脱水貌、皮肤弹性差；②实验室检查：血常规：WBC 11.23×10^9/L，N 0.92％，ESR 15 mm/h，CRP 0.8 mg/L，提示细菌感染。尿常规：

WBC(+)/HP,白细胞(+++),提示泌尿系统感染。患者病程长,既往有 2 型糖尿病病史,长期服用二甲双胍,血气分析:pH 7.19, LAC 8 mmol/L,提示乳酸性酸中毒,此次入院血糖、糖化血红蛋白均升高,符合 2 型糖尿病表现,待患者病情稳定后可进一步行 OGTT 试验及 C 肽胰岛素监测,进一步了解目前患者胰岛素分泌情况。生化检查:Cr 445 μmol/L, BUN 14.6 mmol/L 均明显升高,提示患者肾功能不全,既往无相关病史,诊断肾功能不全。至此诊断明确。

3. 鉴别诊断

(1) 高渗性非酮症糖尿病昏迷:该病以中老年人常见,发病前一般全身状况差,有脱水、休克、昏迷等表现,血糖常超过 33.3 mmol/L,血钠超过 155 mmol/L,血浆渗透压超过 330 mmol/L,血酮体为阴性或弱阳性。乳酸性酸中毒者血乳酸显著升高(超过 5 mmol/L),Na(+)变化不大,pH 小于 7.35,AG 超过 18 mmol/L,该患者临床表现及检验均不符合,故不予考虑。

(2) 糖尿病酮症酸中毒:该病由于胰岛素缺乏,使脂肪分解加速,脂肪酸在肝脏内氧化产生的酮体大量增加,导致酮体聚积,出现酮症酸中毒。多见于胰岛素治疗剂量不足的糖尿病患者和未经任何治疗的初诊糖尿患者。患常有深大呼吸,呼气中可有烂苹果味,治疗以补液、使用胰岛素、纠正电解质紊乱及酸碱平衡失调为主,该患者尿常规检测到酮体,同时有泌尿系统感染,DKA 诊断不能完全排除,可进一步查血酮明确诊断。

四、处理方案及基本原则

(1) 补液扩容:最好在 CVP 监护下,迅速大量输入生理盐水,也可用 5%葡萄糖液或糖盐水,如病情需要,可间断输新鲜血或血浆,避免使用含乳酸的制剂而加重乳酸性酸中毒;以迅速改善心排血量和组织的微循环灌注,利尿排酸,提升血压,纠正休克。

(2) 补碱纠酸:乳酸性酸中毒对机体损害极为严重,必须及时补碱进行有效纠治。当血 pH 值≥7.25时停止补碱,以避免反跳性碱中毒。

(3) 补充胰岛素:糖尿病患者由于胰岛素相对或绝对不足,即可诱发乳酸性酸中毒,用胰岛素和葡萄糖治疗,以减少糖的无氧酵解,有利于消除乳酸性酸中毒。

(4) 补钾:防止因降酸过快而引起低血钾,每 2 h 监测血 pH 值、乳酸和电解质。

(5) 静脉注射美兰:促进乳酸转变为丙酮酸。

(6) 血液透析:常用于对钠水潴留不能耐受的重症患者,用不含乳酸根的透析液进行血液或腹膜透析,可有效促进乳酸的排出。

(7) 除去诱因:控制感染、给氧、纠正休克,停用可能引起乳酸性酸中毒的药物等。

五、要点及讨论

糖尿病常见有轻微的高乳酸血症,主要可能与乳酸的氧化缺陷有关,糖尿病患者体内胰岛素缺乏(绝对或相对),线粒体丙酮酸利用减少,糖酵解作用增强,致乳酸生成增多。许多药物可引起乳酸酸中毒,其中最常见于双胍类药物(苯乙双胍和二甲双胍),尤其是苯乙双胍,从 20 世纪 50 年代起被用于治疗糖尿病,由于常诱发致死性 LA,已在许多国家被停止应用。二甲双胍是又一双胍类药物,研究显示其致 LA 的机会较苯乙双胍(约为其 1/50)的机会明显减少,在国内外广泛应用,有研究认为可能由于二甲双胍为水溶性,不易在体内蓄积之故,其在降血糖时,升高外周组织乳酸生成的作用并不明显,治疗剂量一般不会导致 LA。2014 年 8 月,中华医学会第十三次全国内分泌学学术会议上,《二甲双胍临床应用专家共识》中指出,二甲双胍不损害肝肾功能,但应注意,二甲双胍在 eGFR≥60 ml/(min·1.73 m²)

可安全使用,eGFR 在 45～60 ml/(min · 1.73 m²)之间谨慎使用,eGFR<45 ml/(min · 1.73 m²)停用。该病例中患者肾功能不全,应进一步检测 eGFR 以确定后续降糖方案。

六、思考题

(1) 乳酸酸中毒的临床表现有哪些?

(2) 如何鉴别乳酸性酸中毒的原发性疾病?

(3) 糖尿病相关性乳酸性酸中毒与其他糖尿病急症如何鉴别?

七、推荐阅读文献

[1] 陈灏珠,林果为,王吉耀. 实用内科学[M]. 12 版. 北京:人民卫生出版社,2013:2737 - 2738.

[2] D Zheng, Case Report. Metformin-induced diabetic lactic acidosis with acute renal failure in 1 case. [J]. Chinese Journal of Diabetes Care, 2013 Oct,13(10):587 - 1.

（范列英　谭　琪）

案例 88

有机磷农药中毒

一、病历资料

1. 现病史

患者,女性,26岁,因"自服敌敌畏1天余"就诊。患者1天前因朋友之间的矛盾,气极而自服敌敌畏约20~30 ml,服药后自述有恶心、呕吐,腹痛、腹胀,无胸闷、气短、呼吸困难,无大小便失禁,无大汗、无流泪,无头晕,无烦躁不安等。1小时后被朋友发现,送至当地医院就诊,予洗胃,解磷定,阿托品,头孢类抗生素(具体不详)等治疗。当时症状有所好转,今为进一步治疗送至我院抢救室,拟"有机磷农药中毒"收治入院进一步治疗。

患者自起病以来,精神较萎,睡眠欠佳,食欲下降,大便如常,小便如常,体重未见明显下降。

2. 既往史

既往体健,否认高血压、糖尿病等慢性疾病;否认肝炎、结核等传染病史;否认手术、外伤及输血史;否认食物、药物过敏史;出生生长于上海,无烟、酒、药物等嗜好;预防接种随当地进行。

3. 体格检查

T 36.8℃,P 68次/min,R 19次/min,BP 98 mmHg/65 mmHg。神清,呼吸平稳。皮肤巩膜无黄染,双侧瞳孔缩小,浅表淋巴结无肿大。颈软,气管居中,甲状腺无肿大。双肺呼吸音粗,双肺底可及少量湿啰音,心律齐,各瓣膜区未闻及明显杂音。腹平软,无压痛、反跳痛,肝脾肋下未及,无移动性浊音,肾区叩击痛阴性。双下肢无水肿。神经系统检查未见异常。

4. 实验室及影像学检查

(1) 血常规:WBC 10.8×10^9/L, N 87.8%, RBC 4.3×10^{12}/L, Hb 125 g/L, PLT 213×10^9/L。

(2) 肝肾功能及电解质:AST 32 IU/L, ALT 22 IU/L, ALB 29 g/L, Cr 56 μmol/L, Glu 5.0 mmol/L, K^+ 4.1 mmol/L, Na^+ 143 mmol/L。

(3) ChE 995 IU/L(参考范围4 650~10 440 IU/L)。

(4) 心肌标志物:cTnI 0.068 μg/L; CK - MB 8.9 μg/L; Mb 128.7 μg/L。

(5) 凝血功能:PT 13.9 s,INR 1.23,D-二聚体(D-D)0.32 mg/L,FDP 2.0 mg/L。

(6) 粪尿常规:未见明显异常。

(7) 胸部CT示:双肺有渗出物及散在斑片影。

二、诊治经过

1. 初步诊断

有机磷农药中毒。

2. 诊治经过

患者口服有机磷农药(敌敌畏)1 小时后就诊于当地医院,予洗胃,解磷定,阿托品,头孢类抗生素(具体不详)等治疗,自述当时症状有所好转,为进一步诊治就诊于我院急诊科抢救室,查胆碱酯酶 51(参考值 203～460 IU/L),显著下降,肌酸激酶同工酶(CK‐MB)、肌红蛋白(Mb)均有升高,同时患者有有机磷农药接触史,诊断为有机磷农药中毒。予以心电监护,特级护理,阿托品、解磷定解毒,兰苏化痰,头孢抗感染等积极治疗。后患者情况稳定,渐趋好转。

3. 最终诊断

有机磷农药中毒。

三、病例分析

1. 病史特点

(1) 女性,26 岁,自服敌敌畏 1 天余。

(2) 患者 1 天前因生气而自服敌敌畏约 20～30 ml,服药后自述有恶心、呕吐,腹痛,腹胀。1 小时后被朋友送至当地医院就诊,予洗胃,解磷定,阿托品,头孢类抗生素(具体不详)等治疗,症状有所好转,在我院继续完善相关检查,予阿托品、解磷定解毒,兰苏化痰,头孢抗感染等积极治疗。

(3) 既往无高血压、糖尿病等疾病史,无中暑、急性胃肠炎等病史。

(4) 体格检查:T 36.8℃,P 68 次/min,R 19 次/min,BP 98 mmHg/65 mmHg。神志清,对答可,被推入病区,呈被动体位。双侧瞳孔缩小,双肺呼吸音粗,双肺底可及少量湿啰音,心律齐,未及明显杂音。腹部平坦,无腹式呼吸,腹壁柔软,无腹部压痛。

(5) 实验室和影像学检查:WBC 10.8×10^9/L, N 87.8%, PLT 213×10^9/L。ALB 29 g/L, Cr 56 μmol/L, ChE(干式)995 IU/L(参考值 4 650～10 440 IU/L),ChE 51(参考值 203～460 IU/L)。cTnI 0.068 μg/L, MYO 128.7 μg/L。凝血功能:PT 13.9 s; INR 1.23。胸部 CT 示:双肺有渗出物及散在斑片影。

2. 诊断与诊断依据

(1) 诊断:有机磷农药中毒。

(2) 诊断依据:①症状和体征:患者 1 天前自服敌敌畏 20～30 ml,服药后有毒蕈碱样症状(M 样症状):恶心、呕吐,腹痛,腹胀,双侧瞳孔缩小,心率减慢。双肺呼吸音粗,双肺底可及少量湿啰音。予洗胃、解磷定及阿托品治疗后症状好转;②胆碱酯酶活力明显降低;③胸部 CT 示:双肺有渗出物及散在斑片影。

3. 鉴别诊断

(1) 中暑:中暑是高温环境下,人体产生的严重不良反应。当外界温度过高,长时间日晒、湿热或空气不流通的高温环境等阻碍了散热时,就会发生中暑。主要症状有高热、无汗、口干、昏迷、血压升高,呼吸衰竭等现象,体温达到 40℃以上、皮肤干热无汗、神志障碍、脏器衰竭等。患者无高温环境接触史,故不考虑该病。

(2) 急性胃肠炎:临床表现为急性起病,主要症状为恶心、呕吐,腹痛,腹泻,发热等。本病常见于夏秋季,其发生多由于饮食不当,暴饮暴食;或食入生冷腐馊、秽浊不洁的食品。该患者有恶心、呕吐,腹痛和腹泻症状,但无发热且无饮食不当等,暂不考虑。

四、处理方案及基本原则

（1）迅速清除毒物：患者属于口服中毒者，应用清水、2%碳酸氢钠溶液（敌百虫忌用）或1:5 000高锰酸钾溶液（对硫磷忌用）反复洗胃，即首次洗胃后保留胃管，间隔3～4小时重复洗胃，直至洗出清亮为止。然后用硫酸钠20～40 g溶于20 ml水，口服，观察30 min。无导泻作用时，再口服或经鼻胃管注入水500 ml。

（2）解毒药：在清除毒物的同时应用胆碱酯酶复能药和胆碱受体阻断药治疗。因本患者主要为M样症状，解毒药主要包括解磷定和阿托品等。

（3）对症治疗：患者气道分泌物明显增多，双肺底可及湿啰音，CT示有渗出及散在斑片影，故应用抗生素。

五、要点及讨论

急性有机磷农药中毒（acute organophosphate pesticide poisoning，AOPP）是一个威胁人类健康的全球性问题。AOPP病情急，发展迅速，病死率高。在我国每年发生的10万余人农药中毒，其中AOPP约占50%以上，病死率平均为10%。有机磷农药（organophosphate pesticide，OP）主要经胃肠道、呼吸道、皮肤或黏膜吸收。OP的急性中毒机制为：OP能抑制许多酶，但对人畜毒性主要表现在抑制胆碱酯酶（cholinesterase，ChE），OP进入体内后迅速与体内的真性ChE酯结合部位结合成稳定的磷酰化ChE，使其丧失了水解乙酰胆碱（acetylcholine，ACh）的功能，ACh大量积聚引起一系列毒蕈碱、烟碱样和中枢神经系统症状，严重者常死于呼吸衰竭。OP还可引起迟发性神经病和中间期肌无力综合征，但其发病机制尚未完全阐明。

全血ChE活力是诊断AOPP常用的实验室指标。红细胞的ChE为真性ChE（AChE）；血浆ChE为假性ChE（BChE），不能水解ACh，主要来自肝脏，受肝功能影响较大；故全血ChE（总活性中红细胞占60%～80%，血浆占20%～40%）和红细胞AChE活性能较好地反映神经肌肉等组织中的AChE活性水平，所以一般测定全血胆碱酯酶活性（ChE），也可测定红细胞AChE活性。ChE活性测定不仅是诊断有机磷农药中毒的一项可靠检查，而且也是判断中毒程度、指导用药、观察疗效和判断预后的重要参考指标。动态观察ChE活力恢复情况，对于指导AOPP治疗具有重要的参考意义。急性有机磷农药中毒程度和临床表现与ChE活性有相对平行关系。但如经反复多次吸入有机磷农药蒸汽或较长时间接触有机磷农药者，其ChE活性与中毒程度和临床表现无平行关系。

目前一些研究表明：AOPP伴呼吸衰竭患者血浆β-内啡肽（β-EP）升高与AOPP病情严重程度有关，β-EP可作为AOPP伴呼吸衰竭判定预后的一个有用指标；红细胞参数测定结果表明，红细胞、血红蛋白、红细胞比容（HCT）的增高，随中毒的严重程度而增高，平均红细胞体积（MCV）和红细胞体积分布宽度（RDW）的升高与中毒程度有明显的一致性；血小板计数和血小板比容（PCT）也可能与中毒程度有关；AOPP患者具有高凝状态和继发纤溶亢进倾向，其呼吸衰竭及消化道出血与体内继发纤溶亢进密切相关，因此，检测血浆D-二聚体含量有助于临床判断病情，对评估疗效及预后亦有重要价值，对血液灌流抗凝治疗后也有参考价值。

有条件的实验室也可对患者尿中有机磷农药分解产物测定，如对硫磷中毒尿中测到对硝基酚，敌百虫中毒尿中三氯乙醇增加，可以进行辅助诊断。

六、思考题

(1) 有机磷农药中毒的临床表现有哪些?

(2) 有机磷农药中毒的机理是什么?

(3) 实验室检测在有机磷农药中毒诊断中的价值是什么?

七、推荐阅读文献

[1] 张文武.急诊内科学[M].3 版.北京:人民卫生出版社,2012.

[2] Chowdhary S, Bhattacharyya R, Banerjee D. Acute organophosphorus poisoning [J]. Clin Chim Acta, 2014, Apr20;431;66 - 76.

(高　锋)

案例 89

一氧化碳中毒

一、病例资料

1. 现病史

患者,女性,66 岁,因"煤炉取暖 3 h,头痛伴恶心、呕吐 1 h"就诊。自诉 3 h 前自家使用煤炉取暖,1 h 前突发恶心呕吐,呕吐物为胃内容物,伴剧烈头痛、口唇呈樱桃红色、大汗、心慌心悸、活动困难,无腹痛、腹泻,无尿频、尿急、尿痛。120 救护车急送至我院急诊,患者口唇仍呈樱桃红色。查血常规示:Hb 130 g/L, WBC 6.8×10⁹/L, N 68%。生化检查无异常,尿常规无异常。急诊拟"一氧化碳中毒"收治入院。

患者自起病以来,精神较萎,表情淡漠,少言懒动,大、小便如常。

2. 既往史

既往体健。否认高血压、糖尿病等慢性病史。否认肝炎、结核等传染病接触式史。否认手术外伤史。否认输血史。否认食物、药物过敏史。否认家族遗传病史。

3. 体格检查

T 37℃,P 96 次/min,R 22 次/min,BP 110 mmHg/70 mmHg。患者表情淡漠,少言懒动,呼吸平稳,全身皮肤、黏膜无黄染,无出血点及瘀斑。口唇呈樱桃红色。无肝掌,无蜘蛛痣。无全身浅表淋巴结肿大。头颅无畸形,无眼睑肿胀,无巩膜黄染,结膜苍白。鼻外形正常,鼻道通畅,鼻中隔居中,无分泌物。颈软,气管居中,颈静脉无怒张,甲状腺无肿大。胸部外形正常,无胸骨压痛。双肺呼吸音粗,未及干湿啰音。心律齐,各瓣膜区未闻及病理性杂音。腹部平坦,无压痛,无反跳痛,肝脾肋下未触及,无移动性浊音,无肝肾区叩击痛。肠鸣音正常。四肢无疼痛,双下肢轻度凹陷性水肿。神经系统检查未见异常。

4. 实验室和影像学检查

(1) 血常规:WBC 6.8×10⁹/L, N 68%, Hb 130 g/L, RBC 4.3×10¹²/L, PLT 190×10⁹/L。

(2) 肝肾功能及电解质:ALT 38 IU/L, TP 68 g/L, ALB 38 g/L, TB 18 μmol/L, DB 4 μmol/L, Cr 98 μmol/L, BUN 6 mmol/L, K⁺ 4.0 mmol/L, Na⁺ 140 mmol/L, Cl⁻ 98 mmol/L。

(3) 血气分析:pH 7.32, HCO₃⁻ 15.1 mmol/L, PaCO₂ 28 mmHg, PaO₂ 50 mmHg, COHb 35%(参考值 0~2%)。

(4) 粪、尿常规:无明显异常。

二、诊治经过

1. 初步诊断

急性一氧化碳中毒。

2. 诊治经过

患者入院前突发恶心呕吐,查体见口唇樱桃红色,无肝、肾和糖尿病病史及服用安眠药等情况,房间内有一煤火炉,有一氧化碳中毒来源,无其他中毒证据,结合实验室检查 COHb 含量升高明显(35%),考虑此诊断。入院后予以完善相关检查(头颅 CT、头颅 MRI 等),无明显异常。及时给予吸氧治疗,进一步进入高压氧治疗,防治脑水肿、改善脑组织代谢。同时进行其他对症治疗。治疗后症状有所改善。复查血气分析:pH 7.41,HCO_3^- 22.1 mmol/L,$PaCO_2$ 28 mmHg,PaO_2 95 mmHg,COHb 1.5%。较前明显好转。

3. 最终诊断

急性一氧化碳中毒。

三、病例分析

1. 病史特点

(1) 患者女性,66 岁。因"煤炉取暖 3 h,头痛伴恶心、呕吐 1 h"入院。

(2) 患者 1 小时前突发恶心呕吐,呕吐物为胃内容物,伴剧烈头痛、口唇呈樱桃红色、大汗、心慌心悸、活动困难,无腹痛腹泻,无尿频尿急尿痛。急诊拟"一氧化碳中毒"收治入院。

(3) 既往体健,否认高血压、糖尿病等慢性病史。否认肝炎、结核等传染病接触式史。否认手术外伤史。否认输血史。否认食物、药物过敏史。否认家族遗传病史。

(4) 体格检查:T 37℃,P 96 次/min,R 22 次/min,BP 110 mmHg/70 mmHg。患者表情淡漠,少言懒动,呼吸平稳,全身皮肤、黏膜无黄染。口唇呈樱桃红色;无肝掌,无蜘蛛痣。其他检查无异常。

(5) 实验室和影像学检查:

入院后查血常规、尿常规、血生化及其他检查均无异常。血气分析示:pH 7.32,HCO_3^- 15.1 mmol/L,$PaCO_2$ 28 mmHg,PaO_2 50 mmHg,COHb 35%。

2. 诊断和诊断依据

(1) 诊断:急性一氧化碳中毒。

(2) 诊断依据:患者因"煤炉取暖 3 h,头痛伴恶心、呕吐 1 h"入院,血气分析显示,患者血液中氧分压下降,属于中毒缺氧状态,同时碳氧血红蛋白严重升高(COHb 35%),提示一氧化碳中型中毒。结合患者入院前曾经使用煤炉,有一氧化碳吸入的可能。查体见患者口唇樱桃红色,为一氧化碳中毒的特征性症状。同时患者无肝、肾和糖尿病病史及服用安眠药等情况,也无其他中毒证据。故考虑诊断一氧化碳中毒(中型)。

3. 鉴别诊断

(1) 脑血栓形成:多见于老年人,有动脉硬化史,TIA 史,多有偏瘫,意识障碍较轻,CT 检查可见脑内低密度灶。可完善头颅 CT 排除诊断。

(2) 蛛网膜下腔出血:各年龄组均可见,起病急骤,多有剧烈头痛,无偏瘫,少有意识障碍,脑膜刺激征明显,脑脊液压力增高,血性,CT 见蛛网膜下腔高密度影。

(3) 其他中毒,全身性疾病引起的昏迷:通过病史、相关的临床表现和辅助检查异常可有助于鉴别。

四、处理方案及基本原则

(1) 完善相关检查(头颅 CT、头颅 MRI 等)。

(2) 患者诊断明确,吸氧,有条件行高压氧治疗。

(3) 防治脑水肿、改善脑组织代谢。

(4) 对症治疗:保证气道通畅,防止误吸,预防感染。

(5) 防治并发症和预防迟发性神经病变。

五、要点及讨论

CO 中毒,俗称煤气中毒,是指人体短时期内吸入过量 CO 所造成的脑及全身组织缺氧性疾病,引起脑组织缺氧,最终导致脑水肿和中毒性脑病。此类损伤最快,也最明显,故可引起严重的神经系统损伤,是北方地区气体中毒死亡的重要原因之一。CO 中毒常发生在通风设备差,靠煤炉取暖而炉盖不严、烟囱堵塞的房间内。

CO 中毒临床表现主要为缺氧,其严重程度与 COHb 的饱和度呈比例关系。根据 COHb 饱和度主要分为轻、中和重型三种。轻型中毒时间短,血液中碳氧血红蛋白为 $10\%\sim20\%$,表现为中毒的早期症状,头痛眩晕、心悸、恶心、呕吐、四肢无力,甚至出现短暂的昏厥,一般神志尚清醒,吸入新鲜空气,脱离中毒环境后,症状迅速消失,一般不留后遗症。中型中毒时间稍长,血液中碳氧血红蛋白占 $30\%\sim40\%$,在轻型症状的基础上,可出现虚脱或昏迷。皮肤和黏膜呈现 CO 中毒特有的樱桃红色。如抢救及时,可迅速清醒,数天内完全恢复,一般无后遗症状。重型发现时间过晚,吸入煤气过多,或在短时间内吸入高浓度的一氧化碳,血液中碳氧血红蛋白浓度常在 50% 以上,患者呈现深度昏迷,各种反射消失,大小便失禁,四肢厥冷,血压下降,呼吸急促,会很快死亡。一般昏迷时间越长,预后越严重,常留有痴呆、记忆力和理解力减退、肢体瘫痪等后遗症。

CO 中毒诊断最重要的检材是血液。因为一氧化碳与血红蛋白结合后不易腐败,所以一氧化碳中毒的血液可以保存较长时间。由于一氧化碳与血红蛋白的结合是可逆的,易从血中逸出,因此盛放检材的容器必须是密闭的,且剩余空间不能过大,检材血液充满容器。因此对 CO 中毒患者,一定常规检查血常规、血气分析、肝肾功能等指标以免误诊。同时早期进行对症治疗及高压氧治疗、预防脑水肿等发生是保证疗效的关键。

六、思考题

(1) 一氧化碳中毒的临床表现?

(2) 一氧化碳中毒时呼吸系统的表现如何与其他毒物中毒鉴别?

(3) 如何通过监测血液指标监测中毒过程?

七、推荐阅读文献

[1] 李晓白.一氧化碳中毒的检验[J].微量元素与健康研究,2013,(30):62-63.

[2] 叶长钦.一氧化碳中毒患者血常规的改变及意义[J].右江民族医学院学报,2007,(1):78-79.

(高　锋)

案例 90

败血症

一、病例资料

1. 现病史

患者,男性,15 岁,因"发热、咳嗽、咳痰、胸痛 8 日,高热、寒战 1 日"就诊。患者入院 8 日前无明显诱因下出现发热,伴咳嗽、咳痰、胸痛,昨日起突发高热,热型呈稽留热,最高体温 40.5℃,伴寒战、咽痛、咳嗽、咳痰、胸痛症状加重,痰中带血,急诊入院。

2. 既往史

否认有家族性遗传性疾病史,否认有过敏史。无烟酒史。

母亲有糖尿病病史 3 年。父亲健康。

3. 体格检查

T 39.8℃,P 102 次/min,R 34 次/min,BP 127 mmHg/68 mmHg。精神萎靡,面色潮红,呼吸急促。体型稍肥胖,前额及胸背部有痤疮,皮肤巩膜无黄染,球结膜无水肿,口唇轻度发绀,颈静脉怒张,甲状腺无肿大。两肺呼吸音粗,右下肺可闻及湿啰音。心律齐,未闻及病理性杂音。腹部微隆、软,无压痛、反跳痛及肌紧张,肝肋下 1 指,脾脏未触及,移动性浊音(一),肾区叩击痛阴性。双下肢无水肿。神经系统检查未见异常。

4. 实验室及影像学检查

(1) 血常规:WBC 14×10^9/L, N 75.5%, RBC 3.8×10^{12}/L, Hb 118 g/L, PLT 289×10^9/L。

(2) ESR 36 mm/h, CRP 125.0 mg/L, PCT 6 ng/ml。

(3) 生化常规:ALT 45 IU/L, AST 30 IU/L, Cr 67.7 μmol/L, FBG 5.8 mmol/L。

(4) 粪尿常规未见异常。

(5) HIV 抗体、甲肝、丙肝抗体、乙肝两对半、结核抗体 PPD、结核 DNA、肺炎支原体抗体、内毒素鲎定量测定、真菌 D-葡聚糖各项检查结果均正常。

(6) 细菌学检查:取深部痰液做细菌培养,分别接种血琼脂平板和麦康凯平板,35±1℃、CO_2 环境下培养。同时做双侧血培养:无菌操作采集静脉血分别注入树脂需氧血培养瓶和树脂厌氧血培养瓶中,在全自动血培养仪内进行需氧和厌氧培养。痰培养 24 小时在血琼脂平板上生成金黄色、β-溶血、中等大小菌落,散在有 α-溶血的细小菌落。双侧血培养瓶均在 48 小时左右报阳,取阳性血培养瓶样品少许接种于血琼脂平板和厌氧血琼脂平板,分别在 5%CO_2 和厌氧环境中进行培养,培养温度为(35±1)℃。在 CO_2 环境下培养 24 小时后,血琼脂平板上可见金黄色、β-溶血、中等大小菌落(见图 90-1),涂片为革兰阳性球菌,葡萄状排列(见图 90-2),触酶阳性,血浆凝固酶和 DNA 酶阳性(+),鉴定结果为金黄色葡萄球菌球菌。

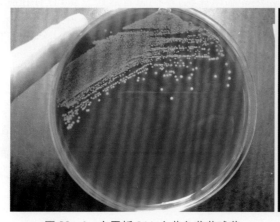
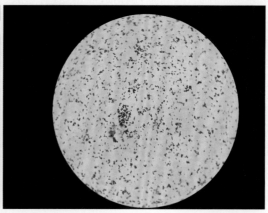

图 90-1　血平板 24 h 金黄色葡萄球菌　　　图 90-2　革兰染色 × 1000 金黄色葡萄球菌

（7）X 线检查：肺纹理增粗，右下肺叶大片阴影。

二、诊疗经过

1. 初步诊断

社区获得性肺炎。

2. 诊疗经过

入院时诊断为"社区获得性肺炎"，给予溴己新雾化吸入、镇咳化痰以及其他对症支持治疗，予亚胺培南西司他丁 500 mg q8h 静脉滴注抗感染治疗。血培养检出金黄色葡萄球菌，根据体外药敏结果，抗生素更换为利奈唑胺 600 mg bid ivgtt。

3. 最终诊断

败血症，社区获得性肺炎。

三、病例分析

1. 病史特点

（1）男性，15 岁，急性起病，因"咳嗽、咳痰、胸痛 8 天，高热、寒战 1 日"入院。

（2）症状：主要表现为发热、咳嗽、咳痰、胸痛，之后骤起高热伴寒战，热型为稽留热。

（3）体格检查：T 39.8℃，HR 102 次/min，R 34 次/min，面色潮红，颈静脉怒张。双侧呼吸音增粗，右下肺有湿啰音。

（4）实验室和影像学检查：血象增高，CRP 和 PCT 均升高；血沉加快；痰培养和血培养均分离到金黄色葡萄球菌；X 线检查右下肺叶大片阴影。

2. 诊断与诊断依据

（1）诊断：败血症，社区获得性肺炎。

（2）诊断依据：①患者，男，15 岁，急性起病；②有发热、咳嗽、咳痰、胸痛等症状，双侧呼吸音增粗，右下肺有湿啰音提示存在原发性感染灶（肺部感染），入院时有体温高、心率快、呼吸急促等全身感染表现；③白细胞、中性粒细胞比例、CRP、PCT 等感染指标均明显升高；④痰培养和血培养均阳性，均分离培养出金黄色葡萄球菌；⑤X 线检查提示右下肺叶大片阴影。

3. 鉴别诊断

（1）重症肺炎：起病急，病情进展迅速，有寒战、高热等临床症状，本例患者起病急骤，且存在肺部感染灶，临床表现与之相符，故需鉴别。两者主要区别在于：①临床表现以肺部感染症状为主；②痰培养阳性，而血培养阴性；③PCT 很少超过 10 ng/ml。

（2）急性心内膜炎：也会出现寒战高热等全身感染的临床症状，与血流感染很相似，但区别在于：①往往有先天性或后天性心脏病病史；②有明显的心脏不适的临床症状，如心前区疼痛、胸闷、气急等。可查心彩超等以明确。

（3）肝脓肿：起病很急，病情进展快速，有寒战高热等临床症状，与血流感染很相似，但区别在于：①临床表现以肝脏感染症状为主，如肝区疼痛、压痛，肝脏肿大；②B 超检查示：肝脏有脓肿或液平面；③检验指标有肝损伤的变化，如转氨酶（ALT、AST、γ-GT）、胆红素等明显升高。本例与之不符，故不考虑此诊断。

四、处理方案及基本原则

明确致病菌及原发感染灶，经验性抗生素使用应遵循早期、足量、广谱，之后根据细菌培养及药敏结果调整抗生素。予以退热、化痰、止咳等对症支持治疗，补充血容量，维持电解质酸碱平衡，防止脓毒症休克。

五、要点与讨论

目前将败血症和菌血症统称为血流感染（blood stream infection）。败血症（septicemia）是由各种病原微生物（细菌或真菌）和毒素侵入血流所引起的血液感染，主要临床表现为：骤发寒战，高热，心动过速，呼吸急促，皮疹，肝脾肿大和精神，神志改变等一系列严重临床症状，严重者可引起休克，弥散性血管内凝血（DIC）和多脏器功能衰竭。若细菌仅短暂入血，而无临床明显的毒血症状（如血管相关性感染）则称为菌血症（bacteremia）。近年来，随着创伤性诊疗技术的广泛开展以及广谱抗生素，激素的广泛应用，血流感染的发病率有逐年增高趋势。血流感染病死率高，且延长住院时间，增加住院费用，危害严重。因此，血流感染的控制越来越受到人们的关注。

血流感染诊断的金标准为血培养阳性。由于抗生素使用会降低血培养的阳性率，而且标本留取或检验过程中操作不当可造成培养结果假阳性（污染），因此建议在抗生素使用之前，热峰前后，在两侧上肢（或下肢）静脉各采集一套（厌氧＋需氧）血液标本进行血培养，以提高阳性检出率，并有助于排除污染可能。细菌内毒素检测（鲎试验）有助于革兰阴性菌感染的诊断，疑似真菌感染时可行 1-3-β-葡聚糖检测（G 试验）、半乳甘露聚糖检测（GM 试验），血常规、CD64、PCT 等感染指标有助于早期发现感染，并可用于感染治疗效果的监测。

血流感染一经诊断，应根据原发灶部位、症状体征、本地区病原菌流行特点及药敏特点，早期、足量、联合应用广谱抗生素进行经验性治疗，一旦病原菌培养及药敏结果出后即根据药敏情况调整抗生素。

六、思考题

（1）血流感染实验室诊断的要点是什么？

（2）如何提高血培养的阳性检出率，并排除污染？

七、推荐阅读文献

［1］Cosgrove S E，Fowler V G Jr. Management of methicillin-resistant staphylococcus aureus baeteremia ［J］. Clin Infect Dis，2008，46 Suppl 5：S386 - 393.

［2］包娄平，郭海英，陈宇清，等. 社区获得性耐甲氧西林金黄色葡萄球菌坏死性肺炎伴血流感染一例［J］. 中国呼吸与危重监护杂志，2013，12(1)：89 - 91.

（赵　虎）

案例 *91*
流行性乙型脑炎

一、病历资料

1. 现病史

患者,男性,27岁,因"发热伴头痛1天余"就诊。患者1天前无明显诱因下出现发热,体温最高达39℃,伴头痛,无其他明显不适,到附近医院就诊,医生按感冒治疗,给予青霉素、能量合剂等药物,未见好转。次日,体温达40℃伴剧烈头痛,出现精神萎靡、易激惹、烦躁等症状,血常规提示:WBC 12.6×10^9/L,N 85%,脑脊液压力正常,呈无色透明状,细胞总数为10个/L,以中性粒细胞为主,蛋白6.48 g/L,糖5.56 mmol/L,氯化物11 mmol/L,初诊为病毒性脑炎。收住院治疗。

患者患病以来精神可,食欲差,夜眠差,大小便正常,体重无明显变化。

2. 既往史

传染病史:否认肝炎史。否认结核史。否认手术史、外伤史及输血史。否认过敏史。预防接种史不详。

3. 体格检查

T 38.8℃,P 90次/min,R 20次/min,BP 120 mmHg/80 mmHg。神清,痛苦面容,发育正常,营养好,回答切题,自动体位,查体合作,步入病房,皮肤巩膜无黄染,无瘀点、瘀斑,无肝掌,全身浅表淋巴结未触及肿大。头颅无畸形,眼睑正常,睑结膜未见异常。双侧瞳孔等大等圆,对光反射灵敏,颈强直。双肺呼吸音清,未闻及干、湿啰音。心律齐,各瓣膜区未闻及病理性杂音;腹平软,无压痛,无反跳痛,肝脾肋下未触及,肝肾脏无叩击痛,双下肢无水肿。肌力正常,肌张力正常,生理反射正常,脑膜刺激征阳性。

4. 实验室检查

(1) 血常规:WBC 12.6×10^9/L,N 85%,RBC 4.24×10^{12}/L,Hb 120 g/L,PLT 200×10^9/L。

(2) 生化常规:ALT 45 IU/L,AST 30 IU/L,Cr 72 μmol/L,Glu 5.8 mmol/L。

(3) 粪尿常规未见异常。

(4) 脑脊液压力正常,呈无色透明状,细胞总数为10个/μl,以中性粒细胞为主,蛋白6.48 g/L,糖5.56 mmol/L,氯化物11 mmol/L。

二、诊治经过

1. 初步诊断

病毒性脑炎。

2. 诊疗经过

入院后患者开始出现局部肌肉小抽搐、间歇意识障碍、嗜睡等症状。患者血压正常（119 mmHg/80 mmHg）、呼吸节律加快（25 次/min）、有脑膜刺激征表现，无肌张力增强和巴宾斯基征等病理反射。血常规 WBC 13.7×10⁹/L，N 0.74。13 日后采血送市疾病预防控制中心，进行酶联免疫吸附试验（ELISA），乙脑 IgM 抗体阳性，确诊为流行性乙型脑炎病例，未做病毒分离。遂转入传染病医院隔离治疗，采取了以物理降温为主，药物为辅的治疗方案。患者体温一度持续在 41℃，为控制体温采用亚冬眠疗法，肌肉注射氯丙嗪及异丙嗪；静脉加压滴注 20%甘露醇，静滴入血白蛋白控制脑水肿；定时翻身、拍背、吸痰，保持呼吸道通畅，纠正缺氧，常规鼻导管低流量给氧，患者病情危重，出现呼吸衰竭行气管插管机械辅助通气；积极治疗肺部感染、应激性上消化道出血等并发症；给予阿昔洛韦抗病毒治疗。经过 1 个月的隔离治疗患者好转出院，但遗留语言迟钝、记忆力及理解减退、肢体瘫痪等后遗症。

3. 最终诊断

流行性乙型脑炎。

三、病例分析

1. 病史特点

（1）患者，男性，27 岁，发热伴头痛 1 天余。既往史无特殊。

（2）高热伴剧烈头痛，出现精神萎靡、易激惹、烦躁等症状，青霉素治疗无效。

（3）体格检查：T 38.8℃，颈强直，双侧脑膜刺激征阳性。

（4）实验室检查：血常规示：血常规示：WBC 12.6×10⁹/L，N 85%；脑脊液压力正常，呈无色透明状，细胞总数为 10 个/μL，以中性粒细胞为主，蛋白 6.48 g/L，糖 5.56 mmol/L，氯化物11 mmol/L。

2. 诊断及诊断依据

（1）诊断：流行性乙型脑炎。

（2）诊断依据：①患者，男性，27 岁，发病时间为秋季，起病急骤；②高热伴剧烈头痛，并出现精神症状，查体颈强直，双侧脑膜刺激征阳性；③实验室检查：血常规：白细胞及中性粒细胞比例增高；脑脊液压力正常，呈无色透明状，细胞总数增加，以中性粒细胞为主，蛋白轻度升高，糖和氯化物正常；④酶联免疫吸附试验（ELISA），乙脑 IgM 抗体阳性。

3. 鉴别诊断

（1）其他化脓性脑膜炎：依侵入途径可初步区别，肺炎球菌脑膜炎大多继发于肺炎、中耳炎的基础上；葡萄球菌性脑膜炎大多发生在葡萄球菌败血症病程中；革兰氏阴性杆菌脑膜炎易发生于颅脑手术后；流感杆菌脑膜炎多发生于婴幼儿；绿脓杆菌脑膜炎常继发于腰穿、麻醉、造影或手术后。患者病史中无上述入侵途径。基本不考虑。可以通过脑脊液生化、细菌培养以鉴别诊断。

（2）急性脑膜炎败血症、伤寒、大叶性肺炎等急性感染患者有严重毒血症时，可出现脑膜刺激征，但脑脊液除压力稍增高外，余均正常。

（3）蛛网膜下腔出血：成人多见，起病突然，以剧烈头痛为主，重者继以昏迷，体温常不升高，脑膜刺激征明显，但无皮黏膜瘀点、瘀斑，无明显中毒症状，脑脊液为血性，脑血管造影可发现动脉瘤、血管畸形等改变。

四、处理方案及基本原则

1. 一般治疗

注意饮食和营养，供应足够水分，高热、昏迷、惊厥患者易失水，故宜补足量液体，成人一般每日

1 500～2 000 ml,小儿每日 50～80 ml/kg。但输液不宜多,以防脑水肿,加重病情。对昏迷患者宜采用鼻饲。

2. 对症治疗

(1) 高热的处理　室温争取降至30℃以下。高温患者可采用物理降温或药物降温,使体温保持在38～39℃(肛温)之间。

(2) 惊厥的处理　可使用镇静止痉剂,如地西泮、水合氯醛、苯妥英钠、异戊巴比妥等。应对发生惊厥的原因采取相应的措施:①因脑水肿所致者,应以脱水药物治疗为主,可用 20％甘露醇,在20～30分钟内静脉滴完,必要时4～6小时重复使用。同时可合用呋塞米、肾上腺皮质激素等,以防止应用脱水剂后的反跳;②因呼吸道分泌物堵塞、换气困难致脑细胞缺氧者,则应给氧,保持呼吸道通畅,必要时行气管切开,加压呼吸;③因高温所致者,应以降温为主。

(3) 呼吸障碍和呼吸衰竭的处理　深昏迷患者喉部痰鸣音增多而影响呼吸时,可经口腔或鼻腔吸引分泌物、采用体位引流、雾化吸入等,以保持呼吸道通畅。因脑水肿、脑疝而致呼吸衰竭者,可给予脱水剂、肾上腺皮质激素等。因惊厥发生的屏气,可按惊厥处理。

3. 肾上腺皮质激素及其他治疗

肾上腺皮质激素有抗炎、退热、降低毛细血管通透性、保护血脑屏障、减轻脑水肿、抑制免疫复合物的形成、保护细胞溶酶体膜等作用,对重症和早期确诊的患者即可应用。

五、要点与讨论

流行性乙型脑炎(简称乙脑)的病原体 1934 年在日本发现,1939 年我国也分离到乙脑病毒。本病主要分布在亚洲远东和东南亚地区,经蚊传播,多见于夏秋季,临床上起病急,有高热、意识障碍、惊厥、强直性痉挛和脑膜刺激征等,重型患者病后往往留有后遗症。属于血液传染病。

乙脑潜伏期 10～15 天。大多数患者症状较轻或呈无症状的隐性感染,仅少数患者出现中枢神经系统症状,表现为高热、意识障碍、惊厥等。典型病例的病程可分 4 个阶段。①初期:起病急,体温急剧上升至 39～40℃,伴头痛、恶心和呕吐,部分患者有嗜睡或精神倦怠,并有颈项轻度强直,病程 1～3 天;②极期:体温持续上升,可达 40℃以上。初期症状逐渐加重,意识明显障碍,由嗜睡、昏睡乃至昏迷。昏迷越深,持续时间越长,病情越严重。体检可发现脑膜刺激征、瞳孔对光反应迟钝、消失或瞳孔散大,腹壁及提睾反射消失,深反射亢进,病理性锥体束征,如巴氏征等可呈阳性;③恢复期:极期过后体温逐渐下降,精神、神经系统症状逐日好转。重症患者仍神志迟钝、痴呆、失语、吞咽困难、颜面瘫痪、四肢强直性痉挛或扭转痉挛等,少数患者也可有软瘫。经过积极治疗大多数症状可在半年内恢复;④后遗症期:少数重症患者半年后仍有精神神经症状,为后遗症,主要有意识障碍、痴呆、失语及肢体瘫痪、癫痫等,如予积极治疗可有不同程度的恢复,癫痫后遗症可持续终生。

由于从乙脑患者的血清或脑脊液中分离病毒较为困难,因此临床诊断多依赖典型的症状体征及相关实验室检查,如:①血象:白细胞总数升高,中性粒细胞在 80％以上。在流行后期的少数轻型患者中,血象可在正常范围内;②脑脊液:呈无色透明,压力仅轻度增高,白细胞计数增加。病初 2～3 天以中性粒细胞为主,以后则单核细胞增多。糖正常或偏高,蛋白质常轻度增高,氯化物正常。

该病应住院隔离治疗,病室应有防蚊、降温设备,应密切观察病情,细心护理,防止并发症和后遗症,对提高疗效具有重要意义。

六、思考题

(1) 流行性乙型脑炎的临床表现有哪些?

（2）流行性乙型脑炎需要与哪些疾病相鉴别？

（3）实验室检查诊断流行性乙型脑炎有何新进展？

七、推荐参阅文献

［1］陈灏珠，林果为. 实用内科学［M］. 北京：人民卫生出版社，2001：409.

［2］Verma R，Praharaj H N. Bilateral facial palsy as a manifestation of Japanese encephalitis ［J］. BMJ Case Rep，2012，doi：10. 1136/bcr－2012－006555.

［3］Sarkari N B，Thacker A K，Barthwal S P，et al. Japanese encephalitis （JE） part Ⅱ：14 years' follow-up of survivors ［J］. J Neurol，2012，Jan；259(1)：58－69.

（关　明）

案例 92
传染性单核细胞增多症

一、病史资料

1. 现病史

患者,女性,24岁,因"发热伴咽痛1周"就诊。患者一周前无明显诱因下出现发热,体温37.8℃,伴咽痛、鼻塞,无畏寒、寒战,无咳嗽、咳痰,无恶心、呕吐,无腹痛、腹泻,无尿频、尿急、尿痛,遂至医院,查体见双侧扁桃体Ⅱ度充血肿胀,并有脓性渗出。血常规:WBC 12.22×10⁹/L, N 18%, L 71%,异形淋巴细胞29%。肝功能异常(具体不详)。予克林霉素、地塞米松静滴、复方甘草酸苷片、阿昔洛韦口服。患者体温37℃,咽痛好转,复查肝功能:ALT 371 IU/L, AST 187 IU/L, γ-GT 234 IU/L。今天来我院就诊复查血常规:WBC 10.16×10⁹/L, N 19.4%, L 72.9%。为进一步诊治收住入院。

患病以来患者精神好,胃纳可,睡眠好,大小便正常,无体重明显下降。

2. 既往史

传染病史:否认肝炎史。否认结核史。手术史:否认手术史。外伤史:否认外伤史。输血史:否认输血史。过敏史:对青霉素过敏。预防接种史:预防接种史不详。

3. 体格检查

T 37.4℃, P 78次/min, R 18次/min, BP 110 mmHg/70 mmHg, He 168 cm, Wt 55 kg。神志清楚,全身皮肤黏膜未见异常,无肝掌。全身浅表淋巴结有肿大:双耳后、颌下、颈部可扪及数枚肿大淋巴结,似黄豆大小,质软,表面光滑,可滑动。未见皮下出血点,未见皮疹。颈软,气管居中,甲状腺无肿大。双肺呼吸音清,未及干湿啰音。心律齐,各瓣膜区未闻及病理性杂音。腹平软,无压痛、反跳痛,肝脾肋下未及,移动性浊音(一),肾区叩击痛阴性。双下肢无水肿。神经系统检查未见异常。

4. 实验室和影像学检查

(1)血常规:WBC 10.16×10⁹/L, N 19.4%, L 72.9%,异形淋巴细胞29%(见图92-1), RBC 3.95×10¹²/L, Hb 117 g/L, PLT 231×10⁹/L。

(2)肝功能:ALT 218 IU/L, AST 68 IU/L, DB 2.40 μmol/L, TB 5.80 μmol/L, γ-GT 167 IU/L, ALB 39 g/L, AKP 184 IU/L。肾功能:BUN

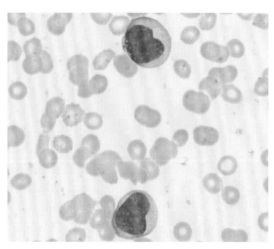

图92-1　外周血涂片可见异型淋巴细胞

3.70 mmol/L, Cr 48 μmol/L。

（3）病毒学检查：EBV - IgM(+)，EBV - IgG(+)，EBV - DNA 1.73×10^4 IU/ml；CMV - DNA 定性检测(-)；CMV - IgG(-)，CMV - IgM(-)。

（4）肿瘤标志物：AFP 1.20 μg/L，CA125 18.49 U/ml，CA199 11.69 U/ml，CEA 0.63 μg/L。

（5）自身免疫抗体：ANA 抗体谱：CENP B(-)，dsDNA(-)，核小体(-)，Histone：(可疑阳性)，Jo-1(-)，M$_2$(-)，核糖体 P 蛋白(-)，抗细胞周期蛋白 I 型抗体(-)，PM - Scl(-)，nRNP/Sm(-)，RO -52(-)，Scl - 70(-)，Sm(-)，SSA(-)，SSB(-)。

（6）B 超：脾偏大。肝、胆、胰、脾、双肾、输尿管、膀胱未见明显异常。

（7）心电图：窦性心律正常心电图。

（8）X 片：未见明显异常。

二、诊治经过

1. 初步诊断
（1）急性发热。
（2）病毒感染可能。

2. 诊治经过
入院后完善相关检查，巨细胞病毒 IgM 抗体(-)，巨细胞病毒 IgG 抗体(-)；肿瘤标志物(-)；自身免疫性抗体(-)；巨细胞病毒 DNA(-)。结合患者病史及外院实验室检查结果：EBV - IgM(+)，EBV - IgG(+)，EBV - DNA 1.73×10^4 IU/ml，考虑 EB 病毒感染。并予多烯磷脂酰胆碱保肝治疗、补液等对症支持处理，患者体温正常，咽痛好转，血常规淋巴细胞降低，肝功能好转。

3. 最终诊断
传染性单核细胞增多症。

三、病例分析

1. 病例特点
（1）患者，女，24 岁，急性病程，发热伴咽痛 1 周。

（2）体格检查：双侧扁桃体 II 度充血肿胀，并有脓性物渗出。全腹无压痛，无肌紧张及无反跳痛，肝脾肋下未触及，肝肾脏无叩击痛。

（3）实验室和影像学检查：血常规：WBC 10.16×10^9/L, N 19.4, L 72.9%，异形淋巴细胞 29%。肝功能异常：ALT 218 IU/L，AST 68 IU/L，γ - GT 167 IU/L。外院查 EBV - IgM(+)，EBV - IgG(+)，EBV -DNA 1.73×10^4 IU/ml。B 超：脾偏大。肝、胆、胰、脾、双肾、输尿管、膀胱未见明显异常。

2. 诊断与诊断依据
（1）诊断：传染性单核细胞增多症。

（2）诊断依据。传染性单核细胞增多症：患者青年女性，急性起病，发热伴咽痛 1 周，查体：咽痛，扁桃体 II 度肿大，并有脓性渗出，浅表淋巴结肿大。B 超：脾偏大。肝功能异常：ALT 218 IU/L，AST 68 IU/L，γ - GT 167 IU/L，血常规：WBC 10.16×10^9/L, N 19.4, L 72.9%，异形淋巴细胞 29%。外院查 EBV - IgM(+)，EBV - IgG(+)，EBV - DNA 1.73×10^4 IU/ml。支持传染性单核细胞增多症的诊断。

3. 鉴别诊断
1）感染性发热

（1）巨细胞病毒感染：可有发热、类似传染性单核细胞增生症的血常规变化、肝功异常、脾大等，但几乎无咽痛、淋巴结肿大，EBV抗体阴性而巨细胞病毒抗体IgM阳性，巨细胞病毒分离阳性。此患者EBV抗体阳性而巨细胞病毒抗体IgM阴性，故不支持此诊断。

（2）淋巴结结核：其淋巴结肿大多局限于颈部两侧，可有融合、粘连、晚期软化、破溃形成窦道；可伴发热、盗汗、消瘦等症。必要时可完善血培养、T-SPOT、影像学检查、淋巴结活检以进一步明确。

（3）急性扁桃体炎：患者可有发热，咽、扁桃体充血，甚至化脓，但化脓性扁桃体炎常为黄白色脓性渗出物或斑块，而传染性单核细胞增多症的患者扁桃体渗出物或假膜为灰白色；且化脓性扁桃体患者无全身淋巴结肿大也无肝脾肿大，外周血细胞总数增高以粒细胞为主，无变异淋巴细胞，血清EBV VCA-IgM阴性。不考虑此诊断。

2）甲型肝炎

黄疸突出，血常规可表现为异常淋巴细胞增多，但血清抗甲型肝炎病毒IgM（HAV-IgM）阳性，而EBV抗体VCA-IgM阴性。故不予考虑。

3）自身免疫性疾病

自身免疫性疾病多见于女性，可有长期发热、皮疹、脱发、关节肿痛、多系统损害表现，自身免疫性抗体可有异常，完善抗体检查以排除，患者无全身多系统损害的表现，自身抗体检测均为阴性，故不予考虑。

四、处理方案及基本原则

（1）应卧床休息，多饮水。
（2）物理降温、多烯磷脂酰胆碱保肝治疗等对症处理。

五、要点与讨论

传染性单核细胞增多症（infectious mononucleosis，IM）是由EB病毒（Epstein-Barr virus，EBV）引起的淋巴细胞增生性传染病。隐性感染者和患者是本病的传染源。EBV主要的传播途径是通过口咽分泌物经密切接触传染。IM主要发生于儿童和青少年，大多表现为隐性或轻型感染。传单本病全年可发，但以秋末和冬初为多，患者感染后可获得较为稳固的免疫力，再患此病者极少。

起病后，临床表现多样。典型临床表现为三联征，即"发热、咽炎、淋巴结炎"。严重时IM可并发中枢神经系统感染、再生障碍性贫血、咽喉部溶血性链球菌感染、急性肾炎、脾破裂、心肌炎等。在美国，脾破裂是IM患者的首要死亡原因，占IM病例总数的0.1%～0.2%。

由于传染性单核细胞增多症的临床表现复杂，选择适当的诊断性试验，对于传染性单核细胞增多症的诊断具有十分重要的意义。目前临床上较常用于传染性单核细胞增多症诊断的检测方法有血涂片异型淋巴细胞、EBV血清学抗体的检测、EBV DNA的实时定量PCR检测、嗜异凝集试验。

异型淋巴细胞在患者起病初3天内出现，第1周末渐增多，其比例可达10%，发病7～10天是其出现的高峰，可持续2～8周。异型淋巴细胞超过10%或其绝对数超过1.0×10^9/L时，对疾病的早期有诊断意义。值得注意的是在一些病毒感染性疾病，如巨细胞病毒感染、弓形体感染时，变异淋巴细胞也可达10%以上。

抗体检测包括EB核抗原（NA）、衣壳抗原（VCA）、膜抗原（MA）、早期抗原（EA）相关的抗体，临床常测VCA-IgM及VCA-IgG。该项目阳性是早期、敏感、特异的临床诊断依据，97%的感染早期患者可见特异性EBV VCA-IgM。血清EBV-IgM检测是目前临床最常用的方法，也是EBV感染诊断的可靠指标之一。但是在部分免疫反应低下的患者易出现假阴性，而患儿被巨细胞病毒、钩端螺旋体、弓形虫等感染时易出现假阳性。

　　对于部分免疫反应低下的患者或患者被巨细胞病毒、钩端螺旋体、弓形虫等感染时,荧光定量 PCR 法检测 EBV‐DNA 能够准确地检测病毒的拷贝数,更准确地反映 EB 病毒感染和病毒复制情况。

　　此外,血清中出现嗜异性抗体一般认为效价在 1∶80 以上具有诊断价值。逐周上升 4 倍以上,诊断意义更大。但其存在假阴性率高、特异度低的缺点。

　　IM 为自限性疾病,患者大多预后良好,其病死率约为 1%,多由严重的并发症所致。有较多研究显示,更昔洛韦治疗 IM 比利巴韦林等有更好的疗效,而合用丙种球蛋白者效果更优。但亦有不同看法认为,用阿昔洛韦、更昔洛韦及利巴韦林、干扰素等治疗 IM 并不能有效缩短患者的病程。所以本病以对症治疗为主。

六、思考题

　　(1) 传染性单核细胞增多症的临床表现有哪些?

　　(2) 不典型传染性单核细胞增多症需要与哪些疾病相鉴别?

　　(3) EB 病毒抗体对传染性单核细胞增多症的诊断意义有哪些?

七、推荐参阅文献

　　[1] 陈灏珠,林果为. 实用内科学[M]. 13 版. 北京:人民卫生出版社,2009:459‐461.

　　[2] Henry H B J, Samantha K D, Kristin A H. Infectious mononucleosis. [J]. Clinical & Translational Immunology,2015,4,[Epub ahead of print].

　　[3] 孙建军,卢洪洲. 传染性单核细胞增多症的研究进展[J]. 诊断学理论与实践,2009,8(2): 205‐207.

(关　明)

案例 93

梅毒

一、病历资料

1. 现病史

患者,男性,51岁,自由职业,因"进行性四肢麻木疼痛1年余,加重1月"就诊。患者于1年余前夜间睡眠时无明显诱因下出现左下肢膝以下疼痛、麻木感。自诉疼痛为阵发性针刺感,脚底触觉不敏感,冷热觉可,进行性加重。4月前夜间出现右下肢膝以下阵发性针刺感,伴麻木。至外院就诊查梅毒初筛试验1:32,确诊试验阳性。查肌电图:腰骶神经根损害。腰椎 MRI 示 L_5 锥体向前滑脱Ⅰ度,头颅 MRI 未见明显异常。1月前出现左手食指、中指第二指节远端麻木。予头孢曲松钠1g治疗10天后症状无明显好转。3周前出现肛周麻木感。近1周来自觉肢体麻木疼痛症状加重,收入我科行进一步诊治。

患病以来患者精神好,胃纳可,睡眠好,大小便正常,无体重明显下降。

2. 既往史

患者五年前曾无明显诱因下出现双侧视力下降(远视力左侧0.02,右侧0.3),外院诊断为"视神经炎",治疗后好转,具体不详。无高血压、糖尿病、心脏病史,无输血史,冶游史不详。系统回顾:各系统回顾无特殊。

3. 体格检查

T 36.8℃,P 80次/min,R 18次/min,BP 118 mmHg/70 mmHg。神清,呼吸平稳,皮肤巩膜无黄染,浅表淋巴结未触及肿大,伸舌无偏向,舌肌无颤动。颈软,气管居中,甲状腺无肿大。双肺呼吸音清,未及干湿啰音。心律齐,各瓣膜区未闻及病理性杂音。腹平软,无压痛、无反跳痛,肝脾肋下未及,移动性浊音(一),肾区叩击痛阴性。运动与共济无失调,指鼻测验准确,正常步态,闭目难立征阴性。双侧掌颌反射阳性。右手食指、中指远端痛觉减退。双下肢无水肿,膝以下痛觉、振动觉减退。病理征(一)。

4. 实验室及影像学检查

(1) 血常规:WBC 4.86×10^9/L,N 55.80%,RBC 3.88×10^{12}/L,Hb 120 g/L,PLT 344×10^9/L。

(2) 生化常规:ALT 60 IU/L,AST 37 IU/L,Cr 68 μmol/L,Glu 5.5 mmol/L。

(3) 粪尿常规未见异常。

(4) 血梅毒螺旋体特异抗体(TPPA)(+),快速血浆反应素(RPR)(+)(1:4)。

(5) 脑脊液压力 130 mmH$_2$O,无色透明,潘氏反应(+),细胞计数 2×10^6/L,蛋白 1.70 g/L,氯化物 118.2 mmol/L,糖 2.40 mmol/L,未找到抗酸杆菌及隐球菌,脑脊液 RPR、TPHA 阳性。

(6) 肿瘤标志物均正常。

(7) 心电图示:窦性节律,不全性右束支传导阻滞。

（8）X 线胸片正常。

二、诊治经过

1. 初步诊断
神经梅毒。

2. 诊疗经过
患者入院后完善相关检查，行腰穿检查，脑脊液压力 130 mmH₂O，无色透明，潘氏反应（＋），细胞计数 $2×10^6$/L，蛋白 1.70 g/L，氯化物 118.2 mmol/L，糖 2.40 mmol/L，未找到抗酸杆菌及隐球菌，脑脊液 RPR、TPHA 阳性。诊断为神经梅毒。静脉滴注青霉素 400 万单位 q4 h，持续使用 14 d，同时每日口服丙磺舒 2 g，予泼尼松以预防赫氏反应。治疗 10 d 后患者四肢麻木疼痛均有所好转。

3. 最终诊断
神经梅毒。

三、病例分析

1. 病史特点
（1）患者，男，51 岁，自由职业。

（2）一年前无明显诱因下出现左下肢膝以下疼痛、麻木感，疼痛为阵发性针刺感，脚底触觉不敏感，冷热觉可，并进行性加重，逐渐出现右下肢膝以下麻木及阵发性针刺感、肛周麻木感等。

（3）既往有视神经炎病史。无高血压、糖尿病、心脏病史，无输血史，冶游史不详。

（4）体检：查体：双下肢膝以下痛觉、振动觉减退，右手食指、中指远端痛觉减退，定位于周围神经。患者双侧掌颌反射阳性，定位于双侧皮质脑干束。

（5）实验室及影像学检查：梅毒初筛试验 1∶32，确诊试验阳性。肌电图：腰骶神经根损害。腰椎 MRI：L5 锥体向前滑脱I度，头颅 MRI 未见明显异常。血常规：WBC $4.86×10^9$/L，RBC $3.88×10^{12}$/L，Hb 120 g/L，N 55.80％，血 TPPA 阳性，RPR 试验　阳性（1∶4）。脑脊液压力 130 mmH₂O，无色透明，潘氏反应（＋），细胞计数 $2×10^6$/L，蛋白 1.70 g/L，氯化物 118.2 mmol/L，糖 2.40 mmol/L，未找到抗酸杆菌及隐球菌，脑脊液 RPR、TPHA 阳性。

2. 诊断及诊断依据
1）诊断

神经梅毒。

2）诊断依据

（1）定位诊断：患者双下肢、右手指远端麻木无力疼痛起病，曾有视神经炎病史。查体双下肢膝以下痛觉、振动觉减退，右手食指、中指远端痛觉减退，定位于周围神经。患者双侧掌颌反射阳性，定位于双侧皮质脑干束。

（2）定性诊断：患者慢性病程、周围神经症状起病，曾有视神经炎病史，伴有可疑皮质脑干束损害，头颅 MRI 及腰椎 MRI 无殊。否认上感发热史，否认糖尿病等病史，外院梅毒初筛试验 1∶32，确诊试验阳性，脑脊液 RPR、TPHA 阳性，符合神经梅毒的诊断。

3. 鉴别诊断
（1）多发性周围神经病：多为慢性病程，表现为手套、袜套样感觉障碍，可能为原发或继发如副肿瘤性或 SLE 等自身免疫性疾病伴发的周围神经损害，本例患者下肢表现为感觉减退，腱反射减退，多发性周围神经病诊断不能排除，需完善肌电图明确诊断。

（2）慢性炎性脱髓鞘性多发性神经根神经病（CIDP）：患者慢性起病，进行性加重，表现为不对称起病的周围神经损害，符合CIDP发病表现。但患者无明确的上感、发热、疫苗接种史，并且CIDP一般不累及视神经，并可伴有肢体无力等运动神经损害表现，四肢腱反射降低。故可能性不大。

四、处理方案及基本原则

（1）驱梅治疗：青霉素，1 800万～2 400万IU/天，每4小时300万～400万IU滴注，或持续静脉滴注，连续10～14天。继以苄星青霉素240万IU，1次/周，肌注，共3次。

（2）对所有性伴侣同时进行检查和治疗。

（3）治疗期间禁止性交。

（4）在治疗后每6个月进行脑脊液检查评价疗效。治疗后6个月脑脊液细胞数无下降或治疗后2年脑脊液细胞数未转到完全正常，予重复治疗。

五、要点与讨论

梅毒是由苍白（梅毒）螺旋体引起的慢性、系统性性传播疾病。主要通过性途径传播，根据临床所见对疾病分期，以利于指导治疗和随诊。根据传染途径不同分为后天梅毒与先天梅毒。又根据其病期分为早期梅毒与晚期梅毒。

（1）早期梅毒：病期在2年以内，包括：①一期梅毒（硬下疳）；②二期梅毒（全身皮疹）；③早期潜伏梅毒（感染1年内）。

（2）晚期梅毒，包括：①皮肤、黏膜、骨、眼等梅毒；②心血管梅毒；③神经梅毒；④内脏梅毒；⑤晚期潜伏梅毒。

梅毒临床表现多种多样，无特异性。血清学检查是诊断梅毒的重要依据。梅毒的实验室诊断：

（1）螺旋体检查病损分泌物做抹片，用暗视野检查或直接免疫荧光检查（DFA）活螺旋体，阳性者即可确诊。

（2）血清学试验　包括梅毒非特异性抗体和梅毒特异性抗体。梅毒非特异性抗体包括快速血浆反应素试验（RPR）或性病研究试验（VDRL）；梅毒特异性抗体包括梅毒螺旋体颗粒凝集试验（TPPA）、螺旋体血球凝集试验（TPHA）、梅毒螺旋体酶联免疫吸附试验（TP - ELISA）等。梅毒非特异性抗体存在假阳性，见于多种与梅毒无关的临床状态，包括自身免疫状况、高龄以及注射毒品者。可做定量试验，用于判断疗效、判断病情活动程度。同一实验室同一方法两次检测相差2个倍比稀释度（4倍）有意义。世界卫生组织推荐用RPR、VDRL等方法进行过筛试验，出现阳性者再用TPHA等方法进行确认试验。根据全国梅毒检测技术规范，以临床诊断为目的的检测，可采用两种策略（见图93-1、图93-2）。

（3）脑脊液检查　脑脊液检查包括脑脊液细胞计数（白细胞>5/mm³）、蛋白测定异常和VDRL。

青霉素仍然是目前各期梅毒的首选治疗药物。四环素和多西环素最常被推荐替代治疗非妊娠早期梅毒。红霉素被推荐替代治疗妊娠早期梅毒，但疗效欠佳。阿奇霉素单剂疗法对潜伏期梅毒、高危人群群体预防治疗有效，但对合并HIV感染的梅毒疗效不佳；有证据表明阿奇霉素对孕妇是安全的，是一个可取的有前途替代疗法。头孢曲松对脑脊液的穿透性较强，治疗神经梅毒近期疗效满意。非青霉素类药物治疗梅毒仍然存在争议，特别是替代药物在脑脊液中是否能达到最佳有效药物浓度及远期疗效评价方面，还有待于进一步研究。

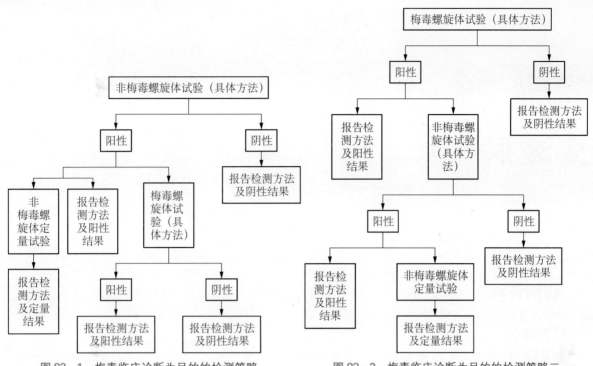

图93-1　梅毒临床诊断为目的的检测策略一　　　图93-2　梅毒临床诊断为目的的检测策略二

六、思考题

(1) 不同期梅毒的处理有何不同?

(2) 梅毒需要与哪些疾病相鉴别?

(3) 梅毒的血清学试验对梅毒的诊断有什么价值?

七、推荐参阅文献

[1] 王千秋,王宝玺,尹跃平,等.梅毒诊疗指南(2014)[J].中华皮肤科杂志,2014,47(5):365-372.

[2] 陈灏珠,林果为.实用内科学[M].第13版.北京:人民卫生出版社,2009:682-688.

[3] 中国疾病预防控制中心.全国梅毒检测技术规范.2010.

(关　明)

案例 94

艾滋病

一、病例资料

1. 现病史

患者,男性,30 岁,因"气短 3 个月,加重伴间断发热 20 天"就诊。患者于 3 个月前出现上 3 层楼后气短、喘息,休息后可缓解。不伴发热、胸痛、咳嗽、咳痰及其他不适。外院查胸片和心电图未见异常,先后予输注抗生素、口服中药治疗(具体不详),症状稍缓解。2 个月前再次出现气短、喘息,伴乏力,活动后明显。此后症状逐渐加重,不能平卧,夜间呼吸困难明显。无咳嗽咳痰、头痛、肌痛、腹泻等。20 天前出现低热,T 37.4℃,当地卫生院胸片示"双肺片絮状阴影",血象"白细胞不高",ESR 52 mm/h,予头孢曲松、激素等治疗(剂量不详),1 天后体温降至正常,但气短无明显缓解。12 天前呼吸困难加重,当地卫生院怀疑"重症肺炎"转来我院。

发病以来出现明显乏力、食欲缺乏,大、小便正常,消瘦,近 3 月体重下降约 5 kg。

2. 既往史

5 个月前曾患左腰部带状疱疹。否认输血史、吸毒史,患者于 5 年前曾有不洁性关系数次。近期与其密切接触者无类似发病。

3. 体格检查

查体:T 38.3℃,P 110 次/min,R 35 次/min,BP 120 mmHg/70 mmHg。体形消瘦,神清,呼吸急促,皮肤巩膜无黄染,右颈部和左腋窝各触及 1 个 2 cm×2 cm 大小淋巴结,活动度好,无触痛。咽无充血,口腔内未见白斑。颈软,气管居中,甲状腺无肿大。双肺呼吸音粗,未闻及干湿啰音。心律齐,各瓣膜区未闻及病理性杂音。腹平软,无压痛、无反跳痛,肝脾肋下未及,移动性浊音(一),肾区叩击痛阴性。双下肢无水肿。神经系统检查未见异常。

4. 实验室检查

(1) 血常规:WBC $9.6×10^9$/L, LY $1.2×10^9$/L, RBC $4.24×10^{12}$/L, Hb 120 g/L, PLT $200×10^9$/L。

(2) 生化常规:ALT 45 IU/L, AST 30 IU/L, Cr 72 μmol/L, Glu 5.8 mmol/L。

(3) 粪尿常规未见异常。

(4) 血气(自然状态下):pH 7.49, PaO_2 43.8 mmHg, $PaCO_2$ 24.1 mmHg。

(5) 胸片示双下肺弥漫性斑片状、网格状阴影。

(6) T 细胞亚群检测示 $CD4^+$ T 细胞比例 6.3%,计数 47/mm³, $CD8^+$ T 细胞比例,67.4%,计数 507 mm³。

（7）军团菌抗体、支原体抗体和衣原体抗体检查，均为阴性。

（8）ELISA 及胶体金方法初筛血 HIV 抗体阳性（＋），免疫印迹法确诊试验检测（＋）。

（9）支气管肺泡灌洗液检查卡氏肺孢子虫包囊。

二、诊治经过

1. 初步诊断

肺部感染。

2. 诊治经过

患者入院后，完善检查，予氧疗、利巴韦林、头孢呋锌钠、阿奇霉素、甲泼尼龙 40 mg 每 12 小时一次静滴，效果不佳。军团菌抗体、支原体抗体和衣原体抗体检查，均为阴性。ELISA 及胶体金方法初筛血 HIV（＋），经免疫印迹法确诊试验检测阳性。胸片示双下肺弥漫性斑片状、网格状阴影。支气管肺泡灌洗液检查卡氏肺孢子虫包囊。临床诊断为获得性免疫缺陷综合征合并卡氏肺孢子虫肺炎。予复方磺胺甲噁唑 1.0 g 4 次/d，甲泼尼龙从 80 mg/d×5 d→40 mg/d×5 d→20 mg/d×5 d 治疗。患者未再出现发热，气短症状逐渐缓解。复查血气（自然状态下）：pH 7.44，PaO_2 77.6 mmHg，$PaCO_2$ 22.9 mmHg。2 周后胸部 CT 提示双肺弥漫性病变，网格状阴影完全吸收。

3. 最终诊断

获得性免疫缺陷综合征；卡氏肺孢子虫肺炎。

三、病例分析

1. 病史特点

（1）患者男性，30 岁，气短 3 个月，加重伴间断发热 20 天

（2）临床表现为发热、气促，体格检查肺部阳性体征少，未闻及干湿啰音，体征与疾病症状的严重程度不成比例。常规抗生素治疗效果不佳。

（3）既往史：5 月前曾患左腰部带状疱疹。5 年前曾有不洁性关系数次。近期与其密切接触者无类似发病。否认输血史、吸毒史。

（4）体格检查：右颈部和左腋窝各触及 1 个 2 cm×2 cm 大小淋巴结，双肺呼吸音粗，未闻及干湿啰音，未及胸膜摩擦音。腹软，无压痛，反跳痛，肝、脾肋下未触及。

实验室检查：血常规 WBC $9.6×10^9$/L，LY $1.2×10^9$/L。血气（自然状态下）：pH 7.49，PaO_2 43.8 mmHg，$PaCO_2$ 24.1 mmHg。胸片示双下肺弥漫性斑片状、网格状阴影。T 细胞亚群检测示 $CD4^+$ T 细胞比例 6.3%，计数 47/mm³，$CD8^+$ T 细胞比例 67.4%，计数 507 mm³。军团菌抗体、支原体抗体和衣原体抗体检查，均为阴性。ELISA 及胶体金方法初筛血 HIV 抗体阳性，后经免疫印迹法确诊试验检测阳性。支气管肺泡灌洗液检查卡氏肺孢子虫包囊。

2. 诊断与诊断依据

（1）诊断：获得性免疫缺陷综合征；卡氏肺孢子虫肺炎。

（2）诊断依据：①患者，青年男性，既往有冶游史；②临床症状为发热、气促，体格检查肺部阳性体征少，未闻及干湿啰音，体征与疾病症状的严重程度不成比例；③动脉血氧分压低，淋巴细胞绝对计数降低，T 细胞亚群检测示 $CD4^+$ T 细胞比例 6.3%，计数 47/mm³，$CD8^+$ T 细胞比例，67.4%，计数 507 mm³。ELISA 及胶体金方法初筛血 HIV 抗体（＋），后经免疫印迹法确诊试验检测阳性；④支气管肺泡灌洗液检查卡氏肺孢子虫包囊；⑤胸片示双下肺弥漫性斑片状、网格状阴影。⑥复方新诺明治疗，反应良好。

3. 鉴别诊断

(1) 肺部感染:患者有气短 3 个月,加重伴间断发热 20 天,胸片符合的表现双下肺纹理增重,呈网状或小囊状改变。需要与支原体,衣原体,病毒、结核等引起的肺部感染相鉴别,可以进行痰培养及进行了军团菌抗体、支原体抗体和衣原体抗体、痰涂片找抗酸杆菌等检查。

(2) 恶性淋巴瘤:患者有发热,体检见颈部和腋窝淋巴结肿大,无压痛,有气短,不能排除淋巴瘤累及肺部引起肺部症状。鉴别诊断主要靠淋巴结活检。

四、处理方案及基本原则

(1) 一般治疗应根据病情注意休息,给予高热量、多维生素饮食。不能进食者,应静脉输液补充营养。加强支持疗法,包括输血及营养支持疗法,维持水及电解质平衡。

(2) 抗 HIV 病毒治疗,控制病毒复制:可选用齐多夫定或拉米夫定。

(3) 并发症治疗(卡氏肺孢子虫肺炎):抗感染治疗方案有:①氨苯砜加甲氧苄啶(TMP);②二氟甲基乌氨酸;③克林霉素加伯氨喹。

五、要点与讨论

艾滋病,获得性免疫缺陷综合征(或称后天免疫缺乏综合征,acquired immunodeficiency syndrome, AIDS),是一种由人类免疫缺乏病毒(简称 HIV)引起的一种严重传染病病毒感染后,因免疫系统受到破坏,逐渐成为许多伺机性疾病的攻击目标,促成多种临床症状,统称为综合征,而非单纯的一种疾病。

从初始感染 HIV 到终末期是一个较为漫长复杂的过程,在疾病的各个阶段,与 HIV 相关的临床表现也是多种多样的。故实验室检查对艾滋病诊断尤其重要。HIV/AIDS 的实验室检测主要包括 HIV 抗体、HIV 核酸、CD4$^+$T 淋巴细胞、HIV 基因型耐药检测等。HIV 抗体检测是 HIV 感染诊断的金标准;HIV 核酸定量(病毒载量)检测和 CD4$^+$T 淋巴细胞计数是判断疾病进展、临床用药、疗效和预后的两项重要指标;HIV 基因型耐药检测可为高效抗反转录病毒治疗方案的选择和更换提供科学指导。

艾滋病的诊断标准:

(1) 急性期:患者近期内有流行病学史和临床表现,结合实验室 HIV 抗体由阴性转为阳性即可诊断,或仅实验室检查 HIV 抗体由阴性转为阳性即可诊断。

(2) 无症状期:有流行病学史。结合抗 HIV 阳性即可诊断,或仅实验室检查抗 HIV 阳性即可诊断。

(3) 艾滋病期:有流行病学史、实验室检查 HIV 抗体阳性,加下述各项中的任何一项。即可诊为艾滋病;或者 HIV 抗体阳性,而 CD4$^+$T 淋巴细胞数<200 个/μl。也可诊断为艾滋病。①原因不明的持续不规则发热38℃以上>1 个月;②腹泻(大便次数多于 3 次/日)>1 个月;③6 个月之内体质量下降10%以上;④反复发作的口腔念珠菌感染;⑤反复发作的单纯疱疹病毒感染或带状疱疹病毒感染;⑥肺孢子菌肺炎(PCP);⑦反复发生的细菌性肺炎;⑧活动性结核或非结核分枝杆菌病;⑨深部真菌感染;⑩中枢神经系统病变;⑪中青年人出现痴呆;⑫活动性巨细胞病毒感染;⑬弓形虫脑病;⑭青霉菌感染;⑮反复发生的败血症;⑯皮肤黏膜或内脏的卡波西肉瘤、淋巴瘤。在感染艾滋病后往往患有一些罕见的疾病如肺孢子虫肺炎、弓形体病、非典型性分枝杆菌与真菌感染等。

由于迄今尚无彻底清除 HIV 的药物,因此本病的治疗强调综合治疗,包括:一般治疗、抗病毒治疗、恢复或改善免疫功能的治疗及机会性感染/恶性肿瘤的治疗。其中抗病毒一线用药推荐方案:齐多夫定(或司他夫定)+拉米夫定+依法韦仑(或奈韦拉平)。近年来,在艾滋病治疗药物研究方面有不少新进展,特别是随 HIV 分子生物学及致病机理的深入研究,新的治疗策略和新的药物不断出现,如:齐多夫定(AZT),重组可溶性 CD4,抗 HIV 免疫毒素,硫酸葡聚糖,AL-721 类脂混合物等。

六、思考题

(1) 艾滋病的诊断标准有哪些?

(2) 如何鉴别卡氏肺孢子虫肺炎与真菌感染性肺炎?

(3) 实验室检查艾滋病有何新进展?

七、推荐阅读文献

[1] 陈灏珠,林果为. 实用内科学[M]. 13 版. 北京:人民卫生出版社,2009:466-479.

[2] Barre-Sinoussi F, Chermann J C, Rey F, et al. Isolation of a T-lymphotropic retrovirus from a patient at risk for acquired immune deficiency syndrome(AIDS) [J]. Science, 1983, 220(4599):868-871.

(关 明)

案例 95

先天性肾上腺皮质增生症

一、病历资料

1. 现病史

患者,女性,5 岁,因"生后发现外阴畸形至今,血压增高 1 个月"就诊。患者出生时即发现外阴畸形,当地医院就诊查体发现"阴蒂肥大,阴道、尿道开口不清",查染色体为 46,XX,未治疗。两年半前行阴道重建术、外阴整形术,术后仍有阴蒂肥大,外生殖器发育不良。1 月前就诊,发现血压增高,140 mmHg/90 mmHg,平素无头痛、头晕、视物不清,无频繁呕吐等,为进一步诊查,门诊以"①性发育障碍;②先天性肾上腺皮质增生症;③11β-羟化酶缺乏症可能"收住入院。病程中无昏迷、无惊厥、无蹲踞、无咯血、无呕血、无黑便,饮食不佳,睡眠一般,尿量尚可。

2. 既往史

两年半前行阴道重建术、外阴整形术。无传染病史,无药物过敏史,无输血史,无特殊药物使用史,无麻疹、水痘、猩红热、流行性腮腺炎等病史。父母均体健,否认高血压、糖尿病病史。

3. 体格检查

T 36.5℃,P 116 次/min,R 20 次/min,BP 141 mmHg/102 mmHg。Wt 27 kg,Ht 130 cm。神志清,精神反应一般,发育正常,面色正常,营养中等。浅表淋巴结未。心律齐,心音有力,未及明显杂音。双肺呼吸音清,未闻及啰音。腹软,无压痛,无反跳痛。肝脾肋下未触及。无移动性浊音。乳房 B1 期,乳晕及乳头色素沉着,外阴色素沉着,阴蒂肥大,可见尿道口及阴道口,可见阴毛一根。颈软,脑膜刺激征:布氏征阴性,克氏征阴性,生理反射:膝反射正常,腱反射正常。病理反射:巴氏征阴性。

4. 实验室及影像学检查

(1) 血常规:WBC $9.1×10^9$/L, N 66.0%, RBC $4.31×10^{12}$/L, Hb 120.0 g/L, PLT $400×10^9$/L, CRP 7 mg/L。

(2) 染色体:46,XX。

(3) 肾上腺皮质增生遗传检测:CYP21A2 基因未见致病性变异;

(4) 盆腔 B 超:子宫体颈大小(纵径×前后径×横径)38 cm×8 cm×14 mm。右侧卵巢大小 24 cm×7 cm×10 mm,左侧卵巢大小 23 cm×7 cm×8 mm。子宫内膜线不明显,未见明显异常增强或减低回声。左、右侧卵巢形态均正常,内部可见数个卵泡,较大者 3 mm。双侧附件区未见明显异常回声。肾脏(膀胱非充盈状态):双肾目前未见明显占位病变。

(5) 皮质醇 16.5 μg/dl, 17α-OHP 29.3 nmol/L。ACTH 552.60 pg/ml。

(6) 骨龄:提示 12 周岁。

二、诊治经过

1. 初步诊断

（1）性发育障碍。

（2）先天性肾上腺皮质增生症。

（3）11β-羟化酶缺乏症？。

2. 诊治经过

入院后完善相关检查，肾素、醛固酮降低，尿 17 - KS 升高。基因检测提示 CYP11B1 基因突变，明确诊断为 11β-羟化酶缺乏症。先后给予地塞米松、醋酸氢化可的松替代治疗，口服螺内酯、氨氯地平降血压，患儿血压较前下降，波动在 125～130 mmHg/79～80 mmHg，一般情况好，无不适。

3. 最终诊断

（1）先天性肾上腺皮质增生症。

（2）11β-羟化酶缺乏症。

三、病例分析

1. 病史特点

（1）女性，5 岁，生后发现外阴畸形至今，血压增高 1 个月。

（2）体格检查：乳房 B1 期，乳晕及乳头色素沉着，外阴色素沉着，阴蒂肥大，可见尿道口及阴道口，可见阴毛一根。

（3）实验室和影像学检查：染色体：46，XX。基因检测提示 CYP11B1 基因突变。ACTH 552.60 pg/ml。皮质醇 16.5 μg/dL。骨龄：提示 12 周岁。

2. 诊断与诊断依据

（1）诊断：①先天性肾上腺皮质增生症。②11β-羟化酶缺乏症。

（2）诊断依据：①先天性肾上腺皮质增生症：出生即有外生殖器两性畸形，阴蒂肥大；皮质醇水平降低，ACTH 升高，17α-羟孕酮偏高，骨龄明显提前。②11β-羟化酶缺乏症：高血压，女性假两性畸形，肾素、醛固酮降低，尿 17 - KS 升高，基因检测提示 CYP11B1 基因突变。

3. 鉴别诊断

（1）真两性畸形：性染色体异常，多有其他先天发育异常，骨龄可不超前。

（2）非肾上腺型的女性假两性畸形：孕母摄入雄激素、孕激素或患有分泌雄激素的肾上腺肿瘤、卵巢肿瘤，均可导致患儿外生殖器呈不同程度男性化。

（3）其他酶缺乏引起的先天性肾上腺皮质增生症：17α-羟化酶缺乏可有高血压，男性假两性畸形，女性性幼稚，基因检测可确诊。

四、处理方案及基本原则

（1）患儿目前血压高，注意低盐饮食，各项检查结束后可开始口服降压药。

（2）完善检查后尽快开始皮质激素治疗。

（3）若有中枢性性早熟需促性腺激素释放激素抑制剂治疗。

（4）患儿骨龄超前，生长潜力受影响，目前身高相对骨龄偏矮，终身高不理想。

（5）外阴畸形需外科继续随访。

五、要点与讨论

先天性肾上腺皮质增生症（congenital adrenal hyperplasia，CAH）是由于肾上腺皮质类固醇合成过程中的酶缺陷引起的代谢病，是一类常染色体隐性遗传病，临床上可分为 5 类：①21-羟化酶（CYP21）缺陷症，又分为典型失盐型、男性化型及非典型型等亚型；②11β-羟化酶（CYP11β）缺陷症；③3β-羟类固醇脱氢酶（3β-HSD）缺陷症；④17α-羟化酶（CYP17）缺陷症，伴或不伴有 17,20-裂链酶（17，20LD）缺陷症；⑤类脂性 CAH，其临床表现和生化改变取决于缺陷酶的种类和程度，可表现为糖、盐皮质激素和性激素水平改变和相应的症状、体征和生化改变，如胎儿生殖器发育异常、钠平衡失调、血压改变和生长迟缓等（见表 95-1）。临床上以 21-羟化酶缺陷症最为常见，约占 90%以上，21-羟化酶的缺乏或活性丧失，导致皮质醇合成不足，肾上腺皮质在促肾上腺素的刺激下增生，并产生过量的皮质醇前体物质，某些前体可转化为雄激素，从而引起一系列的病理变化。其发病率约为 1/4 500 新生儿，其中约 75%为失盐型。其次为 11β-羟化酶缺陷症，约占 5%～8%。

表 95-1　不同类型 CAH 的基因缺陷、生化与临床表现 *

	21-羟化酶缺乏（失盐型）	21-羟化酶缺乏（单纯男性化型）	11β-羟化酶缺乏	17α-羟脱氢酶缺乏	3β-羟脱氢酶缺乏	类脂性 CAH
编码基因	CYP21	CYP21	CYP11	CYP17	HSD3B2	StAR/CYP11A
激素水平						
皮质醇	↓↓	↓	↓	↓↓	↓	ND
醛固酮	↓	N	↓↓↓	↓↓↓	↓↓	ND
DHEA	↑	N/↑	↑	↓↓↓	↑↑↑	ND
雄烯二酮	↑↑	↑↑	↑↑↑	↓↓	↓↓	ND
睾酮	↑	↑	↑	↓↓↓	↓	ND
17-OHP	↑↑↑	↑↑	↑	↓↓↓	N/↓	ND
肾素活性	↑↑	N/↑	↓↓	↓↓↓	↑	↑↑↑
去氧皮质酮	↓	↓	↑↑	↑↑	↓	ND
11 去氧皮质醇	↓	↓	↑↑	↓	↓	ND
皮质酮	↓	↓	—	↑	↓	ND
孕烯醇酮	—					±
17-羟孕烯醇酮	—				↑↑	ND
临床表现						
失盐	+				+	+
高血压	—	—	+	+		
间性外阴	+(F)	+(F)	+(F)	+(B)	+(B)	+(M)
外周性性早熟	+	+	+			
青春发育障碍	—	—		+	+	+

注：（＋）：有；（－）：无或不作为检测生化标记；F：女性；M：男性；B：两性；N：正常；ND：不能检出

　　* 引自《临床遗传代谢病》-顾学范主编。

　　21-羟化酶缺陷症单纯依靠临床表现及辅助检查的判断可能导致错诊和漏诊发生。17α-羟化酶测定及 ACTH 兴奋试验均是诊断 21-OHD 的常用检查方法,但在新生儿筛查中,易出现假阳性及假阴性结果。基因型的鉴定是对生化检测的验证和补充,可以通过对 CYP21 基因突变的检测对该病进行确切诊断。

　　对 CAH 多采用糖皮质激素、盐皮质激素治疗;男性患者勿须手术治疗,女性两性畸形患者宜 6 个月～1 岁行阴蒂部分切除术或矫形术。

六、思考题

　　(1) 先天性肾上腺皮质增生症的分类及临床表现有哪些?
　　(2) 先天性肾上腺皮质增生症如何与其他性发育畸形疾病相鉴别?
　　(3) 先天性肾上腺皮质增生症的治疗手段有哪些?

七、推荐阅读文献

[1] 类固醇 21-羟化酶缺乏致先天性肾上腺皮质增生症的临床诊治指南[J]. 国际内分泌代谢杂志,2011,31(4):285-286.

[2] Hindmarsh P C. Endocrine Society Congenital Adrenal Hyperplasia Guidelines: great content but how to deliver? [J]. Clin Endocrinol, 2012,76(4):465-466.

[3] Riepe F G. Adrenal gland: Congenital adrenal hyperplasia: new treatment guidelines [J]. Nat Rev Endocrinol, 2011,7(1):6-8.

[4] Speiser P W, Azziz R, Baskin L S, et al. R Congenital adrenal hyperplasia due to steroid 21-hydroxylase deficiency: an Endocrine Society clinical practice guideline [J]. J Clin Endocrinol Metal, 2010,95(9):4133-4160.

(傅启华)

案例 96

苯丙酮尿症

一、病历资料

1. 现病史

患儿,男性,28 天,因"新生儿疾病筛查血苯丙氨酸升高"就诊。患儿系 G_2P_2,孕 40 周 6 天,剖宫产,生后无窒息,出生体重 3.3 kg。皮肤无黄染、湿疹,无抽搐。患儿行新生儿疾病筛查测定时发现血苯丙氨酸(Phe)4.97 mg/dl, 28 日后召回复查。此期间,患儿有表情,反应正常,奶量正常,尿液正常,无特殊气味,大便可。

2. 既往史

否认手术外伤史,否认输血史,否认传染病史,否认药物及食物过敏史,父母均体健,无家族遗传性疾病史。

3. 体格检查

T(肛温)37.8℃,P 130 次/min,R 45 次/min,BP 68 mmHg/34 mmHg。头围(cm):39,胸围(cm):37,身长(cm):51,体重(kg):3.7。神志清,精神反应可,SPO_2:98%(未吸氧)。面色无黄染,营养良好,浅表淋巴结未触及。心律齐,心音有力,未闻及明显杂音。双侧呼吸音清,无啰音。腹稍隆,未见明显肠型;脐无红肿,无分泌物渗出,无脐疝。腹软,未触及包块。肝脏肋下 1.5 cm,剑突下 1.5 cm,质软。脾脏肋下未触及。腹肠鸣音 5 次/min。拥抱反射(+),觅食反射(+),吸吮反射(+),握持反射(+),肌张力正常。

4. 实验室及影像学检查

(1) 血常规:WBC 8.9×10^9/L, N 32.7%, RBC 4.51×10^{12}/L, Hb 145.0 g/L, PLT 327×10^9/L, CRP<1 mg/L。

(2) 血生化检查:Na^+ 149.2 mmol/L, K^+ 3.02 mmol/L, Cl^- 104 mmol/L, Ca^{2+} 2.35 mmol/L, P^{3+} 0.99 mmol/L, Mg^{2+} 0.89 mmol/L, ALT 12 IU/L, AST 36 IU/L,Cr 3.96 mg/L。

(3) ESR 3 mm/h。

(4) PCT 0.02 ng/ml。

(5) 血苯丙氨酸(phe)7.52 mg/dl。串联质谱(MS、MS):phe 624.26,Phe/Tyr 12.47。

(6) 尿蝶呤分析:新蝶呤(NP)2.01 mmol/molCr,生物蝶呤(B)1.31 mmol/molCr,B% 39.44%。二氢蝶呤还原酶(DHPR)活性 1.02 nmol/(min · 5 mmdisc)。

(7) 相关基因检测:PAH 基因第 7 号外显子 c.728G>A(p. R243Q)杂合突变,第 12 号外显子 c. 1 223G>A(p. R408Q)杂合突变。

二、诊治经过

1. 初步诊断
苯丙酮尿症。

2. 诊治经过
患儿入院后完善相关检测,提示高苯丙氨酸血症(HAP)。采集尿液、血斑作进一步鉴别诊断。尿蝶呤分析及 DHPR 活性正常排除四氢生物蝶呤缺乏症导致的 HAP。经串联质谱检测及相关基因检测确诊为苯丙酮尿症。定期检测患儿 Phe 水平,暂停母乳,给予无苯丙氨酸特殊奶方治疗。近期血 Phe 为 3.14 mg/dl。

3. 最终诊断
苯丙酮尿症。

三、病例分析

1. 病史特点
(1) 男性,28 天,新生儿疾病筛查血苯丙氨酸升高。

(2) 体格检查:神志清,精神反应可,有表情及反应正常,毛发正常,肌力正常,尿无特殊异味,营养良好。

(3) 实验室和影像学检查:血 phe 7.52 mg/dl。串联质谱(MS、MS):phe 624.26, Phe/Tyr 12.47。尿蝶呤分析:新蝶呤(N)2.01 mmol/molCr,生物蝶呤(B)1.31 mmol/molCr,B% 39.44%。二氢蝶呤还原酶(DHPR)活性 1.02 nmol/(min · 5 mmdisc)。相关基因检测:PAH 基因第 7 号外显子 c.728G>A(p. R243Q)杂合突变,第 12 号外显子 c.1 223G>A(p. R408Q)杂合突变。

2. 诊断与诊断依据
(1) 诊断:苯丙酮尿症。

(2) 诊断依据:患儿采血经新生儿疾病筛查测定发现血 Phe 升高,召回复查后提示高苯丙氨酸血症(HAP)。尿蝶呤分析及 DHPR 活性正常排除四氢生物蝶呤缺乏症导致的 HAP。串联质谱检测以及相关基因检测结果支持以上诊断。

3. 鉴别诊断
四氢生物蝶呤缺乏症:四氢生物蝶呤(BH4)缺乏症是一种常染色体隐性遗传代谢病。由于患儿苯丙氨酸羟化酶辅助因子 BH4 缺乏,可导致血苯丙氨酸(Phe)浓度异常增高,出现智能落后及严重的肌张力低下等神经系统症状,早期易误诊为苯丙酮尿症。通常该病患者尿蝶呤分析显示 N 明显升高,B 明显降低,B%<10% 以及 DHPR 活性缺乏。该患儿尿蝶呤分析检测结果和 DHPR 活性检测结果正常,故排除该诊断。

四、处理方案及基本原则

(1) 完善相关脑电图、CT、MRI 检查。

(2) 暂停母乳喂养,给予无苯丙氨酸特殊奶方治疗。当患儿血 Phe 降至控制范围内,可适当添加母乳。

五、要点与讨论

苯丙酮尿症(PKU)是氨基酸代谢障碍疾病中较常见的一种,属常染色体隐性遗传病,是由于机体苯丙氨酸代谢途径中酶缺陷所致,可分为典型[苯丙氨酸羟化酶(PAH)缺乏]和非典型(四氢生物蝶呤缺乏)两种。

苯丙氨酸在体内代谢转化成酪氨酸的过程中,主要依赖于苯丙氨酸羟化酶(PAH),也需要辅因子辅酶四氢生物蝶呤(BH4)的参与。人体内的生物蝶呤来源于鸟苷三磷酸(GTP),在其合成和再生途径中必须经过鸟苷三磷酸环化水合酶(GTP-CH)、6-丙酮酰四氢蝶呤合成酶(6-pyruvoyl tetrahydropterin synthase,6-PTPS)和二氢生物蝶呤还原酶(dihydropteridinereductase,DHPR)的催化。PAH、GTP-CH、DHPR、6-PTPS 等4种酶的编码基因分别定位于12q24.1、14q11、4p15.1-p16.1、11q22.30,上述任一编码基因的突变都有可能造成相关酶的活力缺陷,致使体内苯丙氨酸发生异常累积。由于苯丙氨酸代谢障碍造成在血、脑脊液、阻滞剂尿液中浓度极高,同时产生苯丙酮酸、苯乙酸等旁路代谢产物并从尿中排除。上述蓄积可导致新生儿脑组织或神经系统不可逆的损伤,患者在出生时没有明显的外观上的异常,无特异临床表现,但随着年龄的增大逐渐出现智力和语言发育迟缓、体格发育迟滞等症状,如不及时治疗将导致患儿智障或严重智力低下,其特征性的临床表现为尿和汗液有"霉臭"或"鼠尿"味。

本病作为新生儿筛查常规项目之一,目前已经普及。主要采用 Guthrie 细菌生长抑制试验进行新生儿血液苯丙氨酸浓度的测定,或通过尿三氯化铁和2,4-二硝基苯肼试验对较大婴儿及儿童进行初筛;通过应用高压液相层析技术测定尿液中新蝶呤和生物蝶呤的含量,可鉴别非典型 PKU:PAH 缺乏的患儿尿中蝶呤总排出量增高,新蝶呤与生物蝶呤比值正常;DHPR 缺乏患儿呈现蝶呤总排出量增加,四氢生物蝶呤减少;6-PTPS 缺乏患儿则呈现新蝶呤与生物蝶呤比值增高,新蝶呤排出量增加;GTPCH 缺乏患儿呈现蝶呤总排出量减少。此外,可利用质谱技术或基因诊断技术对该病进行确诊。"生化学指标-酶学-基因诊断"思路为该病常采用的诊断流程。

本病为少数可治疗的遗传病之一,开始治疗年龄越小预后越好。治疗关键是减少苯丙氨酸摄入,主要通过饮食控制,并在治疗过程中定期检测苯丙氨酸浓度,调整治疗方案。

六、思考题

(1) 苯丙酮尿症的临床表现有哪些?

(2) 苯丙酮尿症如何诊断及预防?

(3) 苯丙酮尿症的治疗有哪些?

七、推荐阅读文献

[1] 中华医学会儿科学分会内分泌遗传代谢学组/中华预防医学会出生缺陷预防与控制专业委员会新生儿筛查学组制定.2014 高苯丙氨酸血症的诊治共识[J].中华儿科杂志,2014,52(6):420-424.

[2] Vockley J,Andersson H C,Antshel K M,et al. Phenylalanine hydroxylase deficiency:diagnosis and management guideline[J]. Genet Med,2014,Feb;16(2):188-200.

(傅启华)

糖原累积病

一、病历资料

1. 现病史

患儿,女性,4 月 14 天,因"食欲不佳、精神差、气促、发热 10 天"就诊。患儿 10 天前不慎受凉后出现食欲缺乏、精神反应差、咳嗽、喘息、发热。到当地医院就诊,行相关检查诊断"肺炎、先天性心脏病、肝功异常",予对症治疗后,咳嗽、发热症状消失,仍食欲缺乏、精神反应差,哭闹后气促、轻度发绀。后于我院门诊查血常规、胸片及心超,结果提示:WBC 11.1×10^9/L, N 76.0%;胸片示:两肺纹理增粗模糊,心影大;心脏彩超示:①左室肥厚;②左室流出道流速增快;③主动脉瓣口血流加速;④右室流出道狭窄;心电图:双室肥大,V1、V3 导联 ST 段抬高 2~3 mm,部分导联 T 波略尖。病程中无昏迷、无惊厥、无蹲踞、无咯血、无呕血、无黑便,纳不佳,睡眠一般,尿量尚可。

2. 既往史

无特殊药物使用史,无药物过敏史,无手术外伤史,无麻疹、水痘、猩红热、流行性腮腺炎等病史。父母均体健,否认高血压、糖尿病病史,无家族遗传性疾病史。

3. 体格检查

T 37.1℃, P 161 次/min, R 53 次/min, BP(上肢)121 mmHg/76 mmHg, BP(下肢)94 mmHg/58 mmHg。Wt 5.5 kg, Ht 62 cm。神志清,精神欠佳,发育异常,营养不良。呼吸较促。浅表淋巴结未及。口唇轻度干燥,发绀。心律齐,心音有力,心前区可闻及 II/VI 收缩期杂音。肺双侧呼吸音粗,有啰音,可闻及散在中湿啰音。腹部平软,未见明显肠型,无压痛,无反跳痛。肝脏肋下 3 cm,剑突下 2 cm,质软,边钝。脾脏肋下未触及。颈软,脑膜刺激征:布氏征阴性,克氏征阴性。生理反射:膝反射正常,腱反射正常。病理反射:巴氏征阴性。

4. 实验室及影像学检查

(1) 血常规:WBC 11.1×10^9/L, N 76.0%, RBC 4.61×10^{12}/L, Hb 124.0 g/L, PLT 497×10^9/L, CRP 7 mg/L。

(2) 血生化检查:Na^+ 142.0 mmol/L, K^+ 4.28 mmol/L, Cl^- 111 mmol/L, Ca^{2+} 2.12 mmol/L, P^{3+} 1.50 mmol/L, Mg^{2+} 0.74 mmol/L, Glu 6.1 mmol/L, ALT 146 IU/L, AST 206 IU/L, CK 527 IU/L, CK - MB 47 IU/L, TP 48.7 g/L, ALB 29.5 g/L, Tg 1.63 mmol/L。TNI<0.05 ng/ml。NT - ProBNP 1 581 pg/ml。

(3) 血气分析:pH 7.371,动脉血 $PaCO_2$ 32.80 mmHg, PaO_2 250.00 mmHg。

(4) 凝血功能:PT 14.7 s, APTT 39.7 s, TT 18.9 s, Fib 2.35 g/L, D-二聚体 2.4 mg/L, INR

1.17。

(5) 外周血涂片分类：N 70.0%，LY 29.0%，E 1.0%，MO 0.0%，B 0.0%，4%淋巴细胞有空泡（占有核细胞）。骨髓片 PAS 糖原染色：淋巴空泡糖原阳性率 5%。

(6) 基因检测：Ⅱ型糖原累积症特异性 GAA 基因存在 c.796C＞T 突变。

(7) 呼吸道标本培养及鉴定：大肠杆菌优势生长。呼吸道病毒检测：呼吸道合胞病毒 IgM（－），呼吸道合胞病毒 IgG（－）；腺病毒 IgM（－），腺病毒 IgG（－）；嗜肺军团菌 IgG（＋），嗜肺军团菌 IgM（＋）。

(8) 胸片示：两肺纹理增粗模糊，心影大。

(9) 心脏彩超示：①左室肥厚；②左室流出道流速增快；③主动脉瓣口血流加速；④右室流出道狭窄。

(10) 心电图：双室肥大，V_1、V_3 导联 ST 段抬高 2～3 mm，部分导联 T 波略尖。

二、诊治经过

1. 初步诊断

(1) 肺炎。

(2) 糖原累积病Ⅱ型。

(3) 心功能不全。

2. 诊治经过

入院后进行生命体征监护、吸痰等对症支持治疗，美罗培南、红霉素进行抗感染治疗，给予 20%白蛋白 25 ml 进行支持。5 天后患者无发绀、无气促、轻咳、痰少、无发热。出院时肺部感染好转，心功能不全症状改善，糖原累积病Ⅱ型目前尚无有效治疗手段。

3. 最终诊断

(1) 肺炎。

(2) 糖原累积病Ⅱ型。

(3) 心功能不全。

三、病例分析

1. 病史特点

(1) 女性，4 个月 14 天，食欲缺乏、精神差、气促 10 天。

(2) 体格检查：呼吸较促。口唇轻度干燥，发绀。心率 161 次/min，心前区可闻及Ⅱ/Ⅵ收缩期杂音。双肺呼吸音粗，有啰音，可闻及散在中湿啰音。

(3) 实验室和影像学检查：CK 527 IU/L，CK-MB 47IU/L，AST 206 IU/L。TNI＜0.05 ng/ml，NT-ProBNP：1 581 pg/ml。外周血涂片示：4%淋巴细胞有空泡（占有核细胞）。骨髓片 PAS 糖原染色：淋巴空泡糖原阳性率 5%。基因检测：Ⅱ型糖原累积症特异性 GAA 基因存在 c.796C＞T 突变。呼吸道标本培养及鉴定：大肠杆菌优势生长。嗜肺军团菌 IgG（＋），嗜肺军团菌 IgM（＋）。胸片示：两肺纹理增粗模糊，心影大。心脏彩超示：①左室肥厚；②左室流出道流速增快；③主动脉瓣口血流加速；④右室流出道狭窄。心电图：双室肥大，V1、V3 导联 ST 段抬高 2～3 mm，部分导联 T 波略尖。

2. 诊断与诊断依据

(1) 诊断：①肺炎；②糖原累积病Ⅱ型；③心功能不全、肥厚性心肌病。

(2) 诊断依据：

① 肺炎：患儿肺部可闻及中湿啰音，胸片示肺纹理增粗模糊；呼吸道标本培养大肠埃希菌优势；嗜肺军团菌 IgG（＋），嗜肺军团菌 IgM（＋），故诊断。

② 糖原累积症Ⅱ型：患儿口唇轻度干燥，发绀；呼吸 53 次/min，气促；胸片示心影大；心脏彩超示左室肥厚、左室流出道流速增快、主动脉瓣口血流加速、右室流出道狭窄；心电图示双室大、ST－T 改变。外周血图片显示 4% 淋巴细胞有空泡（占有核细胞）。骨髓片－PAS 糖原染色显示淋巴空泡糖原阳性率 5%。基因检测：Ⅱ型糖原累积症特异性 GAA 基因存在 c.796C＞T 突变，故诊断。

③ 心功能不全、肥厚性心肌病：患儿饮食不佳，精神差，呼吸 53 次/min，气促；口唇轻度干燥、发绀；心前区可闻及Ⅱ/Ⅵ收缩期杂音；NT－ProBNP 显著升高；胸片示心影大；心脏彩超示：a. 左室肥厚；b. 左室流出道流速增快；c. 主动脉瓣口血流加速；d. 右室流出道狭窄；心电图示双室大、ST－T 改变。根据患儿病史、查体、影像学检查结果诊断。

3. 鉴别诊断

糖原累积症需与如下疾病进行鉴别：

（1）各类型间的鉴别诊断：利用糖代谢功能实验进行各项指标检查。Ⅰ型糖原累积病的确诊应以肝组织的定量和葡萄糖-6-磷酸酶活性测定为依据，其他各型亦依酶学检查确诊。

（2）1 型糖尿病：1 型糖尿病患也好发于儿童，常有酸中毒，低血糖的症状，通过自身抗体检查及胰岛素治疗有效予以鉴别。

（3）肥厚型心肌病：由某些基因突变引起的糖原贮积型心肌病可以模仿肥厚型心肌病，可利用电生理学现象区别。但糖原贮积型心肌病有电生理学异常，而肥厚型心肌病后者没有。

四、处理方案及基本原则

（1）生命体征监护：生命体征监护、吸痰、降温等对症治疗。

（2）抗感染治疗：患者呼吸道标本大肠杆菌培养阳性，嗜肺军团菌阳性，给予美罗培南、红霉素进行抗感染治疗，20% 白蛋白 25 ml 加强免疫支持。

五、要点与讨论

糖原累积症又称糖原贮积症，是一组罕见的常染色体隐性遗传病，主要是由于糖原代谢过程所涉及的酶类等缺乏，造成患者不能正常代谢糖原，使糖原合成或分解发生障碍，大量沉积于组织中而致病，可累及肝、肾、肌肉、脑和小肠等组织。该病根据致病基因及临床表现可分为多种类型（见表 97－1），最严重的为Ⅱ型，该型全身组织均有糖原沉积，尤其是心肌糖原浸润肥大。

表 97－1　不同类型糖原累积症致病基因、实验室检查与临床表现

	编码基因	实验室检查	临床表现
Ⅰ型	α-L-艾杜糖苷酶基因	1. 晨尿黏多糖含量增高 2. α-L-艾杜糖苷酶活性降低 3. 基因突变检测	粗糙面容、角膜浑浊、关节僵硬、身材矮小、肝脾增大、智力落后、心脏瓣膜病、扁桃体及腺样体肥大
Ⅱ型	艾杜糖-2-硫酸酯酶基因	1. 晨尿黏多糖含量增高 2. 艾杜糖-2-硫酸酯酶活性明显降低 3. 基因突变检测	粗糙面容、皮肤结节状或鹅卵石样改变、扁桃体及腺样体肥大、手指关节僵硬、智力发育落后、心脏瓣膜病

(续表)

	编码基因	实验室检查	临床表现
Ⅲ型	A型:肝素-N-硫酸酯酶基因 B型:α-N-乙酰葡萄糖胺酶基因 C型:乙酰辅酶A:α-葡萄糖胺乙酰转移酶基因 D型:N-乙酰葡萄糖胺-6-硫酸酯酶基因	1. 尿液黏多糖含量较多 2. 酶活性降低 3. 基因突变检测	粗糙面容、发育落后、语言发育更明显、肝脏增大
Ⅳ型	A型:半乳糖胺-6-硫酸酯酶基因 B型:β-半乳糖苷酶基因	1. 尿液黏多糖增多 2. 酶活性测定 3. 脊柱侧位片及胸片正位 4. 基因突变检测	生长迟滞、骨骼畸形:脊椎椎体扁平、前缘突出似鸟嘴、肋骨飘带状、髋骨外翻、骨质疏松
Ⅵ型	N-乙酰半乳糖胺-4-硫酸酯酶基因	1. 尿液黏多糖增多 2. 酶活性测定 3. 放射学检查 4. 基因突变检测	粗糙面容、脊柱畸形、关节僵硬、肝脾增大、脐疝、腹股沟疝、心脏瓣膜病等
Ⅶ型	β-葡萄糖醛酸酶基因	1. 尿液黏多糖增多 2. 酶活性测定 3. 放射学检查 4. 基因突变检测	粗陋面容、矮小、肝脾增大

　　糖原累积症的初步诊断主要基于患者病史、体征和血生化检测,尤其是糖代谢功能试验有助于诊断;其确诊主要依赖于组织活检进行糖原定量和糖原代谢酶的活性测定,如葡萄糖-6-磷酸酶活性测定、磷酸酶b激酶测定及肌酸磷酸酶测定等。此外,可通过检测编码特异性糖原代谢酶的基因变异进行确诊。

　　目前,本病多种类型主要以饮食控制治疗为主,根据其发病机制,任何可以保持正常血糖水平的方法均可改善临床症状;但Ⅱ型目前尚无有效疗法,需要长期随访。

六、思考题

（1）糖原累积病的分类及临床表现有哪些?
（2）糖原累积病Ⅱ型的心脏肥大如何与其他心脏性疾病相鉴别?
（3）若患儿以心功能不全住院,哪些症状体征及辅助检查提示糖原累积病Ⅱ型?

七、推荐阅读文献

［1］"Type Ⅱ Glycogen Storage Disease". The Association for Glycogen Storage Disease.

［2］ Kishnani P S，Steiner R D，Bali D，et al. Pompe disease diagnosis and management guideline
［J］. Genet Med，2006，May；8(5)：267－288.

［3］ The Physician's Guide to Pompe Disease（Glycogen Storage Disease，Type Ⅱ；Acid Maltase
Deficiency），The National Organization for rare Disorders. 2013. Visit website at：
nordphysicianguides. org/pompe-disease/

（傅启华）

一、病历资料

1. 现病史

患儿,男,7个月,因"发现心脏杂音半年,咳喘1月,发热伴加重2天"就诊。患儿出生后不久因体检发现特殊面容,心脏杂音,当地医院心彩超提示先天性心脏病。染色体检查提示3条21号染色体。1月前无明显诱因下出现咳喘,多汗。2天前出现发热,体温最高达39.5℃,咳喘加重,吃奶较费力,哭闹时可及唇紫,到我院就诊,门诊行血常规、胸片及心超等检查。结果提示:WBC 6.5×10⁹/L, LY 48.6%, N 38.6%, RBC 3.97×10¹²/L, Hb 118.0 g/L, PLT 355×10⁹/L;胸片示:两肺纹理增粗;心脏彩超示:ASD/VSD/PDA/PH。为进一步诊治收住入院。病程中无昏迷、无惊厥、无蹲踞、无咯血、无呕血、无黑便,纳不佳,睡眠一般,尿量尚可。

2. 既往史

无特殊药物使用史,无药物过敏史,父母均体健,无家族遗传性疾病史。

3. 体格检查

T 39.2℃,P 160 次/min,R 38 次/min,BP 80 mmHg/40 mmHg。Wt 6.4 kg, Ht 62 cm。神志清,精神反应一般,发育稍落后于正常同龄儿童,面色稍苍,营养良好。眼距宽、鼻根低平、眼裂小、眼外侧上斜。呼吸较促。浅表淋巴结未及。口唇无明显干燥,咽稍红,扁桃体无红肿、渗出,口腔黏膜完整。心律齐,心音有力,心前区可闻及Ⅲ/Ⅵ杂音,肺动脉瓣第二心音(P2)亢进。肺双侧呼吸音粗,有啰音,可闻及中等量散在细湿啰音及呼气相哮鸣音。腹部稍隆,未见明显肠型,腹软,未及包块,无明显压痛,无反跳痛。肝脏肋下4 cm,剑突下2 cm,质软,边锐。脾脏肋下未触及。双下肢无水肿。神经系统检查无异常。

4. 实验室及影像学检查

(1) 血常规:WBC 6.5×10⁹/L, LY 48.6%, N 38.6%, RBC 3.97×10¹²/L, Hb 118.0 g/L, PLT 355×10⁹/L, CRP<1 mg/L。

(2) TnI 0.37 ng/ml。NT-ProBNP 1 240 pg/ml。

(3) 电解质+血糖:Na⁺ 135.6 mmol/L, K⁺ 5.80 mmol/L, Cl⁻ 101 mmol/L, Ca²⁺ 2.30 mmol/L, P³⁺ 1.73 mmol/L, Mg²⁺ 1.11 mmol/L, Glu 6.2 mmol/L。

(4) 肝肾心功能:Cr 36 μmol/L, ALT 37 IU/L, CK 231 IU/L, CK-MB 36 IU/L, ALB 33.4 g/L。

(5) 凝血功能:PT 15.1 s, APTT 36.1 s, Fib 2.02 g/L, D-二聚体 0.6 mg/L。

(6) 真菌1,3-β-D葡聚糖<18 pg/ml。甲、乙流感病毒检测:甲型流感病毒阴性、乙型流感病

毒阴性。肺炎链球菌抗原阴性。呼吸道标本培养及鉴定：大肠杆菌优势生长,流感嗜血杆菌未检出。

（7）胸片示：两肺纹理增粗。

（8）心脏彩超示：ASD/VSD/PDA/PH。

（9）染色体核型结果：47,XY,+21。该核型显示为21三体综合征,余染色体未见异常（见图98-1）。

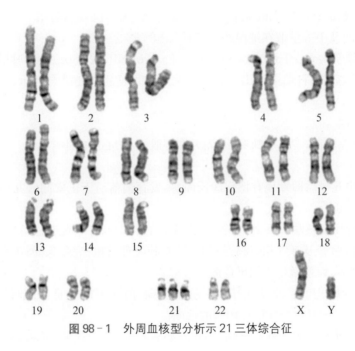

图98-1　外周血核型分析示21三体综合征

二、诊治经过

1. 初步诊断

（1）重症肺炎。

（2）先天性心脏病。

（3）心功能不全。

（4）唐氏综合征。

2. 诊治经过

入院后进行生命体征监护、吸氧、雾化、吸痰、平喘等对症支持治疗,头孢他啶进行抗感染治疗,加用地高辛强心,给予丙种球蛋白2.5g进行支持,进行无创呼吸机辅助通气（Bipap模式FiO2 47%,MAP 5.6 cmH$_2$O,Ti 0.7 s）。出院时肺部感染好转,心功能不全症状改善,先天性心脏病未愈,需后续行手术治疗,21-三体综合征目前无有效治疗手段。

3. 最终诊断

（1）唐氏综合征。

（2）重症肺炎。

（3）先天性心脏病。

（4）心功能不全。

三、病例分析

1. 病史特点

（1）男性，7个月，发现心脏杂音半年，咳喘1月，发热伴加重2天。

（2）体格检查：有眼距宽、鼻根低平、眼裂小、眼外侧上斜等特殊面容，发育稍落后于正常同龄儿童，面色稍苍，呼吸较促。HR 160次/min，心前区可闻及Ⅲ/Ⅵ SM，肺动脉瓣第二心音（P2）亢进。肺双侧呼吸音粗，有啰音，可闻及中等量散在细湿啰音及呼气相哮鸣音。

（3）实验室和影像学检查：cTnI 0.37 ng/ml，NT-proBNP 1 240 pg/ml。呼吸道标本培养及鉴定：大肠杆菌优势生长，流感嗜血杆菌未检出。胸片示两肺纹理增粗。心脏彩超示：ASD/VSD/PDA/PH。染色体核型结果：47，XY，+21。

2. 诊断与诊断依据

（1）诊断：①唐氏综合征；②重症肺炎；③先天性心脏病；④心功能不全。

（2）诊断依据：

① 唐氏综合征：患儿生后即发现有特殊唐氏面容，发育稍落后于正常同龄儿童，查染色体证实存在3条21号染色体，故诊断。

② 重症肺炎：患者反复咳喘1月余，发热10余天，加重2天，有呼吸道感染症状；两肺呼吸音粗，双肺可及中等量散在细湿啰音及呼气相哮鸣音；胸片示双肺纹理增粗；呼吸急促，剑突下、胸骨上窝可见吸凹。根据患儿病史、查体、影像学检查结果诊断。

③ 先天性心脏病：患儿生后即发现存在心脏杂音；心前区可闻及Ⅲ/Ⅵ杂音，肺动脉瓣第二心音（P2）亢进；心彩超提示：ASD/VSD/PDA/PH，故诊断。

④ 心功能不全：患儿存在先天性心脏病，平素吃奶有吃停、多汗现象，肝肋下4 cm，剑突下2 cm，质软边锐，故考虑存在慢性心功能不全。

3. 鉴别诊断

唐氏综合征需要同先天性甲状腺功能减低症相鉴别，后者患者在出生后即可有嗜睡、哭声嘶哑、喂养困难、腹胀、便秘等症状，舌大而厚，但无唐氏综合征的特殊面容。可检测血清TSH、T_4和染色体核型分析进行鉴别。

四、处理方案及基本原则

（1）生命体征监护：生命体征监护、吸氧、雾化、吸痰、降温等对症治疗，无创呼吸机辅助通气。

（2）抗感染治疗：头孢他啶进行抗感染治疗，丙种球蛋白2.5 g加强免疫支持。

（3）强心治疗：地高辛强心。

五、要点与讨论

唐氏综合征，又名先天愚型、21-三体综合征，临床表现较典型，患儿具有明显的特殊面容，如眼距宽、鼻根低平、眼裂小、眼外侧上斜、舌大常外伸、肌无力及通贯手等。患儿身材发育常落后于正常同龄儿，智力障碍，通常为8~9岁的智力，患儿听力及视力多有不同程度的异常。此外，患儿常伴有先天性心脏病，免疫力相对低下，易患各种感染、胃肠道反流、甲状腺功能减低及血液病等肿瘤。男性患儿一般无生育能力，女性患儿可有月经并可能有生育能力。

唐氏综合征主要是由于多了一条21号染色体,即显示47,XX(或XY),+21核型。另有部分病例涉及21号染色体的易位或嵌合体型,通常为罗伯逊易位。产前通过检测孕妇血清中的绒毛膜促性腺激素(HCG)、甲胎蛋白(AFP)、游离雌三醇(E_3)水平,结合孕妇年龄、体重、孕周等信息,对该病进行风险评估。确诊则需要结合超声数据及羊水穿刺或绒毛膜细胞培养,进行核型分析及荧光原位杂交(FISH)等方法对该病做出诊断。产后常结合患儿特殊面容及外周血核型分析结果进行确诊。此外,也可针对孕妇外周血中的游离胎儿DNA进行无创产前诊断,结合基因芯片等方法对常见的染色体拷贝数变异进行检测,具有较高的准确性。

唐氏综合征目前尚无有效治疗方法,通常产前诊断后多以终止妊娠为主,产后以并发症的对症治疗为主。唐氏综合征患儿若合并先天性心脏病,往往有肺动脉高压,进展迅速,易继发肺部感染,需尽早开展外科矫正手术治疗,常通过心脏彩超等检查得以早期确诊。由于患儿免疫力低下,同时应注意预防感染。在患儿成长过程中应给予耐心的教育及训练,以增强患儿生活自理能力。目前可通过遗传咨询及产前诊断对该病进行一定的预防。

六、思考题

(1) 唐氏综合征的临床表现有哪些?
(2) 唐氏综合征的实验室诊断及预防措施有哪些?
(3) 唐氏综合征常伴发哪些疾病?

七、推荐阅读文献

[1] Kathryn B S, Blythe G C, Cori D F, et al. Practice guidelines for communicating a prenatal or postnatal diagnosis of Down syndrome: recommendations of the national society of genetic counselors [J]. J Genet Couns, 2011,20(5):432 - 441.

[2] Sylvie L, Vancouver B C, Jo-Ann B, et al. Current status in non-invasive prenatal detection of down syndrome, trisomy 18, and trisomy 13 using cell-free DNA in maternal plasma [J]. J Obstet Gynaecol Can, 2013,35(2):177 - 181.

(傅启华)

案例 99

宫颈癌

一、病例资料

1. 现病史

患者,女,36岁,因"同房后阴道流血7年"就诊。患者7年前无明显诱因下出现同房后阴道流血,量少,时有时无,未就诊,患者白带无异常,无腹痛腹胀,无发热乏力等不适,2月前再次出现同房后阴道流血,量少,无腹痛,无阴道排液,曾就诊于当地医院,查乳头瘤病毒HPV16(+),宫颈细胞学检查(TCT)提示:良性反应性改变。近日在当地医院行宫颈活检,病理报告提示:宫颈鳞状细胞癌,为求进一步诊治,遂来我院。我院病理科会诊后考虑:宫颈浸润性鳞状细胞癌,现无腹痛,少量阴道流血,建议手术。现为进一步治疗,拟"宫颈浸润性鳞状细胞癌Ⅰb1期"收治入院。自发病以来,患者神智清,精神可,饮食睡眠可,大小便正常,体重无明显下降。

2. 既往史

既往体健。否认心肝肾等疾病史,否认药物食物过敏史。否认肝炎、伤寒、疟疾、结核病史。未去过疫源地,无工业毒物放射物接触史,无吸烟饮酒史,无不洁性交史。患者平素月经正常,16岁月经初潮,7/25~28天,末次月经上月初。月经中量、无痛经,白带性状正常。已婚,配偶体健,末次妊娠2008年,行子宫下段剖宫产术,手术经过顺利。平时不进行避孕。否认家族其他特殊病史。

3. 体格检查

T 37℃,P 88次/min,R 20次/min,BP 131 mmHg/88 mmHg。神志清醒,无病容,无贫血貌。皮肤黏膜无黄染,无瘀点瘀斑。浅表淋巴结未触及肿大。气管居中,甲状腺无肿大,呼吸平稳。双肺呼吸音清,未闻及干湿啰音。心律齐,各瓣膜区听诊未闻及异常心音。腹软,无压痛反跳痛,肝脾肋下未触及,肝肾区无叩击痛,移动性浊音阴性。神经系统检查无异常。妇科检查:外阴:已婚,阴道畅,宫颈中度糜烂,宫颈口见直径1 cm的包块,有接触性出血。宫体前位,正常大小,形态规则,无压痛。双附件软,无压痛,未扪及肿块,宫旁无增厚。

4. 实验室和影像学检查

(1) 血常规:WBC 4.28×10^9/L, N 56%, RBC 4.38×10^{12}/L, Hb 123 g/L, PLT 358×10^9/L。

(2) 生化检查:ALT 15 IU/L, TB 10 μmol/L, TP 66 g/L, ALB 41 g/L, BUN 5.2 mmol/L, UA 223 μmol/L, Cr 49 μmol/L。

(3) 血型:AB型RH(+)。

(4) 凝血功能:PT 12 s, Fib 1.9 g/L, APTT 31 s, TT 18 s, INR 1.01。

(5) 粪、尿常规无异常。

(6) 心电图正常。

(7) 胸片:两肺未见明显活动性病变。

二、诊治经过

1. 初步诊断

宫颈浸润性鳞状细胞癌Ⅰb1 期。

2. 诊治经过

患者入院后完善各项检查,无手术禁忌证,行全麻下行腹腔镜下广泛全子宫切除术＋盆腔淋巴结清扫＋双卵巢悬吊术。术后补液抗感染、支持治疗后好转,恢复可,切口愈合Ⅱ/甲,于术后一周起予以"d_1 京素泰 210 mg 静滴＋d_2 波贝 600 mg 静滴"化疗。病理结果证实初步诊断。

3. 最终诊断

宫颈浸润性鳞状细胞癌Ⅰb1 期。

三、病例分析

1. 病史特点

(1) 患者,女,36 岁,因"同房后阴道流血 7 年"而入院。患者 7 年前无明显诱因下出现同房后阴道流血,量少,时有时无,白带无异常,无腹痛腹胀,无发热乏力等不适。

(2) 体格检查:T 37℃,P 88 次/min,R 20 次/min,BP 131 mmHg/88 mmHg。妇科检查:宫颈中度糜烂,宫颈口见直径 1 cm 的肿块,有接触性出血。

(3) 既往体健。否认心肝肾等疾病史,否认药物食物过敏史。否认肝炎、伤寒、疟疾、结核病史。末次妊娠 2008 年,行子宫下段剖宫产术,手术经过顺利。平时不进行避孕。否认家族其他特殊病史。

(4) 实验室和影像学检查:

血常规:WBC 4.28×10^9/L, N 56％, RBC 4.38×10^{12}/L, Hb 123 g/L, PLT 358×10^9/L。生化检查肝肾功能无异常。尿常规无异常。凝血功能:PT 12 s, Fib 1.9 g/L, APTT 31 s, TT 18 s, INR 1.01。乳头状瘤核酸检测 HPV16(＋)。

病理:宫颈浸润性鳞状细胞癌,非角化型,脉管内见癌栓,浸润宫颈管深纤维肌层。病灶向上未达宫颈口内,向下未累及阴道穹窿。双侧宫旁及阴道壁切缘未见癌累及,双侧宫旁淋巴结各 1 枚未见癌转移。中期分泌期子宫内膜。盆腔 6 组淋巴结共 16 枚,均未见癌转移。免疫组化:CK7(－), CK-h(＋), P16(＋), P63(＋), Ki-67(30％＋), P53(散在＋), CD31 及 D240(脉管内见癌栓)。

2. 诊断与诊断依据

(1) 诊断:宫颈浸润性鳞状细胞癌Ⅰb1 期。

(2) 诊断依据:患者,女,36 岁,同房后阴道流血 7 年,妇科检查:宫颈中度糜烂,宫颈口见直径 1 cm 的肿块,触血。宫体前位,正常大小,形态规则,无压痛。双附件软,无压痛,未扪及肿块,宫旁无增厚。实验室乳头状瘤核酸检测 HPV16(＋),宫颈活检病理:(宫颈)宫颈浸润性鳞状细胞癌。

3. 鉴别诊断

(1) 宫颈炎:妇科常见疾病。宫颈可分泌黏稠的分泌物形成黏液栓,抵抗病原体侵入子宫腔,但宫颈容易受性生活、分娩、经宫腔操作等损伤,长期阴道炎症,宫颈外部长期浸在分泌物内,也易受病原体感染,发生宫颈炎。宫颈细胞学检查可进行鉴别诊断。

(2) 子宫肉瘤:子宫肉瘤非常罕见,恶性程度高,来源于子宫肌层、肌层内结缔组织和子宫内膜间质,也可继发于子宫平滑肌瘤。好发于 40～60 岁妇女,生长迅速,侵犯周围组织可出现腰腿疼等压迫症状,明确有赖病理检查。宫颈活组织病理检查可进行鉴别诊断。

（3）子宫内膜癌:子宫内膜癌是发生于子宫内膜的一组上皮性恶性肿瘤,以来源于子宫内膜腺体的腺癌最常见,以绝经后阴道流血为主要症状,好发于老年妇女,子宫呈均匀增大或正常、质软,进一步明确诊断有赖于病理检查。

四、处理方案及基本原则

1. 手术治疗

是早期宫颈浸润癌首选的治疗手段之一。手术治疗的目的是切除宫颈原发病灶及周围已经或可能受累的组织,减少并发症。其原则是既要彻底清除病灶,又要防止不适当地扩大手术范围,尽量减少手术并发症,提高生存质量。

2. 放射治疗

宫颈癌的转移方式以直接蔓延及淋巴转移为主,放疗能破坏原发病灶和淋巴结中的转移灶,对放疗耐受的宫颈癌病灶很少,放疗已经成为与根治性手术一样重要的一种治疗手段。宫颈癌的放疗应包括体外与腔内放疗的综合治疗。

3. 化疗

化疗不仅作为晚期及复发癌的姑息治疗,而且有些化疗药物可作为放疗增敏剂与放疗同时应用或作为中晚期患者综合治疗方法之一,以提高治疗效果。

4. 复发转移性宫颈癌的治疗

治疗方式的选择主要依据患者本身的身体状况、转移复发部位、范围及初次治疗方法决定。国内外对复发转移性宫颈癌的治疗趋势是采用多种手段的综合治疗。

5. 正在发展中的生物治疗

（1）血管生成抑制剂:用于生物治疗在阻止肿瘤生长和进展、甚至清除较小体积残余病灶方面可能有效。血管内皮生长因子的单克隆抗体,如 Bevacizumab,已经被用于临床,在实体瘤患者中诱导肿瘤生长的抑制,与细胞毒性化疗药物联合用于延缓转移性实体瘤的进展。

（2）治疗性 HPV 疫苗:ZYC101a 是一种含有质粒 DNA 的疫苗,这种质粒 DNA 含有编码 HPV16/18E6 和 E7 的基因片段。HspE7 融合蛋白由卡介苗热休克蛋白(Hsp65)的羧基端共价结合到 HPV16-E7 的整个序列组成。

五、要点与讨论

宫颈癌是最常见的妇科恶性肿瘤,其发病率在女性恶性肿瘤中仅次于乳腺癌,居第二位,全世界每年的新发病例中有 80% 发生在发展中国家。近年来,世界范围内宫颈癌呈发病年轻化和发病过程缩短的趋势,小于 35 岁的宫颈癌发病率以每年 2%～3% 的速度上升,年轻化已经成为宫颈癌防治工作面临的严峻挑战。

原位宫颈癌和微小浸润癌通常无任何症状,宫颈癌患者主要症状是阴道分泌物增多、阴道流血,晚期患者可同时表现为疼痛等症状,其表现的形式和程度取决于临床期别、组织学类型、肿块大小和生长方式等。

宫颈细胞学检查是目前宫颈癌筛查的主要手段,取材应在宫颈鳞状上皮与柱状上皮交界的移形带处。阴道镜检查适合于宫颈细胞学异常者,主要观察宫颈阴道病变上皮血管及组织变化。宫颈活组织病理检查是诊断宫颈癌最可靠的依据,适用于阴道镜检查可疑或阳性、临床表现可疑宫颈癌或宫颈其他疾病不易与宫颈癌鉴别时。鳞状细胞癌抗原(SCCA)是从宫颈鳞状上皮中分离出来的鳞状上皮细胞相关抗原 TA-4 的亚单位,由 SCCA-1 和 SCCA-2 抗原组成,是宫颈癌较特异的肿瘤标志物,现已被广泛应用于临床。

人乳头状瘤病毒(HPV)感染是宫颈癌发生的必要条件,子宫颈感染患者 HPV-DNA 检测的负荷量与宫颈病变的程度呈正相关。特定高危型 HPV 感染与宫颈癌和癌前病变的发生密切相关,高危型 HPV 感染的年龄和地域有差异明显,不同人群的宫颈癌的流行病学特点不尽相同。对亚洲妇女人群有危害性的高危型别有 HPV16,18,45,31,33,52,58 和 67 等,其中 HPV16 是最常见的基因型,其次是 HPV52、31 和 18 亚型。国内感染率较高的依次是 HPV16、52 和 58 亚型。HPV52 和 58 亚型与宫颈上皮内瘤变密切相关,特别是在亚洲国家,使用预防性疫苗对 HPV16、52 和 58 亚型感染有显著疗效。此外,HPV31 也被证实与宫颈癌有关。HPV 不同亚型的多重感染较常见,同时也是宫颈癌发生和复发的高危因素。

HPV 筛查对宫颈癌的发生和发展有重要意义,HPV DNA 检测作为宫颈癌独立的初步筛查手段,将获得比细胞学检查更高的灵敏度,且结果不因年龄而异;同时特异度也更高,尤其在小于 35 岁的女性中更为明显。如果液基细胞学阴性,应该做一次 HPV DNA 分型检测,以提高发现高度病变的敏感度,同时评估妇女患宫颈病变的风险,确定下一次复查时间。如果细胞学结果和 HPV 检测均为阴性,可3～5 年才复查;如果 HPV 阳性,则应 1 年进行复查。目前国际上优先推荐 HPV 基因分型检测作为宫颈癌筛查的首选方法。检测特定基因亚型 HPV 感染情况,对感染者进行风险评估及管理对 HPV 感染者进行定期基因亚型筛查,准确监测病毒感染的进展,是同一亚型持续感染还是不同亚型的反复感染。

高危 HPV 持续感染能导致宫颈癌及其前期病变的发生,但也只是极少数最后才发展为宫颈癌,除了 HPV 感染外,还需要其他致病因素协同刺激,现在已经发现的与宫颈癌的发生有关的共刺激因子包括:吸烟;生殖道其他微生物的感染,如单纯疱疹病毒、淋球菌、衣原体和真菌等可提高生殖道对 HPV 感染的敏感性;激素替代和口服避孕药等性激素影响;内源或外源性因素引起免疫功能低下。

无论采用何种治疗手段,临床分期越早治疗效果越好,随着宫颈癌临床分期的升高,盆腔淋巴结发生转移的可能性越大,5 年生存率明显下降。迄今对于宫颈鳞癌、腺癌和腺鳞癌等不同组织学类型是否存在不同的预后和转归尚有争议。

六、思考题

(1) 宫颈癌的诊断依据是什么?

(2) 宫颈癌与宫颈炎、子宫肉瘤、子宫内膜癌的鉴别要点有哪些?

(3) 请分别进行评价宫颈癌的处理方案主要包括哪些?

七、推荐阅读文献

[1] 陈灏珠,林果为,王吉耀. 实用内科学[M]. 14 版. 北京:人民卫生出版社,2013:2501-2509.

[2] 华克勤,丰有吉. 实用妇产科学[M]. 3 版. 北京:人民卫生出版社,2013:365-377.

[3] Wang S M, Qiao Y L. Implementation of cervical cancer screening and prevention in China-challenges and reality [J]. Japanese Journal of Clinical Oncology, 2015,4(1):1-5.

(应春妹)

案例 100

子痫

一、病例资料

1. 现病史

患者,女性,37 岁,因"孕 35^{+1}周,发现血压升高 20 日,尿蛋白 1 天"就诊。患者现孕 35^{+1}周。孕 32^{+6}周产检发现血压升高,(134～154)mmHg/(86～94)mmHg 之间,尿蛋白阴性,无下肢水肿。未予药物降压治疗,再次产检时血压 140 mmHg/86 mmHg,休息后复测仍无明显下降。尿蛋白(+)。无头晕头痛及视物模糊,无胸闷憋气,无腹痛、阴道流血、流液,无皮肤瘙痒。现孕 35^{+1}周,考虑"轻度子痫前期"收入院。现一般情况可,精神可,食欲可,两便正常,睡眠可。

2. 既往史

既往体健。否认心肝肾等疾病史,否认手术及重大外伤史,否认药物过敏史。无吸烟饮酒史,无不洁性交史,无性传播疾病史。15 岁初潮,5/28,月经中量无痛经,白带少,性状正常。2013 年 4 月人流 1 次。其母患有高血压,哥哥体健,无家族遗传性疾病。

3. 体格检查

T 36.9℃,P 84 次/min,R 21 次/min,BP 140 mmHg/94 mmHg。皮肤黏膜正常,水肿(++),无肝掌、蜘蛛痣。全身浅表淋巴结未触及肿大。颈软,气管居中,双肺呼吸音清,心律齐,各瓣膜听诊区未闻及异常心音。腹圆隆,软,无压痛、无反跳痛,肝脾肋缘下未触及,肾区无叩击痛。双下肢轻度水肿。胎位臀位;胎心位置:右下腹,胎心 150 次/min,胎动正常;腹围 109 cm,子宫底 29 cm,胎儿估计 2 900 g。骨盆无异常。神经系统检查无明显异常。

4. 实验室和影像学检查

(1)血常规:WBC 8.01×10^9/L, N 62%, RBC 3.92×10^{12}/L, Hb 119 g/L, PLT 258×10^9/L。

(2)肝功能:ALT 9 IU/L, TB 7 μmol/L, DB 1 μmol/L, TP 66 g/L, ALB 36 g/L, TBA 12 μmol/L。

(3)肾功能:BUN 4.3 mmol/L, UA 408 μmol/L, Cr 68 μmol/L。

(4)凝血功能:PT 10 s,Fib 5 g/L, APTT 27 s, TT 17 s。

(5)孕 32^{+6}周,尿常规无异常;孕 35^{+1}周,尿蛋白(+);孕 35^{+4}周,尿蛋白(++),尿隐血(+),白细胞酯酶(+),24 小时尿蛋白定量 1.95 g/24 h;孕 36^{+1}周,尿蛋白(+++)。

(6)胎儿彩超常规:孕 33 周胎儿数 1,胎儿方位臀位,见胎心胎动,双顶径 92 mm,头围 315 mm,腹围 315 mm,股骨长度 61 mm,肱骨长度 54 mm,胎盘位于前壁,胎盘厚度 47 mm,胎盘成熟度Ⅱ,羊水指数:0 - 27 - 0 - 44 mm, AFI:71 mm;孕 34^{+5}周羊水指数:59 - 43 - 0 - 30 mm, AFI:132 mm。

二、诊治经过

1. 初步诊断

（1）轻度子痫前期。

（2）高龄初产。

2. 诊治经过

产妇入院后完善各项检查，明确血小板、肝肾功能及凝血情况，B超了解胎儿及羊水、胎盘情况，查24小时尿蛋白定量，动态监测血压。使用柳氨苄心定降压治疗，硫酸镁解痉治疗，入院后复查尿常规，尿蛋白（＋＋＋），考虑胎儿大小符合孕周，胎儿已成熟，"重度子痫前期"诊断成立，积极控制血压后适时行子宫下段横切口剖宫产术终止妊娠，娩一活女婴，体重2 550克，Apgar评分：1 min，9分；5 min，9分。术后子宫收缩欠佳，予卡贝缩宫素一支静滴促进子宫收缩，继续硫酸镁解痉治疗24～48小时，根据血压情况决定降压方案。

3. 最终诊断

重度子痫前期。

三、病例分析

1. 病史特点

（1）女性，37岁，因"孕35^{+1}周，发现血压升高20日，尿蛋白1天"而入院。

（2）孕妇高龄初产，20日前产检发现血压升高，尿蛋白（＋），无头晕头痛及视物模糊，无胸闷憋气，无腹痛，无阴道流血、流液，无皮肤瘙痒。

（3）既往体健，否认心肝肾等疾病史，否认手术及重大外伤史，否认药物过敏史。2013年4月人流1次。

（4）查体：BP 140 mmHg/94 mmHg，双下肢轻度水肿。

（5）实验室和影像学检查：孕32^{+6}周，尿常规无异常；孕35^{+1}周，尿蛋白（＋）；孕35^{+4}周，尿蛋白（＋＋），尿隐血（＋），白细胞酯酶（＋），24小时尿蛋白定量1.95 g/24 h；孕36^{+1}周，尿蛋白（＋＋＋）胎儿彩超常规。孕33周胎儿数1，胎儿方位臀位，见胎心胎动，双顶径92 mm，头围315 mm，腹围315 mm，股骨长度61 mm，肱骨长度54 mm，胎盘位于前壁，胎盘厚度47 mm，胎盘成熟度Ⅱ，羊水指数：0 - 27 - 0 - 44 mm，AFI：71 mm；孕34^{+5}周羊水指数：59 - 43 - 0 - 30 mm，AFI：132 mm。

2. 诊断与诊断依据

（1）诊断：重度子痫前期。

（2）诊断依据：孕妇高龄初产，20日前产检发现血压升高，尿蛋白（＋），（134～154）mmHg/（86～94）mmHg之间，尿蛋白阴性，无下肢水肿。多次复查尿蛋白进行性加重，24 h尿蛋白定量1.95 g/24 h；孕36^{+1}周，尿蛋白（＋＋＋），符合重度子痫前期的诊断标准。

3. 鉴别诊断

（1）妊娠期高血压：妊娠期首次出现BP≥140 mmHg/90 mmHg并于产后12周恢复正常，尿蛋白（－），少数患者可伴有上腹部不适或血小板减少。妊娠20周后，如果血压持续升高，虽未出现蛋白尿，但母儿危险性增加，约有10%妊娠期高血压患者在出现蛋白尿之前就发生子痫。妊娠期高血压是暂时的，可能发展为子痫前期，也可能产后12周血压仍未恢复而诊断为慢性高血压。

（2）慢性肾炎合并妊娠：慢性肾炎合并妊娠也会引起孕妇血压升高，但患者往往会有肾炎病史，实验室检查会显示先有蛋白尿和肾功能的损害，然后出现血压升高，结束妊娠以后肾功能的损害和蛋白尿依然存在。

（3）妊娠期发生抽搐：子痫应与癫痫、脑炎、脑肿瘤、脑血管畸形破裂出血、糖尿病高渗性昏迷、低血糖昏迷等鉴别。鉴别主要依靠病史、临床表现、影像学检查、血液检查等。另外，脑血管意外，包括脑出血、脑梗死、脑水肿，是妊娠期高血压疾病死亡的主要原因，死于子痫的孕产妇尸检80%有脑出血，并且缺血与出血同时存在。临床表现与出血部位密切相关。子痫是颅内出血最常见的原因，发生子痫前常有额部剧烈搏动性疼痛，使用镇静剂无效，伴有兴奋、反射亢进，以后发生抽搐，注意抽搐发生后的无偏瘫、喷射性呕吐、失明和长时间昏迷，如出现上述症状，应怀疑有脑出血，可行CT或MRI检查确诊。

四、处理方案及基本原则

子痫是妊娠期高血压疾病最严重的阶段，是妊娠期高血压疾病所致母儿死亡最主要的原因，应积极处理。立即左侧卧位以减少误吸，开放呼吸道，建立静脉通道。

（1）控制抽搐：硫酸镁静脉推注，继之静脉滴注，维持血药浓度，同时应用有效镇静药物；甘露醇快速静脉滴注以降低颅内压。

（2）血压过高时给予降压药。

（3）纠正缺氧和酸中毒：面罩和气囊吸氧，根据二氧化碳结合力及尿素氮值，给予适量碳酸氢钠以纠正酸中毒。

（4）终止妊娠：抽搐控制后2小时可考虑终止妊娠。对于早发性子痫前期治疗效果较好者，可适当延长孕周，但须严密监护孕妇和胎儿。

五、要点与讨论

妊娠期高血压疾病是妊娠期特有的疾病，包括妊娠期高血压、子痫、慢性高血压并发子痫以及慢性高血压等，疾病的发病率各地报道不一，在不同孕周的分布也不均衡，随着孕龄的增加其发病率相应增加。

子痫的诊断与临床实验室诊断密不可分（见表100-1）。

表 100-1 子痫与实验室诊断指标

疾病进程	相关诊断指标
轻度子痫前期	妊娠20周后出现BP≥140 mmHg/90 mmHg；尿蛋白≥0.3 g/24 h或随机尿蛋白（+）
重度子痫前期	BP≥160 mmHg/110 mmHg；尿蛋白≥5.0 g/24 h或间隔4小时两次尿蛋白（+++）；24小时尿量<500 ml；PLT<100×10^9/L；乳酸脱氢酶增高；血AST或ALT升高；凝血功能障碍
子痫	抽搐发作，伴有昏迷；抽搐10次以上，昏迷持续6小时或以上，呼吸≥30次/min，脉率>120次/min，体温>39℃，少尿无尿或血尿，心衰，肺水肿等

子痫前期及子痫的发病机制与免疫因素密切相关：在子痫前期患者血中常见补体被激活，被激活的补体进一步激活白细胞，白细胞可停滞在微循环中破坏血管内皮引起脏器损伤；细胞和体液免疫的异常也很常见，子痫患者Th1细胞的数目往往增多，可刺激细胞毒性因子的增多，包括肿瘤坏死因子、白细胞介素-1和白细胞介素-6；本病患者夫妇、母婴HLA-DR4出现频率明显高于正常夫妇，HLA-DR4通过免疫基因产物影响巨噬细胞递呈抗原，并能降低母胎间抗原递呈及识别功能，导致封闭抗体产生不足，最终导致子痫前期的发生。此外，HLA-G的表达下降或缺失导致胎盘浅着床，胎盘血管内皮细胞

的受损,胰岛素抵抗等均与子痫前期及子痫的发生有关。子痫前期的家族多发性提示该病可能存在遗传因素,目前发现的易感基因有内皮型一氧化氮合酶基因、肾素-血管紧张素-醛固酮系统、Fas/FasL 基因、V Leiden 基因、线粒体 DNA 突变等。单基因假设能够解释子痫的发生,多基因遗传也不能排除。

　　本类疾病以高血压、蛋白尿、水肿为特征,并伴有全身多脏器的损害,是孕产妇和新生儿发病及死亡的主要原因之一。血压升高和尿蛋白轻度升高是子痫前期诊断的基本条件,根据病史、临床表现、体征及辅助检查即可做出诊断,同时应注意有无并发症及凝血机制障碍。尿蛋白定性方便操作,易受外界因素影响,24 小时尿蛋白定量客观准确,操作较麻烦;血液检查包括血细胞计数、血细胞比容等,血液浓缩支持子痫前期的诊断,是疾病严重程度的指标,若合并有溶血,血小板降低,则提示重度子痫前期;对于疾病中凝血功能的变化,越来越受到重视,子痫前期及子痫处于高凝状态,为易栓症。此外,肾功能血清肌酐升高合并少尿,提示重度子痫前期,尿酸的大幅度升高也可用来鉴别慢性高血压。子痫前期及子痫应测定血清电解质,能早期发现酸中毒并纠正,监测心电图以了解有无心肌损害并发现血钾异常的波形变化。

六、思考题

　　(1) 子痫的处理方案是什么?

　　(2) 子痫与妊娠期高血压、慢性肾炎合并妊娠和妊娠期其他疾病引起的抽搐的鉴别要点有哪些?

　　(3) 请举例并进行评价子痫的诊断主要依靠哪些检查?

七、推荐阅读文献

[1] 陈灏珠,林果为,王吉耀. 实用内科学[M]. 14 版. 北京:人民卫生出版社,2013:2501 - 2509.

[2] 华克勤,丰有吉. 实用妇产科学[M]. 3 版. 北京:人民卫生出版社,2013:365 - 377.

[3] Kane stefan C, Costa Fabricio Da Silva. New directions in the prediction of pre-eclampsia [J]. New Zealand Journal of Obstetrics, 2015,54(2):101 - 107.

(应春妹)

常用医学缩略语

一、临床常用缩略语

T	体温	Sig	乙状结肠镜检查术
P	脉搏	CG	膀胱造影
HR	心率	CAG	心血管造影,脑血管造影
R	呼吸	IVC	下腔静脉
BP	血压	RP	逆行肾盂造影
BBT	基础体温	RUG	逆行尿路造影
Wt	体重	UG	尿路造影
Ht	身长,身高	PTC	经皮肝穿刺胆管造影
AC	腹围	GA	胃液分析
CVP	中心静脉压	LNP	淋巴结穿刺
VE	阴道内诊	LP	肝穿刺,腰穿刺
ECG	心电图	Ca	癌
EEG	脑电图	LMP	末次月经
EGG	胃电图	PMB	绝经后出血
EMG	肌电图	PPH	产后出血
LS	腹腔镜手术	HSG	子宫输卵管造影术
MRI	磁共振成像	CS	剖宫产术
UCG	超声心动图	AID	异质(人工)授精
UT	超声检测	AIH	配偶间的人工授精
SEG	脑声波图	EPS	前列腺按摩液
BC	血液培养	DC	更换敷料
Bx	活组织检查	ROS	拆线
Cys	膀胱镜检查	KUB	尿路平片
ESO	食管镜检查	BB	乳房活检

二、实验室检查常用缩略语(1)

自动血液分析仪检测项目	WBC		白细胞计数	APTT	部分活化凝血活酶时间	
	RBC		红细胞计数	CRT	血块收缩时间	
	Hb		血红蛋白浓度	TT	凝血酶时间	
	HCT		红细胞比容	3P 试验	血浆鱼精蛋白副凝固试验	
	MCV		红细胞平均体积	ELT	优球蛋白溶解时间	
	MCHC		红细胞平均血红蛋白浓度	FDP	纤维蛋白(原)降解产物	
	MCH		红细胞平均血红蛋白量	HbEP	血红蛋白电泳	
	RDW		红细胞分布宽度	ROFT	红细胞渗透脆性试验	
	PLT		血小板计数	pH	酸碱度	
	MPV		血小板平均体积	SG	比重	
	LY		淋巴细胞百分率	PRO	蛋白质	
	MO		单核细胞百分率	尿液分析仪检查项目	GLU	葡萄糖	
	N		中性粒细胞百分率		KET	酮体	
	LY#		淋巴细胞绝对值		UBG	尿胆原	
	MO#		单核细胞绝对值		BIL	胆红素	
	N#		中性粒细胞绝对值		NIT	亚硝酸盐	

DC	白细胞分类计数	GR 粒细胞	N	中性粒细胞	WBC	白细胞	
			E	嗜酸性粒细胞	RBC/BLD	红细胞/隐血	
			B	嗜碱性粒细胞	Vc, VitC	维生素 C	
		LY		淋巴细胞	GC	颗粒管型	
		MO		单核细胞	HC	透明管型	
Rt	常规检查	B		血	WC	蜡状管型	
		U		尿	PC	脓细胞管型	
		S		粪	UAMY	尿淀粉酶	
EOS		嗜酸性粒细胞直接计数	EPG	粪便虫卵计数	
Ret		网织红细胞计数	OBT	粪便隐血试验	
ESR		红细胞沉降率	OCT	催产素激惹试验	
MP		疟原虫	LFT	肝功能检查	
Mf		微丝蚴	TB	总胆红素	
LEC		红斑狼疮细胞	DB	结合胆红素,直接胆红素	
BG		血型	IB	未结合胆红素,间接胆红素	
BT		出血时间		
CT		凝血时间	TBA	总胆汁酸	
PT		凝血酶原时间	II	黄疸指数	
PTR		凝血酶原时间比值	CCFT	脑磷脂胆固醇絮状试验	

三、实验室检查常用缩略语(2)

RFT	肾功能试验	β-LP	β-脂蛋白
BUN	尿素氮	ALT	丙氨酸氨基转移酶
SCr	血肌酐	AST	天门冬氨酸氨基转移酶
BUA	血尿酸	γ-GT	γ-谷氨酰转肽酶
Ccr	内生肌酐清除率	ALP/AKP	碱性磷酸酶
UCL	尿素清除率	ACP	酸性磷酸酶
NPN	非蛋白氮	ChE	胆碱酯酶
PFT	肺功能试验	LDH	乳酸脱氢酶
TP	总蛋白	AMY，AMS	淀粉酶
ALB	白蛋白	LPS	脂肪酶,脂多糖
GLB	球蛋白	LZM	溶菌酶
A/G	白蛋白球蛋白比值	CK	肌酸激酶
Fib	纤维蛋白原	RF	类风湿因子
SPE	血清蛋白电泳	ANA	抗核抗体
HbAlc	糖化血红蛋白	ASO	抗链球菌溶血素"O"
FBG	空腹血糖	C_3	血清补体 C_3
OGTT	口服葡萄糖耐量试验	C_4	血清补体 C_4
BS	血糖	RPR	梅毒螺旋体筛查试验
HL	乳酸	TPPA	梅毒螺旋体确证试验
PA	丙酮酸	WT	华氏反应
KB	酮体	KT	康氏反应
β-HB	β-羟丁酸	NG	淋球菌
TL	总脂	CT	沙眼衣原体
TC	总胆固醇	CP	肺炎衣原体
TG	甘油三酯	UU	解脲脲原体
FFA	游离脂肪酸	HPV	人乳头状瘤病毒
FC	游离胆固醇	HSV	单纯疱疹病毒
PL，PHL	磷脂	MPn	肺炎支原体
HDL-C	高密度脂蛋白胆固醇	TP	梅毒螺旋体
LDL-C	低密度脂蛋白胆固醇	HIV	人类免疫缺陷病毒
LPE	脂蛋白电泳		

四、实验室检查常用缩略语(3)

Hp	幽门螺杆菌	CEA	癌胚抗原
AFP	甲胎蛋白	PSA	前列腺特异抗原

（续表）

TGF	肿瘤生长因子	HLA	组织相容性抗原
PRL	催乳素	$CO_2 CP$	二氧化碳结合力
LH	促黄体生成素	$PaCO_2$	二氧化碳分压
FSH	促卵泡激素	TCO_2	二氧化碳总量
TSTO，T	睾酮	SB	标准碳酸氢盐
E_2	雌二醇	AB	实际碳酸氢盐
PRGE，P	孕酮	BB	缓冲碱
HPL	胎盘泌乳素	BE	碱剩余
TT_4	总甲状腺素	PaO_2	氧分压
PTH	甲状旁腺激素	SaO_2	氧饱和度
ALD	醛固酮	AG	阴离子间隙
RI	胰岛素	BM－DC	骨髓细胞分类
Apo	载脂蛋白	CSF	脑脊液
EPO	促红细胞生成素	Ig(A，G，M，D，E)	免疫球蛋白
GH	生长激素	PA	前白蛋白

五、处方常用缩略语

ac	饭前	qn	每晚一次
am	上午	qod	隔日一次
aj	空腹时	sos	需要时(限用一次)
bid	1 天二次	st	立即
cm	明晨	tid	1 天三次
dol　urg	剧痛时	prn	必要时(可多次)
hn	今晚	pc	饭后
hs	临睡前	aa	各
int. cib	饭间	ad　us　ext	外用
qm	每晨一次	ad　us　int	内服
q10 min	每 10 分钟一次	co	复方的
pm	下午	dil	稀释的
qd	每天一次	dos	剂量
qh	每小时一次	D. S.	给予,标记
q4h	每 4 小时一次	g	克
q6h	每 6 小时一次	ivgtt	静脉滴注
q8h	每 8 小时一次	id	皮内注射
q12h	每 12 小时一次	ih	皮下注射

六、部分常用药品名缩写

药品	缩写	药品	缩写
青霉素	PEN	头孢曲松	CRO，CTR
氨苄青霉素	AMP	头孢他啶	CAZ
阿莫西林	AMO，AMX，AML	头孢哌酮	CFP，CPZ
甲氧西林(新青Ⅰ)	MET	头孢甲肟	CMX
苯唑西林(新青Ⅱ)	OXA	头孢匹胺	CPM
羧苄西林	CAR	头孢克肟	CFM
替卡西林	TIC	头孢泊肟	CPD
哌拉西林	PIP	第四代头孢菌素：	
阿帕西林	APA	头孢匹罗	CPO
阿洛西林	AZL	头孢吡肟	FEP
美洛西林	MEZ	其 他：	
美西林	MEC	头孢西丁	FOX
第一代头孢菌素：		头孢美唑	CMZ
头孢噻吩(先锋Ⅰ)	CEP	头孢替坦	CTT
头孢噻啶(先锋Ⅱ)	CER	头孢拉宗	CE
头孢来星(先锋Ⅲ)	CEG	拉氧头孢	MOX
头孢氨苄(先锋Ⅳ)	CEX	舒巴坦	SUL
头孢唑啉(先锋Ⅴ)	CFZ	克拉维酸	CLAV
头孢拉定(先锋Ⅵ)	RAD	氨曲南	ATM
头孢乙腈(先锋Ⅶ)	CEC，CAC	亚胺培南	IMI，IMP
头孢匹林(先锋Ⅷ)	HAP，CP	他唑巴坦	TAZ
头孢硫脒(先锋18)	CSU		
头孢羟氨苄	CFR，FAD	链霉素	STR
头孢沙定	CXD	卡那霉素	KAN
头孢曲秦	CFT	阿米卡星	AMK
第二代头孢菌素：		庆大霉素	GEN
头孢呋辛	CFX，CXM	妥布霉素	TOB
头孢呋辛酯	CXO	奈替米星	NET
头孢孟多	CFM，FAM	西索米星	SIS
头孢磺啶	CFS	地贝卡星	DBK
头孢替安	CTM	异帕米星	ISP，ISE
头孢克洛	CEC	新霉素	NEO
第三代头孢菌素：		大观霉素	SPE，STP
头孢噻肟	CTX	红霉素	ERY
头孢唑肟	CZX	螺旋霉素	SPI，SPM

（续表）

罗红霉素	ROX	四环素	TET, TCY
阿奇霉素	AZI, AZM	多西环素（强力霉素）	DOX
交沙霉素	JOS	米诺环素（美满霉素）	MIN, MNO
氯霉素	CMP	环丙沙星	CIP, COFX, CPLX
林可霉素	LIN	培氟沙星	PEF, PEFX
克林霉素	CLI	依诺沙星	ENO, ENX, ENOX
甲硝唑	MNZ	芦氟沙星	RUFX
替硝唑	TNZ	氨氟沙星	AMFX
利福平	RFP	妥苏沙星	TFLX
甲哌利福素	RFP	加替沙星	GTFX
利福定	RFD	洛美沙星	LOM, LFLX
异烟肼	INH	新三代喹诺酮类抗菌药：	
乙胺丁醇	EMB	氟罗沙星	FLE
吡嗪酰胺	PZA	左氧氟沙星	LEV, LVX, LVFX
磷霉素	FOS	司帕沙星	SPX, SPFX
褐霉素	FD	司巴沙星	SPA
对氨基水杨酸	PAS	短效磺胺药：	
杆菌肽	BAC	磺胺二甲嘧啶	SMZ
万古霉素	VAN	磺胺异噁唑	SIZ
壁霉素	TEC	磺胺二甲异嘧啶	SIMZ
原始霉素	PTN	中效磺胺药：	
曲古霉素	TSA	磺胺嘧啶	SD, SDI
丰加霉素	TMC	磺胺甲噁唑	SMZ
卷须霉素	CPM	磺胺苯唑	SPP
粘杆菌素	COM	长效磺胺药：	
争光霉素	BLM	磺胺邻二甲氧嘧啶	SDM
第一代喹诺酮类抗菌药：		磺胺对甲氧嘧啶	SMD
萘啶酸	NAL	磺胺间甲氧嘧啶	SMM
恶喹酸	OXO	磺胺甲氧嗪	SMP, SMPZ
西诺沙星	CIN	磺胺二甲氧嗪	SDM
第二代喹诺酮类抗菌药：		甲氧苄胺嘧啶	TMP
吡哌酸	PPA		
第三代喹诺酮类抗菌药：		两性霉素 B	AMB
诺氟沙星	NOR, NFLX	制霉菌素	NYS
氧氟沙星	OFL, OFX, OFLX	咪康唑	MIC

（续表）

益康唑	ECO	利巴韦林	RBV
酮康唑	KET	干扰素	IFN
氟康唑	FCZ，FLU	胸腺肽	XXT
伊曲康唑	ICZ，ITC	肌酐	HXR
阿昔洛韦	ACV	γ-氨酪酸（γ-氨基丁酸）	GABA
更昔洛韦	GCV	乙烯雌酚	DES
泛昔洛韦	FCV	6-氨基己酸	EACA
伐昔洛韦	VCV	破伤风抗毒素	TAT